Traditionelle Chinesische Medizin für Dummies

Schummelseite

KONZEPTE DER CHINESISCHEN MEDIZIN

- ✔ das Konzept des Yin und Yang
- ✔ das Qi, die Energie
- ✔ die große Hun-Po-Shen-Triade
- ✔ die drei Erwärmer, San Jiao

AF883546

YIN UND YANG

Yin	Yang
innerlich Li	äußerlich, Biao
kalt, Han	warm, Re
Schwäche, Xu	Überschuss/Völle, Shi

DAS QI, DIE ENERGIE

Für seine Funktion braucht der Körper Energie. Diese Energie ist das Qi. Kurz gesagt, können wir sie in zwei Bereiche unterteilen:

- ✔ eine angeborene Energie, die die Chinesen als den »früheren Himmel« bezeichnen;
- ✔ eine erworbene Energie, den sie als den »späteren Himmel« bezeichnen.

Jede dieser Energien ist wieder in mehrere Teile unterteilt.

DIE DREI SCHÄTZE (SAN BAO)

Die Taoisten bezeichnen sie auch als die drei Schätze, San Bao. Es sind die drei grundlegenden Komponenten unseres Seins, die nur zusammen funktionieren können.

- ✔ das Jing, die Essenz
- ✔ das Qi, die Energie
- ✔ das Shen, der Geist

Das Jing, die Essenz, deckt drei Entitäten ab: Schutz, Ernährung und Ausscheidung. Diese Unterteilung in drei Teile bezeichnet man als die drei Erwärmer, San Jiao, die oberen, mittleren und unteren Erwärmer.

Traditionelle Chinesische Medizin für Dummies

Schummelseite

GEIST UND EMOTIONEN IM RHYTHMUS DER NATUR

Der Himmel hat die Sonne und das Feuer erzeugt, der Geist erzeugt die Weisheit und die Emotionen.

Das Po, die körperliche Seele (die Erde), erzeugt sukzessive:

- ✔ die fünf Vollorgane, die Zang
- ✔ die sechs Hohlorgane, die Fu
- ✔ die drei Erwärmer, San Jiao
- ✔ die Meridiane, Jing Luo
- ✔ die nährenden Flüssigkeiten, Jin Ye

DIE FÜNF ELEMENTE DER NATUR

Element	Holz	Feuer	Erde	Metall	Wasser
Jahreszeit	Frühling	Sommer	Ende des Sommers/ Zwischensaison	Herbst	Winter
Himmels-richtung	Osten	Süden	Mitte	Westen	Norden
Yin-Organ	Leber	Herz	Magen	Lunge	Niere
Yang-Innereien	Gallenblase	Dünndarm	Milz/ Bauchspeicheldrüse	Dickdarm	Blase
Farbe	Grün, Blaugrün	Rot	Gelb	Weiß	Schwarz
Gefühl	Wut	Freude	Nachdenklichkeit, Grübelei	Sorgen, Traurigkeit	Angst
Sinnesorgan	Augen	Zunge	Mund	Nase, Haut	Ohr
Funktion	Gesichtssinn	Sprache	Geschmack	Geruchssinn, Tastsinn	Gehör
Gewebe	Sehnen, Muskeln	Arterien, Blut	Fleisch, Schleimhäute	Haut, Körperhaare	Rückenmark, Knochen, Haare
Geschmack	sauer	bitter	süß	pikant	salzig

Traditionelle Chinesische Medizin für Dummies

Schummelseite

DIE VIER DIAGNOSEMETHODEN

- ✔ Beobachtung
- ✔ Geruch
- ✔ Befragung
- ✔ Pulsmessung

EMOTIONEN ALS KRANKHEITSURSACHEN

Leber	Wut
Niere	Angst
Lunge	Traurigkeit und Unruhe
Milz	Erinnerung
Herz	Freude

EXTERNE KRANKHEITSURSACHEN

- ✔ Wind, Feng
- ✔ Kälte, Han
- ✔ Hitze, Re
- ✔ Feuchtigkeit, Shi
- ✔ Trockenheit, Zao
- ✔ Feuer, Huo

BEHANDLUNGSMETHODEN

- ✔ Akupunktur, Akupressur und Moxibustion
- ✔ Verwendung von Heilpflanzen
- ✔ Sport und Massage
- ✔ die Methode Dao Yin
- ✔ Verbesserung der Körperhaltung
- ✔ Umschläge

Traditionelle Chinesische Medizin für Dummies

Jean Pélissier

Traditionelle Chinesische Medizin

für dummies®

2. Auflage

Übersetzung aus dem Französischen
von Judith Muhr

Fachkorrektur von Dr. Ulrike Rühle,
Cordula Rippel und Heiko Rippel

WILEY

WILEY-VCH GmbH

Traditionelle Chinesische Medizin für Dummies

Bibliografische Information der Deutschen Nationalbibliothek

Die Deutsche Nationalbibliothek verzeichnet diese Publikation in der Deutschen Nationalbibliografie; detaillierte bibliografische Daten sind im Internet über http://dnb.d-nb.de abrufbar.

2. Auflage 2026

Print ISBN: 978-3-527-72463-5
ePub ISBN: 978-3-527-85805-7

Coverfoto: onlyyouqj - stock.adobe.com
Korrektur: Nicole Woratz
Satz: Straive, Chennai, India
Druck und Bindung: CPI Group (UK) Ltd, Croydon, CR0 4YY

C9783527724635_020326

Über den Autor

Jean Pélissier wurde 1952 in Algerien geboren und praktiziert seit über 30 Jahren chinesische Medizin. Er ist ausgebildeter Physiotherapeut und beschäftigt sich intensiv mit Ethnomedizin. Im Jahre 1981 begann er bei Professor Leung Kok Yuen mit dem Studium der Traditionellen Chinesischen Medizin, dem er sich mehr als elf Jahre widmete. Sein Motto lautet: »Der Körper ist nicht darauf ausgelegt, krank zu werden, sondern sich selbst stetig zu heilen.«

Auf seiner Website `www.jeanpelissier.com` bietet der anerkannte Referent Aufnahmen seiner Vorträge zu Präventionsmethoden sowie zahlreiche Kurse zu den verschiedenen Aspekten der Traditionellen Chinesischen Medizin an.

Der Autor zweier Bestseller veröffentlicht die Monatszeitschrift *Les Cahiers de sinobiologie* (Hefte zur Sinobiologie), die in der medizinischen und paramedizinischen Welt wegen der Tiefe der darin präsentierten Lehren geschätzt wird. Sein aktuelles Projekt ist der Aufbau einer Betreuungs- und Präventionsstruktur in Traditioneller Chinesischer Medizin in Ouagadougou, Burkina Faso, für alle Patenkinder des Vereins AIDE, dessen Mitbegründer er ist.

Auf einen Blick

Inhaltsverzeichnis

Einführung

Die chinesische Medizin ist eine der traditionellen Heilmethoden. Wir kennen sie seit Urzeiten, ähnlich wie die indische, afrikanische, arabische oder griechische Medizin. Aber die Traditionelle Chinesische Medizin, abgekürzt TCM, konnte sich bis heute besonders kontinuierlich halten. Es handelt sich dabei um ein komplettes medizinisches System, wie Sie in *Traditionelle Chinesische Medizin für Dummies* erfahren werden. Diese Heilmethoden hatten alle etwas gemeinsam. Der Mensch wurde dabei ganzheitlich betrachtet, und nicht nur die Bereiche, in denen er Krankheitssymptome zeigte. Man geht davon aus, dass der Patient in Harmonie mit der Natur leben, auf Vorbeugung genau wie auf Heilung achten und Verantwortung für sich selbst übernehmen soll.

Die TCM ist eine ganzheitliche Medizin, die Körper und Geist nicht voneinander getrennt sieht. Sie betrachtet Mensch und Natur als eines. Als ökologische Medizin war sie ihrer Zeit weit voraus und sie zeigt die Störungen zwischen unserer Umwelt und der Funktion des Organismus auf. Gleichzeitig ist sie Medizin der Seele und in der Lage, die eigentliche Ursache der Dysfunktion des menschlichen Körpers zu behandeln. Wir im Westen haben eine sehr eingeschränkte Vorstellung von dieser traditionellen Medizin und reduzieren sie nicht selten auf eine auf Symptome ausgelegte Akupunktur.

Ein TCM-Praktiker muss ein hervorragendes »detektivisches« Gespür haben, mit Beobachtung, Befragungen, Pulsmessung und Untersuchung der Zunge, um den Ursprung des Ungleichgewichts zu erkennen und festzustellen, wo der Patient steht und wohin seine Zukunft führt. Nachdem all diese Untersuchungen abgeschlossen sind, muss er in vielerlei Bereichen tätig werden. Er ist gleichermaßen Akupunkteur, Pharmakologe, Chiropraktiker, Sportlehrer, Psychotherapeut, Masseur, Ernährungsberater. Und mit all diesen therapeutischen Methoden muss er gekonnt jonglieren. Er muss genau den Schlüssel finden, der zu seinem Patienten passt.

Die Medizin des Westens wird häufig vor allem in akuten Situationen eingesetzt. Sie hat sehr interessante Ergebnisse zu Symptomen oder akuten Krankheiten hervorgebracht. Wenn es jedoch um chronische Erkrankungen geht, kommt sie bisweilen ins Schlingern, weil deren Entstehung nicht immer vollständig erklärbar ist. Diese Medizin basiert auf einem mechanistischen Modell, wobei jedes Organ ein Rädchen im Körper ist. Wenn eines dieser Rädchen ausfällt, »genügt es«, es zu reparieren, damit die Maschinerie wieder ihre normale Funktion aufnimmt. Diese Betrachtungsweise hat schließlich dazu geführt, dass die moderne Medizin tendenziell nur die Symptome behandelt, sodass allzu oft die Wirkung und nicht die Ursache behandelt wird, und bestimmte Probleme demzufolge immer wieder auftreten.

Die TCM dagegen beschäftigt sich mit den Abhängigkeiten zwischen allen Organen. Sie geht davon aus, dass zusätzlich zu der Materie auch die Energie wirkt. Sobald eine energetische Unregelmäßigkeit auftritt, informiert ein Alarmsymptom den Arzt oder den Patienten, dass ein Ungleichgewicht entstehen wird. Größtenteils muss dieses Symptom überhaupt nicht spezifisch behandelt werden. Es verschwindet von selbst, wenn die Unregelmäßigkeit behandelt wurde. Wird das Ungleichgewicht nicht korrigiert, werden Schritt für Schritt die physischen, lebenswichtigen Organe angegriffen.

Eine der wichtigsten Eigenschaften der TCM ist, dass sie nicht zwischen dem psychologischen Gleichgewicht und dem allgemeinen Gleichgewicht des menschlichen Körpers unterscheidet. Körper, Geist und Emotionen sind sehr eng verbunden. Seit mehr als 3.000 Jahren erklärt die TCM, dass jedes Organ ein »denkendes« Organ ist. Sie werden bei der Lektüre von *Traditionelle Chinesische Medizin für Dummies* erfahren, dass emotionales Ungleichgewicht eine der vorherrschenden Ursachen für viele inneren Krankheiten ist.

Ein weiterer wichtiger, wenn nicht unverzichtbarer Aspekt dieser Medizin ist, dass sie sich nicht nur auf Abhilfen konzentriert, auf Techniken, um die Krankheit zu bekämpfen. Sie geht vor allem davon aus, dass eine bestimmte Lebensqualität durch Vorbeugung erzielt werden muss. »Vorbeugen ist besser als Heilen«, das ist der Grundsatz der TCM. In *Traditionelle Chinesische Medizin für Dummies* erfahren Sie, dass alle heilenden Maßnahmen auch Elemente der Vorbeugung sein können.

Über dieses Buch

Die Traditionelle Chinesische Medizin ist über 3.000 Jahre alt und bleibt dennoch eine moderne, junge Medizin, die im 21. Jahrhundert immer mehr Anhänger findet. Aufgrund ihrer zahlreichen Theorien und Gedankenrichtungen ist sie zwar sehr komplex, aber häufig basiert sie einfach auf gesundem Menschenverstand und der Beobachtung unserer Umgebung. Sie hilft uns, uns auf uns selbst zu konzentrieren und auf unseren Körper zu hören. »Der Körper ist nicht darauf ausgelegt, krank zu werden, sondern sich ständig selbst zu heilen.« Man muss ihm jedoch die Mittel dazu geben! Und darum geht es in *Traditionelle Chinesische Medizin für Dummies*.

Törichte Annahmen über die Leser

In diesem Buch möchte ich die Traditionelle Chinesische Medizin entmystifizieren und sie für jedermann zugänglich machen. Dieses Buch richtet sich daher an ein sehr breites Publikum:

- ✔ an interessierte Laien, die häufig nur bruchstückhafte Informationen über diese Medizin besitzen. In *Traditionelle Chinesische Medizin für Dummies* werden die Puzzleteile zusammengeführt. Anschließend besitzen Sie alle Werkzeuge, die Sie in die Lage versetzen, eine echte Vorbeugungsstrategie einzurichten. Gesundheit und ein langes Leben sind möglich. In einer Gesellschaft, die uns ständig suggeriert, irgendwelche Hilfsmittel in Anspruch nehmen zu müssen, erfordert es eine gewisse Anstrengung, Selbstbestimmtheit zu erlernen, aber sie wird schnell belohnt. Die in *Traditionelle Chinesische Medizin für Dummies* beschriebenen Techniken, wie etwa Akupressur, Moxibustion, Massagen, Ernährungslehre, Atmung, Gymnastik für ein langes Leben mit Qigong oder auch Psychotherapie, werden Ihnen helfen, dieses so wichtige Gleichgewicht auf dem Lebensweg zu finden.

- an Lernende oder zukünftigen Lernende, die sich diesen Studien widmen wollen. Sie erhalten mit *Traditionelle Chinesische Medizin für Dummies* ein Handbuch mit allen Facetten der TCM, entstanden aus der Quelle der Tradition. Sie werden sehr schnell erkennen, dass die TCM nicht nur aus ein paar Rezepten oder ein bisschen Akupunktur besteht. Vielmehr handelt es sich um die Medizin für das gesamte Leben. Sie werden bis ans Ende Ihrer Tage nicht aufhören dazuzulernen. Dieses Buch, in dem viele Perspektiven gezeigt werden, wird Ihnen Türen für die eigene Weiterentwicklung öffnen.
- an Praktiker. Sie finden insbesondere in den Anhängen Informationen über im Westen selten bereitgestellte Lehren. Unter anderem die altüberlieferten Akupunktur- und Akupressurtechniken sowie die »Auswahltabelle der Punkte«, die für viele Krankheitsbilder anwendbar ist. All das stammt aus den Lehren eines der größten modernen Meister der TCM, Professor Leung Kok Yuen.

Konventionen in diesem Buch

- Statt jedes Mal »Traditionelle Chinesische Medizin« zu schreiben, verwende ich in diesem Buch vorwiegend die Abkürzung TCM.
- Wenn ich von einem Organ spreche, geht es vor allem um die Energie, die der Funktion dieses Organs zugrunde liegt.

Wie dieses Buch aufgebaut ist

Traditionelle Chinesische Medizin für Dummies ist in fünf Themenbereiche unterteilt. Außerdem gibt es den für die ... *für Dummies*-Reihe typischen Top-Ten-Teil sowie mehrere Anhänge.

Teil I: Grundlagen der Traditionellen Chinesischen Medizin

In diesem Teil geht es vor allem um die Quellen dieser Medizin, weit vor unserer Zeit. Hier werden Sie zur ganzheitlichen Betrachtung des menschlichen Körpers hingeführt. In einem Kapitel geht es darum, das Terrain zu erkunden und sich einen besseren Überblick über die TCM zu verschaffen. Dazu ist Kapitel 2 unverzichtbar: Sie sollten es unbedingt lesen. Anschließend geht es um die genaue Definition und das Verständnis der Konzepte der TCM, wie Yin und Yang, Qi (Energie), Hun (spirituelle Seele), Po (körperliche Seele) und viele weitere. Dieser Teil zeigt auch die enge Beziehung zwischen dem Menschen und dem Universum auf. All das führt zum Konzept der fünf Elemente, dem Konzept der Meridiane und der Energiepunkte.

Teil II: Die Diagnosemethoden

Dieser Teil erklärt die verschiedenen Beobachtungsmethoden in der TCM. Die Studie des Morphotyps, des Gesichts mit seiner Form und seinen Farben, der Augen, der Hände und so weiter gestattet sehr schnell eine genaue Vorstellung der pathologischen Vergangenheit und der Zukunft eines Menschen. Aus dem Kapitel über die Befragung und das »Lied der zehn Fragen« können Sie größten Nutzen ziehen. Es hilft Ihnen, den Ursprung Ihrer Beschwerden zu analysieren und zu verstehen und sie als Alarmsymptome zu erkennen, nicht als eigenständige Krankheiten.

Anschließend werden Sie (fast) unschlagbar, wenn Sie die Techniken der Pulsmessung und der Zungenbetrachtung erlernen. In der Praxis »sieht« ein Arzt seinen Patienten und hat vom ersten Moment an verschiedene Intuitionen. Er stellt ihm Fragen über seinen Lebenslauf. Anschließend bestätigt er seine Diagnose durch eine Pulsmessung und Zungenbetrachtung. Ein erfahrener Arzt kann nach der Betrachtung des Menschen sowie der Puls- und Zungenuntersuchung bereits eine Diagnose stellen. Der Patient wird dann auf die Fragen, die ihm gestellt werden, einfach nur noch mit »Ja« antworten.

Teil III: Die Hauptursachen für Krankheiten

Man kann nach und nach eine sogenannte »innere« Krankheit entwickeln, wenn man die Funktion unseres energetischen Körpers nicht kennt. Die Alarmsignale zu ignorieren, die der Organismus aussendet, die Yang-Sheng-Fa-Methoden zur Vorbeugung nicht in den Alltag zu integrieren, kann zu einem energetischen Ungleichgewicht führen, das sich letztendlich zu einem organischen Krankheitsbild entwickelt. Vergessen Sie nicht, dass im Verständnis der TCM Energie der Ursprung der Materie ist. Aber diese interne Schwäche begünstigt auch das Eindringen von schädlichen Substanzen, Krankheitserregern (Viren, Mikroben, Wind, Kälte, Feuchtigkeit und so weiter). Das bezeichnet die TCM als externe Krankheiten. Dieser Teil ist wichtig, um zu verstehen, dass wir größtenteils selbst der Ursprung unserer Beschwerden sind. Sie können nicht sagen, die Ursache sei Pech oder die Schuld von anderen gewesen.

Teil IV: Die wichtigsten Behandlungsmethoden

In diesem Teil beschreibe ich die umfangreichen therapeutischen und vorbeugenden Techniken, die die TCM lehrt. Hier finden Sie Methoden, die entsprechend qualifizierten Therapeuten (vor allem Ärzte oder Heilpraktiker) vorbehalten sind, wie die Akupunktur oder die Verwendung von traditionellen Pflanzen gemäß dem traditionellen Arzneibuch. Außerdem erfahren Sie, warum, wie und wann Sie eine Akupunktursitzung benötigen. Darüber hinaus lernen Sie hier eine sehr einfache Methode kennen, um innerhalb von ein paar Minuten die zwölf Energiemeridiane und ihren allgemeinen Verlauf zu finden.

Dieser Teil erläutert vor allem, wie man sich wirklich um seine Gesundheit kümmert, ohne Angst und ohne Selbstvorwurf, ohne zu radikal vorzugehen oder zu übertreiben. Sie werden lernen zu atmen, zu schlafen, sich zu entspannen, sich selbst zu massieren, Ihren Körper zu bewegen, zu meditieren. Ein großer Teil ist der althergebrachten Technik der Akupressur gewidmet, mit einigen sehr praktischen Formeln für Punkte, die jeder von uns anwenden kann.

Teil V: Die Ernährung für ein langes Leben

Dieser Teil ist der Ernährung gewidmet. Sie werden zu Ihrem ganz persönlichen Küchenchef, der sich um die Ernährung mit saisonalen und regionalen Produkten kümmert. Es ist nicht nötig, sich übermäßig zu »chinesifizieren«. Sie finden hier neue unverzichtbare Regeln, mit denen Menschen mit Übergewicht abnehmen und untergewichtige Menschen zunehmen. Vor allem aber geht es darum, Ihren Organismus nicht unnötig zu ermüden und ein Gleichgewicht auf Ihrem gesamten Lebensweg in guter Gesundheit zu finden. Ein Kapitel wird dem so kontroversen Problem der Hydration des Körpers gewidmet. Die Informationen der TCM helfen Ihnen, die Fehler unserer modernen Welt zu vermeiden.

Teil VI: Der Top-Ten-Teil

Wir können nicht leben, ohne zu atmen, zu essen und zu denken. Das sind die drei großen Säulen der Lebenskraft. Diesen Teil spalten wir in drei untergeordnete Teile auf, mit zehn Empfehlungen, Ratschlägen oder Regeln, die Ihnen helfen, ein neues Gleichgewicht und neuen Schwung für Ihr Leben zu finden. Wir beginnen mit einer Auflistung von zehn Punkten, um zu lernen, unsere Emotionen zu steuern. Anschließend geht es darum, was wir von morgens bis abends machen sollten, um die Batterie der Niere dauerhaft aufzuladen. Was die Ernährung betrifft, werden wir einen wichtigen Aspekt betrachten, nämlich die zehn Gründe, warum es wichtig ist, kauen zu lernen. Sie können das beste Ernährungssystem haben, aber wenn Sie Ihr Essen nicht kauen, hat es nicht den geringsten Wert.

Teil VII: Anhänge

Zunächst spreche ich die Praktizierenden oder zukünftig Praktizierenden der TCM an. Professor Leung Kok Yuen hat seinen Schülern seine Technik der Akupunktur beigebracht, die der Tradition sehr nahekommt. Vergessen wir nicht, dass er Großmeister der Akupunktur war, und in China wie in den USA als solcher anerkannt wird. Sie finden hier aber auch die Tabelle zur Auswahl der Punkte, die Ihnen gestattet, pathologische Situationen zu korrigieren. Wenn Sie sich eine tiefgreifende Übersicht verschaffen, werden Sie erkennen, dass diese Lehre ein wahrer Schatz ist. Außerdem finden Sie in diesem Teil ein Glossar.

Die Symbole, die in diesem Buch verwendet werden

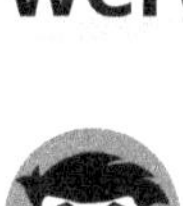

Häufig sorgt Unkenntnis für ein fehlerhaftes Verständnis der grundlegenden Konzepte. Abschnitte mit diesem Symbol beantworten Ihre Fragen.

Dieses Symbol kennzeichnet Dinge, die Sie sich unbedingt merken sollten.

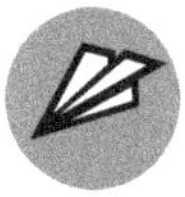

Dieses Symbol kennzeichnet den Übergang von der Theorie zur Praxis. Es hilft nichts, eine Enzyklopädie an Wissen zusammenzutragen, wenn Sie nicht wissen, wie es angewendet wird.

Einige Dinge der TCM gehen über das Materielle hinaus. Diese Medizin ist eher eine Philosophie und beschäftigt sich auch mit dem »Warum«. Andere Aspekte wiederum sind reine Metaphysik.

Dieses Symbol warnt Sie vor bestimmten Annahmen, Praktiken oder Vorstellungen, die über kurz oder lang gefährlich für Ihre Gesundheit sein können. Seien Sie also vorsichtig!

Und mit diesem Symbol sind hilfreiche Tipps markiert, die es sich lohnt zu wissen.

Teil I
Grundlagen der Traditionellen Chinesischen Medizin

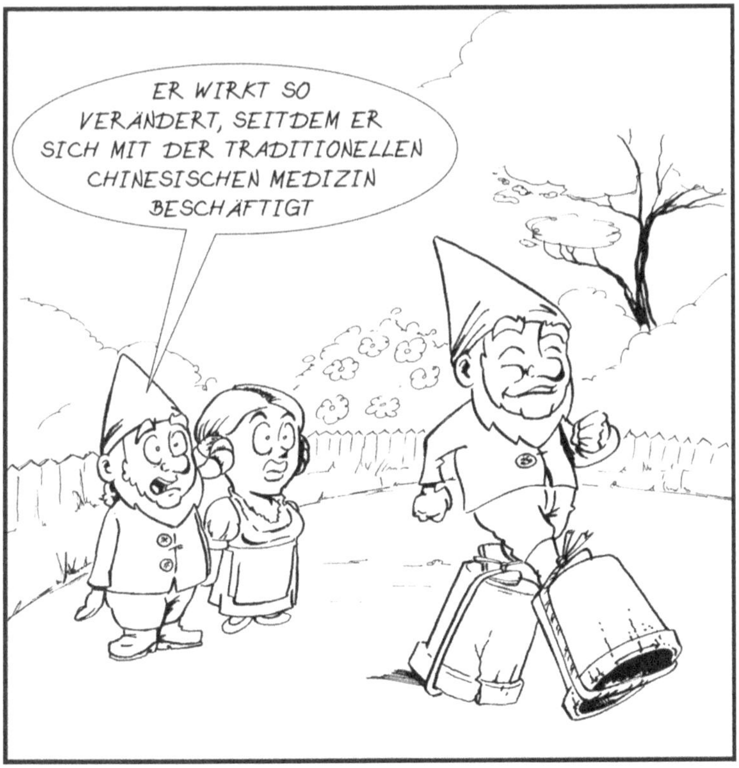

IN DIESEM TEIL ...

- Hier befassen wir uns mit den Grundlagen der TCM. Um diese ganzheitliche Medizin zu verstehen, sollten Sie die grundlegenden Konzepte zu den metaphysischen Prinzipien kennen, auf denen sie beruht. Darum wird es in Kapitel 1 gehen.
- Wenn Sie dem Ganzen nicht sofort folgen können, können Sie sich dieses Kapitel auch bis zum Schluss aufheben. Falls Sie noch keine Kenntnisse über die TCM haben, sollten Sie mit Kapitel 2 anfangen. Hier finden Sie viele wichtige Informationen über diese Medizin.
- In Kapitel 3 gehen wir etwas tiefer und betrachten die großen Konzepte, die zu dieser umfangreichen Heilmethode gehören.
- Und wenn Sie wissen möchten, was Ihr Arzt bei einer Untersuchung macht, oder wenn Sie sich selbst dem Studium der TCM widmen möchten, lesen Sie Teil II, um die verschiedenen Diagnosemethoden Schritt für Schritt noch genauer kennenzulernen.

IN DIESEM KAPITEL

Die grundlegenden Bücher der Traditionellen Chinesischen Medizin

Das Prinzip des Dao und der Einheit

Warum gibt es Theorien?

Professor Leung Kok Yuen, Vater der modernen TCM

Kapitel 1
Die Ursprünge

Die grundlegenden Bücher

Die echte chinesische Medizin gibt es bereits seit Urzeiten. Wir haben dieses Thema bereits in der Einführung angesprochen, und dabei geht es bei Weitem nicht nur um die Akupunktur. Vielmehr ist TCM eine ganzheitliche Medizin, die sowohl vorbeugend als auch heilend eingesetzt wird und die sich auf alle Bereiche unseres Lebens erstreckt.

Das *Huang Di Nei Jing* oder *Buch des Gelben Kaisers zur inneren Medizin*

Dieses Buch wird dem Gelben Kaiser zugeordnet (Huang, das heißt gelb; siehe das erste Zeichen links in Abbildung 1.1). Dies ist das älteste Lehrbuch der chinesischen Medizin, das als theoretische Grundlage für alle späteren Entwicklungen der TCM gedient hat. Es ist mehr als 2.500 Jahre alt. In der klassischen Überlieferung umfasst das *Huang Di Nei Jing* 81 Kapitel im ersten Teil, dem *Su Wen*, und 81 Kapitel im zweiten Teil, dem *Ling Shu*.

黄帝内经

Abbildung 1.1: *Huang Di Nei Jing – Buch des Gelben Kaisers zur inneren Medizin*

Das gesamte Werk ist in Form eines Dialogs zwischen dem Gelben Kaiser und seinem Minister Qi Bo dargestellt. Der Kaiser stellt Fragen, der Minister gibt Antworten, wobei es sich in Wirklichkeit jedoch um langwierige Entwicklungen handelt. Kosmologie, Philosophie und Moral werden in Zusammenhang mit der chinesischen Medizin gebracht.

In der Han-Dynastie wurden diese Schriften weiter ausgearbeitet. Wir werden sehen, dass die theoretischen Entwicklungen, die sich daraus ergeben haben, auf der Theorie des Yin (Struktur) und Yang (Funktion) basieren, den beiden einander entgegengesetzten Grundbegriffen, die wir alle kennen. Weiteren Einfluss hatte die berühmte Theorie der fünf Elemente und der ihnen entsprechenden Organe (Zang- und Fu-Organe). Wir werden noch darauf zurückkommen.

阴 阳

Abbildung 1.2: Die chinesischen Schriftzeichen Yin (links) und Yang (rechts)

Die ersten Spuren dieses ganzheitlichen Ansatzes im Hinblick auf den menschlichen Körper sind mehr als 5.000 Jahre alt. Wir finden sie mit dem Erscheinen des *Yi Jing,* dem wahrscheinlich ersten grundlegenden Buch dieser Medizin. 2.500 Jahre später erschien das *Nei Jing,* das in Wirklichkeit *Huang Di Nei Jing* oder »Buch des Gelben Kaisers zur inneren Medizin« heißt. Es besteht aus zwei Teilen, dem *Su Wen* und dem *Ling Shu.*

Die wichtigsten Orientierungspunkte

Um die nachfolgenden Dinge und die Grundlagen der TCM besser verstehen und einordnen zu können, brauchen Sie ein paar Orientierungspunkte. Beginnen könnte man mit dem sehr bekannten Zitat aus dem *Dao De Jing,* geschrieben 600 v. Chr. von Lao Tseu, Gründer des Taoismus: »Aus dem Dao entsteht die Einheit. Aus der Einheit entstehen Zwei. Aus Zweien entstehen Drei. Aus Dreien entstehen 10.000.«

Das Dao

Oft wird behauptet, das Dao, das Symbol für das Nichts, sei eine neuere Erfindung der Mathematiker. Tatsächlich gab es dieses Konzept des Nichts schon immer, wenn auch auf informelle Weise. In einem Satz wurde es einfach durch eine Leerstelle dargestellt. Es handelt sich weder um ein Symbol noch um ein Konzept. Es stammt aus der reinen Metaphysik und kann nur durch Intuition erfasst werden, die alles umfasst, was zu seiner Definition dienen könnte. In der modernen Kosmologie befindet es sich vor der planckschen Mauer, der Grenze zwischen der physischen und der rein mathematischen Welt. Es befindet sich vor dem Beginn des Urknalls. Das Nichts heißt auch das *Wu Ji,* das »Nichtsein«. Kurz gesagt, vielleicht zu kurz: Es ist der Ursprung der Einheit. Die Einheit wird durch das Symbol des Tai Ji dargestellt, das wir alle kennen, das aber nur zu oft falsch interpretiert wird.

Wir befinden uns noch in der reinen Metaphysik. Dies ist das Prinzip, ab dem alles entstehen kann, aber auch die Bestätigung des Nichts, des Wu Ji. In der Urknalltheorie stellt die Einheit (die Singularität) eine außergewöhnliche Konzentration von Energie dar, unendlich klein, die dennoch der Ursprung des gesamten Universums sein sollte, der »10.000 Dinge«, des Alls. Wenn übrigens der Ausdruck »10.000« verwendet wird, dann soll dies darauf hinweisen, dass es sich um etwas Unzählbares handelt, wie beispielsweise die »10.000 Sandkörner« am Strand. Möchte man eine Parallele zum Menschen ziehen, wäre das in etwa die Eizelle, die von einem Spermium durchdrungen wird: Das Programm ist noch nicht gestartet. Alles liegt in der Zukunft.

Dann kommt die Zwei: die erste Explosion, die erste Zellteilung, das Erscheinen der Dualität Yin und Yang (siehe Kapitel 3). Lassen wir für den Moment die Drei noch beiseite, die Trilogie Himmel – Mensch – Erde, das San Bao, die »drei Schätze«. Und je weiter wir uns von der Einheit entfernen, desto mehr nimmt die Aussage von Lao Tseu Form an. Man gelangt sehr schnell zu den acht Trigrammen, den 64 Hexagrammen des *Yi Jing*, und schließlich zu der symbolischen Zahl »10.000«. Der Urknall folgt derselben Symbolik. Nach einer anfänglichen Explosion dehnt sich das Universum mit dem Erscheinen von »10.000 Galaxien« aus, die sich immer schneller und schneller von der Einheit entfernen.

Es ist wichtig, diese Grundkonzepte zu verstehen, weil wir uns gewissermaßen in der Phase der »Explosion des Yang« befinden. Wir haben die globale Sicht auf den Organismus verloren, die Einheit, die er bildet, in Symbiose mit seiner Umgebung. Je weiter unser Fortschritt geht, desto mehr verlieren wir uns in den »10.000 Details« und desto mehr unterteilt sich die Medizin in »10.000« Disziplinen. Und für das Thema, das uns hier interessiert, die TCM, gilt dasselbe. Wir verlieren uns angesichts einer unglaublichen Menge an Techniken, die Schritt für Schritt entstehen, und die sich irgendwann alle widersprechen.

Die Tradition

Denken Sie daran, dass der Taoismus, eine der Tradition entstammende Denkströmung, die am Ursprung der TCM steht, eine rein metaphysische Basis ist, und nicht, wie man oft hört, eine Philosophie. Die Metaphysik ist einzigartig, wie alle Traditionen. Sie kann nicht hinterfragt werden, sondern wird verinnerlicht, während sich unsere Seele entwickelt. Es ist so und nicht anders. Sie lässt sich naturgemäß kaum in Worte fassen. Vielleicht durch Ideogramme. Diese Darstellungen sind notwendigerweise reduziert und in gewisser Weise nur »Segmente«, um nicht zu sagen, Krümel reiner Metaphysik.

Die Metaphysik entwickelt sich aus dem, was man vielleicht als Intuition bezeichnen könnte, die »vertiefte Vision«. Wir werden sehen, dass Intuition und innere Wahrnehmung die wichtigste Rolle spielen, wenn ein Praktizierender bestimmte Techniken anwendet, wie beispielsweise die Akupressur oder die Akupunktur.

Aber mit der Explosion des Yang, der Multiplizität der »Egos«, dem schrittweisen Verlust der mündlichen Leere, die letztlich zum Vorherrschen der Anonymität führt, sind die »Philosophien« entstanden. Eine offenbar reduzierende Definition dieses Worts: anfänglich eine Metaphysik, der wir einen Hauch Sentimentalität hinzufügen, vielleicht sogar etwas mehr.

Der Unterschied zwischen Ideogramm und Schrift

Wenn Sie ein Wort lesen, fängt Ihr Gehirn an, die Buchstaben des Alphabets zu interpretieren. Befindet sich das Wort außerhalb eines bestimmten Kontexts oder ist es Ihnen unbekannt, wird es Ihnen nicht viel sagen. Ein Ideogramm dagegen ist ein Bild, ein intuitives Konzept. In unserer modernen Sprache könnten wir sagen, Schrift wird vor allem in unserer linken Hirnhälfte verarbeitet, der analytischen Hälfte, die zerlegt, aufbricht, herausarbeitet, auflistet. Im Gegensatz dazu aktiviert der Anblick eines Ideogramms eher unsere rechte Hirnhälfte, die Hälfte der Konzeptualisierung. Dort werden Ereignisse mit Abstand betrachtet und Informationen auf ganzheitliche Weise verarbeitet. Diese Hirnhälfte nimmt auf, aber zerlegt nicht. Ein Beispiel zeigt Abbildung 1.3: Das Ideogramm für Baum und Holz ist *mu*, mit Zweigen nach oben, Wurzeln nach unten und einem vertikalen Stamm. Die Wurzeln werden nach oben hin zu Zweigen. Und wissen Sie, welches Ideogramm ein Wäldchen darstellt? *Lin*. Und den Wald? *Senlin*. Wir lesen W.a.l.d. Das bedeutet nichts. Während mehrere Bäume sehr nachvollziehbar für einen ganzen Wald stehen.

木 林 森林

Abbildung 1.3: Von links nach rechts die Schriftzeichen *mu*, *lin* und *senlin*

Um Missverständnissen vorzubeugen: Wenn wir von mythischen Personen sprechen, wie Shen Nong, dem »göttlichen Landmann«, oder Huang Di, dem »Gelben Kaiser«, bewegen wir uns in der Metaphysik ohne jedes Ego, wir sind in der Einheit. Shen Non hat als Person als solche keine Bedeutung. Tatsächlich handelt es sich sehr oft um eine Strömung des Denkens, um eine Gruppe von Personen, die eine Offenbarung erlebt haben und zur gleichen Zeit über dasselbe Thema sprachen. Man muss die folgende Tatsache verinnerlichen: Sobald eine Idee, eine Theorie, ein Postulat von einem Individuum aus Fleisch und Blut stammt und womöglich unter seinem Namen bekannt ist, dann handelt es sich um eine Philosophie. Man könnte so weit gehen zu sagen, dass es nur eine Metaphysik gibt, aber ebenso viele Philosophen wie Menschen, die sich Fragen nach dem Sinn des Lebens stellen. Und wohin gelangt man, wenn man sich von der Einheit entfernt? Zu einer Vielfalt von Theorien, und wie weiter vorne bereits erwähnt, Techniken, die schließlich alle komplett widersprüchlich sind.

Die Multiplizität der Theorien

Betrachten wir beispielsweise die Theorie der Akupunktur. Im *Nei Jing* wird sie ganz einfach beschrieben. Vielleicht sogar zu einfach. Offenbar besteht die Möglichkeit, sie zu überarbeiten (siehe Kapitel 13). Es wird deutlich erklärt, dass man beispielsweise für eine Stärkung die Nadel langsam einführen muss. Dies muss geschehen, wenn der Patient ausatmet. Und das Herausziehen beim Einatmen muss schnell erfolgen. Es heißt auch, dass diese Punktur, unabhängig vom ausgewählten Punkt, senkrecht zur Hautebene erfolgen soll. Für eine Beruhigung gilt das Gegenteil: Das Einführen erfolgt schnell, das Herausziehen langsam, ebenfalls senkrecht zur Haut und im Atemrhythmus des Patienten.

Ein paar Hundert Jahre später ist das *Nan Jing* erschienen, ein Kommentar zum *Nei Jing*. Dieses Buch versuchte ebenfalls, einen Teil zum Ganzen beizutragen. Einige Passagen sind gleichlautend, während andere im völligen Widerspruch zu dem ursprünglichen Lehrbuch stehen. Vom 12. bis zum 16. Jahrhundert hat man die neuen Theorien nicht mehr gezählt. Ganz zu schweigen von der Moderne, wo wir in die Hypermultiplizität eingetreten sind. Wir stehen einer Pluralität der immer komplexer werdenden Theorien gegenüber, und selbst die Gelehrtesten verlieren am Ende den Überblick. In diesem Buch wenden wir das Prinzip des ockhamschen Rasiermessers an, das besagt, dass die einfache Erklärung einer Tatsache wahrscheinlicher zutrifft als eine komplizierte Erklärung.

Hier handelt es sich allerdings um eine nur scheinbare Einfachheit, zumal sie eine vollständige Änderung des Blickwinkels und des Verhaltens des Praktizierenden stillschweigend voraussetzt. Letztlich muss sich der Praktizierende ganz einbringen, sich aber auch selbst die Mittel dieser Investition verschaffen, um zu vermeiden, dass für ihn selbst ein Ungleichgewicht auf seinem Lebensweg entsteht. In der Trilogie Himmel – Mensch – Erde muss er schrittweise zu einem Vermittler werden und gleichzeitig Energie übertragen und regeln, um seinen Patienten behandeln zu können.

Es gibt noch eine weitere, nicht mindere Schwierigkeit, was die Akupunktur und im weiteren Sinne auch die Akupressur betrifft. Selbst wenn man sich ausschließlich auf das *Nei Jing* bezieht, muss man berücksichtigen, dass dieses von Kopisten abgeschrieben wurde, die der Materie unkundig sind und deshalb unbewusst Fehler eingeführt haben. Einige dieser Fehler waren für die Gelehrten offensichtlich, aber aus Respekt vor den Vorfahren wurden sie auch aufgrund des Konfuzianismus nur während der mündlichen Lehre korrigiert. Mein Meister, Professor Leung Kok Yuen, war einer dieser Meister, die zu Beginn einer Schulungssitzung immer auf die Fehler der Kopisten hinwiesen. Praktizierende aus dem Westen, die nicht auf diese Weise auf die Fehler aufmerksam gemacht wurden, haben diese Fehler letztendlich selbst zu Theorien gemacht und diesen falschen Theorien manchmal sogar ihren Namen gegeben. Wir entfernen uns also offensichtlich immer weiter von der ursprünglichen Wahrheit.

Und um das Ganze noch zu verschlimmern, befinden sich die meisten Ideogramme aus dem *Nei Jing* auf drei Leseebenen. Es gibt also eine horizontale Ebene für die Laien, eine mittlere Ebene und eine vertikale Ebene der reinen Metaphysik für den Fachmann.

Kurz gesagt, es ist alles ein bisschen kompliziert: Diejenigen, die Zugang zu der wahren mündlichen Tradition der Lehre der chinesischen Medizin hatten, bereitgestellt von den eigentlichen Besitzern dieser Medizin, nämlich den alten Chinesen, hatten einfach Glück.

In diesem Buch bemühen wir uns, auf das zurückzukommen, was wir als die Einheit bezeichnen, und zu den echten althergebrachten Techniken, die wir gegenüber denjenigen bevorzugen, die durch die Explosion des umgebenden Materialismus »verdorben« wurden.

In der reinen Tradition der mündlichen Überlieferung?

Eine Besonderheit der TCM ist, dass die Überlieferung auf mündlichem Wege erfolgt. Ursprünglich gab es hochheilige Texte, die auf sehr unterschiedlichen Medien transkribiert wurden (Schildkrötenpanzer, Seidenpapier, Bambuslamellen, Stein, Jade und so weiter). Es waren Phrasen oder meistens Ideogramme, mit sehr knappen Bedeutungen, eher als Symbolik als mit einem erklärenden Text.

Die Texte der Begründer und ihre Lehren waren sehr hermetisch formuliert, und nur ein Meister konnte sie mündlich an seine Schüler überliefern. Im *Nei Jing* finden Sie beispielsweise den folgenden Satz: »Das Wasser der Niere nährt das Holz der Leber und beruhigt das Feuer des Herzens.« Allein anhand dieses konzentrierten Satzes kann ein Meister Ihnen ganze Tage lang über den metaphysischen Inhalt dieser Anleitung erzählen, und alles, was in der TCM-Praxis dann passiert.

Welchen Unterschied gibt es bei der Einführung zwischen Hören und Lesen?

In der TCM sind die Ohren die Öffnung der Niere, und die Energie der Niere (das »Meer des Marks«) hat eine direkte Verbindung zu unserem Hauptspeicher, dem Gehirn. Wenn Sie eine Vorlesung hören und sich konzentrieren, werden alle Daten in Ihrem Hauptspeicher abgelegt, auch unter der Mitwirkung des Geistes, dem Shen. Wir werden noch sehen, dass auch die Energie der Milz eine direkte Verbindung zur Konzentration hat, aber gleichzeitig ist sie das »Tor zur Auswahl der Informationen«. Die Augen sind die Öffnung der Leber, und die Leber ist der »Sitz des Hun«, der spirituellen Seele. Wenn Sie einen Text lesen, der Ihre tiefsten Gefühle anspricht, »nähren Sie letztlich Ihre Seele«. Natürlich gilt das nicht für irgendeine Zeitschrift, sondern für einen Text, der Ihnen etwas Wesentliches vermittelt, vielleicht sogar ein Konzept. Ein gutes Beispiel wäre es, ein Gedicht zu lesen, das einen direkten Trichter zwischen dem Bewusstsein und dem tiefsten Unterbewusstsein bildet! Für eine vollständige Unterweisung brauchen Sie das Gehör, aber auch schriftliche Unterlagen, damit Sie in Ihrer Freizeit noch einmal darin nachlesen können.

Wer war Professor Leung Kok Yuen?

Professor Leung Kok Yuen war einer der ersten Meister, der Traditionelle Chinesische Medizin im Westen lehrte. In den 1950er-Jahren war die chinesische Medizin im Westen nur über die Arbeiten von renommierten Ethnologen bekannt (zum Beispiel Referent Pater Claude Larre), aber mittlerweile hat sich das geändert. Professor Leung Kok Yuen war einer der ersten chinesischen Meister, der echte TCM von den Ursprüngen lehrte und der alle Fehler korrigierte, die sich aus etwaigen Unverständlichkeiten der zugrunde liegenden Texte ergeben hatten.

Porträt

Professor Leung Kok Yuen wurde 1922 in China geboren. Er entstammt einer Reihe von 13 Generationen von Ärzten, Profession und Wissen jeweils vom Vater auf die Söhne übergeben, und gehörte zu den bedeutenden Meistern der Traditionellen Chinesischen Medizin. Er trug den Titel »Shih I«, der chinesischen Ärzten verliehen wird, deren Familie eine Medizinertradition über mehrere Generationen aufweist. Er begann mit der Studie der traditionellen Medizin im Alter von fünf Jahren, als er seinen Vater bei seinen langen Visiten im Süden des Kantons begleitete. Während dieser Reisen lernte er unzählige Lieder auswendig, in denen er die Schlüsselbegriffe der Traditionellen Chinesischen Medizin unterbrachte (sehr effiziente mnemotechnische Methode: Lernen mit Vergnügen).

Später erklärte ihm sein Vater das, was diese Lieder und Reime bedeuteten, in medizinischer Hinsicht. Im Alter von elf Jahren konnte er aus zwei von Zhang Zongh Jing verfassten Büchern auswendig rezitieren: *Jin Kui Yao Lüe* und *Shang Han Lung*. Er begann mit seinen ersten Behandlungen im Alter von 16! Er hatte alle Praktiken seines Vaters beobachtet, und wie dem Kranken und der Krankheit zu begegnen war. Später wandte er sich an einen anderen Meister, um seine medizinische Ausbildung zu perfektionieren. Von 1952 bis 1970 lehrte er Akupunktur am Modern Chinese Medical Research Institute sowie bei der Kowloon Association of Chinese Medical Practitioners in Hongkong. Von 1956 bis 1970 war er Präsident des Chinese Acuponcture Institute in Hongkong und der Chinese Acuponcture Association. 1970 wanderte er nach Kanada aus und gründete das North American College of Acupuncture in Vancouver. Von dort aus übermittelte er sein Wissen an der europäischen Universität für TCM an seine westlichen Schüler. Auch ich durfte an seinen Vorlesungen teilnehmen.

Werk

Sein pädagogisches Werk wird als das vollständigste betrachtet. Akupunktur, Moxibustion, Arzneimittellehre, Psychotherapie, Massage, vorbeugende Medizin, Qigong sind Disziplinen, die seine Schüler bei ihm erlernen und vertiefen konnten. Professor Leung Kok Yuen sagte von sich selbst, sein Wissen sei universell und er sei nur das Sprachrohr für ein Wissen von Jahrtausenden. Er beendete seine Lehrtätigkeiten, nachdem er sich 1992 aus dem Arbeitsleben zurückzog, und starb im hohen Alter von 90 Jahren am 11. Mai 2013.

Die Grundlagen seiner Lehre orientierten sich streng an den schrittweisen Erklärungen des *Nei Jing*. Aus diesem Grund bezeichnete er sie auch als orthodoxe Lehre. Und in all seinen Lehren vertrat er immer die Yang-Sheng-Fa-Methoden, als »kultivierend und nährend für das Leben«

Er war einer der größten Exegeten des *Huang Di Nei Jing*. Seine anderen Referenzwerke waren:

- ✔ das *Nan Jing, Klassiker der Schwierigkeiten* (220–280), in dem es um die klassischen grundlegenden Theorien geht, und das die Hauptaspekte des *Nei Jing* erläutert.
- ✔ *Jin Kui Yao*: *Wichtige Besonderheiten aus der goldenen Schatulle* von Zhang Zongh Jing (Anfang des 3. Jahrhunderts), in dem es hauptsächlich um verschiedene Krankheiten der inneren Medizin geht, mit einem Teil zur Chirurgie und zu Frauenkrankheiten. Es umfasst 25 Kapitel mit 262 Rezepten.
- ✔ *Shang Han Lun, Abhandlung über kälteinduzierte Erkrankungen* von Zhang Zongh Jing (Jahr 160): Dieses Buch erklärt, wie eine Krankheit die sechs energetischen Ebenen des Organismus durchlaufen kann.
- ✔ *Qian Jin Fang, Rezepte, die tausend Goldstücke wert sind,* von Sun Si Miao (Ende des 7. Jahrhunderts) in 30 Bänden, mit einer allgemeinen Einführung und verschiedenen Rezepten, darunter für Ernährung, Pulsmessung, Akupunktur und so weiter.

IN DIESEM KAPITEL

Eine energetische Medizin, die hilft, das Gleichgewicht auf dem Lebensweg wiederzufinden

Die fünf wichtigsten Organe: Leber, Herz, Milz, Lunge und Niere

Das Konzept der Meridiane und der Energiekreislauf

Blick auf die Entwicklung einer Krankheit

Kapitel 2 Eine ganzheitliche Betrachtung des menschlichen Körpers

Dieses Kapitel ist eine Vorbereitung für alle folgenden Themen. Zu schnell in die Details zu gehen, könnte dazu führen, dass wir die immense Tragweite dieser Medizin nicht mehr im Blick haben.

Der Körper als Computer

Bevor wir uns den verschiedenen Elementen widmen, die der Funktion des Körpers in der TCM zugrunde liegen, wollen wir den menschlichen Organismus mit einem Computer vergleichen. Ein relativ einfacher Vergleich, weil wir dieses Gerät erfunden haben, um die Unzulänglichkeiten des menschlichen Geistes zu unterstützen, zu rechnen und uns zu erinnern. Die Chinesen haben einen Abakus, wir haben unsere Kilobyte-Daten.

In einem Rechner haben wir einen Hauptspeicher, in dem alle Daten abgelegt sind. Software für den Zugriff auf die Festplatte sowie zur Verarbeitung der Daten. Einen Prozessor, der hinter allem steht und alles steuert. Und einen Stromanschluss, damit die Maschine funktioniert. Außerdem einen Akku, damit unser Computer auch autonom funktioniert. Unser Organismus ist dieser Funktionsweise ganz ähnlich. Der Hauptspeicher ist das Hirn mit seinen Milliarden Verbindungen und unendlichen Möglichkeiten, die wir nicht einmal zu einem kleinen Bruchteil nutzen.

Die Organ-Software

Um auf diesen Hauptspeicher zuzugreifen, stehen uns fünf Organ-Softwarepakete zur Verfügung: Leber, Herz, Milz, Lunge und Niere. Der Begriff »Software« oder »Paket« passt hier ganz gut. Wenn wir beispielsweise von der Leber sprechen, geht es nicht unmittelbar um Ihre Leber als das physische Organ, sondern um die Energie, die die Funktion dieses Organs unterstützt. Vergessen Sie nicht, dass die Sichtweise der chinesischen Medizin vor allem energetischer Art ist.

Die fünf »Pakete« arbeiten nicht unabhängig voneinander. Sie werden erfahren, dass es spezifische Verbindungen zwischen diesen verschiedenen Paketen gibt. Die ganze Kunst der Diagnose ist es, das Paket zu erkennen, das die ursprüngliche Störung aufweist.

Die Kraft dieser Medizin, die sie von allen anderen unterscheidet, ist die Fähigkeit, ein Symptom oder eine Krankheit direkt einem dieser fünf Pakete zuzuordnen, egal, ob es sich um ein körperliches, geistiges oder emotionales Symptom handelt. Es gibt keine Symptome ohne Ursache.

Man kennt sehr viele Symptome, mögliche »Alarmsignale«: Kopfschmerz an dieser oder jener Stelle, Schlaflosigkeit, Schmerzen, Nervosität und so weiter. Wir wiederholen: Das sind noch keine Krankheiten, sondern zunächst energetische Symptome (Befindlichkeiten), die zu physischen Symptomen werden, die sich schließlich auf den Organismus erstrecken. Wir müssen lernen, sie zu erkennen, sie nicht sofort unter den Teppich zu kehren, geeignete Maßnahmen zur Vorbeugung zu ergreifen, um das Gleichgewicht des Lebens wiederzufinden. Die chinesische Medizin besteht nicht darin, die Wirkung der Krankheit zu behandeln, also das Symptom, sondern die tiefere Ursache. Das Symptom verschwindet von selbst, wenn es keine Ursache mehr hat.

Das Qi, die Energie

Für ihre Funktion braucht die Maschine Energie. Die Energie ist das Qi, wie in Kapitel 3 beschrieben. Kurz gesagt, können wir sie in zwei Bereiche unterteilen:

- ✔ eine angeborene Energie, die die Chinesen als den »früheren Himmel« (Vorhimmels-Qi) bezeichnen;
- ✔ eine erworbene Energie, den sie als den »späteren Himmel« (nachgeburtliches Qi) bezeichnen.

Jede dieser Energien ist wieder in mehrere Teile unterteilt.

Die angeborene Energie

Die angeborene Energie stammt in erster Linie von unseren Vorfahren, ein genetisches Vermächtnis, gewissermaßen. Die TCM blickt im Allgemeinen drei Generationen zurück. Beispiel: Wenn Sie drei Generationen entstammen, die viel getrunken haben, ist es sehr wahrscheinlich, dass Sie eine »angespannte« Leberenergie haben, und damit ein angeborenes Temperament der Nervosität, Wut, eine Situation, die später leicht zu Bluthochdruck führen kann. Deshalb sieht die chinesische Medizin nach, ob es Prädispositionen gibt und ob sie rechtzeitig bekannt sind (es ist die Aufgabe des Arztes, Eltern zu informieren), sodass sie nicht »an die Oberfläche gelangen«. Der zweite Teil heißt auf Chinesisch *Ling* und beschreibt einen nicht-materiellen Aspekt des Menschen. Er hat zum Beispiel mit der Position der Sterne zum Zeitpunkt der Geburt zu tun.

Die angeborene Energie stammt auch aus einer unendlichen feinstofflicheren Energie, die sich weiterentwickelt, nämlich der Seele, die sich im Augenblick ihrer Inkarnation spaltet in eine »spirituelle Seele«, das Hun, das in der Leber »sitzt«, und eine körperliche Seele, das Po, das in der Lunge »sitzt« (siehe Kapitel 3).

Diese angeborene Energie kann mit einer Öllampe verglichen werden (dem Mikroprozessor des Computers). Dieses »energetische Öl« gestattet uns sowie allen anderen menschlichen Wesen, theoretisch ein sehr hohes Lebensalter zu erreichen. Dies ist unser Lebenspotenzial zur Geburt, das sich – abhängig von der Verbrennung des Dochts – schneller oder langsamer verbraucht. Es gibt dabei einen direkten Zusammenhang mit unserem Lebensstil, der körperlichen und geistigen Hygiene. Dieser kleine Docht hat im Chinesischen einen Namen, das »Feuer des Ming Men«. Das Öl ist das Yuan Qi, die Ursprungsenergie.

Die erworbene Energie

Dies sind die Energieanschlüsse, die uns direkt mit unserer Umgebung verbinden. Sie können in drei Teile unterteilt werden:

- **Die Energie der Luft:** Sie ist ein direkter Anschluss zu unserer Umgebung und zur Augenblicklichkeit, die vitalste der Energien. Professor Leung Kok Yuen (siehe Kapitel 1) sagte dazu: »Wenn Sie nicht mindestens zwei- bis dreihundertmal pro Tag ganz bewusst atmen, dann haben letztlich alle anderen Praktiken quasi keinen Sinn.«
- **Die Energie der Lebensmittel:** Auch unsere Lebensmittel müssen energetisch geladen sein, und natürlich muss das Milz-Paket, Koordinationsleiter der Verdauung unserer Mahlzeiten, in der Lage sein, die richtigen Anweisungen zu geben, um diese Mahlzeiten weiterzuleiten. Eine der Ursachen von Depression ist ein Erlöschen der Energie der Milz. Die Depression begünstigt die Ansammlung von Lebensmittelabfällen im Organismus.
- **Die emotionelle Energie:** Später werden wir sehen, dass sich jede Emotion direkt auf den Blutkreislauf und die Energie im Organismus auswirkt.

Die Bedeutung der Atmung

Die drei Säulen der Lebenskraft sind die Atmung, die Ernährung und unsere mentalen und emotionalen Zustände. Geraten unsere Emotionen aus dem Gleichgewicht, kann dies unsere Lebenserwartung beeinträchtigen, aber es braucht Monate, wenn nicht

Jahre, bis sich daraus langsam ein Krebs entwickelt oder man sich das Leben nimmt. Wenn man aufhört, zu essen und vor allem zu trinken, lebt man noch circa zehn Tage. Wenn man aufhört zu atmen, bleiben noch drei Minuten zu leben!

Die Batterie des Organismus

Außerhalb dieser »Stromanschlüsse«, dank derer wir in Symbiose mit unserer Umgebung leben, hat unser Körpercomputer durch eine »Batterie« eine gewisse Funktionsautonomie. Wir werden sehen, dass sich diese virtuell im Unterbauch befindet, »zwischen den beiden Nieren«. Im Westen beginnt man langsam, die Bedeutung der Immunabwehr zu verstehen. Die TCM geht sehr viel weiter.

Diese Batterie steht für die immense Kapazität der Selbstverteidigung des Organismus, aber auch für seine völlig ungeahnten Fähigkeiten, sich anzupassen. Voraussetzung ist, dass sie regelmäßig maximal aufgeladen wird, nämlich durch die vorbeugenden Yang-Sheng-Fa-Methoden, die uns in diesem Buch immer wieder begegnen werden.

Wir können sagen, Ihr Organismus ist in gewisser Weise sein eigener Arzt, der sich um ihn kümmert:

- ✔ **Ein Gift ist über eine Mahlzeit in Ihren Magen gelangt?** Wenn es sehr gefährlich ist, bedient sich Ihr Organismus einer der sieben therapeutischen Methoden, die ihm zur Verfügung stehen, des »Erbrechens«. Es erfolgt sofort oder innerhalb weniger Stunden, um das Gift loszuwerden. Handelt es sich um ein weniger auffälliges Gift, wie etwa Pflanzenschutzmittel oder andere chemische Produkte, scheidet sie unser Organismus am nächsten Tag über den Stuhlgang aus. Es bleibt ihm keine Zeit, sich im Organismus zu verteilen. Das geht aber nur, wenn die Batterie vollständig geladen ist. Natürlich sollte man am besten »sauber essen«, aber man kann nicht alles kontrollieren. Diese Sicht auf die Dinge gestattet uns, einige unserer Ängste abzulegen.
- ✔ **Eine extreme Emotion rüttelt an Ihrer Lebenskraft.** Ihr Organismus muss in der Lage sein, sehr schnell eine sogenannte »Widerstandsfähigkeit« aufzubringen, einen Schutzmantel, um zu vermeiden, dass diese Emotion die Funktion Ihres Körpers zum Erliegen bringt. In einem zweiten Anlauf wird sie ihn definitiv vereinnahmen, Sie müssen also vermeiden, dass »emotionaler Abfall« in eine Position gelangt, von wo er sich auf Ihre Lebenskraft auswirken kann.

Wie geht das?

Die Batterie dient auch dazu, Ihnen »Alarmsignale« zu senden, wenn eines der fünf Organ-Pakete aus dem Gleichgewicht gerät. Beispielsweise bei einem abrupten Klimawandel oder in Zeiten der Epidemie gibt sie geeignete Anweisungen, um Sie vor allen sogenannten externen Angriffen zu schützen. Wir werden sehen, dass jede Emotion mit einer spezifischen Organ-Software zusammenhängt. Die zerstörerischste Emotion, mit der wir es zu tun haben können, ist die Angst. Sie »leert« die Batterie buchstäblich. Außerdem verhält sie sich wie ein Magnet: Sie zieht den Gegenstand unserer eigentlichen Angst an. Die geladene Batterie blockiert dies, die Emotionen werden geregelt und die Angst verschwindet.

Diese täglich aufzuladende Batterie sorgt dafür, dass wir nicht unser Öl verlieren, das wir brauchen, um gesund alt zu werden. Wir vermeiden außerdem, vorzeitig zu altern. Dies ist die große Lehre der TCM im Hinblick auf die Langlebigkeit und auf die Fähigkeit, in einem bestimmten Alter »bei guter Gesundheit« zu sterben.

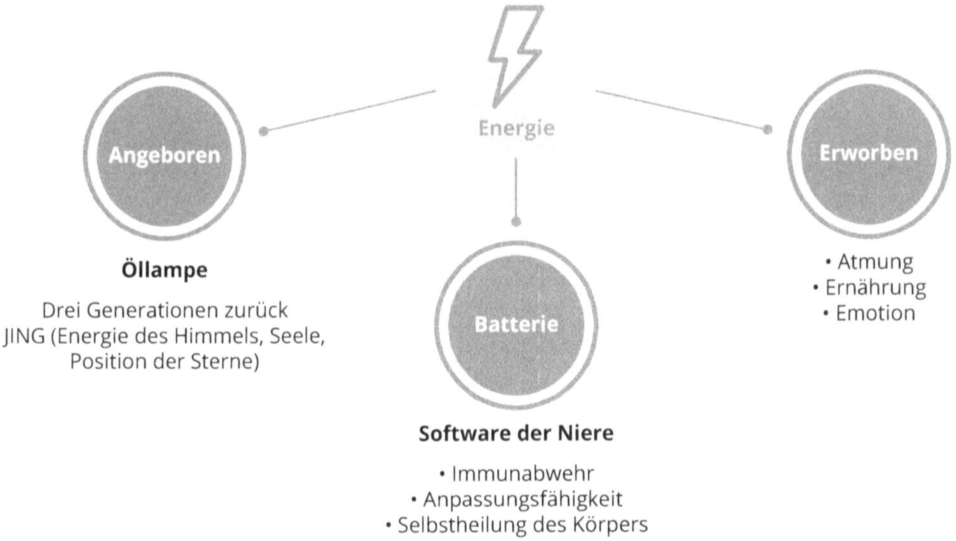

Abbildung 2.1: Die drei Energieformen

Die Energien verstehen – eine kleine Geschichte des sonntäglichen Halbmarathonläufers

Er steht morgens nach einer mehr oder weniger erholsamen Nacht auf. Niemand zwingt ihn, zu laufen: Seine mentale Energie steht bereit und hilft ihm, seine Batterie zu laden. Er hat die Ernährungsratschläge befolgt (Mischung langsamer und schneller Zucker), um sich mit Kraftstoff zu versorgen. Kurz gesagt, er startet mit seiner »Energie des Tages«. Der Lauf beginnt. Er fühlt sich stark und leistungsfähig. Aber nach ein paar Kilometern fängt seine Maschine an, Störungen zu zeigen. Ein Alarmsignal wird ausgegeben: die Müdigkeit. Ein taoistischer Weiser hätte sich nun ein wenig ausgeruht, um sich zu erholen. Unmöglich, weil er sonst zum Gespött der Gruppe wird. Er macht weiter. Was macht sein Organismus? Er zieht Kraft aus seiner Batterie, die nicht vollständig aufgeladen war. Er fühlt sich wieder in Form. Aber diese Batterie wird schnell völlig entladen sein. Ein großes Alarmsignal tritt auf: die große Müdigkeit. Er denkt an seinen Ruf in den Medien, und sein kleines Teufelchen flüstert ihm ständig ins Ohr: »Mach weiter, reiß dich zusammen, zeig, dass du ein Mann bist, mein Sohn!« Die Parole lautet: »Kein Problem!« Er macht weiter. In diesem Moment schaltet sein Organismus direkt auf seine Öllampe, seine Lebensessenz, die ihm eigentlich gestatten soll, mehr als 100 Jahre zu leben. Nicht nur dieses Öl wird aufgebraucht, sondern auch seine Leberenergie, die Endotoxine ausschüttet, die einer Droge ganz ähnlich sind: Die große Müdigkeit vergeht und er fühlt sich wie ein Übermensch und könnte selbst hinter der Ziellinie noch weiterlaufen. Aber zu welchem Preis! Er verschwendet unnötig seine Reserven. Er läuft zu seinem Schaden. Ein sehr weiser Taoist hätte nicht an diesem Lauf teilgenommen.

Die fünf Organ-Pakete

In Kapitel 3 gehen wir detailliert auf die drei Verbindungen dieser fünf »Organ-Pakete« mit unterschiedlichen Funktionen, Symptomen oder Störungen ein. Hier lernen Sie diese Organe einfach nur kennen.

Wir haben fünf Organ-Pakete: Leber, Herz, Milz/Bauchspeicheldrüse, Lunge und Niere. Eine sehr wichtige Konvention: Wenn wir von einem Organ sprechen, dann sprechen wir von der Energie dieses Organs, der Energie, die – wir erinnern uns – vor der Materie steht.

Jedes Organ-Paket besteht aus zwei Organen:

- **Einem »Vollorgan« (Speicherorgan), das wir das Yin-Organ nennen:** Dieses Organ steht letztlich als lebenswichtiges Organ hinter der Entwicklung einer Krankheit. Man kann nicht ohne Leber, Herz, Milz/Bauchspeicheldrüse, Lunge oder Niere leben. Und wenn eine Krankheit direkt für eines dieser Organe entsteht, kann sie sehr schnell tödlich sein.
- **Einem »Hohlorgan« (Durchgangsorgan), ein Behälter, den wir das Yang-Organ zum entsprechenden Yin-Organ nennen:** »Das Yang schützt das Yin«: Es hat die Aufgabe, das lebensnotwendige Yin-Organ zu schützen. Und es zeigt die ersten Alarmsymptome. Eine Besonderheit: Man kann ohne oder mit einem Teil dieses Organs weiterleben, wie beispielsweise Gallenblase, Magen, Harnblase und so weiter.

Welches sind diese Organe? Drei Paare sind ganz einfach zu erkennen:

- **Die Leber (Yin) bildet ein Paar mit der Gallenblase (Yang).**
- **Die Milz/Bauchspeicheldrüse (Yin) bildet ein Paar mit dem Magen (Yang).**
- **Die Niere (Yin) bildet ein Paar mit der Blase (Yang).**

Die beiden anderen Organ-Pakete muss man sich irgendwie anders merken:

- **Die Lunge (Yin) bildet ein Paar mit dem Dickdarm (Yang).** Bei Verdauungsproblemen müssen wir Punkte auf dem Lungenmeridian finden, und umgekehrt.
- **Das Herz (Yin) bildet ein Paar mit dem Dünndarm (Yang).** Man sagt, dass die Energie des Dünndarms die »Wasserwege« regelt. Eine Insuffizienz der Herzenergie kann leicht zu einem OAP führen, einem akuten Lungenödem.

Damit haben wir zehn Organe. Außerdem wird die Energie des Herzens als der Herrscher der Organe betrachtet, das Kaiserorgan. Wenn Ihr Herz aufhört zu schlagen, sterben Sie. Es braucht den meisten Schutz. Es hat deshalb zwei zusätzliche Schutzorgane, die keine reale anatomische Unterstützung darstellen. Es handelt sich vielmehr um einen rein energetischen Schutz, nämlich

- **den Herzbeutel** (Perikard), auch als Verschiebeschicht (Schutzmantel, »der abgewandte Gesandte«) bezeichnet (man sollte vermeiden, ihn als Meister des Herzens zu bezeichnen, weil das Herz keinen Meister hat), der die Yin-Seite darstellt.
- **die drei Erwärmer** (der Verteiler, vergleichend mit einem Stellwerk in einem Verschiebebahnhof), die insgesamt als energetisches Organ betrachtet werden, das die Yang-Seite darstellt (vergleiche Kapitel 3).

Damit haben wir zwölf Organe, sechs Yin-Organe und sechs Yang-Organe. Diese zwölf Organe sind, wie wir im Weiteren erklären werden, über das Meridiansystem mit der Körperoberfläche verbunden.

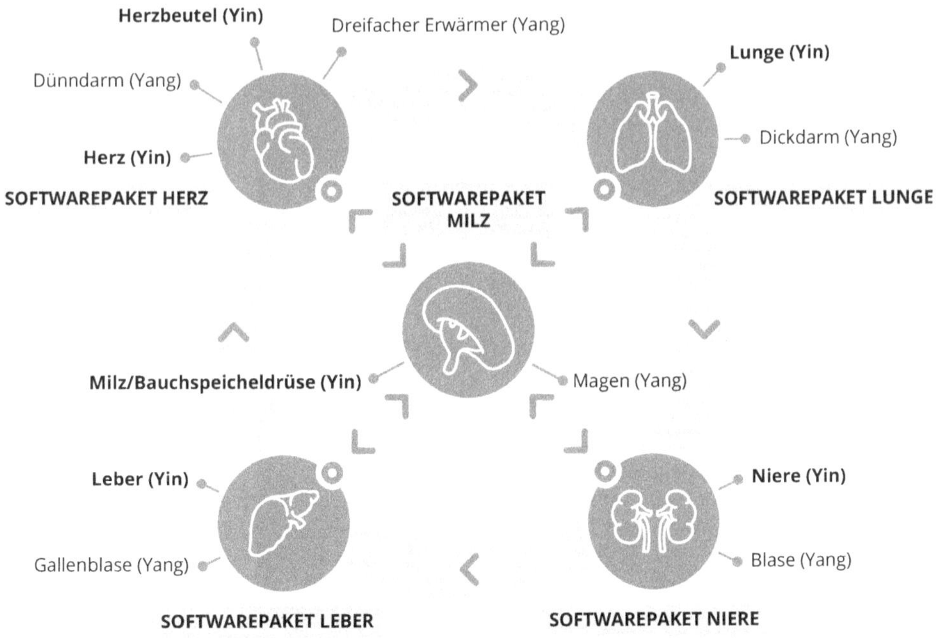

Abbildung 2.2: Die fünf Organ-Softwarepakete

Das Konzept der Meridiane

Dies ist das wichtigste Konzept der chinesischen Medizin. Es handelt sich dabei gewissermaßen um Umlaufbahnen, Kanäle, in denen die Energie zirkuliert, sehr subtil und außerhalb der Körperlichkeit. Unser Meister hat immer wieder betont, dass kein Apparat, kein Sensor die Möglichkeit bietet, sie zu belegen. Man würde womöglich nur eine Potenzialdifferenz messen, einen groben Aspekt der Energie.

Woher kommt die Energie?

Es handelt sich um eine sehr subtile Mischung zwischen der Quintessenz der Energie aus der Luft und der Quintessenz der Energie der Verdauung von Lebensmitteln. Der »grobe« Aspekt dieser Mischung wird durch das Sauerstoffatom (Luft) dargestellt, das sich dem roten Blutkörperchen (Versorgung) anhaftet, um Hämoglobin zu schaffen, das den Transport von Energie in den Körper gestattet. Wir befinden uns hier auf dem reinen Energieniveau, das somit durch die Meridiane fließt.

Welche Aufgabe hat ein Meridian?

Bringen wir die Körperoberfläche in Verbindung mit den inneren Organen. Es gibt zwölf grundlegende energetische Organe, somit haben wir auch zwölf Meridiane:

- ✔ sechs Meridiane entlang der Beine (drei Yin- und drei Yang-Meridiane)
- ✔ sechs Meridiane entlang der Arme (drei Yin- und drei Yang-Meridiane)

In Kapitel 13 über die Akupunktur finden Sie eine logische Mnemotechnik, um sich den Verlauf der zwölf Meridiane innerhalb von wenigen Minuten zu merken.

Es gibt eine Symmetrieachse im Körper, die durch die Wirbelsäule verläuft: Die Meridiane werden entlang dieser Achse verdoppelt. Wir haben also zwei Meridiane für den Dickdarm, das Herz, den Magen und so weiter. Diese Meridiane bilden einen geschlossenen Kreis. Sie sind durchzogen von Senken, Knoten, Energiekonzentrationen: Dies sind die berühmten Akupunktur- oder Akupressurpunkte. Ich stelle sie Ihnen in den Kapiteln über die Akupunktur und Akupressur genauer vor (siehe Kapitel 13 und 14).

Es gibt zwei weitere Meridiane, die für unsere Behandlungen sehr nützlich sind: das Konzeptionsgefäß, Ren Mai, und das Lenkergefäß, Du Mai. Diese Meridiane sind dank ihrer spezifischen Punkte direkt mit den sechs Yin- und den sechs Yang-Organen verbunden, und damit auch mit den zwölf Hauptmeridianen des Körpers. Sie befinden sich auf der äußeren und hinteren Medianachse des Rumpfs und sie sind singulär. Wir haben auch nur einen 4RM- oder 14DM-Punkt.

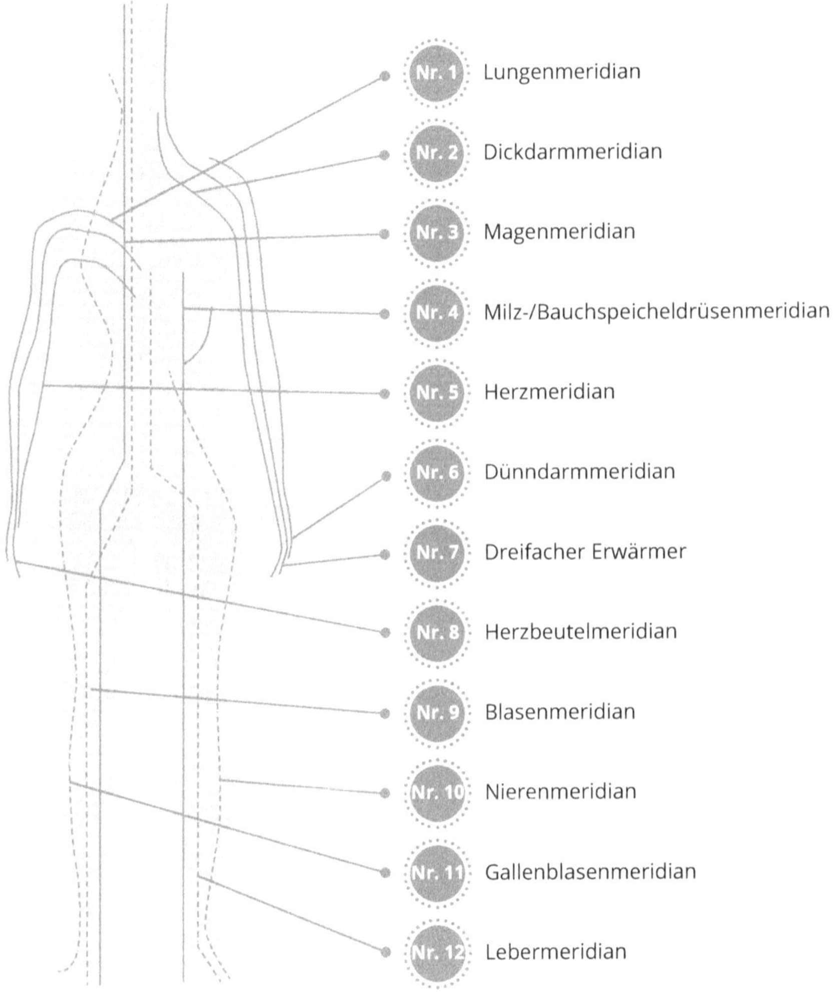

Abbildung 2.3: Die zwölf Meridiansysteme

Die Theorie der Meridiane

Die Meridiane, ihre Funktion und ihre Position sind Frucht Tausender Jahre Beobachtung und Erfahrung. Selbst heute bleiben die Art dieser Meridiane und die Übertragung der Energie von außen nach innen und umgekehrt trotz aller Forschung geheimnisvoll. Aber es funktioniert! Man muss sie in ihrer praktischen Wirkung beobachten, in ihrem Zusammenhang mit den Organen und ihrer Wirkung auf Krankheiten.

Das Meridiansystem

Das Meridiansystem setzt sich aus zwei grundlegenden Kreislaufwegen zusammen:

- den Hauptkreislaufwegen, als Jing bezeichnet
- den Luo (Netzleitbahnen), das sind Gefäße, die die Jing verbinden, und Gefäße, die als »Kapillaren« für die wichtigsten Meridiane dienen

Sie bilden ein ununterbrochenes Netzwerk, das alle Teile des Körpers verbindet. Die zwölf Jing-Hauptkreislaufwege, die den zwölf Organen zugeordnet sind, sind die wichtigsten. Die Namen der Meridiane sind von den alten Unterteilungen in Yin und Yang abgeleitet. Seit der Antike beobachten die Weisen die Zusammenhänge zwischen Yin und Yang. Sie unterscheiden drei Yin-Phasen und drei Yang-Phasen, nämlich aufeinanderfolgend Shao Yin, Tai Yin, Jue Yin und Shao Yang, Yang Ming und Tai Yang.

Sie haben gesehen, dass die Jing, die von den Händen zum Rumpf verlaufen, Yang sind. Diejenigen, die in die Gegenrichtung verlaufen, sind Yin. Dagegen beginnen die Yin-Meridiane an den unteren Gliedmaßen an den Füßen und reichen bis zum Brustkorb, während die Yang-Meridiane vom Kopf ausgehen und bis zu den Füßen reichen.

Die Yin-Meridiane entsprechen den lebenswichtigen Vollorganen (Speicherorganen), die Yang-Meridiane den Hohlorganen, den Empfängern.

Man hat sechs Meridiane entlang der Hände (Lunge, Dickdarm, Herz, Dünndarm, Herzbeutel, drei Erwärmer) und sechs Meridiane entlang der Füße (Niere, Blase, Milz, Magen, Leber, Gallenblase).

Klassifizierung der Meridiane

Die Jing-Meridiane:

- zwölf Jing-Meridiane, die Jing Mai, zwischen dem Knochen und dem sehr tiefen Muskel
- zwölf Jing-Bie, das sind interne Verzweigungen der Jing, die in das Innere des Körpers und zu den verschiedenen Organen führen
- acht Jing-»Wunder«, auch Qi Jing Ba Mai, die in zufälliger Verbindung zu den Haupt-Jing stehen
- 15 Luo-Gefäße, die das Haupt-Jing miteinander verbinden und sich in oberflächliche Luo teilen, die die Gliedmaßen und den Körper durchqueren, um das Kapillargewebe zu nähren, und Luo, winzige Gefäße, die ein vollständiges Netzwerk im gesamten Körper bilden
- Dieses sehr komplexe Netzwerk ist mit dem Inneren verbunden, den zwölf Organen, die am Ursprung des Jing Mai liegen, über zwölf Jing Jin oder zwölf tendino-muskuläre Meridiane, und mit dem Äußeren, den Hautzonen oder Pi Bu.

Unteres Element (Extremität)	Oberes Element (Extremität)
Zu Tai Yang oder Blasenmeridian	Shou Tai Yang oder Dünndarmmeridian
Zu Shao Yang oder Gallenblasenmeridian	Shou Shao Yang oder Dreifacher-Erwärmer-Meridian
Zu Yang Ming oder Magenmeridian	Shou Yang Ming oder Dickdarmmeridian
Zu Tai Yin oder Milzmeridian	Shou Tai Yin oder Lungenmeridian
Zu Shao Yin oder Nierenmeridian	Shou Shao Yin oder Herzmeridian
Zu Jue Yin oder Lebermeridian	Shou Jue Yin oder Herzbeutelmeridian

Tabelle 2.1: Die zwölf Hauptmeridiane

Ren Mai, Konzeptionsgefäß	regelt das Yin und das Blut
Du Mai, Gouverneursgefäß (Lenkergefäß)	regelt die Yang-Meridiane
Chong Mai, Vitalgefäß (Große Trossstraße)	Meer der zwölf Meridiane, regelt das Blut
Dai Mai, Gürtelgefäß	verbindet alle Meridiane des Rumpfs
Yang Wei Mai, zum Yang gehörig	regelt den Schutz
Yin Wei Mai, zum Yin gehörig	regelt die Emotionen, regelt die Yin
Yin Qiao Mai, Bewegung Yin	kontrolliert die Neuromuskulärketten Yin
Yang Qiao Mai, Bewegung Yang	kontrolliert die Neuromuskulärketten Yang

Tabelle 2.2: Die acht Wundermeridiane

Die zwölf Hauptmeridiane sowie das Lenkergefäß und das Konzeptionsgefäß haben eigene Punkte. Man fasst sie unter der Bezeichnung »die 14 Meridiane« zusammen. Die sechs anderen Meridiane haben keine eigenen Punkte. Sie benutzen Punkte auf den 14 Meridianen.

Der zirkadiane Rhythmus

Die Zirkulation des Energieflusses durch die Meridiane unterliegt einem Ebbe-und-Flut-Phänomen über die 24 Stunden des Tages. Diese Eigenschaft wird bei der Behandlung hartnäckiger Krankheiten genutzt. Jeder Meridian durchläuft eine Intensivierung des Energieflusses, die zwei Stunden dauert. Dies kann der Diagnostik dienen. Beispielsweise verschlimmern sich Herzkrankheiten im Allgemeinen gegen Mittag, diejenigen der Lunge in den frühen Morgenstunden und so weiter. Die Zirkulation beginnt im Lungenmeridian und durchläuft hintereinander Lu (Lunge) – Di (Dickdarm) – Ma (Magen) – Mi (Milz/Bauchspeicheldrüse) – He (Herz) – Dü (Dünndarm) – Bl (Blase) – Ni (Niere) – 3E (Dreifacher Erwärmer) – Gb (Gallenblase) – Le (Leber).

Wenn Ihnen Ihr Arzt einen Termin um 3 Uhr morgens zur Untersuchung Ihrer Leber gibt, seien Sie vorsichtig. Es könnte verdächtig sein!

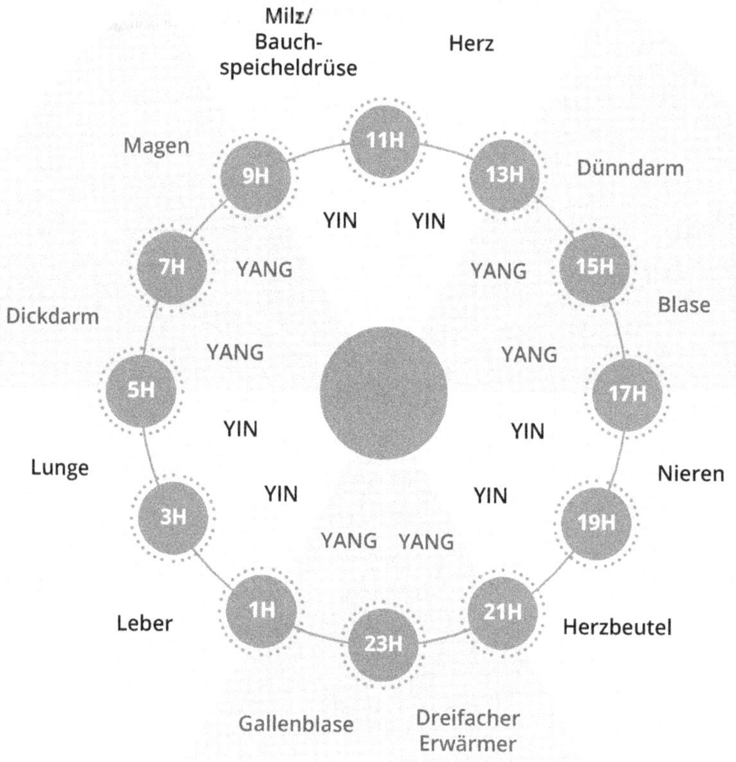

Abbildung 2.4: Stundenfenster

Die Akupunkturpunkte

Und was liegt auf den Bahnen der Meridiane? Die berühmten Akupunkturpunkte. In der Antike hatten sie alle höchst symbolische Bezeichnungen, die ihre Besonderheiten und ihre Eigenschaften erklärten. Heute ordnet man den Punkten Nummern zu, wobei die Richtung des Energieflusses in jedem Meridian berücksichtigt wird. In den klassischen Texten sprach man von insgesamt 365 Punkten. Heute hat man viele Punkte hinzugefügt, sogenannte Punkte außerhalb der Meridiane, wodurch die Anzahl stark zugenommen hat. Aber jetzt ist eine Rückkehr zur Einheit angesagt. Schließlich heißt es, dass gut gewählt und vor allem gut gestochen oder massiert, ein einziger Punkt ausreicht, um einen Patienten zu behandeln!

In Wirklichkeit sind etwa 60 Punkte für die Behandlung größtenteils ausreichend, ebenso wie zur Vorbeugung gegenüber allen Krankheiten. In Kapitel 13 über die Akupunktur kommen wir noch einmal darauf zurück.

Was ist ein Punkt?

Ein Punkt, Xue Wie, ist die Stelle, an der der Behandelnde seine Nadel setzt, massiert oder mit einem Moxastick aus Beifuß wärmt. Es ist gut nachvollziehbar, dass es sich um eine Stelle innerhalb einer stetigen Energiezirkulation handelt. An diesem Ort fließt Energie zusammen und verteilt sich. Und weil wir Mikrokosmen in dem uns umgebenden Makrokosmos sind, sind dies dieselben Eigenschaften des Punktes, wie wir sie im Feng-Shui finden.

Diese Punkte gestatten also, Energie zu harmonisieren. Eine schöne Definition von Cyrille Javary in *Le Discours de la tortue* (Albin Michel, 2003): »Es ist ein subtiler Ort des Austauschs, der eigentlich selbst nicht existiert. Es ist nur eine Austauschstation, vergleichbar mit Schächten in einem Rohrnetz, im Zusammenhang mit einem durch den Atem-Energie-Weg im menschlichen Körper vektorisierten Netz.«

Die drei Energieschichten

Ähnlich wie bei einer Wasserleitung in einem Gebäude, wo die großen, unter hohem Druck stehenden Zuleitungen tief liegen und dann auf das aus dem Wasserhahn kommende Wasser reduziert werden, haben wir auf der Oberfläche unseres Körpers einen Energiekreislauf auf drei Ebenen:

- **Der Meridian**, also die große Energieleitung, befindet sich sehr tief zwischen Knochen und Muskel. Dies ist einer der Gründe, warum der Akupunkteur sehr feine Nadeln verwendet, um auf die Punkte einzuwirken, die sich auf dieser »Leitung« befinden.
- **Auf mittlerer Ebene** zwischen dem Gewebe und dem Muskel. Dies sind Verzweigungen des Hauptmeridians, sehr viel kleinere Leitungen, die durch die Akupressur (siehe Kapitel 14) oder eine tiefere punktuelle Massage erreichbar sind.
- **Auf oberflächlicher Ebene** sind dies beispielsweise Blutgefäße, Energiekapillaren, die sich an der Hautoberfläche befinden. Man spricht hier nicht mehr von Meridianen, sondern von Yin- oder Yang-Zonen. Auf der Hautoberfläche sehen wir ein Gewirr von Yin- und Yang-Meridianen. Wir erreichen diesen Bereich mit allen oberflächlichen Körpermassagetechniken.

Einfache Methode zum Erkennen von Yin- und Yang-Zonen des Körpers

Es reicht aus, auf alle viere zu gehen, die Hände nach außen. Alle verdeckten Zonen, die sich innerhalb dieses »Käfigs« befinden (Unterleib, Thorax, Innenseite der unteren und oberen Extremitäten), sind Yin-Zonen. Sie zeigen nach innen oder zur Erde, das ist Yin.

Im Gegensatz dazu sind der Rücken, die Außenseite der oberen Extremitäten, dort wo sich die Haare befinden, die hintere äußere Seite der Beine »Yang Zonen«. Diese Zonen sind nach außen gerichtet oder zum Himmel, das ist Yang.

Ein Grundsatz der TCM: »Das Yang schützt das Yin.« In der Praxis der Kampfkünste lernt man als Erstes, wie man sich zu einem Ball zusammenrollt und eine Art Energiepanzer schafft, der alle Muskeln umspannt. Die Yang-Zonen werden von den Schlägen getroffen, unter anderem der Rücken, aber die Yin-Seite, auf der sich die lebenswichtigen Organe befinden, bleibt geschützt – denn ein Schlag gegen die Brust oder den Bauch kann tödlich sein.

Die Zerbrechlichkeit des menschlichen Wesens

Die meisten Tiere im Himmel und auf der Erde wenden ihre Yang-Seite des Körpers zum Himmel, ihre Yin-Seite zur Erde. Wir sind anders, wir legen unsere Yin-Seite offen, Unterleib und Thorax, wo sich unsere zwölf lebenswichtigen Organe befinden, unsere »denkenden« Organe, zeigen nach vorn, offen gegenüber anderen. Eine zweischneidige Angelegenheit. Als emotionale Wesen empfangen wir die negativen Emotionen anderer »im Bauch«. Wir können aber auch leichter dieselbe emotionale Energie von dort aussenden, um den anderen zu heilen. Das ist unsere Schwäche, aber auch unsere Stärke.

Die Entwicklung einer Krankheit vorhersagen

Eine innere Krankheit kann nicht unvermittelt auftreten, »ganz von selbst«. Wenn wir fallen, einen Stoß bekommen, wissen wir, warum wir uns verletzen. Doch bevor wir Rheuma, Diabetes, Herz-Kreislauf-Erkrankungen, Depressionen und Krebs haben, werden wir mehrere Monate lang »große Schmerzen« gehabt haben, vielleicht sogar mehrere Jahre, bevor zahlreiche Alarmsignale auftreten, die nicht zu übersehen sind.

Die TCM gestattet uns, anhand der Symptome die Entwicklung einer Krankheit vorherzusehen.

Normalerweise beginnt eine Krankheit mit den folgenden Signalen:

- ✔ auf den Yin- oder Yang-Meridianen gegenüber dem angegriffenen Organ. Bei schweren Erkrankungen können aus Sicht der TCM auch emotionale Faktoren eine begleitende Rolle spielen.

- ✔ auf dem Yang-Meridian vor dem Yin-Meridian (das Yang schützt das Yin). Wenn ein Yang-Meridian erreicht ist, erscheint das Symptom meistens oben am Körper, auf der zum Himmel gewandten Seite, Yang, um anschließend am Körper nach unten zu verlaufen, Erdseite, Yin. Das Umgekehrte gilt für Yin-Meridiane.

Wenn man die Lebensgewohnheiten nicht ändert, entwickelt sich die Krankheit weiter und erreicht das Yang-Organ, das das Yin-Organ schützt. Letzten Endes wird das lebenswichtige Yin-Organ erreicht.

IN DIESEM KAPITEL

Das Konzept des Yin und Yang

Das Qi, die Energie

Die große Hun-Po-Shen-Triade

Die drei Erwärmer, San Jiao

Kapitel 3
Die wichtigsten Konzepte der Traditionellen Chinesischen Medizin

Wir werden sehen, dass in der TCM jedes Element der Natur mit einem Organ zusammenhängt. Beispielsweise wird die Energie der Milz/Bauchspeicheldrüse mit der Erde in Verbindung gebracht. Wenn die Erde in der Natur warm und feucht ist, vermehren sich kleine Wanzen und es entsteht Dung. In unserem Organismus ist es nicht sehr viel anders.

TCM: Ein potenzieller Detektiv oder die Geschichte eines einfachen Pilzes

Man sagt, »die Milz mag keine Feuchtigkeit«. Welche Faktoren begünstigen diesen Zustand? Ein Übermaß an schnellen Zuckern, gesättigte Fette, Milch, Butter, Käse, Getränke, die Aussetzung gegenüber äußerer Feuchtigkeit und … übermäßig viele Gedanken und Grübeleien! Wenn alle Ursachen vorliegen und sich dieser Zustand im Organismus breitgemacht hat, »exportiert« er Alarmsymptome. Auf dem Fuß eines Patienten beobachten wir »Pilze« unter dem Nagel des Großzehs. Wir wissen, dass die Yin-Meridiane für Leber und Milz auf dieser Ebene beginnen. Wir erkennen ein Problem, das mit der Feuchtigkeit zu tun hat. Wir suchen nach ein paar weiteren Indizien (Zahnabdrücke am Zungenrand, auf einer verdickten Zunge, Gewichtszunahme durch Flüssigkeitsansammlungen, Kinn dunkler als das restliche Gesicht und so weiter). Die Diagnose ist gestellt: zu viel Flüssigkeit auf Höhe der Milz. Wenn der Arzt die Tiefe des Symptoms nicht erkannt hat, verschreibt er ein Mittel gegen den Pilz (oder vielleicht einen speziellen Nagellack, der die Mykose überdeckt).

Damit verschleiert man ein Alarmsymptom. Der Patient wird wieder entlassen und verharrt in seinen Ungleichgewichten, weil er nicht »belehrt« wurde. Die Krankheit schreitet immer mehr nach innen fort: weiße Vaginalsekrete, Gefühl der Schwere, Müdigkeit, Appetitlosigkeit, Auftreten von Madenwürmern, analer Juckreiz und so weiter.

Wenn diese verschiedenen Symptome nicht behandelt werden, erreichen die Krankheiten irgendwann den Magen (Yang-Organ) und schließlich die lebensnotwendige Bauchspeicheldrüse (Yin-Organ). Aus Sicht der TCM kann sich ein unbehandeltes energetisches Ungleichgewicht langfristig in unterschiedlichen Krankheitsbildern äußern, etwa auch in Stoffwechselstörungen wie Diabetes oder anderen schweren Erkrankungen. Mit der Kenntnis und der Umsetzung der vorbeugenden Maßnahmen hätte dies vermieden werden können!

Das Konzept des Yin und Yang

Was das Yin und Yang nicht ist

Yin und Yang sind nicht, wie wir es allzu oft sehen, in zwei einander gegenüberliegende Listen aufteilbar, wo wir auf der einen Seite weiß, auf der anderen schwarz, ja/nein, oben/unten und so weiter haben. Diese Art der Betrachtung könnte uns glauben machen, die TCM sei manichäisch. Das klare Ja oder Nein unserer Sprache gibt es in der chinesischen Sichtweise nicht. Das Ideogramm bedeutet »Ja, aber …« oder »Nein, aber …«.

Definitionsversuch

Entstanden aus der Einheit, Taj Ji, ist diese Dualität die Basis aller möglichen Aspekte des Lebens, so wie wir es verstehen. Ein Konzept, egal welches, kann nicht existieren, wenn es nichts Gegenteiliges, Ergänzendes gibt. Man kann nicht wissen, ob es den Tag gäbe, wenn es keine Nacht dazu gäbe. Das Ja ohne das Nein, das Oben ohne das Unten, den Mann ohne die Frau, die Liebe ohne den Hass und so weiter. Dies könnten wir für das gesamte restliche Buch fortsetzen.

Eine der großen Besonderheiten dieser Dualität ist ihre Fähigkeit, gleichzeitig in Opposition zu sich selbst zu stehen (mit dem Wissen, dass jedes davon den Samen des anderen in sich trägt), voneinander abhängig (das eine kann nicht ohne das andere dargestellt werden) und in einer Entstehungsbeziehung befindlich zu sein (die Nacht weicht schrittweise dem Tag).

Die Ursprünge des Konzepts

Wir haben gesehen, dass das *Nei Jing*, das medizinische Werk schlechthin, bereits 2.500 Jahre alt ist (siehe Kapitel 1). Man muss jedoch wissen, dass es bereits vor dem *Nei Jing*, nämlich schon 2.500 Jahre vorher, das *Yi Jing* gab, das heißt, vor 5.000 Jahren. Dieses Buch ist die Grundlage, der Anfang der gesamten chinesischen Kultur. Das *Yi Jing* befasst sich vor allem mit kosmologischen Wandlungsprinzipien, die Kosmogonie, das, was zwischen Himmel und Erde passiert – aber auch Feng-Shui, Biologie und Medizin. Dieser Teil wurde im *Nei Jing* wieder aufgenommen. Im *Yi Jing* finden wir den folgenden grundlegenden Satz, der sich in drei Teile gliedert: »Tai Ji ist die Quelle der beiden Gegensätze, die ihrerseits die Quelle der vier Phänomene sind, aus denen die acht Gua entstehen, die Ba Gua.«

Kopfüber

Man muss die Unterschiede zwischen der chinesischen Denkweise und der westlichen Denkweise verstehen. Betrachten wir beispielsweise die Schrift. Im Westen verläuft sie von links nach rechts, in der traditionellen chinesischen Schrift verläuft die Leserichtung aber vertikal von oben nach unten. Heute auch oft von rechts nach links. Aus diesem Grund unterscheiden sich auch die Orientierungspunkte. Im Westen ist der Osten rechts, der Westen links, der Norden oben und der Süden unten. In China ist der Westen rechts, der Osten links, der Norden unten und der Süden oben. Kennt man diese Unterschiede nicht, können bei der Interpretation alter Texte signifikante Fehler entstehen.

Betrachten wir den Menschen. Der Mensch lebt zwischen Himmel und Erde. Vom Zeitpunkt seiner Geburt an sieht er über sich den Himmel, unter sich die Erde. Die Helligkeit und das Verborgene, Himmel und Erde, stellen in der chinesischen Denkweise zwei Gegensätze dar und sind in allem enthalten. Dies entspricht genau der Entwicklung des Yin-und-Yang-Konzepts. Zu Beginn des Tages sehen wir, dass der Himmel hell ist. Wenn die Sonne langsam verschwindet, wird der Himmel dunkler, die Sonne geht unter. Beim Sonnenuntergang taucht das Universum ins Verborgene ein. Der Mond erhebt sich am dunklen Himmel und der Mensch erkennt, dass die Sonne tatsächlich die Quelle des Lichts ist.

Gleichzeitig sieht man, dass die Sonne der Ursprung der Entstehung des Schattens ist. Betrachten wir beispielsweise einen Baum. Wenn die Sonne auf den Baum scheint, wirft dieser einen Schatten. In der Nacht, nach Sonnenuntergang, ist zu erkennen, dass auch der Mond ein Licht abstrahlt und ebenfalls einen leichten Schatten erzeugt. Es ist jedoch offensichtlich, dass der Mond sehr viel weniger Licht abstrahlt als die Sonne, und häufig wird er von Wolken ganz verdunkelt.

Alle diese Phänomene helfen, das *Tai Ji* zu verstehen, die Einheit. Am Ursprung der Dualität befindet sich das Vakuum. Zwischen Himmel und Erde gab es nichts, dann sind die beiden Gegensätze aufgetaucht. Der erste heißt Yang, das Licht, das die Sonne aussendet und das die Erde beleuchtet. Die Nacht erscheint im Yin. Diese kontrastierenden Phänomene, dieses Gegeneinander, heißt Yin und Yang. Daher auch der erste Satz: »Aus der Einheit entstehen Zwei.«

Das Tai Ji, die Einheit, schließt alle anderen Möglichkeiten in sich ein

Einfach gesagt, schließt das Tai Ji, die Einheit, alle anderen Möglichkeiten in sich ein.

- ✔ Links das »Komma« Yang, die Vitalität unter dem Zeichen des Feuers: der Anstieg, die Beschleunigung, die Funktionen, die Hitze erzeugen, die Extravertiertheit, das maskuline Prinzip, die Zentrifugalkraft. Symbolisch wird es durch eine durchgezogene Linie dargestellt: ______________

- ✔ Rechts das Yin, das die Vitalität unter dem Zeichen des Wassers darstellt: der Abstieg, die Introvertiertheit, die Verlangsamung, das feminine Prinzip, die Zentripetalkraft. Symbolisch wird es durch eine unterbrochene Linie dargestellt: ____ ____ ____ ____

Und weil nichts nur weiß oder nur schwarz ist, haben wir im Yang-Teil einen kleinen Kreis Yin, und – umgekehrt – auf der Yin-Seite einen kleinen Kreis Yang. Wäre dies nicht der Fall, würde auf dieser Erde alles erstarren.

Eine Meditationsaufgabe: Was ist Zeit?

Vor der Geburt gibt es keine Zeit für uns, und auch nicht nach dem Tod. Wir können sagen, für den Menschen beginnt die Zeit erst ab der ersten Zellteilung, der ersten Dualität innerhalb der Gebärmutter. Die Zeit existiert nur dann, wenn es ein Vorher und ein Nachher gibt. Der Konvention entsprechend bezeichnen wir das, was vorher ist, als Yin, das, was nachher ist, als Yang. Und weil es ein wenig Yang im Yin und Yin im Yang gibt, wird die Zeit »flexibel«: Eine Minute kann uns unendlich erscheinen – und umgekehrt.

Gibt es eine Nichtzeit während unseres Lebens auf der Erde? Die Neurobiologen definieren die Zeit als eine permanente Abfolge von Gedanken. Diese können sich nicht überlappen. Zwischen zwei Gedanken gibt es eine Lücke von ein paar Millisekunden. Meditierende versuchen, diese Zeit zwischen zwei Gedanken zu verlängern. Dies ist die Nichtzeit. Und wenn sie es schaffen, in diesen Spalt einzudringen, ist das das Erwachen.

Sich nicht im Labyrinth des Yin und Yang verirren

Aufgrund der Überlastung unserer linken Gehirnhälfte können wir nicht verstehen, dass dasselbe Konzept manchmal Yin und manchmal Yang sein kann. Es ist alles eine Frage des Betrachters und des Standpunktes. Wir sagen beispielsweise, dass alle chinesischen Tees Yin sind, da sie aus der Erde kommen. Wenn wir jedoch die verschiedenen Kategorien – Grüntee, Oolong oder Schwarztee – genauer betrachten, werden wir feststellen, dass Schwarztee Yang ist, im Vergleich zu grünem Tee, der eher Yin ist. In den Lehrbüchern wird gesagt, »das reine Yin und das reine Yang sind nicht realisierbar«. Das bedeutet, wenn das Yin extrem wird, wird es zum Yang. Wenn Sie Eis (Yin) berühren, verbrennen Sie sich schließlich damit die Finger (Yang).

Warum sagen wir Yin und Yang und nicht Yang und Yin?

Man sagt, alles beginnt mit einer Yin-Zeit. Die erste Manifestation, wenn wir den Mutterleib verlassen, ist das Einatmen, eine konzentrierte Aufnahme von Luft. Ein Yin-Akt. Das Gegenteil geschieht im Moment des Sterbens. Das letzte Ausatmen, der Austritt des Yang.

Das Qi, die Energie

Das Qi, die Energie, ist die wichtigste Grundlage für das Verständnis der TCM. Nichts im Organismus könnte funktionieren, gäbe es nicht diese allem zugrunde liegende Energie. Betrachtet man das zugehörige Ideogramm, kann man bereits eine tiefe Vision seiner Bedeutung wahrnehmen. Es besteht aus drei Teilen (siehe Abbildung 3.1): Oben haben wir das Aroma, den Dampf, in der Mitte die Transformation und unten ein Bündel Reis. Dieses Zeichen zeigt also den Dampf, der von kochendem Getreide ausgeht.

氣

Abbildung 3.1: Das Schriftzeichen Qi

Woher kommt es?

Im menschlichen Körper heißt das Qi, das die Lebenskraft erhält, Zhen Qi, das ursprüngliche Qi, die Ursprungsenergie. Sie stammt aus der angeborenen Energie (wobei wir drei Generationen zurückblicken), aber auch aus der Energie des Himmels und der Erde, dem sogenannten Ling Qi. Nach der Geburt bilden diese beiden Energien ein angeborenes Kapital, das zunächst in der Niere sitzt. Dieses energetische Kapital heißt Yuan Qi, das grundlegende Qi, das Qi des Lebensbeginns (das wir zuvor als die »Öllampe« bezeichnet haben).

Nach der Geburt beginnt die Lunge zu atmen. Wir nehmen die Energie der Luft auf, die Luft des Himmels, Yang Qi. Wir brauchen außerdem die Energie von Nahrungsmitteln. Im Chinesischen sprechen wir vom Shui Gu. Der Begriff bedeutet »Wasser und Getreide«. Dies ist die Energie der Milz, die die Essenz der Nahrungsmittel aufnehmen muss, Ku Qi, um zu funktionieren. Das Yang Qi der Luft und das Ku Qi vermischen sich zum Zhong Qi, dem Qi der Mitte, auch als Qi des mittleren Erwärmers bezeichnet.

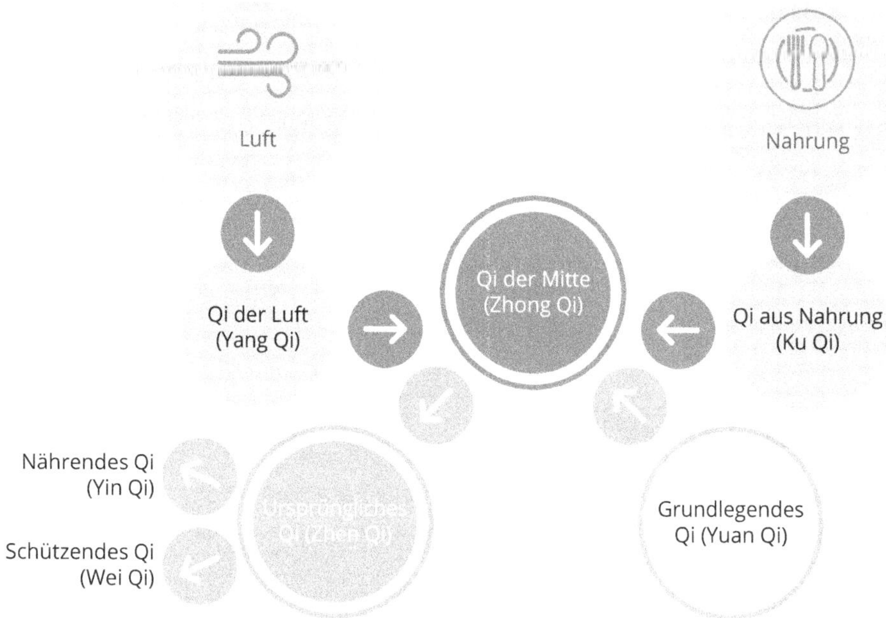

Abbildung 3.2: Umwandlung von Luft und Nahrungsmitteln in Energie

Wie wandeln sich Nahrungsmittel in Energie um?

Die Umwandlung des Qi aus dem Getreide erfolgt unter der wärmenden Wirkung des Yuan Qi, das in der Niere sitzt. Dieses wärmende Feuer heißt das Feuer des Ming Men (die kleine Flamme der Öllampe). Das Vorhandensein dieses Feuers startet die Arbeit der Milz (der Verdauungsprozess beginnt bei 28 Grad!). Dies könnte man mit dem Regler am Heizkörper vergleichen. Ab diesem Zeitpunkt beginnt die Milz, das Nahrungsmittel in Ku Qi umzuwandeln, um dieses an die Lunge zu schicken. Dort vermischen sich das Ku Qi, die Energie der Nahrungsmittel, und das Qi aus der Luft zum Zhong Qi.

Was ist die rechte Energie?

Wenn sich das Zhong Qi mit dem Yuan Qi zum grundlegenden Qi vereinigt, bilden sie das Zhen Qi, die rechte, die normale Energie, die Energie der Verteidigung. Diese Energie erreicht selbst die entlegensten Zonen des Organismus. Sie durchläuft alle Organe und alle ihre Meridiane und deren Verzweigungen. Sie hat die bemerkenswerte Eigenschaft, dass sie dauernd erneuert wird, weil sie sich stetig im Organismus verteilt. Aus diesem Grund haben wir regelmäßig Hunger und Durst und müssen immer atmen. Eine materiellere Vorstellung als die Verteilung der Energie sind etwa die berühmten weißen Blutkörperchen, die den Körper schützen und in alle Regionen des Organismus vordringen. Der Körper braucht zu jedem Zeitpunkt eine ausreichende Menge an rechter Energie, Zhen Qi. Diejenige, die nicht sofort genutzt wird, wird in der Niere gespeichert (Batterie des Organismus). Man spricht auch vom Jing Qi, einer Essenz, die in enger Verbindung zum Zhen Qi steht, die rechte Energie. Nicht vergessen: Wir befinden uns hier in der reinen Energetik!

Was sind die drei wichtigsten Organe für die Produktion von Qi?

Das Qi stammt hauptsächlich aus der Niere, der Milz und der Lunge, aber der größte Teil wird von der Niere abgedeckt. Diese beinhaltet zwei Energien: das angeborene Yuan Qi und das erworbene Jing Qi (die Chinesen sprechen auch von der »Energie des früheren Himmels« und der »Energie des späteren Himmels«). Wir werden später in diesem Kapitel noch einmal auf das Konzept des Qi zurückkommen, im Abschnitt über die »Drei Erwärmer«.

Die große Hun-Po-Shen-Triade

Die TCM bezieht ihre ganze Kohärenz aus der Existenz eines Konzepts jenseits der Energie, das wir als »die Seele« bezeichnen können und das für unseren materialistischen westlichen Geist schlecht fassbar ist.

Zuvor haben wir gesehen, dass die Dualität unverzichtbar für das Leben ist. Aber vor dem Leben und nach dem Tod befinden wir uns in der Einheit. Die Seele bildet keine Ausnahme zu dieser Regel. Wenn sie »inkarniert«, wird sie dual. Wir haben eine sogenannte »spirituelle« oder »ätherische« Seele, das Hun, und eine »körperliche« Seele, das Po. Diese beiden immateriellen Entitäten sind die »ausführenden Kräfte« der Lebenskraft, auch als Shen Ming bezeichnet. In unserer sogenannten »modernen Zeit« werden diese Entitäten völlig außer Acht gelassen. Es ist ein bisschen so, als sähe man einen Film auf einem großen Bildschirm. Man sieht die Bilder, man denkt, es handle sich um die Realität, und man denkt nicht daran, dass es im Hintergrund einen Projektor gibt und dass die Bilder, die man sieht, von einer Kamera aufgenommen wurden. Gar nicht zu reden vom Regisseur! Professor Leung Kok Yuen hat es so ausgedrückt: »Das Hun ist das himmlische Prinzip mit himmlischer Bestimmung. Das Po ist das himmlische Prinzip mit irdischer Bestimmung.«

Die spirituelle Seele, das Hun

Aus medizinischer Sicht handelt es sich um eine immaterielle Entität, die aus dem Universum kommt. Es ist die intuitive und nicht rationale Seite der menschlichen Natur. Sie hat keine Farbe, keine Form, keinen Geschmack. Sie ist unsichtbar. Sie ist nicht mit Materie verknüpft. Aus diesem Grund ordnet man sie dem Yang zu. Man sagt, das Hun sitzt in der Leber, genauer gesagt, in der Yin-Schicht der Leber.

Für den Erhalt unseres emotionalen Gleichgewichts spielt sie eine sehr wichtige Rolle, um die Energie der Leber gut zu regeln. Ist beispielsweise die Yin-Schicht der Leber unzureichend, nimmt sie nicht genügend Blut auf. Man sagt, das Hun verliert seine Heimat und irrt womöglich ziellos umher. Dies ist eine wesentliche Ursache für Schlaflosigkeit und schlechte Träume.

- Wenn das Blut in der Leber stagniert, entsteht ein Hindernis für die stetige Bewegung des Hun: Die Person verliert ihre Fähigkeit zu planen, sie wird desorientiert. Ein offenes Tor für die Depression.

- Ist im Gegensatz dazu das Yang der Leber überschüssig, liegt eine Hyperaktivität des Hun vor, das zu viele Informationen an das Herz sendet, das Shen. Dieses wird hyperaktiv. In der TCM werden solche Zustände als energetische Muster interpretiert, die sich in verschiedenen geistigen und emotionalen Krankheitsbildern widerspiegeln können.

Das Hun existiert unabhängig vom Geist. Dort befinden sich Ideen, Hoffnungen, Kreativität, Lebensträume, Intuitionen. Die Seele weiß alles: Nicht umsonst sagt man, man lebe »im Einklang mit seiner Seele«. Die spirituelle Seele denkt nicht, aber sie empfindet und sie weiß. Das Hun ist der Ursprung der Entstehung des Geistes, des Shen, des Egos, der kognitiven Fähigkeiten, der Emotionen.

Im Einklang mit seiner Seele leben

Wenn sich der Körper in perfekter Harmonie befindet, wenn das Shen, der Geist, unser Bewusstsein, nicht permanent die Szene beherrscht, wenn wir nicht viel zu viele Gedanken denken müssen, dann kann sich uns das Hun in Form von Träumen, Intuitionen und »Geistesblitzen« offenbaren. Einer der großen Zwecke der Yang-Sheng-Fa-Methoden, die Bewahrung des Lebens in der TCM, ist es, unser Shen (den Geist) ruhen zu lassen, damit unsere Seele Ausdruck finden kann. Und der Zweck des vollen Bewusstseins ist es, sich dem »Flüstern der Seele« hinzugeben.

Die körperliche Seele, das Po

Po bezeichnet das, was vor dem Leben nicht existiert. Es ist das Medium der lebenden Materie. Etwas, was nicht beobachtbar ist. Es ist der Mittelpunkt aller automatisierten Funktionen des Körpers, von »allem, was ohne unser Wissen und unsere Zustimmung stattfindet«. Es gestattet auch den Übergang von einer Phase in eine andere, und neue Strukturen des Körpers zu schaffen. Wenn uns die Hälfte der Leber entfernt wird, ist es das Po, das ihr beim »Nachwachsen« hilft. Es ist auch für die Stammzellen zuständig. Es herrscht über alle primären Instinkte, Saugen, Schlucken, aber sorgt auch für den Instinkt des Selbsterhalts. Es ist der Teil der Seele, der unlöslich mit dem Körper verbunden ist und zur Erde zurückkehrt.

Traditionell wird gesagt, dass die körperliche Seele den Körper drei Tage nach der Empfängnis durchdringt, während das Hun beim Durchschneiden der Nabelschnur einzieht.

Es ist wie ein Computerprogramm, das über den genetischen Code ausgeführt wird. Wenn wir den Film aus einem analogen Fotoapparat entwickeln, erhalten wir ein Negativ, das, wenn es nicht auf Papier gezogen wird, kein naturgetreues Bild des Motivs liefert. Es handelt sich um ein potenzielles Bild, ein Bild, das erst noch entstehen wird.

Das Po steht unter dem Zeichen der Lunge. Grundlegende Probleme mit der Lunge fallen auf das Po zurück, weil es den Zweck hat, das Jing zu schaffen, die Essenz.

Die Haut ist in der TCM Teil des Lungen-Pakets. Wenn emotionale Spannungen die Lunge beeinträchtigen, wie beispielsweise große Traurigkeit, können »psychosomatische« Dermatosen auftreten.

- ✔ Wenn die Lunge Defizite aufweist, sagen wir, das Po verkümmert. Die Person verliert ihren Selbsterhaltungstrieb. Die Melancholie zieht ein wie eine nicht enden wollende Trauer. Am Ende des Weges stehen Depression und Selbstzerstörung.
- ✔ Wenn das Po die Herrschaft über den Körper übernimmt, setzt es alles daran, dass dieser so schnell wie möglich zur Erde zurückkehrt. Es entsteht eine Explosion an Autoimmunkrankheiten, Selbstzerstörung (Krebs, Rheuma, Diabetes, geistige und emotionale Krankheitsbilder und so weiter), die alle auf eine Verkürzung der Lebenserwartung hinauslaufen.

»Die Atmung ist das Pulsieren des Po«

Die Atmung ist direkt mit der Lunge verbunden. Alle Meditationen, bei denen man sich auf die Atmung konzentriert, beruhigen das Po. Das Shen, der Geist, wird ruhig und leer. Das Hun, die ätherische Seele, kann sich öffnen und in Kontakt mit der universellen Seele treten.

Der Geist, das Mentale, das Shen

Das Shen, der Geist, besitzt einen angeborenen Teil. Wenn die drei Generationen vor Ihnen Alkoholiker waren, besteht die große Wahrscheinlichkeit, dass Sie ein cholerisches Temperament besitzen, zumal unsere Organe sich erinnern können. Vor allem aber wird alles immer vom Hun genährt, der spirituellen Seele. Und weil das Hun in der Leber sitzt, wird gesagt, dass »die Leber der Ursprung der Emotionen sei« und dass das »Herz die Emotionen steuert«.

Das Shen, der Geist, und die mentalen Aktivitäten sind mit dem Yang verbunden. Das Herz ist das Yang im Yang. Das Shen umfasst angeborene Intelligenz, Gefühl, Affektivität, Anziehung/Ablehnung und den angeborenen Charakter. Wir haben ab der Geburt eine Intelligenz, eine Affektivität und einen Charakter.

Schließlich kombiniert sich das Shen mit dem erworbenen Wissen, um unser Bewusstsein zu formen, im Chinesischen Yi Shi. Wenn das Herz in Kontakt mit einem externen Element steht, löst dies eine Aktivität aus, die wir als »Denken« bezeichnen. Und diese mentale Aktivität verursacht eine Emotion.

Das Shen, der Geist, verwaltet die Aufnahme von Informationen und das Ablegen im Speicher – aber auch das Denken, die Überlegung und die Entscheidung. Es steht in direkter Beziehung zu unserem Bewusstsein.

Das Shen ist der Meister aller Emotionen. Jede zu große Emotion kann also den Geist berühren.

- ✔ Ein Übermaß an Verlangen ermüdet das Herz und damit auch das Shen.
- ✔ Wenn man vernünftig und moderat lernt und denkt, profitieren davon Herz und Shen. Auf der anderen Seite schadet ein unbegrenzter Zustrom von Informationen letztendlich dem Shen.
- ✔ Man sagt, wenn das Yang aus dem Herzen (dem Shen) entflieht, verliert der Mensch seine Klarheit. Auch dies ist eine Ursache für die Alzheimer-Krankheit. Aber bevor es zu einem solchen Extrem kommt, gibt es genügend Symptome. Das große Symptom für das Entweichen des Yang ist pausenloses Denken, dann Schlaflosigkeit.

Wo beobachtet man das Shen? Vor allem in den Augen. Wenn sie fixiert sind, wenn sie ihre Beweglichkeit verloren haben (wie bei einer Depression), sagen wir, die Person hat ihr Shen verloren. Dasselbe gilt, wenn der Teint glanzlos ist oder wenn die Körperbewegungen langsam sind.

»Wenn man sich von dem Dämon des Herzens in Ketten legen lässt, riskiert man, vorzeitig zu altern und sein Jing Shen zu verlieren, seine Vitalität ebenso wie seine körperliche Kraft. Dies ruiniert unsere Gesundheit. Dies ist der Grund, warum wir oft Übungen machen müssen, um das Shen des Herzens zu beruhigen, damit dieses nicht von einem Dämon in Ketten gelegt wird. Damit wird unser Geist im Allgemeinen und unser Jing Shen nicht erschöpft.« (Professor Leung Kok Yuen)

Eine Zusammenfassung

All die hier besprochenen Dinge sind grundlegend, Sie sollten sie sich also merken.

Der Embryo wird von zwei Entitäten geformt: dem Hun und dem Po. Das Hun ist das ursprüngliche Yang. Es ist der Träger der »Kräfte der Vorfahren«, der angeborenen Intelligenz.

Dank der Ausbildung durch andere und Erfahrungen mit den eigenen Augen und Ohren bilden wir nach der Geburt das Shen aus, den Geist. Das Po ist das ursprüngliche Yin. Der »Datenträger«, die Form des zukünftigen Menschen. Nach der Geburt steht das Po in enger Beziehung zur Bildung des Jing, der Essenz – durch aufgenommene Nahrung und durch die durch Nase und Mund geatmete Luft. Das Jing, die Essenz, die Batterie, herrscht über die drei Organ-Pakete, die drei Erwärmer, die Meridiane, die Blutgefäße und die nährenden Säfte. Anschließend bildet die Vereinigung des Shen, des Geistes, und des Jing, der Essenz, das sogenannte Zhen Qi, die wahre Energie. Diese Energie braucht der Körper, um sicherzustellen, dass alle seine Funktionen einsatzbereit sind. Hier erkennt man den Einfluss des Mentalen, der Emotionen auf die Funktion der Organe.

Das Beispiel der Kerze

- ✔ Das Po ist die organische Materie, der Rohstoff, aus dem diese Kerze geformt wird: das Wachs.
- ✔ Das Hun entspricht der Flamme, die das Yang ist, wie das »Feuer des Himmels«.
- ✔ Der wichtigste Teil der Kerze ist der Brennpunkt, die Verbindung zwischen Hun und Po. Ohne das Wachs der Kerze kann keine Flamme entstehen. Das Hun braucht einen physischen Träger, das Po, um sich zu manifestieren, zu inkarnieren.
- ✔ Das Shen, der Geist, entspricht dem Licht und dem Rauch, die dieser Flamme entweichen. Wir bezeichnen dies als das Shen Qi, die Manifestation des Geistes.
- ✔ Das Jing, die Essenz, ist der Gipfel dieser Kerze, der Brennpunkt.
- ✔ Der warme Luftstrom, der von der Flamme kommt, ist das Qi, die Energie, die eine aufsteigende Kraft besitzt und sich ausbreitet.

Die drei Erwärmer (San Jiao) und die drei Schätze (San Bao)

Auch dies ist eines der unverzichtbaren Konzepte, um die TCM zu verstehen. Die Taoisten bezeichnen sie auch als die drei Schätze, San Bao. Es sind die drei grundlegenden Komponenten unseres Seins, die nur zusammen funktionieren können. Wir besitzen also drei Entitäten:

- ✔ das Jing, die Essenz
- ✔ das Qi, die Energie
- ✔ das Shen, den Geist

Das Shen umfasst das Denken, aber auch Wünsche und Emotionen, zwei komplementäre Entitäten, die sich aus den Sinnesorganen ableiten. Die Entwicklung dieses sechsten Sinns kann nur aufgrund spezifischer Übungen der Meditation entstehen. Die Reaktion wiederum ist das Auftreten von Emotionen, die ein integraler Bestandteil des Shen sind. Diese drei Funktionen, Gedanken, Wünsche und Emotionen, sind also die drei Teile des Shen, des Geistes.

Der sechste Sinn

Es gibt fünf Sinne: Hören, Riechen, Tasten, Sehen, Schmecken. Der »sechste Sinn« ist der Intellekt, die intuitive Wahrnehmung.

Die drei Erwärmer (San Jiao) stehen in der TCM für funktionelle Ebenen, die Schutz, Ernährung und Ausscheidung ermöglichen.

- ✔ **Der obere Erwärmer umfasst das Lungen-Paket, wozu die beiden Lungenflügel, aber auch die Haut gehören.** Damit wird der obere Erwärmer als erste Verteidigungsbarriere des Organismus betrachtet. Es ist der schützende Teil des Jing. Er kontrolliert die Aufnahme. Er absorbiert die Energie der Luft durch die Lunge und vermischt sie mit der Energie der Erde, die aus dem Bauch kommt. Sein Kontrollpunkt in der Akupunktur ist 17RM, Dan Zhong, zwischen den Brüsten.
- ✔ **Der mittlere Erwärmer umfasst Milz/Bauchspeicheldrüse und Magen.** Leber und Gallenblase sind eng mit diesen Kernorganen des mittleren Erwärmers verbunden. Die wichtigste Aufgabe dieses Erwärmers ist die Umwandlung unserer Nahrungsmittel und die Ernährung des Körpers. Er zerkleinert, knetet Nahrung, um die Verdauung zu ermöglichen. Sein Kontrollpunkt ist 25Ma, Tian Shu, auf beiden Seiten des Nabels.
- ✔ **Der untere Erwärmer umfasst im Wesentlichen die Niere und ist unter anderem für die Ausscheidung verantwortlich.** Er kontrolliert die Trennung von Flüssigkeiten und Feststoffen. »Er trennt, was klar ist, und was trüb ist.« (*Nei Jing*) Das Wasser gelangt in die Blase, die »Festkörper« in den Dünndarm. Um diesen Erwärmer zu kontrollieren, verwendet man 6RM, Qi Hai.

Das Qi, die Energie, ist der Motor für Synthese, Blut- und Energiekreislauf, Anpassung, Assimilation, Reproduktion und Ausscheidung. Von der Synthese bis zur Ausscheidung gibt es einen generischen Begriff: den Stoffwechsel. Der Stoffwechsel umfasst zwei Konzepte – das der Erneuerung und das der Ausscheidung. Das eine ist ohne das andere nicht möglich. Wir haben gesagt, dass das Qi auch die Anpassung abdeckt, sowohl an die äußere Umgebung als auch an die verschiedenen inneren Zustände. Alle diese Aktivitäten der Synthese, des Kreislaufs, der Assimilation, der Anpassung müssen an spätere Generationen übertragen werden. Die Rolle des Qi, des Zhen Qi, ist genau, das Leben an die nächste Generation weiterzugeben. Zhen Qi, die wahre Energie, ist also auch der Erhalt des Lebens.

Die drei Erwärmer und die Verdauung

Stellen wir uns eine Flamme vor. Es gibt eine Flamme des unteren Erwärmers, das Feuer des Ming Men, die kleine Flamme von »Aladins Wunderlampe«. Diese Flamme erleuchtet den mittleren Erwärmer: Verdauung benötigt aus Sicht der TCM eine ausreichende wärmende Energie. Das Problem ist, dass diese Wärme eine Verdampfung verursacht, weil alle Nahrungsmittel feucht sind. Der obere Erwärmer muss entzündet werden, sonst überfluten uns unsere Flüssigkeiten: wenn wir ausatmen, selbst im Sommer, dann feuchte Wärme.

Die Ba Gang oder die »acht Regeln«

Es ist die Klassifizierung der Krankheiten nach ganz bestimmten Kriterien, die dafür sorgt, dass in der chinesischen Medizin keine Störung unverstanden bleibt. Diese Klassifizierung geht sogar noch weiter. Man könnte das Ganze ein wenig mit Mendelejews berühmtem Periodensystem vergleichen, in dem es leere Felder gab, und wir wussten, dass früher oder später die Namen neuer Elemente dort erscheinen würden. Analog dazu wissen wir, dass kein Symptom, keine Krankheit, für lange Zeit unbekannt bleibt. Sie werden ihren Standort zwangsläufig in einem solcher »Kästchen« finden.

Als Aids auftauchte, so wie viele andere Krankheiten später auch, ermöglichte es die Untersuchung dieser Ba Gang, seinen Ursprung, aber auch und vor allem seine Entwicklung, zu erkennen, damit auch Methoden für die Prävention und womöglich auch für die Heilung.

Das Prinzip dieser acht Klassifizierungen ist eine direkte Anwendung der Theorie des Yin und Yang. Dieses Werkzeug gestattet, die Symptome zu unterscheiden, den Puls zu erkennen und Behandlungsmethoden anzuwenden.

Durch die Klassifizierung der Anzeichen und der Symptome kann die Art einer Krankheit bestimmt werden. Wenn wir ein Symptom oder eine Krankheit haben, kann Folgendes der Fall sein:

- ein übermäßiges Yin oder ein übermäßiges Yang, das heißt, ein Ungleichgewicht von Yin und Yang. Ein Symptom könnte also sowohl Yin als auch Yang sein.
- interner oder externer Ursprung (Li oder Biao)
- kalter oder warmer Art (Han und Re)
- Und schließlich können sie die Konsequenz eines Mangels oder eines Überschusses sein (Xu oder Shi).

Beispielsweise gehen wir bei einem Patienten, der ein Ungleichgewicht der Milzenergie hat, davon aus, dass er schwach und fiebrig ist. Sie werden lernen, dass die Energie der Milz keine Feuchtigkeit mag und dass die Dinge anfangen zu verderben, wenn sich diese Feuchtigkeit in Wärme umwandelt. Dies ist eine der häufigsten Ursachen (Ernährungsungleichgewicht), die sich langsam in eine innere Ursache verwandelt.

Yin	Yang
intern, Li	extern, Biao
kalt, Han	warm, Re
Schwäche, Xu	Überschuss, Shi

Tabelle 3.1: Die Ba Gang oder die acht Regeln

IN DIESEM KAPITEL

Der Mensch, untrennbar mit der Natur verbunden

Die fünf Elemente, Wu Xing

Kapitel 4
Verbindungen zwischen Mensch und Universum

Die chinesische Medizin, eine ganzheitliche Medizin, setzt seit Langem auf die Theorie der Entsprechungen und Analogien zwischen Mensch und Natur, um zu verstehen, was im Inneren unseres Organismus passiert. Alles, was sich außen von uns befindet, funktioniert wie unser Inneres, und umgekehrt. Diese Beziehungen werden in der TCM durch überlieferte Modelle und Beobachtungen verstanden. Ein paar Hinweise:

- ✔ Im *Nei Jing* steht: »Der Mensch, der Himmel und die Erde sind sich ähnlich.« Der Mensch ist tagsüber aktiv und schläft in der Nacht, so wie die Sonne morgens aufgeht und abends untergeht.
- ✔ Das Leben des Menschen wird durch die vier Jahreszeiten gesteuert. Er unterliegt dem Einfluss des Frühlings, des Sommers, des Herbstes und des Winters, die sich zyklisch wiederholen.
- ✔ Im *Nei Jing* steht: »Der Mensch kann sich den Naturgesetzen nicht entziehen.«

Die fünf Energien des Himmels und der Erde

Die fünf Geschmacksrichtungen, ein generischer Begriff, der für »alle Nahrungsmittel« steht, kommen von der Erde: Der Mensch nimmt sie auf. Die fünf Klimatas des Himmels sind die Grundlagen für unsere Lebenskraft. Neben den fünf Klimafaktoren beschreibt das *Nei Jing* noch eine besondere Form von Hitze: die Sommerhitze, auch Feuer genannt, wobei es sich in Wirklichkeit um eine interne Umwandlung der externen Wärme handelt (siehe Kapitel 11).

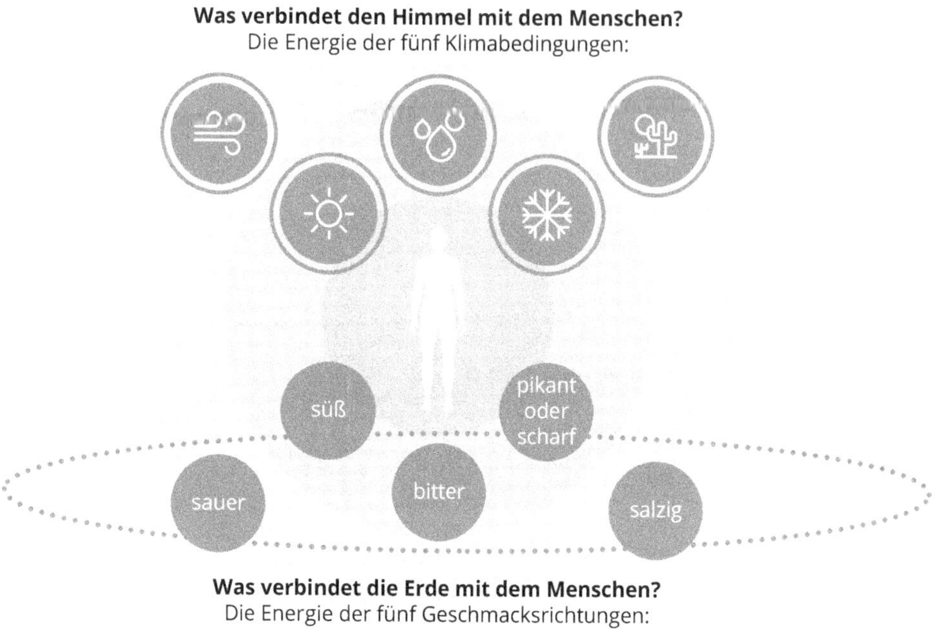

Abbildung 4.1: Was den Himmel und die Erde mit dem Menschen verbindet

Wenn der Mensch in Harmonie mit den fünf Energien des Himmels und der Erde lebt, bewahrt er damit sein Leben.

Der Himmel erzeugt Sonne und Feuer (ursprüngliches Yang). Die Erde erzeugt Berge, Ebenen, das Meer, die Flüsse und das Wasser (ursprüngliches Yin). Das Yang steigt zur Erde hinab (Wärme der Sonne), das Yin steigt in den Himmel auf (Verdampfung des Wassers). Diese Bewegung des Auf- und Absteigens erzeugt Luft: Die Bewegung der Luft ist der Ursprung der vier Jahreszeiten. Letztlich ist sie nie identisch: Sie kann weich, warm, frisch oder kalt sein. Im *Nei Jing* heißt es: »Diese Bewegung der Luft ist der Ursprung der sechs Phänomene, nämlich Wind, Donner, Wolken, Regen, Tau und Schnee.«

Die fünf Elemente der Natur

Die Kombination der vier Jahreszeiten und der sechs Naturerscheinungen erzeugt die verschiedenen Elemente der Natur, nämlich:

- ✔ Holz
- ✔ Feuer
- ✔ Erde

- Metall
- Wasser

Die fünf Elemente stellen alle Elemente dar, die das Universum bilden. Sie dienen dazu, die Zeugung, das Leben und den Tod darzustellen. Diese fünf Elemente sind nicht statisch. Sie entwickeln sich nach einem Kreislauf, der die fünf Phasen jeder Evolution darstellt:

- Geburt
- Wachstum
- Reife
- Ernte
- Reserve

Jedes dieser fünf Elemente durchläuft wiederum dieselben Phasen in seiner Entwicklung.

Diese fünf Elemente dienen in der TCM dazu, das gesamte medizinische Wissen zu systematisieren. Letztlich entspricht der Mensch, wie wir gesehen haben, dem Himmel und der Erde und folgt denselben Zyklen.

Geist und Emotionen im Rhythmus der Natur

Das menschliche Wesen besitzt auch ein ursprüngliches Yang, die spirituelle Seele, das Hun, und das Po, die körperliche Seele, das ursprüngliche Yin. Dies ist im Himmel und auf der Erde identisch. Das Hun erzeugt das Shen, den Geist, und das Po erzeugt Jing, die Essenz.

Der Himmel hat die Sonne und das Feuer erzeugt, der Geist erzeugt die Weisheit und die Emotionen.

Das Po, die körperliche Seele (die Erde) steht in Beziehung zu:

- den fünf Vollorganen, die Zang
- den sechs Hohlorganen, die Fu
- den drei Erwärmern, San Jiao
- den Meridianen, Jing Luo
- den nährenden Säften, Jin Ye

All dies wird durch die Vereinigung von Geist (Shen) und Essenz (Jing) gebildet und wird schließlich zum Qi, der Energie.

Im Universum spricht man von der Luft und den verschiedenen Klimas, im Körper entspricht dies der Energie, die sich auch durch den Körper bewegt und Folgendes erzeugt:

- ✔ Sehen, visueller Sinn
- ✔ Gehör
- ✔ Geruchssinn
- ✔ Geschmackssinn
- ✔ Tastsinn

Die verschiedenen sensorischen Wahrnehmungen erzeugen einen Effekt, der sich außen durch emotionale Energien manifestiert, die »sieben Emotionen« oder die »sieben Gefühle«:

- ✔ Freude
- ✔ Wut
- ✔ Grübeln
- ✔ Traurigkeit
- ✔ Angst
- ✔ Schrecken
- ✔ Furcht

Der Mensch hat also die Fähigkeit wahrzunehmen, was ihn umgibt, und das Ganze in Emotionen umzuwandeln.

Diese Emotionen können zum eigenen Vorteil genutzt werden, aber auch – im Gegenteil – zu einer schlechten Erfahrung. Diese Interaktion zwischen Erhalten und Erzeugen macht das Leben des Menschen aus.

Die sechs Wünsche des Menschen

Dies sind die Wünsche, angenehme Dinge zu sehen, mit denen man sein Haus dekoriert: ein Wunsch des visuellen Sinns. Andere hören lieber schöne Musik oder erhalten Komplimente. Dies ist der Wunsch des Gehörs. Wieder andere sind Gourmets. Alle Empfindungen, die angenehm für die Nase, den Mund, die Ohren, die Augen und den Körper sind, bilden die fünf primären Wünsche. Der sechste Wunsch, die Gedanken (Si), entspricht dem Verstand, den kognitiven Fähigkeiten, der intellektuellen Aktivität. Diese sechs Wünsche können unser Leben glücklicher machen, wenn der Mensch sie dank seines Verstandes kontrollieren kann. Es gilt aber auch das Gegenteil: Sie können unser Leben ärmer machen.

Die sieben Emotionen wiederum führen selbst wieder zu den sechs Wünschen, sind direkt mit dem visuellen Sinn, dem Gehör, dem Geruch, dem Geschmack und dem Tastsinn verbunden. Der sechste Sinn entspricht dem Geist mit dem Denken. Diese sechs Wünsche, die das Verhalten steuern, sind analog zum Wind, der vorteilhaft oder negativ sein kann. Man spricht nicht umsonst vom »Feuer der Wünsche« und dem »Feuer der Leidenschaften«, die den Geist des Herzens beeinflussen.

Der Lebenszyklus

Das Leben des Menschen weist auch eine zyklische Entwicklung auf, genau wie die Natur:

- ✔ Kindheit (Geburt)
- ✔ Jugend (Wachstum)
- ✔ reifes Alter (Reife)
- ✔ Krankheit (Ernte)
- ✔ Alter (Reserve)

Die Reife ist eine Übergangszeit, die genau zwischen Anfang und Ende liegt. Dieser Übergang liegt vor der Ernte im Herbst und der Reserve im Winter. In dieser Zeit müssen wir vermeiden, unsere Urenergie zu verschwenden, sondern – im Gegenteil – versuchen, sie zu vermehren, um unsere zweite Lebenshälfte vorzubereiten.

In der Natur kann eine Änderung des Klimas den ordnungsgemäßen Ablauf der Kausalitätskette der verschiedenen Lebensphasen beeinträchtigen. Eine Trockenheit kann die Blüte zerstören, die dann nicht zur Frucht wird. Auf diese Weise kann die zukünftige Entwicklung gestört werden. Dies ist ein anormaler Eingriff des Universums in die fünf Phasen der Entwicklung.

In unserem Körper kann Krankheit bereits in der Kindheit, in der Jugend oder im reifen Alter auftreten. Aber aus welchem Grund? Es liegt an der Änderung der wahren Energie, Zhen Qi, wenn die Regeln der Bewahrung des Lebens nicht eingehalten werden.

Warum ich und nicht jemand anders

Wenn zwei Personen spazieren gehen und dasselbe Klima erleben, kann eine von ihnen sich erkälten, während die andere keine Krankheitssymptome verspürt. Diejenige, die gesund ist, besitzt offenbar die Fähigkeit, sich ihrer Umgebung anzupassen. Die andere Person hat vielleicht nicht genug geschlafen, vielleicht hat sie eine problematische Verdauung oder sie unterliegt heftigen Emotionen. Wenn sie sich dem Wind aussetzt, kann sie sich nicht anpassen und der Wind greift sie an. Alle diese Widrigkeiten können uns nicht erreichen, wenn wir bei guter Gesundheit sind und wenn unsere Lebensenergie, das Zhen Qi, stimmt. Der Mensch steht also in einer sehr engen Beziehung zu seiner Umgebung, dem Himmel und der Erde.

Die fünf Elemente, Wu Xing

Dieses Konzept wird uns als Referenz dienen, anhand derer wir die gesamte chinesische Medizin verstehen können. Professor Leung Kok Yuen sagte, dass ein ganzes Leben nicht ausreicht, um alle Feinheiten und die Symbolik dieser fünf Elemente zu verstehen.

Die vier Elemente und der Mensch im Mittelpunkt

Wo liegt der Ursprung dieser Theorie? Beginnen wir damit, im Geiste ein Kreuz zu zeichnen, und ordnen wir der Konvention nach den Osten links auf der horizontalen Achse an (die Sonne geht im Osten auf), den Westen rechts. Jetzt können wir zwei weitere Richtungen definieren: Auf der vertikalen Achse platzieren wir den Süden oben, den Norden unten.

Im Frühling weht der Wind hauptsächlich aus dem Osten, im Herbst aus dem Westen, im Sommer aus dem Süden und im Winter aus dem Norden. Es gibt außerdem maximale Wärme zur Sommersonnwende und maximale Kälte zur Wintersonnwende. Zwischen den beiden Gegensätzen Kälte und Wärme liegt der Frühling. Vor dem Frühling ist es kalt, nach dem Frühling ist es warm. Der Herbst ist ebenfalls eine Zwischenjahreszeit, aber hier ist es so, dass es vor dem Herbst warm ist und nach dem Herbst kalt. Das Wachstum der Vegetation beginnt im Frühling. Zu dieser Zeit beginnen die Bäume und die gesamte Vegetation zu wachsen, zu keimen und aus der Erde zu kommen.

Der Zyklus der vier Jahreszeiten

- ✔ **Das Feuer entspricht dem Sommer.** Im Sommer sind die Bäume bereits groß und die Wärme wird sehr intensiv. Gleichzeitig gibt es Waldbrände.
- ✔ **Der Herbst wird durch das Metall dargestellt.** Im Herbst wird es kühler und diese Frische ist vergleichbar mit kühlem Metall, das man berührt. Es ist noch nicht wirklich kalt, aber frisch. Genau wie das Metall verbirgt sich die Frische im Boden.
- ✔ **Der Winter wird durch das Wasser dargestellt.** Nach dem Herbst, der frischen Jahreszeit, kommt die Kälte. Wenn die Kälte kommt, versinkt das Yang tief im Wasser. Aus diesem Grund ist im Winter die Luft kalt, aber in der Tiefe, im Wasser, ist es wärmer. Deshalb sinkt das Yang tief ins Wasser. Das Wasser fließt immer nach unten. Es fließt auch tief, wenn dies möglich ist, in die tiefsten Teile der Erde. Dies ist die spezielle Eigenschaft des Wassers.
- ✔ **Der Frühling entspricht dem Element Holz.** Nach dem Winter beginnt das im Wasser enthaltene Yang zu steigen und verlässt das Wasser schließlich. Die Erde kann mit der Keimung beginnen, die Vegetation beginnt zu wachsen.

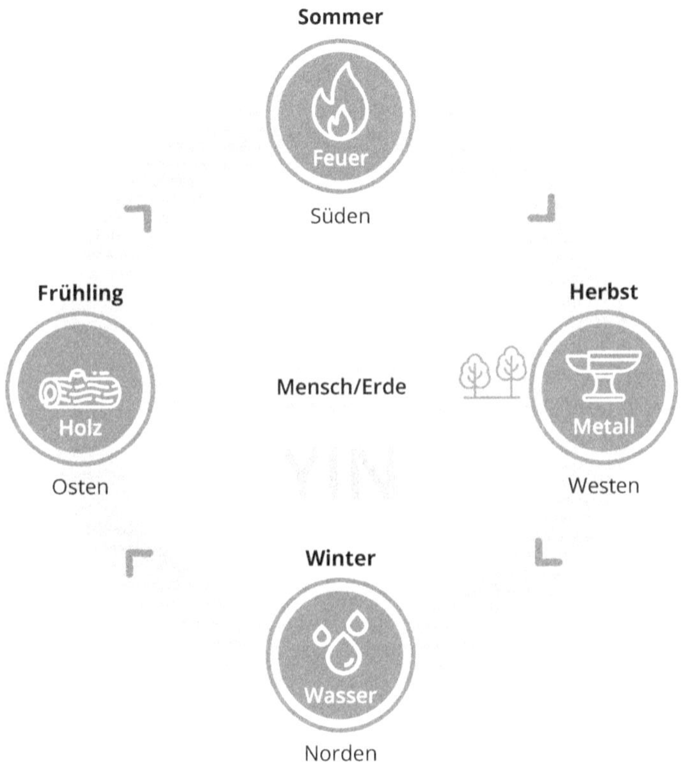

Abbildung 4.2: Der Ursprung der fünf Elemente

Und der Mensch in alledem?

Der Mensch bleibt auf der Erde. Er befindet sich in der Mitte. Betrachten wir das folgende Schema: Das Metall sinkt unter die Erde, das Wasser auch. Das Feuer befindet sich über der Erde, ebenso wie das Holz, und obwohl die Wurzeln der Vegetation immer unter der Erde sind, treibt das Holz, die Vegetation, nach oben. Das Metall befindet sich auf derselben Höhe wie die Erde, hat jedoch die Tendenz, einzusinken. Es kann sich nicht erheben. Wenn Sie ein Stück Metall fallen lassen, fällt es auf die Erde. Beim Holz ist es anders. Es erhebt sich immer wieder. Holz und Metall befinden sich auf der Medianlinie, die der Erde entspricht.

Die Erde befindet sich an der Wurzel von allem. Aus diesem Grund ist sie sich auch in der Mitte des »Rads« (auf der Achse) der Manifestationen.

Das Pentagramm

Eine weitere Möglichkeit der Darstellung ist das Pentagramm. Man kann die Erde in einen Zyklus integrieren, den Zyklus der fünf Elemente oder der sukzessiven Phasen des menschlichen Lebens. In der TCM verwendet man das Pentagramm für das Verständnis der Entwicklung einer Krankheit. Dieser Zyklus ist nicht fest, sondern befindet sich in stetiger Transformation. Wir haben also

- ✔ **den Zyklus der Erzeugung, Shong,** die grundlegende Beziehung zwischen Mutter und Kind: Jedes Element erzeugt das nachfolgende in einer Bewegung eines stetigen Flusses. Wenn es sein maximales Potenzial erreicht hat, kommt die Energie heraus und das nachfolgende Element wird geboren. Beispielsweise ist das Wasser die Mutter des Holzes und das Kind des Metalls.
- ✔ **den Steuerzyklus, Ke.** Das Gleichgewicht kann nicht gehalten werden, wenn das Wachstum unkontrolliert erfolgt. Jedes Element muss ein anderes kontrollieren. Das Wasser kontrolliert das Feuer, das Feuer kontrolliert das Metall und so weiter.

In Abbildung 4.3 sehen Sie, dass Wachstum und Kontrolle gegenseitig im Gleichgewicht gehalten werden. Das Wasser nährt das Holz, das Holz das Feuer, aber das Wasser kontrolliert auch das Feuer und bildet somit eine autonome Triade. Man spricht von »wechselseitiger Erzeugung und Beherrschung«.

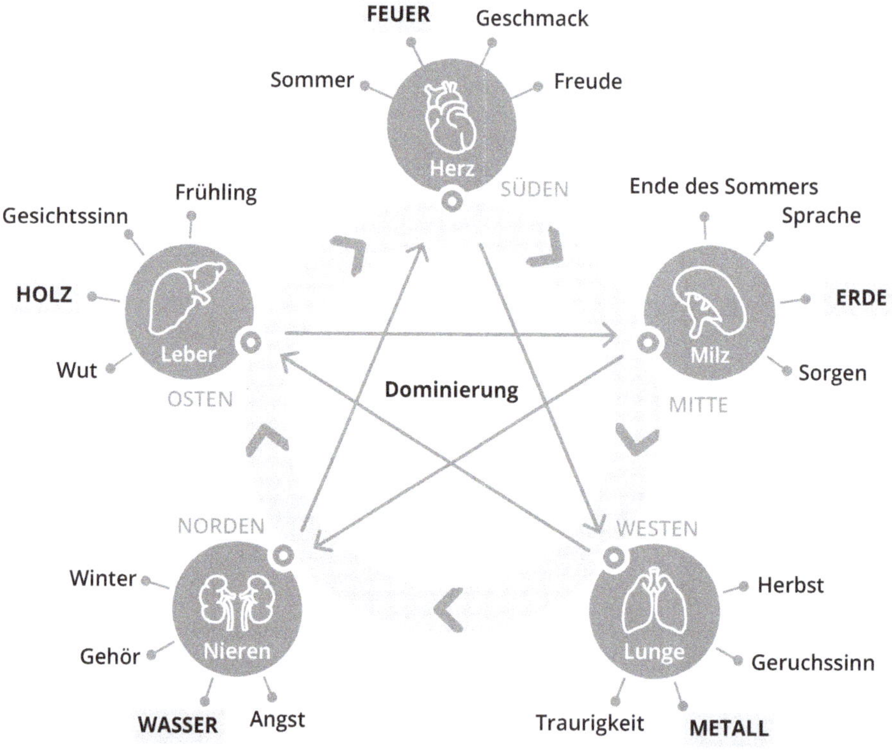

Abbildung 4.3: Die fünf Bewegungen der Elemente

Im menschlichen Körper finden diese Transformationen ebenfalls statt. Wenn der Zyklus gestört wird, entstehen Probleme und Krankheiten. Statt sich zu kontrollieren und sich wechselseitig zu unterstützen, verletzen sich die fünf Elemente und zerstören sich gegenseitig.

Am Ende stehen schwere Erkrankungen der Nierenfunktion

Wenn das Wasser in Form der Energie der Niere zu schwach ist, kann es das Feuer (das Herz) nicht mehr kontrollieren. Das Feuer erhebt sich und verletzt das Wasser. Ähnlich verhält es sich, wenn die Kontrolle der Erde (Milz) über das Wasser übermäßig wird, dann hat das Wasser nicht mehr genügend Kraft, um sie zu unterstützen. Die Erde zerstört das Wasser, weil die Kontrolle ihre Grenzen überschritten hat. Dies ist ein typisches Beispiel für die Selbstzerstörung. Es folgt eine Dialyse der unzureichenden Nierenfunktion.

Klassifizierung der fünf Elemente

Wir haben gesehen, dass Mensch und Natur in perfekter Harmonie leben. Es ist möglich, eine Verknüpfung zwischen den internen physiologischen Aktivitäten des Menschen und den entsprechenden Naturphänomenen einzurichten. Diese Beziehung kann unter Verwendung der fünf Elemente entstehen.

Pathologische Veränderungen können Störungen der Natur zugeordnet werden. Die Behandlungen können von natürlichen Prozessen zur Wiederherstellung des Gleichgewichts inspiriert werden.

Tabelle 4.1 zeigt das intuitive Wissen aus dem Altertum. Beispielsweise gehören die Wärme, Rot, der Sommer, der Süden und das Herz zusammen. Andere Beziehungen sind für unsere moderne Denkweise noch weniger offensichtlich und können nur erkannt werden, wenn ein deutlicher Hinweis erfolgt. Die Tabelle ist sehr beschränkt, weil alles, was auf dieser Erde existiert, in dieser Klassifikation vorkommen kann. Warum werden diese Tabelle und der Zyklus der fünf Elemente von den Therapeuten ständig angewendet?

Das Beispiel Leber

Betrachten wir das folgende Beispiel, um die Tragweite dieses Zyklus der fünf Elemente zu verstehen. Wir finden in unseren Gegenden häufig Krankheiten, die mit einem Ungleichgewicht der Leberenergie zusammenhängen. Die wichtigsten Symptome der Leber sind Kopfschmerzen und Schwindel aufgrund der aufsteigenden Bewegung des Yang der Leber. Aber hier können verschiedene Fälle vorliegen:

- ✔ **1. Fall:** Es kann sich um eine sogenannte »positive« Krankheit handeln, die im Organ selbst entsteht. Die wichtigsten Symptome sind Kopfschmerzen und Schwindel, Gesicht und Augen sind rot, der Puls schwach und schnell. Das überschüssige Yang der Leber kann direkt durch eine einfache und schnelle Behandlung abgeleitet werden.

Element	Holz	Feuer	Erde	Metall	Wasser
Jahreszeit	Frühling	Sommer	Ende des Sommers/ Zwischensaison	Herbst	Winter
Himmelsrichtung	Osten	Süden	Mitte	Westen	Norden
Yin-Organ	Leber	Herz	Milz/ Bauchspeicheldrüse	Lunge	Niere
Yang-Innereien	Gallenblase	Dünndarm	Magen	Dickdarm	Blase
Farbe	Grün, Blaugrün	Rot	Gelb	Weiß	Schwarz
Gefühl	Wut	Freude	Nachdenklichkeit, Grübelei	Sorgen, Traurigkeit	Angst
Sinnesorgan	Augen	Zunge	Mund	Nase, Haut	Ohr
Funktion	Sehen	Sprache	Geschmack	Geruchssinn, Tastsinn	Gehör
Gewebe	Sehnen, Muskeln	Arterien, Blut	Fleisch, Schleimhäute	Haut, Körperhaare	Rückenmark, Knochen, Haare
Geschmack	sauer	bitter	süß	pikant, scharf	salzig

Tabelle 4.1: Die Theorie der fünf Elemente

- ✔ **2. Fall:** Das Wasser der Niere ist unzureichend. Die Krankheit ist: »Die Mutter macht das Kind krank.« Das Holz der Leber wird nicht ausreichend genährt, die Zweige sind zu schwer, um von den Wurzeln gestützt werden zu können. Die Symptome sind Kopfschmerzen, Schwindel, Synkopen, der Patient ist schwach und warm. Nach der Theorie der fünf Elemente erhebt sich das Yang der Leber, aber wenn der Arzt nur versucht, das Yang der Leber zu fördern, verschlimmert sich die Situation. Für die Behandlung müssen wir das Wasser in der Niere stärken, damit das Holz in der Leber gefördert wird, sich verwurzelt und stabil wird. Dies ist eine grundlegende Behandlungsmethode, nämlich »der Mutter zu helfen und ihr Kind zu unterstützen«.
- ✔ **3. Fall:** »Die gegenseitige Verletzung«. Wenn das Metall in der Lunge schwach ist und das Holz der Leber nicht kontrollieren kann, wird dieses exzessiv. Die folgenden Symptome treten auf: Kopfschmerzen, Schwindel, Synkopen, Schleim im Rachen, der Patient hustet und räuspert sich ständig, seine Thoraxbewegungen sind langsam und schwergängig und er hat keinen Appetit. In der klinischen Praxis muss die Lunge unterstützt werden. Wenn die Energie der Lunge wieder zirkulieren kann, wird das Holz in der Leber kontrolliert und die Symptome verschwinden.

Es zeigt sich also, dass Kopfschmerzen und Schwindel zwar Symptome einer kranken Leber sind, aber auch durch eine Störung eines anderen Organs verursacht werden können. Das Ganze kann nicht verstanden werden, wenn man sich nicht die Tabelle und den Zyklus der fünf Elemente mit allen ihren Zusammenhängen merkt.

Diese Theorie erklärt in einfachen Worten die Wirkungen der Organe aufeinander sowie die Mechanismen, über die alle Organe zusammenarbeiten, um die Homöostase, die Selbstregulierung und die Selbstheilung des Körpers, und damit die Gesundheit aufrechtzuerhalten. Außerdem gestattet sie dem Arzt, die Entwicklung einer Krankheit vorherzusehen, und ist somit auch eine wertvolle Methode der Prognose.

Teil II

Die Diagnosemethoden

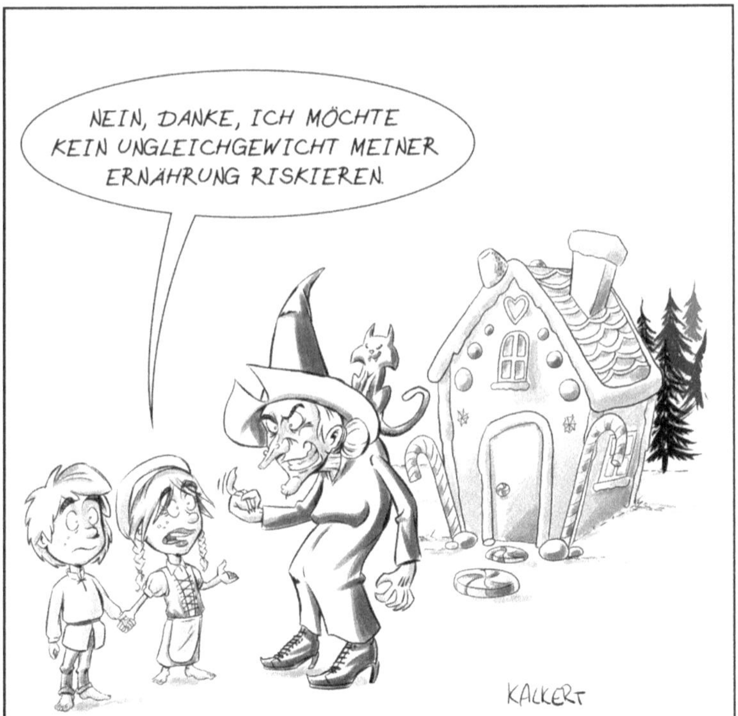

IN DIESEM TEIL …

- ✔ Dieser Teil erklärt detailliert die verschiedenen Beobachtungsmethoden der TCM. Die Studie des Phänotyps, des Gesichts mit seiner Form und seinen Farben, die Augen, die Hände. All dies führt sehr schnell zu einer Vorstellung, was in der Vergangenheit passiert ist und wie sich die Krankheit eines Menschen entwickelt.
- ✔ Im Kapitel über die Befragung werden Sie sehr viel lernen, insbesondere mit dem »Lied der zehn Fragen«: Sie werden lernen, den Ursprung aller Ihrer Unannehmlichkeiten zu analysieren und zu verstehen (Kopfschmerzen, Schmerzen, Schlaflosigkeit und so weiter) und sie von Beginn an als Alarmsymptome zu betrachten, nicht als eigentliche Krankheiten.
- ✔ Darüber hinaus werden Sie (fast) unschlagbar in den Techniken der Pulsmessung und der Zungenuntersuchung werden. In der TCM »sieht« ein Arzt seinen Patienten, hat bereits gewisse Intuitionen, stellt ihm präzise Fragen zu seinem Lebenslauf. Anschließend bestätigt er seine Diagnose durch die Pulsmessung und die »Studie der Zunge«. Der Patient bestätigt oft die gezielten Fragen des Arztes.

IN DIESEM KAPITEL

Die Traditionelle Chinesische Medizin in der Praxis

Methoden, die auf den fünf Sinnen basieren

Die vier Punkte, auf die der Arzt achten muss

Kapitel 5
Die vier Methoden

Ein TCM-Arzt ist ein wahrer Detektiv (siehe Kapitel 3). Er muss eine Reihe von Symptomen durch Untersuchungen zusammenführen, die er überwiegend mithilfe seiner fünf Sinne durchführt. Anschließend muss er die gesammelten Daten durch das Sieb der Ba Gang laufen lassen, der »acht Regeln« (siehe Kapitel 3), um schließlich eine Diagnose stellen zu können. Diese Diagnose ist nicht endgültig und der Arzt hat bestimmte Werkzeuge zur Verfügung, die ihm gestatten, die Entwicklung sehr regelmäßig zu verfolgen.

In Kapitel 5 des *Su Wen* heißt es: »Derjenige, der Erfahrung in der Erstellung einer Diagnose hat, trennt bei der Beobachtung der Farben und der Pulse zunächst zwischen Yin und Yang, trennt das Reine vom Unreinen und erkennt dann den Ort der Krankheit. Er bemerkt den Zustand der Atmung, hört den Klang und das Timbre der Stimme und kennt die Verbitterung des Patienten. Vom Zustand der Ordnung und des Gleichgewichts der Pulse erkennt er, welches Organ betroffen ist. Er misst den radialen Puls und überprüft, ob er oberflächlich oder tief ist, glatt oder rau, und kennt die Ursache der Krankheit. Auf diese Weise kann er anschließend keine falsche Behandlung durchführen und seine Beurteilung wird nicht falsch sein.«

Die vier Diagnosemethoden

Diese verschiedenen Methoden bilden das, was die TCM als »die vier Untersuchungen: Beobachtung, Geruch, Befragung, Pulsmessung« bezeichnet.

Diese verschiedenen Befragungsmöglichkeiten gestatten dem Arzt, die externen oder internen Störungen des Patienten zu erkennen, aber auch, die Entwicklung der Krankheit zu verfolgen und eine Prognose zu stellen.

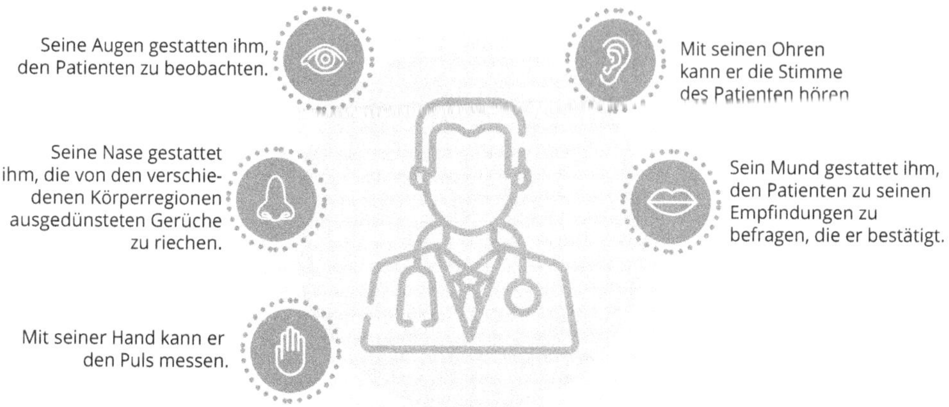

Abbildung 5.1: Dem Arzt stehen für eine systematische Untersuchung vier Methoden zur Verfügung, für die er seine fünf Sinne nutzt.

Eine echte Befragung

Es ist immer auf bestimmte Punkte zu achten. Letztlich sind die Schlussfolgerungen, die aus der Beobachtung, der Zustandsbeurteilung, der Befragung und der Pulsmessung gezogen werden können, sehr komplex. Die eigentlichen Krankheiten sind schon sehr kompliziert. Man muss nicht nur Antworten entgegennehmen und Fakten sammeln, sondern sie auch interpretieren können. Der Arzt führt ein wahres Verhör und sein Scharfblick, seine Intuition, die er dank seiner Erfahrung besitzt, und seine Logik sind notwendig, um die Krankheit zu erkennen.

Es ist gut, eine Reihe von Indizien zu sammeln, also Informationen über die Krankheit. Aber sie müssen auch analysiert werden. Die Ba Gang, die »acht Regeln« (siehe Kapitel 3), gestatten ihm, all diese Symptome zu ordnen und zu klassifizieren. Ergibt die klinische Tabelle mehr Yin oder mehr Yang? Hat die Krankheit eher einen internen oder einen externen Ursprung? Wird sie durch einen Zustand der Schwäche oder im Gegensatz dazu des Überflusses charakterisiert? Kurz gesagt, diese vier Paarungen gestatten, den Zustand des Patienten präzise zu definieren. Dies ist die unverzichtbare Basis der Diagnose in der TCM.

Die vier Punkte, auf die der Arzt achten muss

All dies stammt aus dem *Huang Di Nei Jing*, sozusagen der »Bibel« der Traditionellen Chinesischen Medizin.

Beurteilen, ob die Symptome normal sind

Man muss unterscheiden, ob die Symptome normal oder anormal sind, und sie sorgfältig analysieren. Beispielsweise ist es möglich, dass die Krankheit vom Typ Yang ist, aber teilweise auch Yin und Xu. Das ist ein anormales Phänomen, das sorgfältig untersucht werden muss.

Einige Xu-Krankheiten erinnern im Extremfall an eine Shi-Krankheit, oder auch an eine Xu-Krankheit. Sie kennen das alte Sprichwort »Gegensätze ziehen sich an«: Ein exzessives Yang kann zu Yin werden, und umgekehrt. Wenn Sie lange ein Stück Eis in der Hand halten, wird es Sie letztendlich verbrennen. Bei einer Person, die einen Hitzschlag hatte, kann man einen leichten Puls feststellen. Im Gegenteil dazu kann man bei bestimmten Fällen der Ohnmacht einen sehr schnellen Puls feststellen. All dies sind anormale Phänomene, die sorgfältig analysiert werden müssen. Vor allem muss zuvor die Kohärenz der Symptomtabelle beachtet werden.

Zwischen primären und sekundären Symptomen unterscheiden

Wenn wir beispielsweise festgestellt haben, dass sich die primären Symptome auf den Meridian der Lunge beziehen, und es gleichzeitig ein Herzflattern gab, wobei es sich um Symptome des Meridians des Herzens und des Herzbeutels handelt, oder auch eine schlechte Verdauung, Symptom des Meridians der Milz, ist es nicht ausreichend, sich an den primären Symptomen zu orientieren. Man muss verstehen, warum diese sekundären Symptome vorliegen. Größtenteils sind diese sekundären Symptome die Konsequenz, das Ergebnis der primären Symptome. Wenn man nur die Hauptsymptome behandelt und die sekundären Symptome außer Acht lässt, bleiben diese bestehen und verursachen das Erscheinen anderer Krankheiten.

Eine tief reichende Sicht

Angenommen, Sie sind Architekt, wollen ein Haus bauen, müssen aber zuvor ein anderes abreißen: Wenn das abzureißende Haus frei stehend ist, gibt es kein Problem. Ist es jedoch mit anderen Häusern zusammenhängend, müssen Sie sicherstellen, dass die Nachbarhäuser ausreichend fest sind, um den Abriss zu überstehen. Wenn sie ebenso alt wie das abzureißende Haus sind, müssen sie zuvor repariert werden, damit sie beim Abriss nicht beschädigt werden. Dazu muss man sehr aufmerksam vorgehen und Vorsichtsmaßnahmen ergreifen. Die Behandlung muss auf die beiden Symptomtypen achten.

Dies wird häufig als ein Unterschied zwischen der Traditionellen Chinesischen Medizin und der modernen Medizin beschrieben. Die moderne Medizin kümmert sich im Wesentlichen um die sogenannten Hauptsymptome, jedoch nicht um die sekundären Symptome. Sie behandelt nur die Folgen der Hauptsymptome.

Die Entwicklung der Krankheit vorhersehen

Eine Krankheit ist nie statisch. Sie entwickelt sich von einem Tag zum anderen weiter, manchmal sogar vom Morgen zum Abend. Vergessen wir nicht, dass es einen Kampf gibt, einen Versuch, die ordnungsgemäße Funktion des Körpers durch die wahre Energie zurückzuerlangen, die Verteidigungsbarrieren. Wenn Ihre wahre Energie leistungsstark ist, zieht sich die Krankheit zurück. Wenn sie schwach ist, setzt sich die Krankheit fest und taucht noch tiefer in den Körper ein.

Wenn es sich um arteriellen Bluthochdruck, Diabetes oder eine andere Krankheit handelt, verordnet man nicht zwingend jeden Tag dieselbe Behandlung oder dieselbe Dosis. Man muss die Entwicklung der Krankheit berücksichtigen.

- Eine Krankheit kann sich auf positive oder negative Weise entwickeln. Beispielsweise könnte man sagen, dass die Entwicklung positiv ist, wenn eine Krankheit an einem Tag interne Symptome zeigt und am nächsten Tag externe Symptome erscheinen. Die Krankheit geht auf ihre Heilung zu. Man sagt, »die interne Krankheit manifestiert sich außen«.
- Wenn ein Patient analog dazu Symptome der Zang-Organe, Yin, Speicherorgane, aufweist, die lebensnotwendig sind, und er am nächsten Tag Symptome der Fu-Organe, Yang, Hohlorgane, aufweist, kann dies ein Zeichen sein, dass die Krankheit sich günstig von innen nach außen entwickelt.
- Zeigt der Patient dagegen am Vortag externe Symptome, wie beispielsweise Kopfschmerzen, Fieber, laufende Nase, und am nächsten Tag hat er Schmerzen im Unterleib und Durchfall, weist dies darauf hin, dass sich die Krankheit verschlimmert und von außen nach innen geht.

Bewertung der vorliegenden Abwehrkräfte

Bei einer Krankheit, egal bei welcher, liegen letztlich zwei Kräfte vor:

- der Angreifer, Xie Qi, die störende Energie (Mikrobe, Virus, überschäumende Emotionen, eine abrupte Klimaänderung, eine übermäßige Nahrungsmittelaufnahme und so weiter);
- ihm gegenüber haben wir mehrere Verteidigungslinien, Zhen Qi genannt. Vereinfacht kann man das mit den Abwehrkräften des Körpers vergleichen.

Ein Symptom ist einfach nur die Objektivierung dieses Kriegs, der unter den Augen des Arztes stattfindet. Dies ist einer der Gründe, warum man zweimal überlegen sollte, bevor man Medikamente nimmt, um ein auftretendes Fieber sofort zu senken.

Es ist sehr wichtig, zu einem Moment *t* zu wissen, ob die wahre Energie oder die störende Energie stärker ist. Nach jeder Entwicklungsphase, nach jeder Behandlung muss dies überprüft werden, der Zustand Xie Qi und Zhen Qi, des Angreifers und der Verteidigung, muss beurteilt und verglichen werden. Diese Beurteilung gestattet eine Prognose, ob eine Krankheit sich günstig oder ungünstig weiterentwickelt.

Nachdem die Krankheit geheilt ist, kann eine Schwäche zurückbleiben, die die Funktion der Organe beeinträchtigt und die behoben werden muss, um einen Rückfall zu vermeiden.

IN DIESEM KAPITEL

Kapitel 6
Die Beobachtung

Die Beobachtung ist eine der wichtigsten Methoden der Diagnostik. Man geht davon aus, dass der Höhepunkt in der Kunst der Diagnostik erreicht ist, wenn ein Arzt bereits durch das Aussehen des Patienten sehr präzise diagnostische Hinweise gewinnt, noch bevor er eine Befragung oder Pulsdiagnose durchführt.

Beim ersten Kontakt mit einem Patienten findet eine Beobachtung statt. Die Beobachtung ist die Diagnose durch Betrachtung, durch den visuellen Sinn.

Die verschiedenen Werkzeuge, die dem Arzt zur Verfügung stehen, sind vor allem die Untersuchung des Shen, die Manifestation der Energie außerhalb des Körpers, dann die verschiedenen Farben, die Form und die Morphologie des Patienten, sein Verhalten und sein Temperament und schließlich die Betrachtung jedes Punktes seines Körpers.

Durch die Untersuchung des Shen gewonnene Indizien

Wir haben gesehen, dass das Shen den Geist bezeichnet (siehe Kapitel 3), die Manifestation der mentalen Aktivitäten, aber auch die verschiedenen Manifestationen, die im Äußeren sichtbar sind und die den Zustand der Organe und der Eingeweide, der Energie und des Blutes reflektieren. Im *Nei Jing* heißt es: »Diejenigen, die Shen besitzen, besitzen blühendes

Leben, diejenigen, die das Shen verlieren, verlieren auch das Leben.« Aus diesem Grund stellen Veränderungen des Shen wichtige Indizien dar, die gestatten, die Schwere der Krankheit zu beurteilen und eine Diagnose zu stellen.

Man muss von dem Prinzip ausgehen, dass alles, was auf dieser Erde lebt, Qi besitzt, Energie. Wenn die Energie weicht, erlischt das Leben. Aber es ist nicht ganz einfach, das sogenannte Shen eines Patienten zu beobachten. Es handelt sich dabei um einen nicht quantifizierbaren Eindruck, und man braucht sehr viel Erfahrung in der Beobachtung, um alle Feinheiten zu erkennen. Die für eine gute Beobachtung erforderlichen Eigenschaften sind diejenigen, die man auch von einem Künstler erwartet, und vor allem ein Auge für Details. Diese Fähigkeit ist selten eine angeborene Gabe und muss entwickelt werden. Und auch wenn diese Eigenschaften erworben wurden, hat der Arzt dadurch nicht automatisch eine gute Beobachtungsgabe. Man muss sich bemühen, eigene Gedanken beiseitezulassen, ebenso wie eigene Denkmuster, um den realen Zustand des Patienten zu beobachten, und nicht den überlagerten Zustand.

Wie kann das Shen Qi beobachtet werden?

Betrachten wir ein Beispiel. Wenn eine Person schlecht geschlafen hat, also eine schlaflose Nacht hatte, wird man am nächsten Morgen erkennen, dass ihr Shen unzureichend ist. Auf den ersten Blick ist man sich dessen sicher. Aber kann dies nicht auch einfach ihr üblicher Gesichtsausdruck sein? Wenn jemand von Natur aus unruhig, ängstlich, traurig ist, wenn seine Emotionen immer überschießend sind, erkennt man bei der Beobachtung dieser Person, dass sie kein lebendiges, dynamisches Aussehen hat. Es mangelt ihr an Lebendigkeit und Antrieb.

Das Shen ist überall in der Natur zu beobachten. Wenn Sie Fisch kaufen und seinen Geruch und seine Augen betrachten, wissen Sie sofort, ob er an diesem Morgen oder bereits vor ein paar Tagen gefangen wurde. Das Shen betrifft auch Pflanzen. Wenn Sie im Frühling Pflanzen beobachten, sehen Sie, wie die Blüten voller Leben sind. Ihr Auge erkennt sofort die Lebenskraft einer Rose, die gerade aufgeblüht ist und feste grüne Blätter hat. Und wenn sie verwelkt, sehen Sie dies auch auf den ersten Blick.

Wo ist das Shen des Menschen zu beobachten?

Grundsätzlich durch Betrachtung des Teints und in den Augen. Wenn das Shen fehlt, ist der Teint glanzlos und die Muskeln sind kraftlos. Die Beobachtung der Leuchtkraft der Farbe hat eine vorrangige Bedeutung. Wenn jemand Shen hat, sind seine Augen lebendig, beweglich und strahlen. Man sagt auch, die Augen einer Person strahlen Lebenskraft aus. Ist dagegen sein Shen unzureichend, bewegen sich die Augen langsam. Sie schließen sich immer wieder. Man hat den Eindruck, die Person würde gerne einschlafen. Die Augen sind glanzlos. Sie zeigen, dass die Vitalität verloren gegangen ist. Die Gesten, die Atmung, die Art und Weise, wie eine Person spricht, all diese intuitiven Beobachtungen vermitteln einen genauen Eindruck über den Zustand des Shen.

Eine kleine Geschichte, die mir mein Meister erzählt hat

Einer seiner Schüler, der die chinesische Medizin praktizierte, empfing eines Tages einen Patienten zur Konsultation in seiner Praxis. Als der Patient eintrat, verbarg er ein Messer hinter seinem Rücken. Plötzlich zog er es hervor und warf sich auf den Arzt, um diesen zu ermorden. Glücklicherweise war unser Arzt in der Beobachtungsmethode für die Diagnose ausgebildet. Gleich beim Eintreten fiel ihm auf, dass etwas nicht stimmte. Der Blick des Patienten war wirr, ebenso wie sein Verhalten und seine Gesten. Er erkannte sofort, dass sein Patient verrückt war, und er war mit allen seinen Sinnen wachsam. Als er angegriffen wurde, konnte er den Schlag abwehren und den Patienten festhalten. Seine Beobachtungsgabe hat ihm das Leben gerettet.

	Vorhandenes Shen	Fehlendes oder maßgeblich vermindertes Shen
Form, Farbe	– feste, tonische Muskeln – strahlender Teint	– glanzloser Teint – schlaffe Muskeln, hager – keine gesunden Farben, schlechter Ausdruck
Augen	– lebendige und schnelle Bewegungen – die Augen strahlen	– langsame Bewegungen der Augen – glanzlos und im Begriff, geschlossen zu werden
Haltungen, Gestik	– koordinierte Gesten und Bewegungen – normale Sprache	– wirre Gedanken
Atmung	– regelmäßig	– anormal, seufzend – schnell oder langsam, unregelmäßig

Tabelle 6.1: Die Beobachtung des Shen

Indizien durch die Studie der Farben

Die Farben auf der Körperoberfläche sind unterschiedliche Ausdrücke des Qi, der Energie, und des Blut-Xue, der inneren Organe. Sie weisen außerdem auf die verschiedenen Entwicklungsphasen einer Krankheit hin. Wir wissen bereits, dass es fünf Farben gibt, die den fünf Organ-Paketen zuzuordnen sind (siehe Abbildung 6.1).

Wenn man eine Verfärbung feststellt, muss sie in Relation zu den Farben für die verschiedenen Organe gesetzt werden. Wenn ein Organ krank ist und seine Farbe sich zeigt, wird das als normal erachtet. Wenn beispielsweise die Leber gestört ist, erscheint Grün. Wenn es nicht die Farbe des Organs ist, die sich zeigt, muss festgestellt werden, ob die gezeigte Farbe eine vorteilhafte oder auch eine verhängnisvolle Farbe ist. Tabelle 6.2 zeigt einen Überblick.

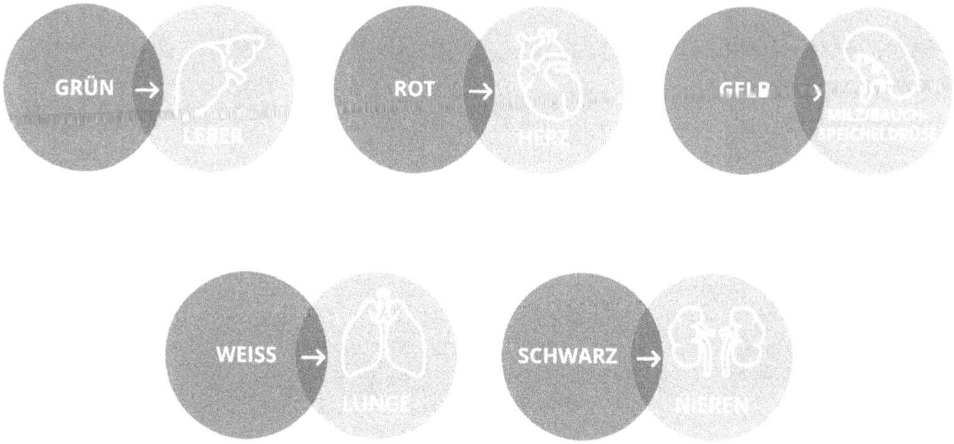

Abbildung 6.1: Die den Organ-Paketen zugeordneten Farben

Organ	Element	Jahreszeit	Positive Farbe	Negative Farbe
Leber	Holz	Frühling	leuchtendes Grün wie eine Vogelfeder	bläuliches Grün ohne Leuchten
Herz	Feuer	Sommer	Rot wie ein Hahnenkamm	Rot wie Blutgerinnsel
Milz	Erde	Ende des Sommers	Gelb wie das Innere eines Krebses	Gelb wie eine getrocknete Orangenschale
Lunge	Metall	Herbst	Weiß wie Schweinefett	Weiß wie ein vertrockneter Knochen
Niere	Wasser	Winter	Schwarz wie eine Rabenfeder	Schwarz wie Kohle oder Ruß

Tabelle 6.2: Die Organ-Pakete und ihre Farben

Ein krankes Organ kann auch eine Farbe zeigen, die nicht derjenigen des Organs entspricht. Man spricht auch von einer »im Einklang stehenden, authentischen, normalen« Farbe.

Betrachten wir beispielsweise die Leber. Wenn die Leber krank ist und die Farbe Schwarz erscheint, gehört Schwarz zum Wasser, Grün zum Holz. Im Erzeugungszyklus, dem Sheng-Zyklus, erzeugt Wasser Holz, »die Mutter erzeugt das Kind«. Man geht davon aus, dass die Farbe positiv ist und dass die Krankheit nicht schlimm ist. Das Schwarz darf jedoch nicht wie Kohle oder Ruß sein. Es muss strahlen.

Erscheint dagegen Rot, weiß man, dass das Rot zum Feuer und zum Herzen gehört, das Holz zur Leber. Das Feuer zieht das Holz an, das ist ein schlechtes Zeichen. Es liegt eine schwer zu behandelnde Krankheit vor. In Tabelle 6.3 finden Sie einen Überblick über das Erscheinen von Farben, die »im Einklang, normal« bis hin zu »sehr schwerwiegend« sein können.

Eigenschaft der Farbe	Leber	Herz	Milz	Lunge	Niere
im Einklang, normal	Grün	Rot	Gelb	Weiß	Schwarz
günstig, vorteilhaft	strahlendes Schwarz	strahlendes Grün	strahlendes Rot	strahlendes Gelb	strahlendes Schwarz
ungünstig, gegenläufig	Rot	Gelb	Weiß	Schwarz	Grün
verhängnisvoll, aber nicht schwerwiegend	Gelb	Weiß	Schwarz	Grün	Rot
sehr schwerwiegend	Weiß	Schwarz	Grün	Rot	Gelb

Tabelle 6.3: Diagnose nach Farben

Indizien durch die Studie der Morphologie

Wenn ein Patient seinen Arzt konsultiert oder wenn wir einem Menschen gegenüberstehen, der eine Krankheit hat, ist die Beobachtung seines Körpers sehr wichtig. Die Untersuchung gestattet, sichtbare Veränderungen des Körpers aufgrund der Krankheit zu erkennen. Es ist nicht ausreichend, den Patienten zu wiegen und seine Größe zu messen, um festzustellen, ob Größe und Gewicht zusammenpassen.

Es gibt andere Kriterien, die für eine gute Diagnose berücksichtigt werden müssen. Sehen wir beispielsweise eine sehr hagere, große Person mit einem sehr langen Hals, haben wir eine tuberkulöse Morphologie vorliegen. Ist eine Person dagegen dick, klein, mit rotem Teint, dann weiß jeder, dass diese Person unter arteriellem Bluthochdruck leidet.

Was das *Nei Jing* sagt ...

»Die Energie der fünf Organe und der sechs Eingeweide dient dazu, Ihren Körper stark zu machen. Der Kopf ist der Erwärmer des Jing Qi, der Lebensenergie, weil die Essenz des Zang Fu steigt und sich im Kopf konzentriert. Wenn der Kopf nach unten sinkt, wenn der Patient den Kopf senkt und alles von der Nähe ansehen muss, deutet dies auf unzureichendes Shen hin. Der Person fehlt die Lebenskraft. Der Rücken ist der Erwärmer des Thorax. Man sagt, dass er die Brust stützt. Wenn der Rücken gekrümmt ist und die beiden Schultern nach vorn kippen, deutet dies auf ein verringertes Zhong Qi hin, die Energie der Mitte. Der gekrümmte Rücken begünstigt einen Druck auf die Lunge, und man weiß, dass die Lunge die Energie kontrolliert. In der Lendenregion sitzen die Nieren. Wenn die Lenden sehr angespannt und schwierig zu bewegen und zu beugen sind, deutet dies darauf hin, dass die Nieren erkrankt sind. In den Knien sitzen die Sehnen. Wenn das Beugen oder Strecken der Knie schmerzhaft ist, sind auch die Sehnen krank. Wenn sich der Patient nicht lang aufrecht halten kann oder wenn sein Gang instabil ist, weist dies auf kranke oder verletzte Knochen hin. Ist der Körper stark, wird der Patient leben, ist er schwach, wird er immer schwächer.«

Welcher Morphologietyp bin ich?

Dank der Theorie der fünf Elemente können wir Menschen in fünf Profile, fünf Temperamente, einordnen. Dazu stellen wir keine komplette Diagnose, sondern sammeln einfach nur ein paar Indizien bei unserer Untersuchung.

Der Holztyp

Diese Personen haben einen leicht grünstichigen Teint, einen relativ kleinen und langen Kopf, breite Schultern mit geradem Rücken. Sie sind groß und muskulös und haben kleine Hände und Füße. Sie sind fleißig, denken viel nach, mit der Tendenz, sich leicht zu beunruhigen. Sie haben eine gut entwickelte Intelligenz, aber wenig körperliche Kraft. Personen des Holztyps leiden unter ungünstigen Krankheiten im Herbst und im Winter. Im Frühling und im Sommer sind sie bei guter Gesundheit.

Der Feuertyp

Der Teint dieser Personen ist rot und glänzt. Ihr Kopf ist klein, häufig spitz. Das Kinn kann spitz sein, das Haar kann lockig oder spärlich sein. Die Muskeln der Schultern, des Rückens, der Hüften und des Kopfes sind gut entwickelt. Hände und Füße sind relativ klein. Menschen vom Feuertyp sind schnell, energisch, aktiv. Sie gehen entschieden und bewegen ihren Körper beim Gehen sehr viel. Sie können wütend sein. Sie denken viel nach und machen sich leicht Sorgen. Sie haben einen guten Sinn für Beobachtung und analysieren Dinge gründlich. Im Frühling und Sommer sind sie im Allgemeinen gesund, reagieren jedoch empfindlicher auf den Angriff ungünstiger Energien im Herbst und Winter. Die Lehrbücher berichten, dass Menschen vom Feuertyp dazu neigen, einen plötzlichen Tod zu sterben.

Der Erdtyp

Diese Personen haben einen gelblichen Teint, ein rundes Gesicht, einen relativ großen Kopf, breite Kiefer, gut entwickelte und gut proportionierte Schultern und Rücken, einen großen Unterleib, starke Oberschenkel und Wadenmuskeln, nicht sehr große Hände und Füße und allgemein starke Muskeln. Sie gehen mit festem Schritt, ohne die Füße sehr hoch zu heben. Sie sind ruhig und großzügig und haben einen stabilen Charakter. Sie haben ein altruistisches Temperament und keine übertriebenen Ambitionen. Mit ihnen ist leicht auszukommen. Diese Menschen sind im Herbst und Winter bei relativ guter Gesundheit. Im Frühjahr und Sommer können sie jedoch leicht von ungünstigen Energien angegriffen werden.

Der Metalltyp

Diese Personen haben einen relativ blassen Teint, ein eckiges Gesicht und einen relativ kleinen Kopf, schmale Schultern und Rücken, einen relativ flachen Unterleib und kleine Hände und Füße. Sie können eine laute Stimme haben und bewegen sich schnell. Ihre Gedanken sind scharf. Sie haben ein ehrliches und rechtschaffenes Temperament, sind ruhig und friedlich, können jedoch entschieden handeln, wenn dies notwendig ist. Sie haben eine natürliche Tendenz, zu verwalten und zu befehlen. Sie sind im Herbst und im Winter bei guter Gesundheit, können aber im Frühling und im Sommer leicht von ungünstigen Energien angegriffen werden.

Der Wassertyp

Diese Personen haben einen relativ dunklen Teint, Mimikfalten, einen relativ großen Kopf, ein rundes Gesicht und einen runden Körper, breite Wangen, schmale und kleine Schultern und einen großen Unterleib. Ihr Körper ist immer in Bewegung, wenn sie gehen, und sie können schlecht still sitzen. Sie haben ein gelassenes Naturell und verzeihen leicht. Sie können sehr gute Verhandler sein und man kann ihnen leicht vertrauen. Sie sind vorsichtig und sensibel. Sie sind im Herbst und im Winter bei guter Gesundheit, können aber im Frühling und im Sommer leicht von ungünstigen Energien angegriffen werden.

Welche Persönlichkeit habe ich?

Nach dem *Nei Jing* kann man – abhängig vom jeweiligen Verhalten – fünf verschiedene Persönlichkeiten unterscheiden. Wir haben die folgenden Typen:

- ✔ Tai Yin
- ✔ Shao Yin
- ✔ Tai Yang
- ✔ Shao Yang
- ✔ Yin und Yang im Gleichgewicht

Wir werden sehen, dass es signifikante Unterschiede im Hinblick auf das Profil dieser Personen gibt, sowohl was ihre Gesundheit als auch ihre Persönlichkeit betrifft, ihren Charakter und ihre Widerstandsfähigkeit. Dies muss berücksichtigt werden, wenn eine Diagnose gestellt und insbesondere eine Behandlung festgelegt werden soll.

Der Typ »ergiebiges Yin« oder Tai Yin

Charakteristisch für diese Menschen ist ein ergiebiges Yin. Letztlich haben sie nicht genügend Yang, um das Yin auszugleichen. Der Charakter dieser Personen ist geprägt von Gier, Neid und auch vom Mangel an Freundlichkeit und Güte. Diese neidische Seite verhindert jegliche Großzügigkeit. Die Erscheinung ist bescheiden, einfach, höflich gegenüber anderen, aber im Herzen, innerlich, sind sie listig.

Dieser Typ Mensch sagt nicht, was er empfindet, sagt nicht, was er fühlt, sagt nicht, was er denkt. Man sagt, er sei wechselhaft, sodass er sich wie eine Fahne im Wind dreht. Er kann leicht opportunistisch sein, obwohl er Schwierigkeiten hat, bestimmte Ziele zu erreichen. Er hat zu viel Yin und das Blut ist im Körper zu stark konzentriert. Die Energie zirkuliert nicht gut. Aus diesem Grund hat er eine dicke Haut und schwache Sehnen. Dieser Typ Mensch hat nicht viel Yang und bewegt sich deshalb nicht viel, macht nicht viel Sport, was erklärt, warum die Sehnen lasch und kraftlos sind. Vom Auftreten her ist diese Person wortkarg, sie spricht nicht gern, ihr Teint ist glanzlos. Sie hat keine Kraft, keinen Tonus, der Kopf ist gesenkt. Man hat den Eindruck, die Person denke die ganze Zeit über nach, der Rücken ist gebeugt, der Kopf fällt nach unten.

Bei der Behandlung des Typs Tai Yin müssen starke und schnelle Methoden angewendet werden, weil das Blut gestört und die Energie in ihrem Kreislauf blockiert ist. Wenn Sie nicht energisch genug sind, werden Sie nicht in der Lage sein, die Energie freizusetzen und das Blut wiederherzustellen.

Der Typ »schwaches Yin« oder Shao Yin

Diese Menschen sind auch neidisch und gierig und haben vor allem das »Herz eines Diebes«. Dies kann so weit gehen, dass sie mit Gewalt nehmen, was ihnen nicht gehört. Sie greifen gerne Menschen an, sind aggressiv. In ihrem Kopf geht ständig etwas vor oder sie handeln in irgendeiner Weise, die andere angreifen, verletzen kann. Diese Art von Garstigkeit kann völlig ohne einen Nutzen für eine solche Person sein. Sie kann zum Beispiel den Stuhl wegziehen, bevor sich jemand auf diesen setzt, oder ihm ein Bein stellen. Sie hat nichts davon – und wenn jemand sie fragt, warum sie das getan hat, weiß sie es selbst nicht.

Wenn diese Person jemanden sieht, der gerade glücklich ist oder einen Sieg errungen hat, freut sie sich nicht mit ihm. Es kann sogar sein, dass sie wütend und eifersüchtig wird. Man sagt, der Typ Shao Yin hat einen kleinen Bauch, aber große Eingeweide, weil er zu viel Yang hat. Die Erfahrung hat gezeigt, dass er immer Pläne im Kopf hat, und die Tatsache, dass er zu viel in seinem Kopf grübelt, wirkt sich letztendlich auf seinen Magen aus, eine Folge der Fehlfunktion des Pakets Milz/Bauchspeicheldrüse. Er kann nicht viel essen. Er kann nicht stillhalten und geht ohne Unterlass, als hätte er Krämpfe und Muskelspasmen.

Für die Behandlung dieses Shao-Yin-Typs muss man zunächst wissen, wo sich die Blockade befindet, die sich auf Blut und Energie auswirkt. Aber diese Patienten sind häufig schwierig zu behandeln.

Der Typ »ergiebiges Yang« oder Tai Yang

Dies ist der Gegensatz zu dem oben beschriebenen Yin-Typ. Die Person mit diesem Profil redet gerne viel, erzählt von sich. Aber sie spricht gerne über wichtige Themen und mag keine Detailfragen. Sie neigt dazu, ihre Ambitionen aufzublähen, spricht gerne über Politik, Wirtschaft, sehr breite Themen. Sie lügt gerne, sie betont gerne ihre Rede. Sie kümmert sich nicht um andere, sie denkt, sie sei die Beste, die Stärkste. Sie weiß, was sie will. Wenn sie versagt, hat sie keine Gewissensbisse. Man sagt oft, sie sei brutal, gewalttätig, vulgär und nicht sehr feinfühlig.

Oft unternimmt sie etwas, obwohl sie weiß, dass sie nicht in der Lage ist, zu einem Ziel zu gelangen. Aber das macht nichts, sie tut es gerne, prahlt damit vor allen, erzählt jedem, was sie tut, damit alle wissen, was sie tut. Obwohl sie damit prahlt, auch wenn das Ergebnis schlecht ist, hat sie keine Angst davor, von anderen beschuldigt zu werden. Ihre Haltung ist sehr stolz. Brust und Bauch werden vorgestreckt, sogar die Knie. Die Knie sind so gerade, dass sie sich scheinbar nach hinten beugen, sodass die Füße noch weiter nach vorn zeigen.

In Bezug auf die Behandlung haben wir gesehen, dass reichlich Yang vorhanden war. Aber wenn Sie Methoden anwenden, um dieses exzessive Auftreten von Yang zu reduzieren, kann es sehr schnell einen Mangel an diesem Yang verursachen, das wie aus einem Ballon entweicht. Normalerweise hat Yang die Tendenz, sich zu zerstreuen und zu verbreiten. Wenn wir es zu sehr reduzieren, wird es irgendwann verschwinden. Das Yin-Element ist bereits reduziert und es kann leicht passieren, dass es ganz geleert wird. Infolgedessen darf die Behandlung das Yang nicht zu stark reduzieren und muss darüber hinaus das Yin bewahren. Dies ist das Prinzip der Behandlung für den Typ Tai Yang.

Der Typ »schwaches Yang« oder Shao Yang

Dies ist der Größenwahnsinnige. Sobald er einen kleinen Posten hat, fühlt er sich sofort wie eine hochwichtige Person. Er liebt das mondäne Leben, soziale Aktivitäten. Er mag nicht gerne im geschlossenen Raum für sich allein arbeiten. Der Typ Shao Yang hat wie der Typ Tai Yang viel Yang, aber ein bisschen weniger, und wenig Yin. Die Gesundheit ist nicht besonders gut. Dieser Typ hat ein sehr starkes Auftreten, aber in Wirklichkeit ist er von schlechter Gesundheit, weil die Energie der Meridiane schwach und unzureichend ist.

Das Yang ist im Äußeren überschüssig, im Inneren unzureichend. Es gibt also ein Ungleichgewicht, das die Person anfällig gegenüber Krankheiten macht. Die äußere Haltung ist, den Kopf hoch zu tragen, den Blick nach oben gerichtet. Beim Gehen balanciert sie sich ständig aus, beide Hände sind im Allgemeinen am Rücken.

Bei der Behandlung darf natürlich nicht das Yang reduziert werden, weil es im Inneren sehr schwach ist. Extern hat die Person ein starkes Auftreten und eine gute Gesundheit, aber im Inneren ist das Yang schwach.

Der Typ mit ausgeglichenem Yin und Yang

In diese Kategorie fallen ruhige und ausgeglichene Menschen. Sie haben einen offenen Charakter und sind konstant in ihrem Verhalten. Sie sind sehr friedlich, freundlich, höflich. Alles macht ihnen eine Freude. Sie sind nicht sehr aktiv und selten unruhig. Sie haben aber auch keine große Freude. Es gibt nicht viele Dinge, die sie aufregen können oder worüber sie sich übermäßig freuen, aber auch wenig, was ihnen Angst macht. Sie sind nicht ängstlich, passen sich allen Umständen an, sind sehr einfach in ihren Beziehungen mit anderen. Man sagt, »ihre Gefäße sind in Harmonie«. Dieser Personentyp ist nicht häufig krank, seine Gesundheit macht keine Probleme.

Was die Behandlung betrifft, ist festzustellen, dass dieser Personentyp selten krank ist. Seine Krankheiten sind im Allgemeinen nicht durch Emotionen oder Verdauungsstörungen bedingt, weil die Funktion der Eingeweide und des Magens normal ist. Aus diesem Grund sind innere Krankheiten selten. Die häufigste Krankheit hat eine externe Ursache, beispielsweise eine ungünstige Energie, und die Behandlung ist oft sehr einfach, falls überhaupt eine Behandlung notwendig ist.

Die Beobachtung des Gesichts

Wenn der Arzt einen Patienten empfängt, sieht er als Erstes sein Gesicht. Man beobachtet beim Gesicht vor allem den Teint. Am Teint kann erkannt werden, welcher Meridian betroffen ist. Krankheiten lassen sich an den verschiedenen Färbungen erkennen. Wir sind bereits im Abschnitt »Indizien durch die Studie der Farben« darauf eingegangen.

Habe ich einen guten Teint?

- ✔ Wenn der Teint grünstichig ist, deutet dies auf einen »kalten externen Wind« hin, oder auf Schmerzen irgendwo im Körper. Es handelt sich dabei um ein Zeichen für die Stagnation des Blutes oder der Energie. Häufig deutet dies auf eine schwere Krankheit hin.
- ✔ Ist der Teint rot, deutet dies häufig auf Hitze hin. Wenn wir Xu-Hitze haben, Schwäche, sieht das Rot aus, als wäre es auf Weiß gelegt, woraus sich ein rosiges Aussehen ergibt, fast wie Rouge, das die Damen tragen. Für die Shi-Hitze, die Hitze der Fülle, gibt es auch ein Rot, das jedoch sehr viel heller ist.
- ✔ Ein dunkles Rot weist auf ein Syndrom des Überschusses oder der Fülle hin, bedingt durch eine Hyperaktivität des internen Yang.
- ✔ Leicht rosafarbene Wangen sind bedingt durch Xu-Hitze infolge einer Yin-Schwäche. Diese Farbe findet man häufig bei »Hitzewallungen«. Die Chinesen bezeichnen dies auch als »falsche Hitze«.
- ✔ Ein blasser Teint mit rötlichen Flecken deutet auf chronische oder ernsthafte Krankheiten hin. Es bedeutet, dass eine Kälte mit Phasen falscher Röte vorliegt. Es ist ein bisschen so, als ob sich ein Zustand mit viel Yin sporadisch mit Hitzewallungen des Yang auf dem Gesicht zeigt.
- ✔ Ist der Teint gelblich, hat dies häufig mit zu viel Flüssigkeit in der Milz zu tun. Wir wissen, dass die Muskeln und das Gewebe mit der Milz in Verbindung zu setzen sind. Sie sind aufgrund einer Insuffizienz des Blutes und der Energie nicht genügend genährt, sowie aufgrund eines Defizits der Milz, das Blut zu transportieren, oder eines internen Überschusses von Tan und Feuchtigkeit.
- ✔ Der leicht gelbe, trockene und glanzlose Teint wird auch als »verschwommener Teint« bezeichnet. Er ist auf das Entweichen des Qi aus Milz und Magen und den Mangel an Qi und Blut zurückzuführen, zum Beispiel bei Blutungen, Unterernährung oder Darmwürmern.
- ✔ Der gelbliche Teint mit einem Gesichtsödem wird als »gelbliche Fettsucht« bezeichnet. Häufig wird er verursacht durch ein Energiedefizit der Milz und eine interne Ansammlung von Feuchtigkeit.
- ✔ Ein stark gelber Teint mit gelben Augen wird als »Gelbsucht« bezeichnet. In der modernen Medizin ist diese Erkrankung darauf zurückzuführen, dass die Galle nicht durch den Gallengang fließen kann und deshalb durch die Haut austritt. Wird die Farbe gelborange, handelt es sich um eine Gelbsucht vom Yang-Typ, die auf angesammelte Hitze-Feuchtigkeit zurückzuführen ist. Dies wird durch ein Ungleichgewicht in der Leber/Gallenblase verursacht.
- ✔ Eine plötzlich auftretende Erkrankung mit tiefem Gelb von Gesicht, Augen und Körper und hohem Fieber, die mit einem Koma oder einfach mit Erbrechen, Epistaxis und Hautflecken einhergehen kann, wird als akute oder epidemische Gelbsucht bezeichnet. Wir haben es mit einem Hitze-Feuchtigkeits-Angriff zu tun, der Leber und Gallenblase tief erwärmt.

- ✔ Eine rauchige, kupfergelbe Hautfarbe wird als Yin-Typ-Gelbsucht bezeichnet, die durch die langfristige Stagnation von Kälte und Feuchtigkeit in der Leber und der Gallenblase verursacht wird.
- ✔ Ist der Teint schwarz, deutet dies häufig auf eine schwere Krankheit hin. Dies kann bei extremer Kälte auftreten (das Yang wandelt sich in Yin um), ebenso wie bei starken inneren Schmerzen. Häufig ist diese schwarze Farbe das Ergebnis chronischer innerer Krankheiten.

Und diese störenden »Pickel«

Akne im Gesicht ist im Allgemeinen ein Problem der Hitze-Feuchtigkeit, das chronisch werden kann, wenn zu wenig Qi vorhanden ist, insbesondere in der Niere.

Akne bei Jugendlichen

Betrachten wir beispielsweise Jugendliche. Wenn sie ihre Nierenbatterie nicht regelmäßig aufladen, wenn sie keinen regelmäßigen Schlaf haben, wenn sie Stress haben, wenn sie ihre Sexualität zu früh entdecken, kann dies die Reserven leeren. Darüber hinaus befinden sie sich in einer Phase, in der sie in vollem Wachstum sind. Die Zellmultiplikation zieht übermäßig viel Kraft aus der Batterie des Organismus. In dieser Situation des schwachen Qi kann eine zu feuchte Ernährung dazu führen, dass die Milz aus dem Gleichgewicht gerät: zu viele schnelle Zucker, Milchprodukte und so weiter. Der Cocktail aus allgemeiner Energieschwäche, zu viel Flüssigkeit und einer Yin-Schwäche der Niere begünstigt die Umwandlung von Feuchtigkeit in Hitze-Feuchtigkeit. All dies trägt zur Entstehung von Akne bei. Goldene Regel: Nie einen Pickel ausdrücken, wenn er nicht reif ist. Man würde die Störung unter die Haut übertragen und neben dem ursprünglichen Pickel weitere verursachen.

Was besagen Falten?

Sehr viele Falten im Gesicht mit einer sehr unregelmäßigen Hautoberfläche sind ein Zeichen für einen Xue-Xu-Zustand, eine Blutleere oder eine innere Hitze, begleitet von Trockenheit. Dieser Typ hat seine Wurzeln häufig in der Unfähigkeit, Stress gut zu kompensieren.

Übermäßig viel Sonne kann schädlich sein. Aber auch eine schlechte Hydrierung der Haut aufgrund einer Lungenschwäche. Denken Sie immer daran: Haut und Lunge gehören zum selben Paket. Rauchen verschlimmert das Ganze. Wenn Sie glauben, Falten zu verhindern, indem Sie mehr trinken, als Sie brauchen, liegen Sie völlig falsch. In Wirklichkeit verlieren Sie dadurch das Yin der Niere und anschließend das der Lunge. Die TCM empfiehlt gegen Falten grünen chinesischen Tee. Ich werde im Kapitel über die Ernährung darauf zurückkommen.

Du hast schöne Augen

Wenn man die Augen beobachtet, ist das Erste, was man sieht, das Shen, die Lebenskraft der Person. Die alten Lehrbücher sagen, wenn man das Auge beobachtet, beobachtet man in Wirklichkeit den Zustand der Essenz der fünf Organe und der sechs Eingeweide, dann ihr Jing Qi, ihre Energien, die zum Auge aufsteigen und sich dort konzentrieren. Die Alten haben das Auge in fünf Teile unterteilt:

- ✔ Wenn Feuer im Herzen vorhanden ist, sind die beiden Augenwinkel rot.
- ✔ Wenn das Weiß des Auges über der Lederhaut der beiden Seiten rot ist, weist dies auf Feuer in der Lunge hin.
- ✔ Wenn ein Aufquellen der Iris zu erkennen ist, deutet dies auf eine heiße Leber hin, dass also Feuer in der Leber vorliegt.
- ✔ Wenn das Auge glanzlos und dunkel ist und der Patient selbst schlecht sieht, aber bei genauerem Hinsehen die Augen nicht gestört sind, sind die Nieren schwach. Aber wenn man die Augen des Patienten ansieht und erkennt, dass eine Störung vorliegt, wie ein Schleier, und der Patient selbst nicht gut sieht, dann ist das Yang Ming krank. Es handelt sich um eine Shi-Krankheit, bei der das Shi im Magen überschüssig vorhanden ist.
- ✔ Wenn die Energie extrem erschöpft ist und der Patient schlecht sieht, sodass er fast blind ist, deutet dies auf ein erschöpftes Yin hin.
- ✔ Rötung, geschwollene oder ulzerierte Augenlider weisen auf das Vorhandensein von Feuer in der Milz und Hitze-Feuchtigkeit hin.
- ✔ Extreme Hitze-Feuchtigkeit in der Milz verursacht einen Ikterus, der auf das Vorliegen von Feuer in der Milz und Hitze-Feuchtigkeit hinweist.
- ✔ Blasse Augenlider und Bindehaut weisen auf unzureichende Durchblutung hin.
- ✔ Wenn die Pupille unnormal verwässert ist, weist dies auf eine signifikante Schwäche des Yin der Niere und des Wassers der Niere hin.
- ✔ Weist das Auge eine starke Sekretion und Krustenbildung auf, handelt es sich um Feuer in der Leber und der Gallenblase.
- ✔ Tiefe Augenhöhlen, auch als »eingesunkene Augen« bezeichnet, weisen entweder auf einen signifikanten Verlust an Lebensenergie hin, wie er bei einigen chronischen Krankheiten auftritt, oder auf einen signifikanten Verlust von Körperflüssigkeiten, wie zum Beispiel durch übermäßigen Durchfall oder Erbrechen. Die Energie reicht nicht aus, um das Auge aufrechtzuerhalten. Dies ist ein ernsthaftes Zeichen.

- Wenn sich der Augapfel langsam oder ruckartig dreht, ist das ein Zeichen von Tan, von Schleim, der die Meridiane verstopft. Wenn die Bewegung ruckartig ist, ist es ein Tan-Problem. Wenn die Bewegung sehr langsam ist, ist das ein Verlust an Shen, an Vitalität.
- Wenn der Blick im Verlauf einer Krankheit fest oder nach oben gedreht ist, deutet dies auf eine interne Störung des Winds der Leber hin.
- Ist der Blick fest und unbeweglich, deutet dies auf einen schweren Verlust des Jing Qi hin, der Lebensessenz.
- Offene Augen im Schlaf werden verursacht durch eine Schwäche der Milz und des Magens.
- Eine fehlende Reaktion auf Helligkeit ist ein kritisches Zeichen für eine Erschöpfung der Energie der Niere, wie man sie auch bei einer Vergiftung beispielsweise bei Drogenmissbrauch findet.
- Wenn die Lider geschwollen, rot und feucht sind, ist das Problem mit einem Feuer in der Milz verbunden.
- Sind die Lider nur geschwollen, heißt das, es liegt ein Milz-Xu vor, ebenso wie Feuchtigkeit.
- Wenn die Farbe glanzlos und dunkel ist, insbesondere beim Unterlid, deutet dies auf ein Problem stagnierenden Wassers hin. Die Nieren können die Flüssigkeiten nicht mehr ableiten.

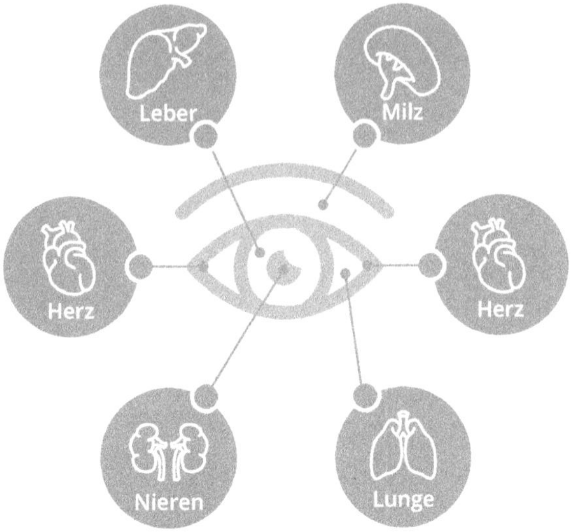

Abbildung 6.2: Die fünf Teile des Auges

Und die Nase?

In der Vergangenheit wurde die Nase Ming Tang oder »der leuchtende Eingang« genannt. Es ist ein Ort, an dem das klare Yang zusammenläuft. Klares Yang ist in erster Linie Luft, die wir atmen. Es ist aber auch deshalb klar, weil das Lenkergefäß, der Meister aller Yang-Energien, durch die Nase verläuft. Die Nase befindet sich in der Mitte des Gesichts, und wir wissen, dass diese Mitte der Milz zuzuordnen ist. Aber auch die Lunge hat die Nase als Sprachrohr. Wir können also sagen, dass die Oberfläche der Nase mit der Milz in Verbindung zu bringen ist, und das Innere der Nasenflügel mit der Lunge.

- ✔ Wenn die Nase grün ist, dann häufig aufgrund von Bauchschmerzen.
- ✔ Ist sie gelb, hat die Person Probleme, Stuhl auszuscheiden.
- ✔ Wenn sie weiß ist, erkennt man, dass die Energie schwach ist oder dass die Person Blut verloren hat.
- ✔ Wenn die Nase rot ist, ist das ein Zeichen für Wind-Hitze, die in die Milz geraten ist.
- ✔ Wenn sie schwarz ist, handelt es sich um eine interne Störung aufgrund einer übermäßigen Müdigkeit.
- ✔ Ist das Schwarz matt und glanzlos und nicht sehr dunkel, deutet dies auf stagnierendes Wasser hin.
- ✔ Die vergrößerte Nase mit dicker Haut, die von Wucherungen wie Akne bedeckt ist, wird als Rosazea-Nase bezeichnet. Meistens ist dies auf einen Hitzestau oder feuchte Hitze im Milz-Magen zurückzuführen. Wie zum Beispiel bei Alkoholikern.

Und auch auf die Ohren kommt es an

Von den fünf Öffnungen sind die Ohren den Nieren zuzuordnen. In Kapitel 17 des *Ling Shu* heißt es: »Das Qi der Niere öffnet sich an den Ohren, wenn die Niere gut ausgeglichen ist. Die Ohren können die fünf Töne hören.« Alle Yang-Meridiane erreichen das Ohr oder durchlaufen es.

Die Ohren sind also mit dem gesamten Organismus verbunden und Gefäßstörungen wirken sich auf das Hörorgan aus. Ganz allgemein gibt uns die visuelle Untersuchung der Ohren Aufschluss über den energetischen Zustand der Niere sowie über die krankhaften Zustände der Gallenblase.

Die Farbe der Ohren

- ✔ Eine weißliche Farbe des ganzen Ohres deutet auf Kälte hin.
- ✔ Eine grüne oder dunkle Farbe weist auf schmerzhafte Symptome hin.
- ✔ Dünne und trockene Ohren, die an verwelkte Blüten erinnern, sind das Zeichen für eine Insuffizienz der Niere. Die wahre Energie, das Zhen Qi, ist schwach.

- Trockene und schwärzliche Ohren weisen auf eine extreme Erschöpfung der Essenz der Niere hin. Diese Farbe findet man beispielsweise bei Diabetes.

- Sieht die Haut an den Ohren wie Fischschuppen aus, ist dies auf einen Abszess im Darm zurückzuführen.

- Betrachtet man ein Ohr, muss man prüfen, ob es rot ist, denn dies ist eine gute Farbe, die zeigt, dass der Patient bei guter Gesundheit ist. Wenn die Farbe weiß, grün oder schwarz wird, ist das sehr oft ein schlechtes Zeichen. Ist die Farbe leicht verändert, behält jedoch ihr Strahlen bei, ist die Krankheit nicht allzu ernst. Ist die Farbe dagegen stumpf und trocken, handelt es sich um eine schwere Erkrankung. Wenn die Ohren dünn, schwarz und stumpf sind, sind die Nieren krank.

Und ihre Form?

Neben den Farben kann man an den Ohren auch sofort die Morphologie erkennen.

- Ohren müssen gut proportioniert im Hinblick auf die Kopfgröße sein. Was bei einer Person also ein großes Ohr ist, kann bei einer anderen Person ganz normal sein.

- Ein großes Ohr ist im Allgemeinen ein Zeichen für einen guten vererbten Zustand. Dasselbe gilt, wenn es dick, fleischig, gut entwickelt ist. Es enthält tendenziell viel Blut und Energie, und wenn eine Krankheit vorliegt, wird es sich am ehesten um ein Völlesymptom handeln.

- Kleine Ohren sind im Allgemeinen ein Zeichen für einen schlechten vererbten Zustand, insbesondere dann, wenn das Ohrläppchen sehr klein ist. Dies deutet auf eine Tendenz einer Blut- und Energieleere hin. Für Personen mit solchen Ohren besteht eine größere Wahrscheinlichkeit als für andere, Krankheiten des Typs Xu zu haben, der Leere.

- Aufgeschwollene Ohren werden im Allgemeinen von Hitze oder Hitze-Feuchtigkeit verursacht, was unter anderem auf ein Problem mit der Gallenblase zurückzuführen ist.

- Verwelkte, verkümmerte, gewissermaßen verknautschte Ohren sind in der Regel auf schwache Körperflüssigkeiten oder Blutmangel zurückzuführen. In sehr schweren Fällen, wie zum Beispiel bei Peritonealkarzinose, wenn aufgrund der Stagnation von Blut und Energie die Muskeln und das Gewebe nicht mehr ernährt werden können, findet man diesen Ohrentyp.

- Pickel auf den Ohren sind immer ein Zeichen für Hitze, insbesondere Hitze in der Leber und in der Gallenblase. Dasselbe gilt für Warzen auf dem Ohr. Hitze auf Höhe des Magenmeridians kann die Ursache sein.

Botoxfreie Lippen

Gemäß der Theorie der fünf Elemente sind der Mund und die Lippen die Öffnungen für die Milz, hängen aber auch mit vielen anderen Meridianen zusammen. Was erkennen wir durch die Beobachtung der Lippen?

- ✔ Wenn die Lippen trocken sind, liegt das an der Hitze in der Milz.
- ✔ Wenn sie trocken und rot sind, handelt es sich um eine normale Hitze.
- ✔ Sind sie dagegen trocken und schwarz, ist das ein schlechtes Zeichen. Die Krankheit wird schlimmer.

⚠

- ✔ Wenn die Lippen aufgedunsen und rot sind, deutet dies auf eine extreme Hitze der Milz hin. Fragen Sie jedoch den Patienten, ob er sich einer Schönheitsoperation unterzogen hat, bevor Sie eine Diagnose stellen.

- ✔ Wenn die Lippen rot und violett sind, deutet dies darauf hin, dass Blutgerinnsel im Magen oder im Zwölffingerdarm vorhanden sind.
- ✔ Wenn die Farbe sehr violett ist und ins Grünschwarze geht, deutet dies auf Kälte im Körper hin.
- ✔ Wenn die Lippen blass sind, fast weiß, deutet das darauf hin, dass das Blut Xu ist, schwach, und dass der Magen kalt ist.
- ✔ Wenn die Krankheit lauwarm ist, schwellen die Lippen an.
- ✔ Wenn die Krankheit mit dem Wind zusammenhängt, zittern die Lippen.
- ✔ Sind die Lippen aufgeworfen, ist die Krankheit auf die Kälte zurückzuführen.
- ✔ Wenn sie Falten haben oder zerknittert sind, liegt Hitze vor.
- ✔ Wenn sie geriffelt und gerissen sind, ist Trockenheit die Ursache.
- ✔ Liegt Juckreiz an den Lippen vor, deutet dies auf zu wenig Feuer hin.
- ✔ Wenn der Patient den Eindruck hat, dass sich seine Lippen anfühlen, als würden viele kleine Nadelstiche dort stattfinden, deutet dies auf eine Energiekrankheit hin.
- ✔ Wenn die Lippen kein Gefühl haben, deutet dies auf eine Blutkrankheit hin.
- ✔ Wenn Risse vorhanden sind, wie zum Beispiel Risse an den Mundwinkeln, ist dies entweder auf Hitze im Magen oder auf ein Yin-Vakuum im Magen mit oder ohne Hitze zurückzuführen, Xu.
- ✔ Ein plötzliches Auftreten von Fieberblasen an den Mundwinkeln oder am Rand der Oberlippe kann durch eine äußere Einwirkung von Wind-Wärme verursacht werden.

- Chronische oder wiederkehrende Fieberblasen an den Mundwinkeln oder am Rand der Unterlippe können durch eine Krankheit des Magens verursacht werden, sei es durch Hitze-Feuchtigkeit, Hitze oder ein Xu Yin mit erschöpfter Hitze. Befinden sie sich an der Oberlippe, ist es wahrscheinlicher, dass es sich um ein Problem der Hitze-Feuchtigkeit im Dickdarm handelt.

Für die Zahnärzte

Wir wissen bereits, dass die Niere die Mutter der Knochen im Skelett ist. Das *Nei Jing* sagt, »die Zähne sind ein Überschuss, ein Zusatz zu den Knochen, und gehören damit zur Niere«. Die Zähne stehen also in engem Zusammenhang mit den Knochen und damit mit der Niere.

- Wenn bei der Beobachtung der Zähne große gelbe Flecken festgestellt werden, deutet dies auf eine Störung der Magenfunktion hin, eine schlechte Verdauung.
- Sind die Zähne trocken, deutet dies auf eine Insuffizienz der Flüssigkeiten im Organismus hin.
- Wenn die Zähne trocken und mit Belag überzogen sind, deutet dies auf ein sehr großes Feuer im Inneren des Körpers hin.
- Wenn die Zähne trocken und strahlend sind, und wie ein Stein aussehen, deutet dies darauf hin, dass der Magen trocken ist.
- Wenn nur das obere Zahnfleisch trocken ist, nicht die Zähne, deutet dies auf ein Feuer im Magen, einen Hitzeüberschuss, hin. Dies kann oft ein Zeichen für Blutungen im Magen sein, mit möglichem Bluterbrechen. Dieser Blutverlust lässt das obere Zahnfleisch austrocknen.
- Ist nur das untere Zahnfleisch trocken, deutet dies auf Hitze in den Eingeweiden hin, möglicherweise mit Blut im Stuhl.
- Wenn der Patient mit den Zähnen knirscht, ist das auf den Wind von Leber und Tan zurückzuführen. Ein Übermaß an Yang im Leber-Paket könnte die Ursache dafür sein. In diesem Fall werden bald Spasmen und Krämpfe auftreten, die durch diese innere Hitze verursacht werden.

- Wenn Zahnfleischbluten vorliegt, müssen wir überprüfen, ob es schmerzhaft ist, sehr rot: In diesem Fall ist es ein Übermaß an Feuer im Magen.

- Erfolgt die Blutung dagegen schmerzlos und ohne übermäßige Rotfärbung, so liegt in diesem Fall eine Schwäche des Yin der Niere vor, die der Ursprung eines »falschen Feuers« sein wird, das nach oben steigt. Hitzewallungen haben den gleichen Ursprung.

- In der chinesischen Medizin ist Karies auf ein Problem der Hitze-Feuchtigkeit im Meridian des Magens, Xu-Hitze im Magen und Dickdarm oder auf eine Nierenschwäche zurückzuführen. Einerseits begünstigt die Hitze-Feuchtigkeit in der Milz die Vermehrung von Parasiten (Zahnstein), andererseits begünstigt die Nierenschwäche die Schwächung der Zähne, da die Zähne das Ende des Knochens darstellen.
- Zähne, die kippen, können auch mit der Hitze im Magen zusammenhängen, oder mit einer Xu-Hitze der Milz oder der Niere, oder beidem gleichzeitig.
- Zahnbelag hat häufig mit der Hitze im Magen oder in der Niere zu tun. Auch eine Erschöpfung des Yin der Niere ist eine mögliche Ursache.

Die fünf Gesichtszonen

Die einfachste Theorie, die uns sofort Aufschluss über den internen Zustand des Patienten gibt, ist die Theorie der »fünf Gesichtszonen«, die mit den fünf Organ-Paketen zusammenhängen (siehe Abbildung 6.3).

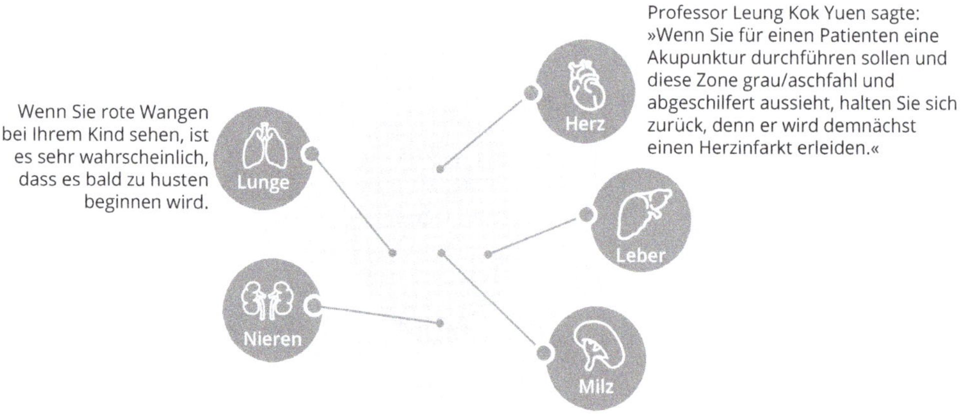

Abbildung 6.3: Die fünf Gesichtszonen

Die Untersuchung der Hand – sehr wichtig

Wenn ein Arzt den Puls eines Patienten misst, nimmt er als Erstes seine Hand, berührt die Finger, untersucht seine Haut und seine Muskeln. Es ist wichtig, damit zu beginnen, um zu prüfen, ob die Handfläche dünn oder dick ist. Eine dünne, schwache Handfläche ist häufig ein Zeichen für eine schwache Energie. Ist die Handfläche dagegen dick und tonisch, deutet dies darauf hin, dass eine ausreichende Energie vorliegt.

Der Daumenballen

Der Daumenballen ist der Muskelbereich, der sich in Höhe der Handfläche an der Basis des Daumens befindet. Die Muskeln, aus denen er besteht, werden im Chinesischen als die »Fischmuskeln« bezeichnet, weil dieser Teil der Hand an einen Fischbauch erinnert. Bei diesen Muskeln kann man zwischen verschiedenen Farben und verschiedenen Farbvarianten unterscheiden. Am einfachsten zu erkennen sind die kleinen Blutkapillaren. Im Allgemeinen kann man eine leichte Röte in diesem Bereich erkennen. Das ist normal und weist darauf hin, dass sich das Blut in gutem Zustand befindet. Normalerweise sollte man bei einer Person in gutem Gesundheitszustand keine Kapillaren sehen.

- ✔ Wenn Sie an dieser Stelle bläuliche Kapillaren sehen, deutet das auf eine Kälte im Magen hin, eine Schwäche. Sind sie dagegen sehr rot, deutet es auf eine Hitze im Magen hin.
- ✔ Wenn die Kapillaren schwarz sind, stagniert die Blutzirkulation.
- ✔ Erscheinen die Kapillaren rot, schwarz oder blau, kann man – abhängig von der Farbe – feststellen, ob der Körper von Kälte oder Hitze angegriffen wird und welchen Schweregrad die Krankheit hat.
- ✔ Sieht man sehr kleine, sehr kurze, sehr dünne Kapillaren, deutet dies auf einen Energiemangel hin.

Zu den Handflächen kann man außerdem hinzufügen:

- ✔ Wenn die Handfläche trocken und rissig ist, und wenn sie sich außerdem schält, kann dies auf eine Blutleere in der Leber, im Herzen oder in beidem hinweisen.
- ✔ Sehr starke Trockenheit und juckende Hände sind ein Zeichen für »Wind in der Haut«.
- ✔ Wenn die Hände schwitzen, ist dies im Wesentlichen dem Meridian des Herzens und der Lunge zuzuordnen. Dies kann von einer Erschöpfung des Qi oder des Yin stammen, oder von einer Hitze in einem der beiden Organe.

Die Finger

Auch die Morphologie der Finger spielt eine Rolle:

- ✔ Sind die Finger verjüngt, zu dünn, deutet dies auf eine unzureichende Qi-Zirkulation in den Jin Mai hin. Es kann auch eine maßgebliche Erschöpfung des Qi im Magen und in der Milz oder ein Zustand von Kälte und Feuchtigkeit in der Milz sein.
- ✔ Sind die Finger dagegen fleischig, deutet dies darauf hin, dass die Jin Mai eine gute Zirkulation aufweisen.

- Finger, deren Kuppe verbreitert ist, auch als »Trommelstock« bezeichnet, weisen auf eine Krankheit in der Lunge hin, oder ein Xu Yin, eine Schwäche von Niere und Lunge. Diese Fingerform findet man häufig bei chronischen Erkrankungen der Atemwege.
- Übermäßig aufgeschwollene Finger deuten häufig auf ein Obstruktionssyndrom hin, das schmerzhaft sein kann, entweder Kälte-Feuchtigkeit, Wind-Feuchtigkeit oder Hitze-Feuchtigkeit. In der westlichen Medizin spricht man auch von rheumatischen Erkrankungen.
- Es kann auch ein Problem der Stockung des Blutes des Herzens und der Leber anzeigen, ein Ödem aufgrund eines Yang Xu, eine Schwäche der Lunge und der Milz. Diesen Zustand findet man häufig bei älteren Menschen.
- Eingerissene Finger entstehen häufig bei einer Erschöpfung des Blutes, aber auch bei einer Stockung des Blutes.
- Es gibt auch sehr dicke Finger, die wie ausgestopft aussehen. Dies hat im Allgemeinen mit einer Erschöpfung des Blutes und des Qi zu tun.
- Verkrüppelte und faltige Finger weisen darauf hin, dass ein signifikanter Verlust von organischen Flüssigkeiten vorliegt, was unter anderem durch starkes Schwitzen, lange Phasen der Diarrhö oder des unstillbaren Erbrechens verursacht werden kann.
- Eine starke Deformation der Fingergelenke liegt häufig an einem schmerzhaften und chronischen Verstopfungssyndrom. Diese Stagnation führt zu einer lokalen Entzündung mit Verdampfung organischer Flüssigkeiten. Diese Hitze begünstigt die Entstehung von Tan. Tan ist somit die wichtigste Ursache für diese Verformungen. Wir werden später noch mehr über Tan sprechen.

Welcher Handtyp sind Sie?

In der TCM gibt es fünf Handmorphologien. Jede von ihnen kennzeichnet eine Prädisposition für verschiedene Krankheiten im Hinblick auf die Theorie der fünf Elemente. Sehen wir uns diese fünf Hände an.

Die Holzhand

Dies ist eine normale, gut proportionierte Hand. Sie ist nicht zu lang, nicht zu kurz, nicht zu breit, nicht zu dick. Sie ist nicht ausgemergelt. Im Gegenzug dazu hat sie die Besonderheit, knorrig zu sein. Diese Hand ist in der Handfläche besonders geriffelt. Auf Höhe der Finger sind diese Riffeln parallel und zahlreiche Rillen durchlaufen die Handfläche. Abhängig von den Händen können diese Rillen mehr oder weniger tief sein. Eine weitere Besonderheit gibt es auf dem Handrücken, der den Eindruck vermittelt, knorrig zu sein, insbesondere an den Fingergrundgelenken. Der Nagel ist wohlproportioniert, hat aber die Besonderheit, gewölbt zu sein. Wenn die Person eine Yang-Tendenz hat, ist er hart, fest, mit großem Mond. Bei Personen mit Yin-Tendenz kann er bröckelig und brüchig sein.

Diese Nägel haben die Besonderheit, dass sie häufig abgenagt sind. Denken Sie daran, dass Holz und Leber zusammengehören und dass die Qi-Blockade der Leber unter der Wirkung von inneren Emotionen Nervositäten auslösen kann, insbesondere Nägelkauen.

Die Feuerhand

Diese Hand ist im Allgemeinen lang, die Finger sind schmal und beweglich. Sie haben auch die Eigenschaft, dass sie sich sehr breit abspreizen. Es sind sehr schlaffe Finger, und wenn sie gestreckt werden, bildet sich eine Vertiefung zwischen dem Daumenballen und dem Ballen. Wenn die Hand vollständig ausgestreckt ist, erinnert sie an einen Hühnerfuß. Diese Hand besitzt die Besonderheit, dass der fünfte Mittelhandknochen besonders schlaff ist. Dieser fünfte Finger biegt sich sehr leicht auf natürliche Weise nach außen, sodass der Eindruck entsteht, die Person sei leicht manieriert in ihrer Gestik. Der Nagel der Feuerhand ist lang und eher schmal. Wenn man ihn wachsen lässt, nimmt er eine lange Form an, oval am Ende und sehr spitz. Er ist gewölbt, sehr viel mehr als der vorhergehende.

Die Erdhand

Die Erdhand ist viel kürzer als die anderen. Betrachtet man die Handfläche, kann sie in ein Rechteck eingeschrieben erscheinen. Die Finger sind kurz. Die wichtigste Charakteristik ist jedoch, dass sie dick und gut gepolstert ist. Die Finger sind sehr kurz und erscheinen abgebunden. Häufig findet man nur eine einzige Falte an den Fingergrundgelenken. Die Hand ist breit am Daumenansatz. Der Daumenballen, der Daumen und der Ballen sind fleischig. Wenn die Person ihre Faust schließt, hat die Hand die Form einer Birne.

Der Nagel der Erdhand ist dreieckig, die Spitze geht nach unten. An der Wurzel unterscheidet sich der Nagel sehr stark vom Gewebe des Fingergliedes, was den Anschein einer scharfen Wölbung um den Nagel herum erweckt. Die Haut kann sich dann leicht ablösen, und oft nagen diese Menschen an ihrer Haut, weil sie leicht zu erreichen ist. Der Nagel ist im Gegensatz zu anderen Händen nicht gewölbt, sondern eher flach.

Die Metallhand

Sie ist typischerweise lang und sieht aus wie ein regelmäßiges Oval. Die Handfläche selbst ist sehr lang, mit ebenfalls sehr langen Fingern, aber nicht sehr schmalen. Eine Besonderheit: Bei vielen Metallhänden neigen die oberen Fingerglieder, insbesondere bei Zeige- und Mittelfinger, dazu, sich nach außen zu neigen, oder keine der drei Fingerglieder liegen in einer Linie. Mit zunehmendem Alter können diese Missbildungen ausgeprägter werden und leicht zu Polyarthritis führen. Die Hand wird dann deformiert und die Finger werden krumm.

Auf der Handflächenseite der Finger ist an den Falten der Mittelhandgrundgelenke eine Reihe von charakteristischen Falten zu sehen, oft drei oder mehr. In der chinesischen Medizin nennt man das eine »Dreifachverbindung«. Der Nagel ist eher rechteckig mit rechten

Winkeln, an der Basis leicht gewölbt. Sehr oft gibt es Streifen in Längsrichtung. Er ist mäßig gewölbt. In einigen Fällen kann er an diesen langen Fingern kurz und in beide Richtungen abgerundet sein, was ihm das Aussehen einer Muschel verleiht. Das letzte Fingerglied kann sich verbreitern und das charakteristische Aussehen von Trommelstöcken annehmen. Wir wissen, dass Metall und Lunge zusammengehören und oft finden wir bei Menschen mit chronischer Ateminsuffizienz, wie zum Beispiel Menschen mit Mukoviszidose, diese Trommelstockfinger. Aber diese Form kann auch konstitutionell bedingt sein, ohne eine zugrunde liegende Krankheit.

Die Wasserhand

Die Wasserhand ist eine tendenziell kurze Hand mit kurzen Fingern. Die Haut, auch in der Handfläche und außen, ist tendenziell weich, entspannt. Die Finger machen häufig den Eindruck, Wassereinlagerungen aufzuweisen. Es gibt ein besonderes Merkmal an der Außenseite der Finger auf Höhe des Gelenks der beiden ersten Fingerglieder: Wenn die Finger ausgestreckt sind, sieht man statt einer Beule eine Vertiefung, und wenn man Hautfalten nimmt und sie nach oben anhebt, kehren sie nicht an ihren ursprünglichen Ort zurück. Die Haut hält die Falte. Ein weiteres Merkmal, ebenfalls auf der Außenseite, ist, dass das letzte Fingerglied flach ist und die Haut faltig und welk, ähnlich wie Vorhangfalten, auf beiden Seiten der Nagelbasis. Dieses welke Aussehen verdunkelt die Farbe der letzten Fingerglieder, die bräunlich aussehen können. In anderen Fällen hingegen ist das Fingerglied völlig glatt, ohne jegliche Faltenbildung.

Der Nagel hat oft die Form eines Trapezes, mit der kurzen Basis nach unten. Der Mond ist oft gut entwickelt und kann sogar halbmondförmig sein, wie eine Mondsichel. Der Nagel ist oft weich, zerbrechlich und wird deshalb von der betreffenden Person oft kurz geschnitten. Es ist ein sehr flacher Nagel, von allen Nageltypen am wenigsten gewölbt. Oft ist es schwierig zu erkennen, wo das Gewebe endet und wo der Nagel beginnt, weil das Fingerglied und der Nagel so flach sind.

Gemischte Hände

So weit zur Studie der fünf Hände. Beachten Sie jedoch, dass man selten Hände mit so klar abgegrenzten Eigenschaften findet. Häufig hat man es mit »gemischten Händen« zu tun, die jeweils zwei oder drei der Typologieelemente aufweisen, die wir oben beschrieben haben.

Beispielsweise gibt es Feuer-Wasser-Hände. Häufig ist eine Konstitution dominant, die dann die morphopsychologischen Eigenschaften der Person prägt, und die andere Konstitution ist sekundär.

Man findet auch Wasser-Feuer-, Holz-Feuer- oder Feuer-Holz-Hände und so weiter. Dieser diagnostische Ansatz findet in der chinesischen Medizin sehr großen Anklang. Man braucht dafür Zeit und Erfahrung, aber kombiniert mit den anderen Beobachtungsquellen kann er uns helfen, sehr schnell ein physisches und psychologisches Profil unseres Patienten abzuleiten.

Untersuchung des Zeigefingers beim Kind

Im Allgemeinen erfolgt diese Untersuchung bei einem Kind von weniger als drei Jahren. Es ist sehr schwierig, zu diesem Zeitpunkt eine genaue Diagnose anhand radialer Pulse zu stellen. Der Platz zwischen den drei Fingern ist einfach zu klein. Man kann sich anderer Methoden bedienen, wie beispielsweise der Untersuchung des Zeigefingers und insbesondere der Venen dieses Fingers. Der Zeigefinger kann in drei Teile unterteilt werden:

- ✔ Der erste Teil befindet sich an der Spitze des Fingers auf Höhe des ersten Fingergliedes. Man bezeichnet ihn als die »Barriere gegen den Wind«.
- ✔ Der zweite Teil befindet sich auf Höhe des zweiten Fingergliedes und heißt »Barriere des Qi«, die Barriere der Energie.
- ✔ Der dritte Teil schließlich befindet sich im unteren Teil, am dritten Fingerglied, und er heißt »die Barriere des Lebens«.

Dies sind die drei Barrieren, die »drei Tore des Lebens, des Qi und des Windes«. Bei einem gesunden Kind sollte die Fingerader an der Windbarriere rosafarben oder leicht violett sein. Diese Ader sollte sehr unauffällig und manchmal sogar unsichtbar sein. Diese Vene variiert mit der Außentemperatur und dem Alter des Babys. Normalerweise schräg und fein, ist sie im Falle von Hitze dicker und bei Kälte feiner und kürzer. Sie ist bei Kleinkindern unter einem Jahr länger und verkürzt sich mit zunehmendem Alter. Das ist also normal. Für die Untersuchung brauchen wir eine ausreichend starke Beleuchtung. Die Hand des Kindes wird mit der einen Hand gehalten und der Daumen der anderen Hand wird mehrmals darauf hin- und herbewegt, um die Vene besser sichtbar zu machen.

Betrachten wir jetzt, welche Informationen wir aus der Untersuchung dieser Vene ableiten können:

- ✔ Wenn bei einer Erkrankung die Vene bis zur Windbarriere sichtbar ist, deutet dies darauf hin, dass die Erkrankung mäßig ist, also nicht besonders schwerwiegend. Erstreckt sie sich dagegen bis zur Qi-Barriere, am zweiten Fingerglied, ist die Krankheit ernster. Wenn diese Vene schließlich bis zum dritten Fingerglied reicht, zum Tor des Lebens, dann ist die Krankheit viel schwerwiegender. Wenn sie sich bis zur Spitze des Zeigefingers erstreckt, ist die Prognose sehr ernst und sogar ungünstig.
- ✔ Ist die Farbe dieser Vene leicht rosa oder weißlich, deutet dies auf eine Insuffizienz des Blutes und der Energie hin.
- ✔ Bei einem sehr tiefen Rot ist ein Angriff externer Kälte anzunehmen.
- ✔ Ist die Vene dunkelrot oder purpurfarben, deutet dies auf eine starke Hitze hin.
- ✔ Eine bläuliche Farbe kann auf große Schmerzen und sogar Krämpfe hindeuten.
- ✔ Eine violette Farbe oder dunkelpurpurrote Vene kann auf einen kritischen Zustand des Babys hinweisen, eine allgemeine Stagnation des Blutes.

- Wenn man die Größe der Vene berücksichtigt, deutet eine feine Vene auf ein Symptom der Erschöpfung, einen Xu-Zustand des Mangels oder einen Zustand der Kälte hin. Im Gegenzug deutet eine dicke Vene auf ein Shi-Symptom, eine Fülle oder Hitze, hin.
- Ist die Vene gekrümmt oder mehrfach vorhanden, ist die Krankheit sehr ernsthaft.

Stellt man im Verlauf einer Krankheit eine schrittweise Erweiterung der Vene fest, deutet dies auf eine Verschlechterung hin. Wird die Vene dagegen schrittweise kleiner, ist das ein positives Zeichen: Die Krankheit zieht sich zurück.

IN DIESEM KAPITEL

Allgemeine Fallen

Bedingungen des Befragungsgesprächs

Die fünf Fragen des Arztes

Das Befragungsgespräch zu den Symptomen oder das »Lied der zehn Fragen«

Kapitel 7
Das Befragungsgespräch

Nach der Diagnose durch eine visuelle Untersuchung gehen wir zur Diagnose durch ein Befragungsgespräch über. Dabei wird der Patient nach seinem Gefühl befragt, nach seinen Symptomen, die er gegebenenfalls zeigt. Es wird versucht, den Verlauf der Symptome zu erkennen und sich eine genaue Vorstellung vom Zustand des Patienten zu verschaffen.

Auf Chinesisch heißt das Befragungsgespräch Wen Zhen. Es handelt sich dabei offensichtlich um einen unverzichtbaren Teil, um die Krankheit besser eingrenzen und verstehen zu können. Dank dieses Befragungsgesprächs kann der Arzt dann in Kontakt mit dem Patienten treten und sich mit ihm austauschen.

Die Chinesen sagen auch, dass das Geschick, das Taktgefühl, die Art und Weise, wie der Arzt diese Befragung durchführt, das Ergebnis der Behandlung zutiefst beeinflussen. Ganz allgemein gibt es zwei Phasen dieser Untersuchungsmethode:

- ✔ Eine erste Phase, die auch als die »Erfassung allgemeiner Informationen« bezeichnet werden kann: Dabei handelt es sich um ein normales Gespräch zwischen dem Arzt und seinem Patienten, bei dem die tieferen Ursachen der Krankheit in Erfahrung gebracht werden können. Familienprobleme, die Umwelt, das Wohnumfeld, die Herkunft, die Arbeit, das Gefühlsleben und so weiter werden ergebnisoffen besprochen.
- ✔ Eine zweite Phase, bei der eine Befragung zu den Symptomen stattfindet: Diese Befragung hat den Sinn, die vorherrschenden Ungleichgewichte zu erkennen. Jede Krankheit hat primäre und sekundäre Symptome. Die Befragung hilft auch, sich auf den systemischen Aspekt zu konzentrieren, wie beispielsweise den des Ba Gang (siehe Kapitel 3), und weniger auf die Analyse der Primär- und Sekundärsymptome.

Auf Fallen achten

- **Dies sollte keine ausschließliche Methode sein.** Einige Ärzte sind versucht, nur diese Methode anzuwenden, um anschließend vorgefertigte Behandlungstypen einzusetzen. In manchen Fällen kann dies ausreichend sein. Dennoch muss man daran denken, dass ein und dasselbe Symptom unterschiedliche Ursachen haben kann und dass sich der Arzt in seiner Diagnose maßgeblich täuschen kann, wenn er sich nur auf diese Untersuchungsmethode beschränkt.
- **Fehlendes Mitwirken des Patienten.** Viele Patienten können oder wollen ihr Problem nicht genau beschreiben. Ein trauriger Mann, der ständig weinen möchte, dem seine Erziehung dies aber verbietet, kann das Vorliegen dieses Zeichens verschweigen und es sogar sich selbst gegenüber leugnen. In diesem Fall wäre es für den Arzt ein sehr praktisches Indiz für die Lokalisierung der Krankheit, das hier bei der Lunge zu suchen ist.
- **Der Patient hält sich selbst für einen Arzt.** Häufig berichtet der Patient nur von den Symptomen, die ihm als wichtig erscheinen, woraus sich ein unvollständiges oder fehlerhaftes Bild der Situation ergibt. Der Arzt muss bei der Befragung deshalb aufmerksam auf eine präzise Beschreibung aller Symptome achten, ebenso wie auf den Verlauf der Krankheit. Wenn die Befragung oberflächlich erfolgt und kein Interesse gezeigt wird, hat der Patient nachvollziehbar einen ungünstigen Eindruck.
- **Die Befragung muss koordiniert und systematisch erfolgen.** Wir wissen, dass die chinesische Medizin auf der Einheit des Körpers basiert, auf seiner Beziehung zur Umgebung und natürlich auf dem Einfluss, den die Emotionen auf das Gleichgewicht der Organe haben. Angesichts der Zusammenhänge zwischen mehreren Faktoren ist jedes Symptom im Allgemeinen die natürliche Folge einer Hauptstörung. Häufig liegt ein zugrunde liegendes Hauptmuster vor, das die verschiedenen Symptome verursacht (auch wenn mehrere Muster gleichzeitig beteiligt sein können). Ein Symptom, das scheinbar keine Beziehung zum vorliegenden Problem hat, darf keinesfalls verworfen werden. Und es muss auch darauf geachtet werden, dass der Patient seine gesamte medizinische Geschichte erzählt.

Diese Gefahren können verringert werden, indem eine methodische Befragung angewendet wird, die wir jetzt genauer betrachten.

Bedingungen des Befragungsgesprächs

Im *Nei Jing* heißt es: »Möchte man jemanden befragen, muss man zuvor die Türen und Fenster schließen, dann beginnt das Befragungsgespräch.« Ein Befragungsgespräch muss unter den richtigen Bedingungen stattfinden, nämlich, wenn eine geeignete Umgebung geschaffen ist. Andernfalls hat der Patient nicht die erforderliche Konzentration, um unsere

Fragen korrekt zu beantworten. Der Arzt muss sich in dieser Umgebung wie innerhalb seiner eigenen Wände fühlen, und er muss sich gut fühlen. Und auch der Patient sollte, wenn er dieses Zimmer betritt, sich an der Dekoration und am Ambiente erfreuen und sofort in die richtige Stimmung kommen. Die Dekoration und der Ort müssen inspirieren und ein ruhiges und entspanntes Gefühl vermitteln.

Patient und Arzt müssen gleichermaßen ruhig sein. Und natürlich muss der Arzt ein Gefühl der Ruhe und Entspanntheit vermitteln, das den weiteren Austausch begünstigt. Der Arzt sollte nicht nur ruhig sein, sondern auch aufmerksam und konzentriert.

Vergessen wir nicht, dass der Arzt eine Rolle des Prüfers, des Befragers spielt und dass er sich maximal auf alle Symptome konzentrieren muss, damit er kein Anzeichen übersieht.

Der Arzt muss Geduld und Konzentration beweisen, um sehr präzise Fragen stellen zu können. In unserer heutigen Welt ist es vielleicht zumindest in der ersten Sitzung anzuraten, nicht ans Telefon zu gehen und ganz dem Patienten zuzuhören.

Dies kann zu Beginn kompliziert sei, aber man gewöhnt sich relativ schnell daran: Während der Beratung sollte man nur im Ausnahmefall weitere Personen zulassen. Es ist wichtig, allein mit dem Patienten zu sein. Wenn es bei dem Befragungsgespräch um Details aus dem Privatleben geht, möchte der Patient wahrscheinlich nicht vor einem Dritten darüber sprechen. Wenn eine andere Person anwesend ist, dann ist es wahrscheinlich, dass der Patient nicht alles sagt oder vielleicht die Wahrheit verschleiert.

Die fünf Fragen des Arztes

Hier die fünf wichtigsten Fragen, die der Arzt allen seinen Patienten stellen sollte. Sie nicht zu stellen, oder eine davon wegzulassen, ist in jedem Fall ein Fehler.

Der Ursprung

Die erste Frage – zusätzlich zu seinem Lebenslauf – betrifft seine Wurzeln. Wo ist er geboren, wo ist die Heimat seiner Familie? Diese Art Frage ist sehr wichtig. Manche Krankheiten treten in bestimmten Regionen häufiger auf. Ein Kropf beispielsweise entwickelt sich öfter in bergigen Regionen, und Rheuma, das mit Feuchtigkeit zusammenhängt, wird im Verständnis der TCM durch feuchte Klimabedingungen begünstigt.

Wenn man eine Person nach ihrer Heimat fragt, sollte man nicht nur die häufigsten Krankheiten in dieser Region kennen, sondern kann auch bestimmte Schlussfolgerungen im Hinblick auf das Klima und die Ernährungsgewohnheiten ziehen. In manchen Regionen beispielsweise essen die Menschen gerne scharf, in anderen lieber salzig. Die Ernährungsgewohnheiten beeinflussen die Verdauung ganz maßgeblich.

Der Beruf

Wenn die Person bei der Arbeit körperlich hart arbeiten muss, diese Situation aber relativ neu ist, beeinträchtigt dies womöglich schnell ihre Energie, ihren Atem, ihr Qi. Wenn die Person dauerhaft sitzt und sich nicht genügend bewegt, heißt es, »sie belastet ihre Milz«: Sie hat Probleme mit der Verdauung ihrer Nahrung. Ein weiteres Beispiel: Tinnitus oder ein Hörsturz haben nicht unbedingt mit dem Ungleichgewicht innerer Organe zu tun. Die Ursache kann auch eine Umgebung mit übermäßigem Geräuschaufkommen sein.

Die Lebensgewohnheiten

Die nächste Phase des Befragungsgesprächs muss sich auf die Lebensweise konzentrieren, die Gewohnheiten beim Aufstehen und Schlafengehen, die Essgewohnheiten. Die Antworten auf alle diese Fragen sind Indizien, die der aufmerksame Arzt kennen muss. Wir sind hier immer auf der Suche nach der Tatwaffe!

Wenn Ihnen die Person während des Befragungsgesprächs sagt, dass sie gern Zucker isst, kann dies ihre Milz beeinträchtigen, und wenn sie gerne salzig isst, kann dies die Nieren beeinträchtigen. Isst sie dagegen gerne sauer, kann das ein Hinweis auf eine beeinträchtigte Leber sein. Isst sie gerne übermäßig scharf und pikant, belastet dies ihre Lunge, und eine zu bittere Ernährung geht auf das Herz. Es ist also von grundlegender Bedeutung, den Patienten zu seinen Ernährungsgewohnheiten zu befragen, und wenn Sie wissen, was die Person am meisten isst, fragen Sie sie nach ihren Gelüsten.

Wenn eine Person vollkommen gesund und gut eingestellt ist, kann sie einem vorübergehenden Verlangen, das der Körper sendet, einfach nachgeben. Durch die Ernährung versucht der Körper, sich selbst zu regulieren. Bestehen die Ungleichgewichte dagegen schon lange und sind chronisch geworden, führt die weitere Erfüllung dieser Verlangen den Körper zur Selbstzerstörung. Bei Niereninsuffizienz geht das Verlangen zu salziger Nahrung, und je mehr der Betroffene davon isst, desto schlechter werden seine Nieren. Es kann auch sein, dass die Person zu viel trinkt, womöglich täglich sehr viel mehr als den Liter, der für unsere tägliche Wasseraufnahme ausreichend ist. Ist die Person an das Teetrinken gewöhnt und trinkt zu viel, kann dies zur Tan-Feuchtigkeit führen.

Wenn der Patient zu völlig ungleichmäßigen Uhrzeiten aufsteht oder schlafen geht, kann er seine Batterie nicht mehr gut aufladen. Er verliert damit die Fähigkeit der Selbstheilung seines Organismus.

Der Gefühlszustand

Anschließend ist es wichtig, sich über den Gefühlszustand des Patienten zu erkundigen, seinen Geisteszustand. Man muss sich sehr schnell einen Überblick über seinen Gefühlszustand und seine dominanten Emotionen verschaffen, sowohl in der Vergangenheit als auch in der Gegenwart. Diese Befragung ist von zentraler Bedeutung. Sie zu vernachlässigen, wäre der vierte Fehler, der auf keinen Fall gemacht werden darf. Andernfalls würden wir die Spitze, die Oberfläche der Krankheit, behandeln und nicht ihre Wurzel.

Ein Zitat aus dem *Nei Jing*

»Wenn das äußere Erscheinungsbild des Körpers auf eine glückliche Person hinweist, wenn sie ruhig erscheint, aber sehr tief in sich das Gefühl hat, dass ihr Leben traurig ist, ist dies eine Ursache für die Krankheit.

Wenn das äußere Erscheinungsbild des Körpers auf eine glückliche Person hinweist, deren dominante Emotion die Freude ist, diese Freude aber übermäßig ist, kann auch dies auf eine Krankheit hinweisen.

Wenn das Erscheinungsbild der Person ruhig und glücklich ist, aber ihre Emotionen eher verbittert sind, weist dies auf eine Krankheit der Gefäße hin, der Mai.

Wenn das Erscheinungsbild der Person auf körperlicher Ebene eher traurig ist, weil sie unter anderem ein schwieriges Leben hatte, aber auf emotionaler Ebene eher von freudigem Temperament, betrifft die Krankheit meistens die Sehnen.

Wenn das Erscheinungsbild der Person hauptsächlich traurig ist, auch auf emotionaler Ebene, hat die Krankheit mit dem Hals zu tun.

Wenn der Körper häufig Schrecken oder Angst erlebt, kann er Krankheit durch Verstopfung der Gefäße entwickeln, Jing Luo.«

Der Ursprung der Krankheit

Wir müssen den Patienten also fragen, unter welchen Umständen er die Krankheit wahrgenommen hat, wie sie aufgetreten ist. Damit suchen wir nach der Primärursache der Krankheit.

- ✔ Wenn der Patient beispielsweise aus einem Land mit warmem und feuchtem Klima kommt und wenn er über Probleme mit Diarrhö und Bauchschmerzen klagt, ist die Diagnose einer Penetration von Hitze-Feuchtigkeit naheliegend.
- ✔ Wenn er gerade vom Skifahren kommt und seit seiner Rückkehr Fieber hat, ist zu erkennen, dass er von ungünstiger Kälte angegriffen wurde.
- ✔ Wenn der Patient vor seiner Erkrankung eine starke Auseinandersetzung hatte und in Wut gebracht wurde, ist die Ursache für seine Krankheit ein emotionaler Impuls.
- ✔ Wenn er erklärt, dass er sich nach einer sehr opulenten Mahlzeit nicht mehr gut gefühlt hat und anschließend krank geworden ist, hat sein Problem sehr wahrscheinlich mit den Nahrungsmitteln zu tun.

⚠ Beim Befragungsgespräch muss auch festgestellt werden, welche Medikamente der Patient einnimmt. Man muss wissen, dass eine langfristige Einnahme von Medikamenten, vor allem nach der modernen Chemie und insbesondere für die Behandlung von Bluthochdruck oder Depressionen, das Auftreten einer Stagnation von Blut und Energie begünstigt, begleitet von Symptomen innerer Kälte.

> Diese Medikamente sind ihrer Art nach von großer Kälte, und sie schaffen das Risiko, Symptome zu erzeugen, die die primäre Symptomatik hinter der Krankheit verbergen. Dies muss berücksichtigt werden, um sich ein Bild über den aktuellen Zustand des Patienten zu machen.

Für eine genaue Vorstellung von der Krankheit müssen Sie also

- ✔ ihren Ursprung ermitteln,
- ✔ ihre Entwicklung verstehen und
- ✔ eine Behandlung ableiten.

Das Befragungsgespräch nach den Symptomen oder das »Lied der zehn Fragen«

Im ersten Teil des Befragungsgesprächs haben wir uns für die Vergangenheit des Patienten interessiert, ebenso wie für den Verlauf und die Entwicklung der Krankheit. Dies ist ein normales Gespräch mit unserem Patienten, das sehr gut im zweiten Teil der Sitzung oder in einer zweiten Sitzung stattfinden kann. Alles eine Frage der Wahrnehmung und des Kontakts zwischen Patient und Arzt.

> Im zweiten Teil geht es um die aktuelle Situation, um die Anzeichen, die der Patient aktuell aufweist. Diese symptomatologische Befragung ist sehr zielgerichtet. Die Fragen sollten sehr schnell gestellt werden, sodass der Patient nicht zu viel Zeit hat, darüber nachzudenken und sich hinter den Antworten zu verbergen, was letztlich damit enden würde, dass keine detaillierteren Informationen in Erfahrung gebracht werden können.

Bei der Befragung durch den Arzt soll die Bestimmung der Krankheit den Patienten in die Theorie des Ba Gang »einschließen«. Ziel ist zu erkennen, ob die Krankheit oder das Symptom Yin oder Yang ist, intern (Li) oder extern (Xu) oder Shi, das heißt Schwäche oder Fülle, und schließlich, ob sie heiß (Re) oder kalt (Han) ist. Man muss außerdem in Erfahrung bringen, in welchem Meridian sich die Krankheit befindet oder in welchem Organ. Aus diesem Grund müssen die Fragen auf diese Punkte ausgerichtet sein.

Der Arzt verwendet dazu eine Reihe von Fragen, insbesondere das »Verfahren der zehn Fragen«. Diese Praktik wurde von Zhang Jing Yue (1563–1640) eingeführt. Dieser Autor ist eine der großen Figuren der chinesischen Medizin. Er ist einer der berühmten Kommentatoren des *Nei Jing*, und man verdankt ihm viele Erklärungen zu schwierigen Themen. Zhang Jing Yue schlägt die folgenden zehn Themen zu den Fragen vor:

- ✔ Kälte und Hitze
- ✔ Schweiß

- ✔ Schmerzen
- ✔ Urin und Stuhlgang
- ✔ Appetit und Gelüste
- ✔ Empfindungen im Thorax und im Unterleib
- ✔ Gehör
- ✔ Durst
- ✔ Schlaf und Träume
- ✔ gynäkologisches Verhalten

Man spricht auch vom »Lied der zehn Fragen«. Sehen wir sie uns nacheinander an.

Die Frage zu Kälte und Hitze

Diese Frage ist bei der Diagnose durch ein Befragungsgespräch von maßgeblicher Bedeutung.

- ✔ Wenn der Patient erklärt, dass er auf Kälte empfindlich reagiert und dass er Fieber hat, sind diese Symptome häufig durch Krankheiten mit externer Ursache entstanden.
- ✔ Wenn es um den Wind geht, würde er einfach sagen, dass er den Wind nicht mag. Wenn er die Tür schließt, kann man sagen, dass er empfindlich auf Wind reagiert.
- ✔ Sind es dagegen Wind und Kälte, die den Körper gleichzeitig angegriffen haben, reagiert die Person empfindlich auf Kälte und gleichzeitig auf Wind.
- ✔ Wenn die Person nach dem Zudecken keine Empfindlichkeit auf Kälte hat, handelt es sich sehr wahrscheinlich um eine Krankheit mit externer Ursache. Friert sie trotz des Zudeckens weiterhin, kann man darauf schließen, dass sie sich vor einer Yang-Insuffizienz des Körpers befindet und dass man es mit einer internen Ursache zu tun hat.
- ✔ Dieselbe Art Untersuchung muss für die Empfindlichkeit oder Unerträglichkeit auf Hitze angewendet werden. Bei einem Fieber mit externer Ursache beispielsweise steigt die Hitze schrittweise, und wenn die Störung behoben ist, sinkt es schnell wieder. In diesem Fall einer externen Krankheit befindet sich die Hitze auf der Oberfläche der Haut, auf der Oberfläche des Körpers.

Das Abtasten der Hand ist sehr wichtig. Wenn der Handrücken sehr warm ist, kann das eher auf eine externe Ursache hinweisen. Ist dagegen die Handinnenfläche warm, handelt es sich sicher um eine Krankheit mit innerem Ursprung. Der Thorax und der Bauch können ebenfalls heiß sein.

Die Frage zur Transpiration

Wir wissen, dass Schweiß durch die Poren der Haut austritt. Die Poren werden durch die Lunge kontrolliert. Die Lunge kontrolliert auch den Atem, das Qi, aber auch die Abwehrenergie, Wei Qi. Diese Energie, das Wei Qi, gestattet, die Poren der Haut zu verschließen, um den Körper vor externen Angriffen durch Kälte und Hitze zu schützen. Eine weitere sehr wichtige Funktion des Wei Qi ist, die Hitze des Körpers, das Yang, entweichen zu lassen. Übermäßiges Schwitzen muss jedoch Aufmerksamkeit erhalten. Wenn man die Frage zur Transpiration stellt, gibt es zwei Möglichkeiten: entweder ein Übermaß an Transpiration oder im Gegenteil dazu eine fehlende Transpiration, auch als Anhidrose bezeichnet. Und diese Transpiration kann aufgrund eines externen Angriffs oder eines inneren Problems entstehen.

Betrachten wir ein paar Beispiele für Transpiration mit externem Ursprung:

- ✔ Wenn sehr viel Hitze vorliegt, es aber keine Transpiration gibt, ist die Abwehrenergie nicht groß genug, um dieses überschüssige Yang auszuscheiden. Dies weist auch auf eine Schwäche der Lunge hin (Kontrolle des Wei Qi und der Poren).
- ✔ Wenn Kälte in den Organismus eindringt (Kälte überwindet das Wei Qi), kann die Kälte bewirken, dass sich die Poren der Haut verschließen. Dieses »Einschließen der Kälte« wandelt sich schließlich in Feuer um. Die Person hat Kopfweh, ihr Puls flattert und sie ist angespannt. Es ist zu viel Yang im Körper, das nicht entweichen kann. Die Person hat Probleme mit den Gelenken, überall im Körper mit wechselnder Intensität und Lokalisation. Es ist wichtig, unseren Patienten zu fragen, ob er schwitzt, nachdem er sich erkältet hat. Ist dies nicht der Fall, bestätigt dies offensichtlich die Diagnose, dass Kälte in den Körper eingedrungen ist.
- ✔ Wenn das Wei Qi, die Abwehrenergie, zum Zeitpunkt eines Kälteangriffs stark genug ist, findet Transpiration statt. Dies ist ein gutes Zeichen, weil der Körper die Störung nach außen ableitet. Wir haben also die Temperatur vor dem Schwitzen, was darauf hindeutet, dass es einen Kampf zwischen der störenden Energie (Kälte) und der guten Energie (Wei Qi) gibt, anschließend Schwitzen und Ausscheidung: Die Kälte verlässt den Körper. Der Patient ist geheilt.

In der Praxis

Betrachten wir jetzt einige Beispiele für innere Ursachen, die Transpiration auslösen können. Der Schweiß, die Transpiration, ist die Flüssigkeit des Herzens. So wie das Herz das Blut kontrolliert, kontrolliert das Blut die Transpiration. Wenn man zu viel schwitzt, werden die Flüssigkeiten, die nährenden Säfte im Blut, vermindert, und damit sinkt die Qualität des Blutes. In der Konsequenz kann das Herz auch betroffen sein. Aus diesem Grund sagt das *Nei Jing*, dass das Herz auf alle internen Krankheiten überwacht werden muss, die eine übermäßige Transpiration auslösen. Die Person darf nicht zu sehr schwitzen.

Die Säfte Jin Ye sind die befeuchtenden Substanzen (Flüssigkeit in der Zelle, zwischen den Darmschlingen, Feuchtigkeitsfilm der Haut und der Schleimhäute) und die Flüssigkeiten in den Gelenken und der Blase, bis diese als Urin ausgeschieden werden.

Die Gefahr übermäßiger Saunagänge

In den Hygieneregeln für das Leben nach Professor Leung Kok Yuen wird natürlich das Problem einer übermäßigen Transpiration angesprochen. Es nützt nichts, und es kann sogar sehr schädlich sein, durch übermäßigen Sport eine zu starke Transpiration auszulösen. Er warnt insbesondere vor Dingen wie der Sauna. Kurze Saunagänge können die Ausscheidung über den Schweiß unterstützen. Praktiziert man dies jedoch zu oft, oder vor allem zu lang, riskiert man, das Blut und unsere Säfte zu erschöpfen, und damit unser Herz. All dies gilt vor allem für Personen, die bereits Herzprobleme haben.

Wenn die Yang-Energie des Körpers nicht ausreicht, kann diese schützende Energie ihre Aufgabe als Barriere nicht erfüllen. Diese Transpiration hat – im Gegensatz zu derjenigen mit externen Ursachen – keinen Geruch und keinen Geschmack und der Körper zeigt kein Fieber, auch wenn er schwitzt. Gleichzeitig hat er die Tendenz zu frieren.

Die Transpiration, die als Ursache einen Yin-Mangel hat, ist eine nur nächtliche Transpiration. Tagsüber gibt es keine Transpirationsepisoden. Die Person erlebt sie nur nachts. Wenn sie wach wird, ist der Körper ganz feucht. Man spricht auch von einem »heimlichen Schweiß«.

Transpiration findet an den folgenden Stellen statt:

- Eine Transpiration nur der Hände kommt häufig von einem leeren Qi der Lunge oder des Herzens, oder der Hitze von Lunge oder Herz.
- Eine Transpiration der Brust kennzeichnet ein Yin-Syndrom.
- Wenn der Patient Mattigkeit aufweist, wenn er mehr oder weniger anorektisch ist, wenn er unter Herzflattern oder Schlaflosigkeit leidet, handelt es sich um eine Leere der Milz und des Herzens. Es kann aber auch ein Nieren-/Herzproblem vorliegen, wenn mehr Herzflattern oder Schlaflosigkeit auftreten, wenn er viel träumt und Schmerzen in den Lenden und Knien hat.

Bei der Befragung zur Transpiration muss man also nach der Tageszeit, nach dem Ort, nach der Menge, nach dem Geruch und nach den wichtigsten zugehörigen Zeichen fragen.

Die Frage zu den Schmerzen

Die Schmerzen sind ein subjektives Symptom, das man in der Klinik häufig findet. Sie können in jeder Körperregion auftreten. Jeder Teil des Organismus ist einem der »fünf Vollorgane oder sechs Hohlorgane« zugeordnet, den »fünf Zang und sechs Fu«, einem Meridian oder einer seiner Verzweigungen. Deshalb kann anhand der Position der Schmerzen genau erkannt werden, welches Organ oder welcher Meridian von diesem pathologischen Ausdruck betroffen ist.

Beispiel Kopfschmerzen

Betrachten wir beispielsweise Kopfschmerzen, das häufigste Symptom in unserer westlichen Gesellschaft. Wenn wir eine Person befragen und sie berichtet, häufig Kopfschmerzen zu haben, müssen wir zwischen Schmerzen mit externem Ursprung und Schmerzen mit internem Ursprung unterscheiden. Kopfschmerzen mit externem Ursprung werden vor allem von störender Kälte verursacht.

- ✔ Wenn der Wind die Ursache ist, hat die Person selten sofort Kopfschmerzen, sondern erst danach.
- ✔ Die Hitze des Sommers kann ebenfalls die Ursache sein. Sie kennen alle den sogenannten »Hitzschlag«. Ist dies der Fall, hat die Person nicht nur starke Kopfschmerzen, sondern auch Durst und sie schwitzt spontan.
- ✔ Sie kann auch ein ansteigendes Feuer im Körper haben, ebenso wie Tan (Feuchtigkeit), das die Jing Luo blockiert, die Meridiane, was dazu führt, dass das Feuer ansteigt.

Bei Kopfschmerzen mit interner Ursache kommt häufig eine chronische Erkrankung ins Spiel.

- ✔ Wenn die Ursache eine interne Hitze ist, können die Kopfschmerzen von Symptomen begleitet werden, die mit den Augen, den Ohren, der Nase oder dem Hals zu tun haben.
- ✔ Wenn die Hitze in der Lunge vorliegt, treten neben den Kopfschmerzen häufig Pickel auf der Nase auf.
- ✔ Wenn die Ursache mit dem überschüssigen Yang der Niere verbunden ist, treten neben den Kopfschmerzen häufig auch Probleme mit den Ohren auf.
- ✔ Befindet sich das Feuer in der Leber, wird dies von einem sklerotischen Rot mit einer Entzündung der Augen begleitet.
- ✔ Kopfschmerzen mit innerer Ursache können auch die Folge eines Yin-Mangels sein, eines Yin Xu.
- ✔ Eine übermäßige Aufnahme von Alkohol bringt das Yang in Wallung. Diese Wallung des Yang schädigt das Yin des Körpers.
- ✔ Ein ähnliches Problem findet man bei einer übermäßigen sexuellen Aktivität, oder jedenfalls bei einer wiederholten Ejakulation. In diesem Fall entsteht ein Verlust des Jing Ye, die Säfte der Niere werden unzureichend und das Yang steigt, was wiederum Kopfschmerzen verursachen kann.
- ✔ Bei einer Überarbeitung kann das Zhong Qi, die »Energie der Mitte«, unzureichend sein. In diesem Fall ist die Milz betroffen. Das Yang steigt an und verursacht diese Schmerzen.

Eine weitere Ursache für Kopfschmerzen tritt häufig bei Frauen auf, häufiger als bei Männern, nämlich bei einem gestörten Blutkreislauf. Dazu muss man wissen, dass der Auslöser der Menstruation sich nach der chinesischen Medizin in der Energie der Leber befindet. Das Yang der Leber drückt das Blut heraus. Gibt es jedoch einen Zustand der Stagnation der Energie auf Höhe der Leber, beispielsweise bei einer emotionalen Blockade, unterdrückte Emotionen, ist nicht genügend Yang mobilisierbar, um die Menstruation auszulösen, und natürlich nicht genügend Yang auf Kopfebene. Zu viel Yin durch einen Mangel an Yang auf Kopfebene kann eine Stagnation begünstigen, die Kopfschmerzen verursacht.

Die Diagnostik durch das Befragungsgespräch muss auch die Intensität der Schmerzen und ihre Position feststellen. Bei einem externen Angriff erscheinen die Kopfschmerzen sehr schnell, wenn der Körper durch die Störung angegriffen wird, und es ist ein starker, spitzer Schmerz. Er dauert genauso lange wie die Störung von außen und der Kampf, den der Körper gerade führt. Darüber hinaus tritt er nicht wiederholt auf, es sei denn, es erfolgt ein weiterer Angriff.

Bei einer inneren Krankheit

Wenn es sich dagegen um eine innere Krankheit handelt, beispielsweise aufgrund des Yin Xu der Frau während ihrer Menstruation, können diese Kopfschmerzen wiederholt auftreten und ihre Wiederholung kann chronisch sein, über Jahre dauern, manchmal mit Zeiträumen einer Unterbrechung. Die Kopfschmerzen können dann sehr stark sein. Ihre Position folgt häufig dem Verlauf der Meridiane. Beispielsweise durchläuft ein temporärer Schmerz hier oder da den Meridian der Gallenblase, was sehr häufig mit einer Stagnation der Energie auf Höhe der Leber in Zusammenhang zu bringen ist.

Bei einem allgemeinen Schmerz im Körper muss man zwischen externen Symptomen und internen Symptomen unterscheiden. Anschließend muss man überprüfen, ob diese Schmerzen mit Hitze oder Kälte verbunden sind. Es ist also nicht ganz einfach. Man darf nicht nur ein einziges Symptom betrachten und dann zu schnelle Rückschlüsse auf die Krankheit ziehen.

Schmerzen, die durch ein externes Element verursacht werden

Schmerzen, die durch ein externes Element verursacht werden, wie beispielsweise Kälte oder Wind, sind nicht auf einen einzigen Ort begrenzt. Sie können den gesamten Körper durchlaufen. Beginnt ein Schmerz beispielsweise an der Schulter, kann er weiter in den Rücken ziehen, in den Thorax, in die Hände oder die Füße. Die Schmerzen sind einfach da, aber es gibt keine externen Anzeichen, wie beispielsweise Schwellungen oder Rötungen.

Eine übermäßige Hitze im Inneren des Körpers kann diese Art der Schmerzen verursachen. Der Organismus versucht, diese Hitze abzustellen, was zu Schmerzen im gesamten Körper oder in den Knochen führen kann. Symptome wie Unverträglichkeit von Hitze oder spontane Schweißausbrüche können auftreten. Diese Hitze kann auch von der Feuchtigkeit (Tan) stammen, die sich zu lange im Inneren des Körpers befindet. Man sagt auch, die Feuchtigkeit wandelt sich in Hitze um. Es kann auch ein sogenanntes »störendes Feuer« entstehen. Tan im Inneren des Körpers kann sich bei Stagnation in Feuer umwandeln. Nahrungsmittel, die »im Magen geblieben sind«, also eine schlechte Verdauung nach einer Verstopfung des Magens, können der Ursprung für die Entstehung des Feuers sein. Dieses Feuer kann Schmerzen im gesamten Körper verursachen.

Es kann auch sein, dass eine Person weder kälte- noch hitzeempfindlich ist, kein Fieber hat, aber Schmerzen in den Knochen. Diese Schmerzen haben die Besonderheit, dass sie stark konzentriert sind. Man sagt auch, dass es sich um eine Yin-Han-Krankheit handelt, eine Krankheit, die durch eine innere Kälte verursacht wird. Das Element Yang kann das Yin nicht mehr ausgleichen (das Yang kann das Yin nicht mehr wärmen). Dieses Yin ist zur Kälte geworden und stagniert an einem bestimmten Ort im Körper. An dieser Stelle gehen die Schmerzen durch den ganzen Körper, sind spitz und wechseln ihre Position nicht. Diese Schmerzen treten auf, weil nicht genügend Yang-Energie vorhanden ist. In diesem Fall können wärmende Verfahren wie Moxa oder warme Nadeln angezeigt sein.

Emotionale Schmerzen

Ein Schmerz kann eine nicht zu vernachlässigende emotionale Ursache haben. Betrachten wir beispielsweise Tumorschmerzen. Sie können in zwei Gruppen unterteilt werden: einen direkten Schmerz, der ab Beginn der Krankheit auftritt und der mit einer Nervenkompression zusammenhängt, oder mit einer Stagnation, die eine Entzündung verursacht. Der zweite Schmerz ist vom Typ Jing Sheng, mental, und wird durch eine psychologische Spannung verursacht, durch Unruhe. Auf therapeutischer Ebene sollte der Arzt nicht nur die direkten Schmerzen behandeln, die offensichtlich sind. Er muss auch psychologische Methoden einsetzen, die Schmerzen des Typs Jing Sheng lindern. Wenn man diese Methoden nicht anwendet, kann man auch die Schmerzen nicht besiegen.

Die Frage zum Stuhl und zum Urin

Wasserlassen und Stuhlgang sind zwei Methoden des Menschen, um im Körper angesammelte Abfälle auszuscheiden. Nach dem *Nei Jing* kommt der Niere eine zentrale Rolle bei der Steuerung von Wasserlassen und Stuhlgang zu. Man weiß, dass Stuhl durch den Dickdarm ausgeschieden wird, Urin durch die Blase, zwei Organe auf der Ebene des unteren Erwärmers. Diese beiden Organe sind beide Fu, das heißt Yang-Organe, Hohl- oder Durchgangsorgane. Diese Organe arbeiten nur, wenn sie Aufträge erhalten. Sie können sich nicht selbst kontrollieren. Aus diesem Grund sagt das *Nei Jing*, dass »die Niere die Macht hat, die beiden zu kontrollieren, weil der untere Erwärmer von der Niere kontrolliert wird«.

Probleme mit dem Stuhl

Der Stuhlgang wird vom Dickdarm gesteuert, aber er ist auch eng mit der Funktion der Milz und des Magens verknüpft, die steuern, transportieren, umwandeln. Aber auch mit den Funktionen der Leber, die durch das Feuer des Ming Meng Yang Energie in die Niere überträgt und verteilt, wodurch der Organismus aufgeheizt wird. Aber auch durch die Energie der Lunge, die reinigt und die Energie absteigen lässt, das Qi. Vergessen wir nicht das Paar Lunge – Dickdarm. Bei der Befragung des Patienten zum Stuhl kann der Arzt sehr häufig sehr wertvolle Informationen über die Krankheit erhalten.

- ✔ Wenn zu viel Hitze in der Lunge vorhanden ist, werden Säfte verdampft. Dies löst eine Trockenheit für den Dickdarm aus, und damit eine Verstopfung (Vorsicht bei starken Rauchern).
- ✔ Ein weiterer Fall, der zu berücksichtigen ist, ist eine schwache Lunge, Xu. Wenn es nicht genügend Energie gibt, und wenn die Energie im oberen Erwärmer nicht gut zirkuliert, nicht frei ist, ist auch die Energie im unteren Erwärmer nicht mehr frei. Dies wirkt sich auch auf den Stuhl aus.
- ✔ Bei einem Lungen-Xu (Lungenschwäche) ist der Stuhl normal, weich, aber auch keine Diarrhö. Der Bauch ist nicht aufgebläht, der Stuhl ist selten, wenig voluminös. Es findet nur eine abnormal geringe Produktion von Stuhl statt.
- ✔ Im Gegenzug ist beim Lungen-Shi (Lungenfülle) der Bauch aufgebläht, der Stuhl ist feucht und hart. Es herrscht eine Stagnation des Volumens des Stuhls mit einem schlechten Transport im letzten Teil des Darms.
- ✔ Eine weitere Situation hat mit der Milz zu tun. Wenn Hitze in der Milz vorliegt und nicht genügend Säfte (Schmierstoffe) in den Dickdarm gelangen, ist der Stuhl zu trocken, um ausgeschieden zu werden. In alten Lehrbüchern spricht man von der Hitze im Yang Ming. Der Patient kann Blähungen und Schmerzen im Bauch haben.
- ✔ Wenn der Stuhl weich, pastös ist, kann dies eine externe Ursache haben. Hier sind die Feuchtigkeit und heiße Temperaturen im Sommer die Verdächtigen.
- ✔ Eine Absenkung der Energie der Milz kann die Ursache für wiederholt weichen Stuhl sein.

Geschichte eines Cannabisrauchers, erfasst durch seinen Arzt

Cannabis wird in vielen Formeln traditioneller Arzneibücher verwendet, um die Energie der Milz zu beleben. Aber wie so oft, wendet sich ein Überschuss gegen den Körper und lässt die gleiche Energie zusammenbrechen.

Wir sprechen über einen 20-jährigen Mann. Er ist blass und mager. Seine Augen sind nicht sehr beweglich. Er atmet nicht tief ein und aus. Er berichtet von einem Zustand der dauerhaften Müdigkeit. Der Arzt hat bereits eine Intuition. Frage: »Wie ist Ihr Stuhlgang?« Antwort: »Normal.« Wenn die Befragung nicht tiefer geht, wird das Problem übersehen. Frage: »Wie oft am Tag?« Antwort: »Zwei, drei Mal!« Frage: »Und ist Ihr Stuhl hart oder weich?« Antwort: »Immer weich.« Reaktion des Arztes: »Dann frage ich direkt (wobei er die Antwort bereits ahnt): Wie viele Joints rauchen Sie pro Tag?« Der Patient ist ertappt und muss bestätigen. Er zeigt alle Symptome einer Schwächung der Energie der Milz.

Mit dem Urin verknüpfte Probleme

Es ist wichtig, den Kranken zu fragen, ob er Urin ausscheidet, wie oft und in welcher Menge. Man muss wissen, ob der Urin klar oder trüb ist, ob er normal fließt oder nicht und ob dabei Schmerzen auftreten. Urin enthält organische Flüssigkeiten. Die Lunge ist die wichtigste Quelle für Wasser. Sie hat die Aufgabe, den Weg des Wassers und seine Abgabe zu verwalten. Die Milz steuert den Transport und die Umwandlung von Wasser und Feuchtigkeit. Die Niere sorgt für die Zirkulation des Wassers und der Flüssigkeiten und ist mit Stuhl und Urin geladen. Die Blase nimmt den Urin auf.

Eine normal gebaute Person uriniert drei bis fünf Mal pro Tag und kein- oder höchstens ein Mal pro Nacht. Die Häufigkeit und das Urinvolumen werden von verschiedenen Faktoren beeinflusst, wie beispielsweise dem Volumen der aufgenommenen Getränke, der Körpertemperatur, der körperlichen Anstrengung, der Transpiration und dem Alter.

Die Nieren filtern Abfallstoffe und regulieren den Flüssigkeitshaushalt.

Normalerweise muss Urin leicht gelblich sein, blassgelb.

- Wenn die Farbe zu dunkelgelb ist und wenn beim Wasserlassen Brennen (Hitze) zu verspüren ist, weist dies auf Hitze in der Blase oder Feuer im Herzen hin.
- Wenn ein Mangel an Energie besteht, ändert sich die Farbe des Urins zwischen zwei Vorgängen des Wasserlassens.
- Wenn Feuer im Herzen und im Dünndarm vorliegt, kann der Urin auch dunkelgelb sein.
- Wenn der Körper nicht genügend Yang-Energie hat und diese Energie nicht ausreichend ist, um Flüssigkeiten verdampfen zu lassen, ist der Urin außergewöhnlich klar. Es handelt sich um eine Krankheit aufgrund der Kälte. Der Urin kann so klar wie Wasser sein. Zu diesem Zeitpunkt kann die Menge des Urins sehr viel größer sein und das Wasserlassen kann häufiger auftreten. Es kann sogar sein, dass der Patient die Kontrolle darüber verliert.
- Wenn die Person eine unvollständige und tropfenweise Ausscheidung hat, ist das mit einer Leere des Qi der Niere verknüpft, sowie mit ihrer Unfähigkeit, den Schließmuskel der Blase zu kontrollieren. Dies kann auch bei Senilität oder einer chronischen Krankheit der Fall sein.
- Ein schmerzhaftes oder blockiertes Wasserlassen mit einem brennenden Gefühl und dem dringenden Bedürfnis, Wasser zu lassen, entspricht einer Ansammlung von Hitze-Feuchtigkeit, wie bei einer Zystitis.
- Einnässen, also ein spontanes Ausscheiden während des Schlafes, wird durch eine Insuffizienz des Qi der Niere verursacht, die die Blase nicht kontrollieren kann. Dies entsteht bei einem Ungleichgewicht zwischen dem nächtlichen Yin und dem täglichen Yang, insbesondere bei Kindern.

Die Frage zum Appetit und Mundgefühl

Die fünfte Frage betrifft die Ernährungsgewohnheiten und die verschiedenen Geschmäcker, die im Mund auftreten können.

Ernährungsgewohnheiten

Beginnen wir mit den Ernährungsgewohnheiten. Wir wissen, dass Lebensmittel, nachdem sie in einer Art Vorverdauung gekaut und mit Speichel durchsetzt wurden, in den Magen gelangen. Der Magen hat eine interne/externe Beziehung zur Milz: Durch die Beobachtung der Ernährungsgewohnheiten kann man Informationen über die Funktion der Milz und des Magens ableiten, ebenso wie verschiedene weitere interessante Informationen.

- Wenn der Appetit im Verlauf chronischer Krankheiten abnimmt, dies von einer mentalen Depression begleitet wird, einem roten Teint, einer blassen Zunge und einem schwachen Puls, deutet dies auf eine Schwäche der Milz/Bauchspeicheldrüse und des Magens hin, was keine gute Prognose ist.
- Verdauungsbeschwerden wie schlechter Appetit mit schwerem Kopf, epigastrischen und abdominalen Schmerzen, gelben und grünen Beschichtungen auf der Zunge, haben vor allem mit einer überschüssigen Feuchtigkeit zu tun, die die Milz belastet.
- Anorexie bedeutet eine Abneigung gegenüber Nahrungsmitteln und ihrem Geruch. Dieses Symptom tritt offensichtlich bei Lebensmittelvergiftungen auf, aber auch bei Magersucht. Wenn der Ekel vor dem Essen von einem sehr dicken und klebrigen Belag begleitet wird, liegt das an der überschüssigen Feuchtigkeit im mittleren Erwärmer, die sich auf Leber und Gallenblase, Magen und Milz auswirkt.

Anorexie und Übergeben bei schwangeren Frauen weist auf einen Anstieg der Energie der Leber in die entgegengesetzte Richtung hin.

- Die mentale Anorexie kann zu den Anzeichen einer Depression gehören. Es handelt sich sehr häufig um eine zwanghafte Störung, die mit der Leber verknüpft ist und die schließlich zu emotionalen Blockaden führt.
- Während der Entwicklung einer Krankheit kündigt übrigens die schrittweise Wiederherstellung des Appetits die Verbesserung des Qi des Magens und damit eine bevorstehende Heilung an. Eine schrittweise Verringerung des Appetits kündigt eine größere Schwäche des Magens und der Milz und damit eine Verschlimmerung der Krankheit an.
- Wenn der Patient während einer chronischen Krankheit wenig isst und plötzlich wieder Appetit entwickelt und viel isst, ist das ein Zeichen für eine bevorstehende Erschöpfung des mittleren Erwärmers, der Milz und des Magens. Im Chinesischen spricht man vom »Ende der Mitte«. Dies ist das »letzte Aufbäumen vor dem Ende«, ein bisschen wie der Schwanengesang.

Mundgeschmäcker

Anschließend muss man sich den verschiedenen Geschmäckern widmen, die im Mund auftreten können.

Wie Abbildung 7.1 zeigt, kann der Geschmack, den ein Patient im Mund verspürt, dem Arzt wertvolle Informationen über die Krankheit liefern.

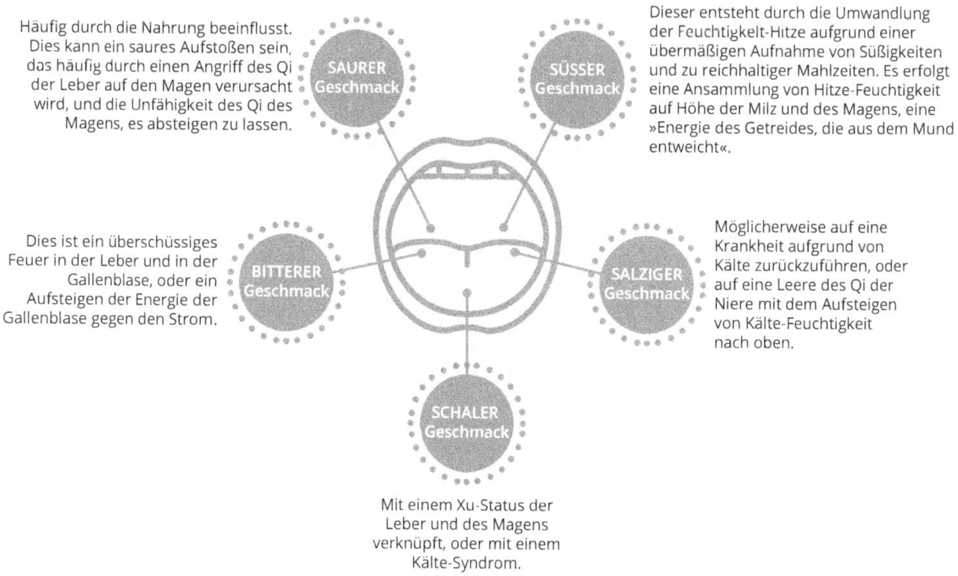

Abbildung 7.1: Die Mundgeschmäcker

Die Frage zu den Gefühlen im Thorax und im Unterleib

Wenn die Person das Gefühl hat, ihr Thorax sei aufgebläht, voll, unter Druck, weist dies darauf hin, dass die Energie nicht ordnungsgemäß zirkuliert. In diesem Fall vermeidet der Arzt bei den angewendeten Behandlungsmethoden, ihn zu beleben, um das Ganze nicht noch zu verschlimmern. Diese schlechte Zirkulation, diese Verstopfung, kann aufgrund der Schwäche der Energie oder einer Verstopfung durch das Tan entstehen.

Beklemmung des Thorax

Eine Beklemmung des Thorax mit Auswurf wird durch eine Stagnation von Tan-Feuchtigkeit verursacht, ebenso wie von einer Verstopfung des Qi der Lunge. Die Beklemmung des Thorax mit Herzklopfen und Kurzatmigkeit hat mit einem Xu-Status des Herzens und dem Qi der Lunge zu tun, oder mit einem Yang Xu, einer Schwäche des Yang im oberen Erwärmer. Eine Beklommenheit des Thorax mit häufigem Seufzen hat mit psychoemotionalen Problemen und einer Stagnation des Qi der Leber zu tun.

Wenn das Herz schnell schlägt und dieses Schlagen in der Brust bis zum Bauchnabel zu spüren ist, und dies für lange Zeit, handelt es sich um krankhaftes Herzflattern, das verursacht werden kann durch

- ✔ eine Blutleere,
- ✔ eine Leere des Yin, das ein Auftreten von Feuer begünstigt, das das Shen im Herzen stört.

Eine Leere des Qi und des Yang des Herzens kann auch durch Entzug von »gesunder Hitze« des Herzens entstehen und diese Art von Symptomen auslösen. Man findet auch den Xu-Status der Milz und des Yang der Niere, die einen Angriff des Herzens durch Wasser begünstigen. Schließlich kann die Verstopfung der Herzgefäße, der berühmten Koronargefäße, durch das Tan das Blut an einer freien Zirkulation hindern.

Aufblähen des Unterleibs

Nach dem Thorax müssen wir uns dem unteren Teil des Körpers widmen, dem Unterleib oder Abdomen, der der Leber und der Milz zugeordnet ist. Bei einer Aufblähung des Unterleibs muss man zwischen Xu-Status, einer Schwäche, und Shi-Status, der Völle, unterscheiden. Wie der Thorax ist der Unterleib hart, aufgebläht und schmerzhaft, wenn er gefüllt ist. Dies ist offensichtlich ein Fall von Shi.

- ✔ Wenn ein dumpfer Schmerz im Unterleib vorliegt, dieser aber nicht hart ist, spricht man von Pei, einem Aufblähen aufgrund von Gas. Es liegt Wasser vor. Dies ist ein Fall von Xu.
- ✔ Wenn die Ausdehnung des Unterleibs mit einem Xu-Status der Milz/des Magens zu tun hat, wird er durch Druck, Abtasten oder eine lokale Hitze wie beispielsweise eine Wärmflasche beruhigt. Man hat es mit einer Schwäche des Yang Qi der Milz zu tun.
- ✔ Hat die Ausdehnung im Gegenzug mit übermäßiger Hitze zu tun, verträgt der Patient keinen Druck. Dies hat unter anderem mit Nahrungsrückständen im Magen zu tun, wenn die Eingeweide die Zirkulation des Qi behindern.

Der Arzt kann sich nicht zu 100 Prozent auf den Bericht des Patienten verlassen. Wenn dieser sagt, der Bauch sei aufgebläht, muss man überprüfen, ob dies wirklich der Fall ist. Man kann auch prüfen, ob es unter der Haut stagnierendes Wasser gibt. Wenn man beim Abtasten mit der Hand auf die Haut drückt, kann man einen Eindruck erkennen. Es muss beobachtet werden, ob dieser Eindruck bestehen bleibt und in welcher Geschwindigkeit sich die Haut wieder hebt. Man kann anschließend auch feststellen, ob die Ursache eine Schwäche von Energie oder stagnierendes Wasser ist.

Die Frage zum Gehör, zu Ohrgeräuschen, dem Gesichtssinn und dem Schwindel

Schwindel

Schwindel heißt auf Chinesisch Tou Yun. Er ist eine subjektive Wahrnehmung des Patienten, dass sich sein ganzer Körper oder die Welt um ihn herum dreht. Häufig wird Schwindel auch von Sehstörungen begleitet. Bei Schwindel hat man den Eindruck, nicht klar zu sehen.

Für die chinesische Medizin ist der wichtigste Verantwortliche für den Schwindel die Leber. Die Leber ist Holz. Das Yang-Element der Leber muss harmonisch ansteigen. Wenn es zu schnell oder garn nicht ansteigt, entsteht Schwindel. Dieses Yin-und-Yang-Ungleichgewicht in der Leber wird am häufigsten durch die Niere verursacht. Das Wasser der Niere ist nicht ausreichend, um das Holz der Leber zu nähren. Somit gilt:

- ✔ Schwindel durch Entweichen des Feuers aus der Leber wird von der Empfindung einer Ausdehnung im Schädel, roten Wangen und Augen, Stimmungsproblemen aufgrund der Hyperempfänglichkeit gegenüber Angst, Schmerzen in den Seiten entlang des Gallenblasenmeridians sowie einem schalen Gefühl im Mund begleitet.
- ✔ Bei überschüssigem Yang der Leber hat man bei Schwindel auch Schmerzen in der Art der Ausdehnung im Schädel, Ohrgeräusche, Schwäche in den Knien. Der Drehschwindel gehört zu dieser Kategorie.
- ✔ Der Schwindel kann auch mit dem Tan zu tun haben, und der Unfähigkeit des Yang, anzusteigen. Er wird von einem schweren Kopf, einer Beklemmung im Thorax, Übelkeit und schweren Beinen begleitet. Man spricht auch von lageabhängigem Schwindel.
- ✔ Auf Schwindel durch eine Leere an Qi und Blut folgt eine mentale Mattigkeit, Kurzatmigkeit, Lethargie. Er wird durch Stress verschlimmert.
- ✔ Der Schwindel aufgrund der Leere von Jing der Niere schließlich gibt ein Gefühl der Leere, begleitet von Ohrgeräuschen, Gedächtnisverlust, Schwäche von Gelenken und Knien.
- ✔ Es kann auch sein, dass die Person weder Schwindel noch Kopfschmerzen hat. Sie hat nur das Gefühl der Schwere im Kopf, einen »schweren Kopf«. Dies hat häufig damit zu tun, dass der obere Teil des Körpers Xu ist. Wenn der obere Teil des Körpers nicht genügend Energie hat, ist nach dem *Nei Jing* das Gehirn nicht ausreichend versorgt, der Kopf fällt nach unten und ist schwer. Das Yang steigt nicht genügend nach oben, es bringt nicht genügend Nahrung in den Kopf.

Ohrgeräusch

Ohrgeräusche heißen im Chinesischen Er Ming. Der Arzt muss den Patienten fragen, ob er gut und differenziert hört. Es gibt mehrere Fälle der Schwerhörigkeit:

- ✔ Externe Ursachen, wie beispielsweise Lärm, Angriffe von außen, die nicht ausreichend behandelt wurden (wiederholte Mittelohrentzündungen).

- Interne Ursachen sind häufig mit der Niere verbunden, weil die Ohren die Ausgangsöffnung der Niere sind. Die Yang-Energie der Niere ist schwach, sie schafft es nicht, aufzusteigen. Die Ohren haben nicht genügend Schärfe. Die Schwäche der anderen Organe kann von der fortschreitenden Schwerhörigkeit stammen. Das Alter trägt offensichtlich zum Auftreten dieser Symptome bei.

Neben der Gehörlosigkeit kann es auch Probleme mit Ohrgeräuschen geben, das sind interne Geräusche im Ohr von der Art eines »Zirpens« oder von »Brandungsgeräuschen des Meeres«:

- Ohrgeräusche wie ein Froschquaken oder Meeresbrandung, die nicht durch einen lokalen Druck auf das Ohr leiser werden, haben mit einem Feuer der Gallenblase zu tun, die die oberen Öffnungen stört.

- Fortschreitende Ohrgeräusche in der Art eines Zirpens, die durch Druck auf das Ohr beruhigt werden, haben mit einem Syndrom der Leere von Leber und Niere zu tun, mit einem überschüssigen Yang der Leber oder einem Defizit an Jing der Niere.

Die Frage nach dem Durst

Durst, Kou Ke auf Chinesisch, bezeichnet das Verlangen zu trinken, aber auch die Menge an Wasser, die notwendig ist, um seinen Durst zu stillen. Ein gesunder Mensch, der regelmäßig kleine Mengen an warmen oder kalten Getränken zu sich nimmt, sollte nie Durst haben. Durst ist ein Symptom, das »zu spät« bedeutet. Man hat zu lange gewartet, etwas zu trinken, und man spielt das Kamel. Anhaltender oder starker Durst kann ein Hinweis auf ein Ungleichgewicht sein.

- Wenn der Patient einen trockenen Mund und Durst hat, wenn er das Verlangen zu trinken hat und am liebsten kalte Getränke trinkt, weist dies auf eine Hitze hin, die das Yin beeinträchtigt. Möglicherweise sind die Körperflüssigkeiten (Säfte) nicht ausreichend.

- Wenn der Patient einen trockenen Mund hat, wenn er Durst hat, und wenn er warme Getränke in kleinen Mengen zu sich nehmen will, oder wenn er Durst hat, aber nicht trinken will, und wenn er darüber hinaus Probleme mit dem Harnlassen hat, weist dies auf eine interne Stagnation von Wasser hin.

- Wenn er keine Probleme beim Harnlassen hat, sind diese Symptome die Folge einer Penetration der Hitze, einer Krankheit der Wärme im Blut. Diese verdampft und wandelt sich um und steigt gezeitenartig an, wodurch das Gefühl des Dursts entsteht, ohne trinken zu wollen.

- Wenn kein starkes Fieber vorliegt, ist Durst mit dem Verlangen, viel zu trinken, begleitet von einem großen Urindurchsatz, ein Zeichen für Diabetes, Xiao Ke im Chinesischen.

Die Frage zum Schlaf und zu den Träumen

Einen Patienten zu seinem Schlaf zu befragen, bedeutet im Wesentlichen, ihn zu fragen, ob er schlaflos ist, Shi Mian, oder ob er zu viel schläft, Duo Shui. Im Allgemeinen brauchen ältere Personen weniger Schlaf als junge. Dies ist ein normaler körperlicher Effekt.

Schlaflosigkeit

Schlaflosigkeit ist charakterisiert durch sehr kurze Schlafzeiten oder schlechtes Einschlafen oder auch einen leichten Schlaf, aus dem man leicht geweckt werden kann. Sehen wir uns die verschiedenen Fälle an:

- Der Patient kann nicht einschlafen. Er dreht sich in seinem Bett, 1.000 Gedanken gehen ihm durch den Kopf. Möglicherweise hat er auch eine Unruhe in den Beinen. Dies bedeutet, dass das Feuer im Herzen zu stark steigt. Wenn das Blut des Herzens unzureichend ist, kann das Wasser der Niere das Feuer des Herzens nicht mehr kontrollieren, und es nimmt zu.

- Der Patient schläft ein, weil er müde ist, wacht dann in der zweiten Nachthälfte auf und kann nicht mehr einschlafen. Dieses Problem ist häufig mit einer Schwäche des Yin der Leber verknüpft. Das Hun in der Leber will entweichen. Man sagt, es verliert seine Verankerung, deshalb die Schlaflosigkeit. Eine Leere der Gallenblase bewirkt bei ihm ein sehr frühes Erwachen am Morgen.
- Ein weiterer Fall: Die Person schläft ein, wacht auf, schläft wieder ein … häufig hat dies mit Völle zu tun. Ihr Magen ist nie leer. Sie isst zu viel!
- Schlaflosigkeit mit Xu-Ursprung entsteht häufig durch das Herz. Es kann sein, dass nicht genügend Blut im Herzen ist. Dann wird das Herz nicht genährt: Es ist verwirrt, gestört, unruhig. Aus diesem Grund ist der Schlaf intermittierend. Auch das Feuer im Herzen kann Schlaflosigkeit verursachen. Es ist zu viel Feuer im Herzen, das Blut ist zu wenig, das Yang steigt und man kann nicht einschlafen.
- Wenn die Person angespannt und nervös ist, ist das ein Zeichen für die Spannung der Gallenblase. Es liegt eine Konzentration von Feuer in der Gallenblase vor, und wenn dieses Feuer zu sehr ansteigt, kommt es zu Schlaflosigkeit.
- Wenn die Person viele Sorgen hat, belastet dies ihre Milz. Die Milz produziert ebenfalls Blut. Die Person belastet also ihr Blut, was ebenfalls zu Schlaflosigkeit führt.
- Temporäre Schlaflosigkeit ist auch zu beobachten, nachdem zu viel gegessen wurde. In diesem Fall kommt es zu Blähungen aufgrund von Verdauungsproblemen.

In der TCM wird nicht systematisch ein Schlafmittel verabreicht, wenn eine Person nicht schlafen kann. Wenn eine Person beispielsweise Insuffizienzen des Herzens aufweist und man ihr Beruhigungsmittel verordnet, damit sie ein oder zwei Nächte schläft, hilft und ändert dies nichts. Hier ist es wichtig, das Gleichgewicht des Herzens herzustellen, damit die Person wieder schlafen kann.

Hypersomnie

Als Gegenteil der Schlaflosigkeit haben wir die Hypersomnie, im Chinesischen Duo Shui, auch als Schläfrigkeit bezeichnet, im Chinesischen Shi Shui, was so viel bedeutet wie »sich ohne Unterlass dem Schlaf hingeben«.

✔ Die Hauptursache ist übermäßige Müdigkeit. Wenn die Person zu müde ist, zu überarbeitet, schädigt sie ihre Milz. Wenn die Energie der Milz schwach ist, möchte die Person ständig schlafen. Man spricht auch von »Erschöpfung«.

Mittagsschlaf – ja oder nein?

Schläfrigkeit nach einer Mahlzeit hat häufig mit einem Völlezustand des Magens zu tun. Der Organismus erkennt, dass er nicht genügend Energie hat, um seine Nahrungsmittelzufuhr zu verdauen (Verdauung ist ein energieintensiver Prozess), und zeigt Ihnen als Alarmsymptom, dass er einen Mittagsschlaf braucht. Ich spreche hier natürlich nicht vom »Nickerchen« zur Mittagsstunde. Diese 20 bis 30 Minuten sind in jedem Fall von Vorteil. Aber Vorsicht: Ein zu langer Mittagsschlaf kann die Verdauung bei manchen Menschen beeinträchtigen. Sie erzielen genau den entgegengesetzten Effekt wie beabsichtigt.

✔ Wenn die Milz überschwemmt ist, kann diese Feuchtigkeit den Körper schwer machen, und man möchte ständig schlafen. Häufig tritt der Wunsch zu schlafen, nach einer Mahlzeit auf.

✔ Nach einer Krankheit kann sich viel Müdigkeit angesammelt haben, und man möchte schlafen. Das ist ein gutes Zeichen. Viel zu schlafen, hilft in diesem Fall, das Element Yin wiederherzustellen. Unter diesen Umständen ist das Verlangen nach Schlaf keine Krankheit. Es ist die Rekonvaleszenz. Das beste Medikament gegen einen Burn-out.

✔ Es gibt einen Zustand des Halbschlafes und Halbwachseins bei extremer mentaler Belastung, wie beispielsweise im Verlauf einer Depression. Die Ursache ist eine Blutleere im Herzen und das Yang der Niere sowie eine übermäßige Kälte innerhalb des Körpers. Der Patient schläft ein, sobald er die Augen schließt, und erwacht, wenn man ihn anspricht.

Träume

Was sind Träume? Übermäßig viele Träume werden im Chinesischen als Ye You bezeichnet, das heißt »nachts spazieren gehen«. Es handelt sich dabei um eine sehr häufige Schlafstörung, die im Allgemeinen mit einem pathogenen Faktor zu tun hat, der den Hun-Inhalt in der Leber stört. Es kann sich auch um Störungen handeln wie Feuer, Tan, übermäßige Hitze, Yang. Die Ursache ist häufig eine Leere des Yin. Träume stellen einen normalen, physiologischen Zustand des Schlafes dar. Theoretisch braucht sich eine gesunde Person nicht daran zu erinnern, was sie geträumt hat.

Wenn zu viele Träume auftreten, egal, ob angenehm oder unangenehm, oder wenn die Träume eine übermäßig emotionale Tendenz haben, wie beispielsweise Albträume, kann der Patient sich daran erinnern. Die Befragung zu diesen Träumen kann auch wichtige Erkenntnisse liefern:

- ✔ Wenn häufig Träume mit Wut und Gewalt auftreten, muss die Leber/Gallenblase genauer untersucht werden.
- ✔ Wenn erotische Träume vorliegen und, vor allem, wenn in der Nacht Samenflüssigkeit austritt, handelt es sich um eine Schwäche der Niere.
- ✔ Sind die Träume eher traurig, ist die Lunge betroffen.

Die Frage zum gynäkologischen Verhalten

Wir beenden diese Studie zu den »zehn Fragen« mit einer speziellen Befragung zum gynäkologischen Verhalten.

Wir beginnen mit der Menstruation, Yue Jing im Chinesischen. Dabei entleert sich bei Frauen im gebärfähigen Alter monatlich die Gebärmutter von nicht geronnenem Blut. Bei der Befragung zu der Menstruation geht es um die Modalitäten des Zyklus, die Dauer der Regel, ihre Menge, ihre Farbe, ihre Art und die Begleitsymptome.

Frauen gehören zum Element Yin. Yin steht in einer Beziehung zum Mond. Aus diesem Grund liegt der Zyklus der Menstruation bei durchschnittlich 28 Tagen.

- ✔ Kommt die Regel zu früh, vorauseilend, und der Zyklus ist kurz, kann man überlegen, ob keine Wärme im Blut ist oder ob ein Fall von unzureichendem Yin vorliegt.
- ✔ Ist der Zyklus dagegen lang, aber die Regel ist normal, bedeutet dies, dass das Blut nicht ausreichend ist, oder auch, dass die Person schwach ist. Das Element Yang ist nicht stark genug, um das Blut austreten zu lassen.
- ✔ Wenn eine Frau monatelang keine Regel hat, ihre Menstruation unterbrochen ist, handelt es sich um eine Stauung des Blutes in den Meridianen. In diesem Fall kommt es auch zu Husten, Fieber, Erbrechen von Blut und Bauchschmerzen.
- ✔ Wenn keine Regel auftritt und alles andere normal ist, könnte die Frau auch schwanger sein. Wenn der Puls Hua ist, wie wir noch sehen werden, gleitend, deutet dies auf eine Schwangerschaft hin!
- ✔ Eine große und heftig austretende Menge an Blut ist häufig ein Zeichen für Wärme im Blut, die die Meridiane Ren Mai und Zhong Mai beeinträchtigt, oder für eine unzureichende Energie, die das Blut nicht zurückhalten kann.
- ✔ Tritt dagegen viel weniger Blut als normal aus, hat dies mit einer unzureichenden Produktion zu tun, und einem Wandel, der einen Blutmangel verursachen kann, oder auch mit einer Stagnation der Kälte, des Blutes oder des Tan.

- Die normale Farbe der Regel ist rot, und ihre Konsistenz soll nicht zu flüssig und nicht zu fest sein. Es dürfen keine Blutlappen auftreten. Eine Regel mit blassroter Farbe und fließender Konsistenz ist häufig die Folge eines »unzureichenden und wenig fruchtbaren Blutes«. Dies ist ein Xu-Symptom.

- Eine dunkelrote, sehr dickflüssige Regel ist ein System für eine Fülle an Shi aufgrund der »inneren Hitze im Blut«.
- Eine Regel in violetter Farbe mit Blutlappen weist auf eine Stagnation von Kälte hin, die eine Blutblockade verursacht.
- Ist die Menstruation schmerzhaft, deutet dies häufig auf eine Blockade des Qi der Leber hin. Es sei darauf hingewiesen, dass die Leber in der chinesischen Medizin als Auslöser der Regel betrachtet wird. Wenn wir beispielsweise eine emotionale Blockade haben, liegt eine Stagnation des Blutes und der Energie auf Ebene der Leber vor. Es können Schmerzen und Blähungen auf Höhe des Brustkorbs und Schmerzen im Unterleib vor oder während der Regel auftreten.
- In normalen Zeiten sind die Wände der weiblichen Vagina mit geruchlosen, milchig weißen Sekreten benetzt. Sind diese Sekrete sehr stark und treten unbegrenzt aus, handelt es sich um vaginale Ausflüsse. Umfangreicher Ausfluss mit weißer Farbe, klar und fließend wie Tränen, hat mit dem Abfluss von Feuchtigkeit zu tun, der aufgrund einer Milzinsuffizienz auftritt.
- Gelber, klebriger, dicker und unangenehm riechender Ausfluss, begleitet von unregelmäßigem Juckreiz und Schmerzen in den externen Genitalien, wird durch den Abfluss von Hitze-Feuchtigkeit im Unterleib verursacht.
- Stetiger roter Ausfluss, der leicht unangenehm riecht, weist auf eine Stagnation der Hitze im Lebermeridian hin.
- Übermäßiger dunkler Ausfluss mit flüssiger Konsistenz und einem Gefühl der Schwäche und Kälte in den Lenden und im Unterleib deuten auf eine Niereninsuffizienz hin.

IN DIESEM KAPITEL

Pulspositionen

Methoden der Pulsmessung

Normaler Puls und die 27 Pulsarten

Die letzte Untersuchung: Techniken zur Zungenbetrachtung

Kapitel 8
Pulsmessung und Zungenbetrachtung

In der chinesischen Medizin bezeichnet man die Pulsmessung als Mai Zhen. Dies ist eine wichtige Phase der klinischen Untersuchung. Sie gestattet, sehr präzise Informationen über die Entwicklung einer Krankheit zu sammeln, über ihre Art und die Position des Ungleichgewichts, über den Zustand der Organe und der Gefäße, die fünf Zang und sechs Fu sowie den Status von Yin und Yang. Wir müssen gleich zu Beginn sagen, dass dies die schwierigste aller Diagnosen ist. Diese Kunst zu beherrschen, fordert nicht nur viel Erfahrung, sondern auch Sorgfalt, Konzentration und gleichzeitig sehr gute theoretische Kenntnisse.

Zunächst misst man den Puls an neun verschiedenen Arterien, drei am Kopf, drei an den Händen und drei an den Beinen. Dort findet man die Position der drei Erwärmer (siehe Kapitel 3). Diese Beschreibung finden Sie auch in Kapitel 20 zum *Su Wen* wieder, mit den »drei Unterscheidungen und neun Positionen«. Diese Positionen, an denen man den Puls misst, entsprechen den Positionen der Akupunkturpunkte auf den Meridianen in der Nähe der Arterien. Sie wurden in Anlehnung an die Trilogie Himmel – Mensch – Erde in drei Hauptzonen unterteilt. Diese erste Methode wurde schrittweise durch die Pulsmessung am Handgelenk ersetzt, auch als Cun Kou bezeichnet. Wir folgen bei der Beschreibung dieser verschiedenen Pulsformen den mündlichen Überlieferungen von Professor Leung Kok Yuen (siehe Kapitel 1).

Position der Pulse

Die wichtigste Position für die Pulsmessung in der chinesischen Medizin befindet sich an den beiden Handgelenken, über der Arteria radialis. Diese Region durchläuft genau der Lungenmeridian. Und wir wissen, dass die Lungenenergie, eine Mischung aus der Quintessenz der Energie der Luft und der Energie aus unseren Nahrungsmitteln, entlang dieses Meridians zirkuliert.

Der Lungenmeridian beginnt übrigens im mittleren Erwärmer und trifft auf den Meridian der Milz. Da die Milz und der Magen eine Quelle der Energie sind, des Qi, aber auch des Blutes, kann der radiale Puls die energetischen Status von Milz und Magen widerspiegeln. Und schließlich ist der Lungenmeridian derjenige, an dem alle Meridiane auf der zirkulatorischen Ebene beginnen und enden, und bildet damit die Schleife der zwölf Hauptmeridiane, die schließlich auf dem radialen Puls zusammenlaufen. Aus diesem Grund reflektiert der radiale Puls den Zustand der fünf Zang, sechs Fu, der Energie des Blutes und der Meridiane des Organismus.

Der Puls am Handgelenk, Cun Kou, ist in drei Teile unterteilt:

- ✔ den Guan-Puls, den mittleren Puls, auch als »Barriere« bezeichnet. Er befindet sich leicht unterhalb und gegenüber dem Griffelfortsatz der Speiche.
- ✔ den Cun-Puls, auch als »vorderer Puls« bezeichnet, oder Daumenpuls. Er befindet sich unmittelbar vor dem Guan-Puls, in Richtung der Daumenwurzel.
- ✔ den Chi-Puls, »hinterer Puls« oder Puls der Elle. Er befindet sich hinter dem Guan-Puls, in Richtung Elle.

Jedes Handgelenk besitzt also drei Pulsabschnitte, somit bilden die beiden Handgelenke gemeinsam sechs Pulsabschnitte. Aus dem *Nei Jing* erfahren wir dazu Folgendes:

- ✔ Der Cun-Puls, der Daumenpuls, auf der linken Seite entspricht der Position des Herzens, der auf der rechten Seite der Position der Lunge.
- ✔ Der Guan-Puls, der Barriere-Puls, entspricht auf der linken Seite der Leber, auf der rechten der Milz.

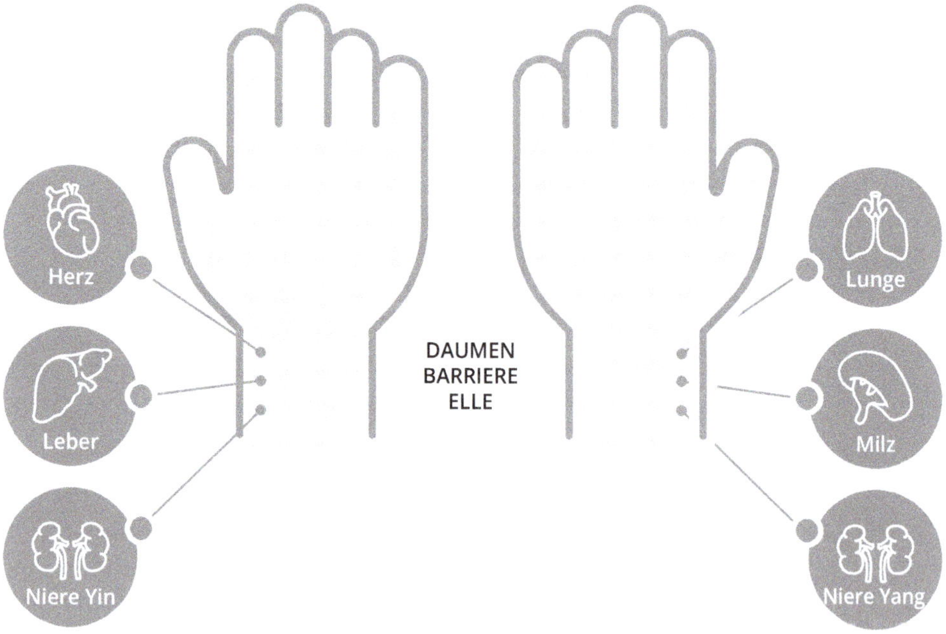

Abbildung 8.1: Position der Pulse und die entsprechenden Organe

- ✔ Der Chi-Puls, der untere Puls, entspricht auf der linken Seite der linken Niere, auf der rechten Seite der rechten Niere.

Es gibt zahlreiche Theorien, die uns am Ende nur verwirren. Unser Meister hat sich mit der Lehre des oben Gesagten begnügt.

Methode der Pulsmessung

Um eine ordnungsgemäße Pulsmessung durchführen zu können, muss sich der Patient bereits einige Zeit in einer ruhigen Atmosphäre befinden. Der Puls wird bei jeder Messung mindestens eine Minute lang beobachtet, um seine Eigenschaften so gut wie möglich zu erfassen.

Auch der Arzt muss ruhig sein und eine Gabe besitzen, die er pflegen sollte, nämlich in jedem Moment ganz bewusst wahrzunehmen. Seine Atmung muss ruhig sein. Dies ist ein sehr wichtiger Punkt, denn er muss den respiratorischen und kardialen Rhythmus des Patienten mit seinem eigenen vergleichen, wie wir später noch sehen werden. Dabei muss berücksichtigt werden, dass eine gesunde Person unter normalen Umständen bei einer unbewussten Atmung etwa 16- bis 18-mal pro Minute atmet und dass ihr Puls in einem respiratorischen Zyklus vier- oder fünfmal schlägt, also während eines Ein- und Ausatmens.

Der Patient muss sitzen, mit geradem Rücken, den Unterarm auf einem flachen Kissen, das vor dem Arzt liegt. Die Handfläche muss nach oben zeigen oder einen neutralen Griff aufweisen. Die Finger sind weich und entspannt und lassen die Energie, das Qi, und das Blut frei entlang des radialen Pulses fließen. Wenn der Patient liegt, müssen die Arme neben dem Körper liegen, die Handfläche nach oben. Sie dürfen nicht auf dem Körper des Patienten liegen. Dann kommen wir zu der wichtigsten Phase, der Position der Finger des Arztes und den Empfindungen, die sie haben müssen.

- ✔ Zeigefinger, Mittelfinger und Ringfinger des Arztes liegen auf derselben Höhe und leicht bogenförmig und drücken mit der Fingerkuppe leicht auf den Puls des Patienten.
- ✔ Der Mittelfinger drückt auf den Guan-Puls, den Barriere-Puls, der Zeigefinger auf den Cun-Puls oder Daumenpuls, und der Ringfinger auf den Chi-Puls.
- ✔ Die Position der drei Finger muss sich dem Handgelenk des Patienten anpassen, ohne ein Hindernis zu bilden oder eine spezielle Verdrehung zu verursachen.
- ✔ Bei einem Kind kann ein einzelner Finger verwendet werden, um den mittleren Puls zu messen, den Guan-Puls.

Der Arzt beginnt an beiden Armen gleichzeitig, den Puls zu messen. Dazu übt er symmetrischen Druck mit seinen drei Fingern aus, um den energetischen Zustand der drei Erwärmer zu bestimmen. Der distale Punkt ist die Cun-Position, auch als Daumenposition bezeichnet.

Dies ist der obere Erwärmer, links mit dem Herzpuls und rechts mit dem Lungenpuls. Die mittlere Position ist Guan, die »Barriere«. Dies ist der mittlere Erwärmer, links mit der Leber und rechts mit der Milz. Die am weitesten vom Handgelenk entfernte Position ist Chi, rechts mit dem Nieren-Yang, links mit dem Nieren-Yin.

Nachdem der Arzt den Puls an beiden Armen bestimmt hat, betrachtet er die Handgelenke einzeln und fühlt dort die verschiedenen Erwärmer. Er untersucht den Puls an jeder Position, nacheinander, und übt dabei mit jedem Finger einen deutlicheren oberflächlicheren Druck aus. Bevor wir genauer auf den Puls eingehen, bietet der Kasten »Was macht der Arzt, wenn er Ihren Puls misst?« für diejenigen, die sich nicht detailliert damit beschäftigen wollen, ein paar Informationen, um zu verstehen, wonach der Arzt sucht. Letztlich nennen die traditionellen Lehrbücher fünf Phasen, fünf Bewegungen, die die Finger bei der Pulsmessung machen müssen.

Was macht der Arzt, wenn er Ihren Puls misst?

- ✔ Die erste Maßnahme ist, die Kraft des Pulses an der Oberfläche zu erkennen, indem die Finger daraufgelegt werden. Dabei fühlt der Arzt, ob der Puls oberflächlich, normal oder kraftlos auf dieser Ebene ist.
- ✔ Anschließend muss er »drücken«, das heißt, er drückt die Finger ganz leicht nach unten, um die Kraft des Pulses auf mittlerer und tiefer Ebene bestimmen zu können. In der Tiefe kann er erkennen, ob er gehaltlos, versteckt oder leer und ohne Wurzel ist.
- ✔ Die dritte Phase gestattet, die Pulse genauer zu untersuchen. Die Finger werden nicht mehr bewegt, um die Pulsfrequenz zu zählen. Dabei kann auch bestimmt werden, ob der Puls langsam, schnell oder normal ist.
- ✔ In der vierten Phase fühlt der Arzt mit den Fingerkuppen alles, was um die Arteria radialis herum passiert. Er bewegt dann seine Finger ganz sanft von einer Seite zur anderen, in winzigen Seitwärtsbewegungen, vom äußeren Rand bis zur mittleren Seite des Unterarms. Damit kann er feststellen, ob der Puls rutschend ist, klopfend, gespannt, zögernd, weich oder rau.
- ✔ Die fünfte Bewegung besteht darin, die Finger zu rollen, das heißt, sie sehr leicht von oben nach unten und von unten nach oben zu bewegen. Dank dieser Bewegung können wir prüfen, ob der Puls lang, kurz oder unruhig ist. Dies ist auch die Methode der Pulsmessung bei Kindern, die jünger als ein Jahr sind.

Diese fünf Bewegungen gestatten, sich einen mehr oder weniger genauen Eindruck vom Gesamtpuls zu verschaffen. Anschließend muss man den Puls an jeder Position messen, wobei mit jedem Finger ein deutlicherer oberflächlicher Druck ausgeübt wird. Auf diese Weise soll erkannt werden, welcher Erwärmer und welches Organ betroffen sind und welche das größte Ungleichgewicht aufweisen. Man könnte beispielsweise einen starken Puls auf Ebene der Leber am Kuan fühlen, an der Barriere des linken Arms, und dagegen einen langen oder langsamen Puls auf Ebene der Milz, am rechten Arm, ebenfalls an der Barriere.

Der normale Puls

Der normale Puls, auch als Ping- oder Huan-Puls bezeichnet, ist weder oberflächlich noch hohl. Er ist nie zu schnell oder zu langsam. Normalerweise schlägt er innerhalb eines Atemzyklus vier- oder fünfmal, das entspricht 60 bis 80 Schlägen in der Minute. Bei der Messung muss er sich weich anfühlen, stark, aber ohne zu sehr zu trommeln. Nach einer körperlichen Anstrengung muss er schnell wieder in den Normalzustand zurückkehren und darf keine großen Amplituden aufweisen.

Man sagt, der Puls ist normal, wenn er drei Kriterien entspricht:

- ✔ Wenn man diesen Puls vorfindet, muss man vor allem prüfen, ob eine *Energie des Magens* vorliegt, weil er normalerweise mit einer guten Qualität der Energie des Magens einhergeht. Die Chinesen sagen dann, dass er »den Eindruck des Abdrucks eines Hühnerfußes macht«.
- ✔ Der Puls muss Shen haben, also Geist und Vitalität. Wir haben das bereits bei der Betrachtung der Farben angesprochen. Dies ist sehr subjektiv, aber man erkennt, wenn eine Rose Shen hat, also vital ist, oder ob sie bereits an ihrem Lebensende steht.
- ✔ Schließlich muss der Puls eine Wurzel haben. Dieser Begriff hat zwei Bedeutungen. Der Puls der beiden Nieren, der sich an der Ellenseite der beiden Unterarme befindet, muss vorhanden sein und eine gute Qualität haben. Wenn man sehr tief drückt, muss man eine Wurzel finden und auch den Puls noch fühlen.

Liegen diese Bedingungen vor, wissen wir, dass die fünf Zang, sechs Fu sowie das Blut und die Energie von guter Qualität sind.

Es soll darauf hingewiesen werden, dass ein normaler Puls abhängig von physiologischen und psychologischen Faktoren variieren kann, ohne dass eine Krankheit vorliegt. Beispielsweise kann der Puls in Relation zum Alter, zum Geschlecht sowie zur körperlichen Konstitution einer Person gebracht werden:

- ✔ Beim Kind ist er flach und schnell.
- ✔ Beim Heranwachsenden und bei jungen Menschen kann er glatt und rutschend sein.
- ✔ Bei älteren Menschen ist er normalerweise härter und gespannt.
- ✔ Es kann auch einen Unterschied des Pulses zwischen weiblichen und männlichen Erwachsenen geben. Bei der Frau ist er normalerweise weich, locker und fein. Beim Mann gemäßigt und stark.

Aus dem Alltagsleben:

- ✔ Der Puls kann nach einer körperlichen Anstrengung stark, schnell und rutschend sein. Dies deutet nicht auf eine Krankheit hin und sollte sich wieder geben, sobald die Person sich erholt hat.
- ✔ Dasselbe gilt nach einer opulenten Mahlzeit, die ebenfalls die Stärke und die Geschwindigkeit des Pulses beeinflussen kann.
- ✔ Bei Angstzuständen und Ängstlichkeit kann er sehr gespannt sein. Bei Erschrecken kann er sehr unregelmäßig sein.
- ✔ Auch jahreszeitliche Bedingungen können Auswirkungen haben. Der Puls kann im Frühling leicht gespannt sein, im Herbst leicht oberflächlich, im Winter leicht tief.
- ✔ Er kann auch über den Tag hinweg variieren. Beispielsweise kann er tagsüber oberflächlich und stark sein, und tief, fein und langsam in der Nacht.

Darüber hinaus gibt es an der Arteria radialis abweichende Anatomien. Sie kann sich beispielsweise oben auf dem Handgelenk befinden. Man spricht dann von einem »ektopischen radialen Puls«. Wir werden noch sehen, dass sich mehrere Faktoren auf den normalen Zustand eines Pulses auswirken können. Aber solange der Puls die drei grundlegenden Eigenschaften hat, also Shen, das Qi der Milz und eine Wurzel, können wir davon ausgehen, dass wir einen normalen Puls haben.

Die 27 Pulsarten

Jetzt werden wir uns mit der Untersuchung von Pulsen beschäftigen, die auf Abweichungen hinweisen können, also Krankheiten. Um einen Puls zu charakterisieren, müssen wir seine Variation des Rhythmus berücksichtigen, die Morphologie, die Kraft und die Form. Die Untersuchung der verschiedenen Pulse ist natürlich oft sehr subjektiv, aber wenn wir einen oberflächlichen von einem tiefen Puls, einen gespannten von einem lockeren Puls, einen Puls mit oder ohne Wurzel, einen regelmäßigen von einem arhythmischen Puls, einen langsamen und einen schnellen Puls unterscheiden können, erhalten wir damit schon sehr gute Hinweise, die wir mit Erkenntnissen aus anderen Diagnosebereichen kombinieren können, wie beispielsweise der Betrachtung der Zunge, der Beobachtung oder der Befragung.

Die grundlegenden Pulse sind sehr schnell zu erlernen. Nach umfangreicher Erfahrung und jahrelanger Praxis kann der Arzt seine Wahrnehmung und Sensibilität so weit schulen, dass die Pulsmessung eines der leistungsstärksten Werkzeuge der Diagnostik werden kann. Betrachten wir jetzt die 27 Arten von Puls, wie sie in den alten Texten beschrieben werden, neu interpretiert von unserem Meister (siehe Tabelle 8.1). Professor Leung Kok Yuen hat sie in eine ganz bestimmte Reihenfolge gebracht. Bei der Anwendung werden Sie feststellen, dass wir sie anhand dieser Reihenfolge leichter verstehen und sie uns merken können.

Natürlich können diese Pulsarten auch kombiniert auftreten, aber eine Beschreibung dieser Kombinationen würde den Rahmen dieses Buches sprengen.

Bezeichnung	Beschreibung
oberflächlicher Puls, Fu (Schriftzeichen: 浮)	Wenn man die drei Finger auf das Handgelenk legt, spürt man bereits bei leichtem Kontakt die Arterie ganz deutlich. Drückt man stärker darauf, tiefer, erzeugt der Puls den Eindruck, weniger stark, schwächer, weniger fließend zu sein. Dies deutet im Allgemeinen auf Krankheiten von außen hin, Biao. Der Körper wurde von externen Elementen angegriffen.
weicher Puls, Ru	Er erinnert an ein Stück Baumwolle, das an der Wasseroberfläche treibt und das unter zu starkem Druck verschwindet. Obwohl er weich ist, ordnet man ihn in die Kategorie der oberflächlichen Pulse ein. Man sagt, es sei ein unregelmäßiger Puls. Er weist auf einen Mangel von Energie und Kraft des Patienten hin.
hohler Puls, Kou	Er ist leicht an der Oberfläche. Drückt man ein wenig tiefer, spürt man eine Leere, und drückt man noch ein wenig tiefer, spürt man den Puls wieder. Man sagt auch, der Puls sei in der Mitte hohl. Es handelt sich um einen Fu-Puls, der in der Mitte hohl ist. Dieser Puls deutet immer auf einen Mangel an Blut hin.
Trommel-Puls, Ge	Wenn man die Oberfläche ganz leicht berührt, ist er sehr stark und sehr massiv. Drückt man etwas fester, spürt man, dass er hohl und in der Mitte leer ist. Drückt man noch tiefer, findet man eine Wurzel, aber sie ist sehr schwach, und man fühlt sie kaum. Diese Pulse deuten fast immer auf einen erheblichen Schwächezustand hin.
auflösender Puls, San	Dies ist ein Puls ohne Wurzel, oberflächlich, aber nicht konzentriert: Er ist auflösend. Das bedeutet, man fühlt ihn manchmal, manchmal nicht. Seine Eigenschaft ist, dass er keine Wurzel hat. Diese Pulse gehören zu den sogenannten letalen Pulsen. Treten sie auf, kann man davon ausgehen, dass es keine Hoffnung mehr gibt.
tiefer Puls, Chen	Legt man die Fingerkuppe oberflächlich auf, vermittelt dieser Puls den Eindruck von Insuffizienz – er hat nicht genügend Kraft. Drückt man etwas tiefer, hat man das Gefühl er sei etwas ausgiebiger. Diesen Puls kann man im Winter finden, dann ist er normal. In dieser Jahreszeit befindet sich das Wasser unter der Erde, was sich auch auf den Puls auswirken kann. Das Vorliegen eines solchen Chen-Pulses weist darauf hin, dass eine Krankheit in die Tiefe gegangen ist. Es handelt sich im Allgemeinen um eine Krankheit mit interner Ursache, selten um eine mit externer Ursache.
schwacher Puls, Ruo	Der Ruo-Puls ist schwach, versunken und klein. Seine Eigenschaft ist, weich zu sein. Dieser Puls weist vor allem auf eine Schwäche der ursprünglichen Energie hin.
verborgener Puls, Fu (Schriftzeichen: 伏)	Dieser Puls gehört zu den versunkenen Pulsen. Wenn man ihn leicht berührt, spürt man ihn nicht. Man muss stark drücken, um ihn zu finden. Der verborgene Puls weist häufig auf das Vorhandensein von Tan hin, insbesondere von stagnierendem Tan, beispielsweise aufgrund von Verdauungsbeschwerden.
massiver Puls, Lao	Dieser Puls ist sehr stark, liegt aber weit in der Tiefe. Aus diesem Grund sagt man auch, er sei fast massiv. In jedem Fall ist er in der Tiefe stärker als der Fu-Puls. Es liegt eine Shi-Krankheit vor.

Bezeichnung	Beschreibung
langsamer Puls, Chi	Dieser Chi-Puls ist von der Anzahl der Herzschläge abhängig. Beim Einatmen und Ausatmen des Arztes sollte man zwischen vier und fünf Schläge fühlen, dann liegt ein normaler Puls vor. Wenn es weniger als vier Schläge sind, spricht man von einem langsamen Puls, Chi. Er kommt verspätet. In bestimmten Fällen hat er vielleicht sogar nur drei Schläge. Ein Patient mit einem solchen Puls hat im Körper sehr wahrscheinlich eine Ansammlung von Kälte. Es handelt sich relativ sicher um Yin-Krankheiten.
regulär intermittierender Puls, Dai	Der Dai-Puls gehört zur selben Kategorie wie der langsame Puls, Chi. Es handelt sich um einen sehr langsamen Puls. Außerdem gibt es immer wieder eine Unterbrechung, der Puls hält an. Diese Art Puls findet man bei bestimmten Problemen mit der Milz, oder wenn Kälte im Körperinneren vorliegt.
zögernder Puls, Se	Dieser Puls ist rau, nicht fließend. Man hat den Eindruck, als würde er immer wieder kurz anhalten. Dies ist aber wirklich nur ein Eindruck. Es ist ein wenig so, als würde er nicht weiterklopfen. Er ist leicht, langsam und kurz. Häufig findet man ihn bei Patienten mit mangelndem Jing Qi und Blut.
gemächlicher Puls, Huan	Dieser Puls kann als Referenzwert betrachtet werden. Es ist ein ruhiger Puls. Er ist nicht zu schwach und nicht zu schnell. Dieser Puls weist auf Energie im Magen hin, die Vitalität zeigt. Er ist also ein normaler Puls, der darauf hinweist, dass keine Krankheiten vorliegen. Unter den Fingern ist er sehr angenehm, er ist weich.
rauer Puls, Jie	Er erinnert an den Huan-Puls, entspannt. Hier entsteht jedoch ein kleiner Halt nach einer bestimmten Anzahl an Schlägen. Diese Halts sind sehr unregelmäßig. Beispielsweise kann es einen Halt nach zehn Schlägen geben, dann 30 Schläge und einen Halt, und zwei oder drei Schläge und einen Halt. Dieser Puls weist darauf hin, dass eine Stagnation des Blutes und der Energie vorliegt.
schneller Puls, Shu	Der schnelle Puls ist durch seine Geschwindigkeit charakterisiert. Innerhalb eines vollständigen Atemzyklus erfolgen mehr als fünf, wahrscheinlich sechs oder sieben Schläge. Es liegt ein Überfluss an Yang vor. Größtenteils weist dies darauf hin, dass der Patient starke Hitze in sich trägt, der Puls kann aber auch auf extreme Kälte hindeuten.
ansteigender Puls, Hong	Der Hong-Puls »schlägt stark, zieht sich aber leicht zurück«, beim Absteigen ist er schwächer als beim Ansteigen. Dieser Puls deutet vor allem auf einen Überfluss an Yang hin. Im Sommer handelt es sich um einen normalen Puls, der mit dem externen Yang zusammenhängt.
abrupter Puls, Cu	Dieser Puls ist durch seine Geschwindigkeit charakterisiert. Es liegen mehr als fünf Pulsschläge pro vollständigem Atemzyklus vor. Der Unterschied ist, dass ein Halt nicht in fester Frequenz auftritt. Dies ist vor allem ein Yang-Puls. Die gegebenenfalls mit diesem Puls verknüpften Symptome haben mit einem Ansteigen des Qi zu tun.
rutschiger/rollender Puls, Hua	Rollender Hua-Puls vermittelt bei der Berührung den Eindruck, sehr schnell zu sein. Zählt man jedoch die Schläge unter Bezug auf den Atemzyklus, stellt man fest, dass er eine normale Geschwindigkeit hat. Es handelt sich um einen Yang-Puls, der beim Vorliegen von Tan auftritt.

Bezeichnung	Beschreibung
leerer Puls, Xu	Dieser Puls ist kraftlos, es fehlt ihm an Vitalität. Er charakterisiert einen Zustand der Leere, einen Mangel an Vitalität, Schwäche. Vielleicht kann man ihn groß und breit fühlen, aber er ist schwach und leistet keinen Widerstand.
kurzer Puls, Duan	Der kurze Puls ist kraftlos, es fehlt ihm an Vitalität. Er charakterisiert einen Zustand der Leere, einen Mangel an Vitalität, Schwäche.
fadenförmiger Puls, Xi	Der Puls erinnert an einen Faden, der an der Fingerkuppe verläuft. Im Allgemeinen weist dieser Puls auf eine Yin-Krankheit und einen Mangel an Energie hin.
Fülle-Puls, Shi	Der Fülle-Puls gehört zu den großen Pulsen. Er ist stark und lang. Seine Form ist breiter als normal. Dieser Puls zeigt, dass der Körper in einem guten Gesundheitszustand ist. Im Vergleich zu einem Huan-Puls, der entspannt ist, ist er stärker, länger und seine Form ist breiter. Beim Auftreten dieses Pulses muss man vor allem überprüfen, ob Energie des Magens vorliegt, weil er normalerweise bei guter Qualität der Energie des Magens auftritt. Die Chinesen sagen auch, man hat den Eindruck des »Abdrucks eines Hühnerfußes«.
gespannter Puls, Jin	Legt man die Finger auf die Arterie, fühlt man einen deutlichen Widerstand. Dieser Widerstand erinnert an ein gespanntes Seil. Berührt man ihn, ist er sehr stark, sehr gespannt. Dieser Puls deutet auf eine Krankheit hin, die mit Kälte zu tun hat. Wir wissen, dass die Eigenschaft von Kälte ist, zu verengen, die Zirkulation zu behindern. Diese Blockade führt sehr oft zu Schmerzen.
saitenähnlicher Puls, gespannt, Xian	Der Xian-Puls ist leicht, rollend, fließend, mit einer leichten Geradheit und Weichheit. Er macht den Eindruck, direkt vom Chi-Puls zum Cun-Puls zu wechseln, von der Elle zum Daumen. Er bietet unter den Fingerkuppen keinen übermäßigen Widerstand. Man findet ihn häufig im Frühling. Wenn der Xian-Puls gespannt ist, fadenförmig, mit mangelnder Weichheit, oder wenn er zu stark ist, deutet dies auf eine Krankheit hin, das heißt, dass nicht genügend Energie des Magens vorliegt.
voller Puls, Da	Bei der Berührung fühlt dieser Puls sich sehr voll an. Er ist zwei Finger breiter als der normale Puls. Wenn der Da-Puls von einem Shi-Puls begleitet wird, wenn er breit und voll ist und wenn der Puls außerdem Suo ist, schnell, kann man daraus folgern, dass eine innere Hitze vorliegt und dass die Krankheit immer schwerwiegender wird. Ist der Da-Puls dagegen von einem Ru-Puls begleitet, weich, liegt ein Schwächezustand vor, ein Xu-Zustand.
bohnenförmiger, springender Puls, Dong	Jeder Puls hat eine bestimmte Art, zu springen. Dieser Puls erinnert an eine Bohne, und man fühlt ihn praktisch nur an einem Ort, Guan, der Barriere. Dong kann auch auf eine schlechte Energiezirkulation hinweisen. Die Energie kann in Höhe der Brust blockiert sein, insbesondere, wenn die Person die Tendenz aufweist, häufig cholerisch zu sein, oder – im Gegenteil – wenn sie leicht traurig ist.
langer Puls, Chang	Der Chang-Puls, lang, ist ein breiterer Puls als normal. Man muss die Finger spreizen, um ihn zu fühlen. Bei dieser Art Puls muss man nicht sofort an einen krankhaften Zustand denken. Er weist letztlich auf einen Zustand guter Gesundheit hin.

Tabelle 8.1: Die 27 Pulsarten

Die Untersuchung der Zunge

Die Untersuchung der Zunge, Wang Ze, ist ein wichtiger Aspekt der Diagnose. Dies liegt vor allem daran, dass die Zunge den Gesundheits- oder Krankheitszustand einer Person sowie seine Konstitution sehr gut reflektiert. Der Arzt sieht, ob die Energie und das Blut im Körper ausreichend sind, ob eine Krankheit leicht oder schwer ist. Wenn die Zunge normal dick und ausreichend fest ist, geht man davon aus, dass der Patient widerstandsfähig und bei guter Gesundheit ist. Ist die Zunge dagegen dünn und lasch, weist dies auf einen Xu-Zustand hin, also Schwäche.

Eine zarte Rotfärbung der Zunge wird als normal betrachtet. Ist das Rot dagegen fahl und blass, deutet dies auf einen Zustand der Schwäche und einen Mangel an Blut und Energie hin. Die Zunge kann auch sehr dunkelrot oder zu stark rot sein, was das Vorliegen einer Krankheit signalisiert.

Bei der Betrachtung der Zunge muss unbedingt auf die Feuchtigkeit in der Mundhöhle geachtet werden, das heißt, das Vorhandensein oder Fehlen von Jin Ye (Säfte), organischen Flüssigkeiten. Wir wissen, dass sie im Organismus eine maßgebliche Rolle spielen, insbesondere für den Schutz gegen Krankheiten von außen, also externen Angriffen. Die Jin Ye helfen, sich gegen störende angreifende Energien zu schützen. Sie begünstigen auch die Funktion der Organe, insbesondere Verdauung, Atmung und Herztätigkeit. Alle diese Organe brauchen Jin Ye, damit sie ordnungsgemäß funktionieren.

Beobachtungstechnik

Der Patient sitzt vor dem Arzt. Dieser fühlt seinen Puls. Jetzt sollte er aufgefordert werden, seine Zunge zu zeigen. Dazu ist es nicht nötig, den Mund weit zu öffnen. Der Patient soll entspannt bleiben und die Zunge sollte flach bleiben. Sie darf nicht zu weit gestreckt oder zusammengezogen werden, weil in diesem Fall durch den übermäßigen Blutfluss eine dunkelrote Farbe auftritt.

In der Praxis bittet der Arzt den Patienten, seine Zunge ganz entspannt zu zeigen. Es dauert 15 bis 20 Sekunden, eine Zunge ordnungsgemäß zu betrachten. Bei der Färbung der Zunge muss man überprüfen, ob eine abweichende Farbe nicht gegebenenfalls durch Nahrungsmittel verursacht ist. Dazu muss man den Patienten fragen, ob er vor kurzem Lakritz, Schokolade, Oliven und so weiter gegessen hat, also Nahrungsmittel, die die Zunge verfärben können.

Wir werden sehen, dass eine schwarze und stumpfe Zunge keine besonders gute Prognose zulässt. Aber natürlich muss der Arzt seinen Patienten zuerst fragen, ob er kein färbendes Lebensmittel gegessen hat.

Die fünf Bereiche der Zunge

Nach dem *Nei Jing* kann die Zunge in fünf Bereiche unterteilt werden (siehe Abbildung 8.2):

- ✔ Die Spitze der Zunge steht für Lunge und Herz.
- ✔ Die Mitte steht für Milz und Magen.
- ✔ Die Zungenwurzel wird der Niere zugeordnet.
- ✔ Die linke Seite der Zunge stellt die Leber dar.
- ✔ Die rechte Seite stellt die Gallenblase dar.

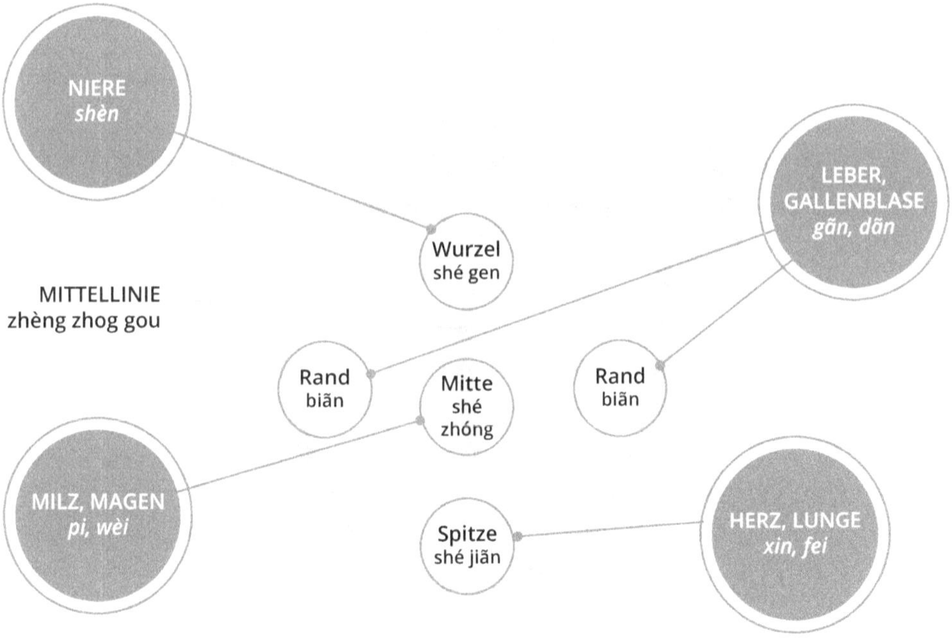

Abbildung 8.2: Die fünf Bereiche der Zunge

Beobachtung des Zungenkörpers

Dieser Abschnitt richtet sich an alle, die diese Studie vertiefen möchten.

Beobachtung des Shen Qi, der Vitalität der Zunge

Um die Vitalität der Zunge zu bestimmen, muss auf Folgendes geachtet werden: ob die Bewegungen der Zunge leicht und weich sind, ob sie nicht erschlafft ist. Außerdem muss überprüft werden, ob die Farbe strahlt. Wenn die Zunge beweglich ist und ausreichend strahlt, sagt man, »die Zunge ist in gutem Zustand«. Ist sie dagegen erschlafft, matt und ausgetrocknet, sagt man, »die Zunge ist in einem schlechten Zustand«.

Symptom	Beschreibung
geschwollene Zunge	– Ist die Zunge geschwollen und weißlich, aber ausreichend geschmiert, können wir annehmen, dass ein Zustand der Feuchtigkeit vorliegt. – Ist die Zunge geschwollen und von blassroter Farbe, deutet dies häufig auf einen Zustand der Feuchtigkeit bei gleichzeitiger Qi-Schwäche hin. – Eine geschwollene Zunge mit lebendig roter Farbe, dunkel, weist auf Hitze im Blut hin. – Eine geschwollene Zunge mit starker Färbung, die fast ins Violette geht, weist auf eine Vergiftung des Patienten hin, durch Nahrungsmittel oder Alkohol.
spitze Zunge	– Eine dünne, spitze Zunge mit weißlicher Farbe deutet auf einen Mangel an Energie und Blut und gleichzeitig Yang hin. – Eine dünne, spitze und dunkelrote Zunge weist auf eine Insuffizienz von Yin, Yin Xu und Feuer hin.
harte, feste, steife Zunge	– Eine dunkelrote Farbe mit gleichzeitiger mangelnder Mobilität, Steife, weist auf Hitze hin, die in den Herzbeutel dringt. – Eine schlaffe Zunge ohne Spannkraft und Kraft – es handelt sich um einen anderen Typ Zunge, wie beispielsweise: Wenn sie weißlich ist, deutet dies auf einen Xu-Zustand hin, Schwäche, begleitet von einem Defizit an Blut und Energie. Ist sie dagegen dunkelrot, deutet dies auf ein Yin-Defizit hin.
zur Seite gezogene Zunge	– Sie deutet auf das Eindringen von schädigenden Winden in die Jin Luo hin, die Meridiane. Das Eindringen dieser schädigenden Winde bewirkt eine Deformation der Zunge zur Seite hin. – Liegt kein weiteres Symptom vor, das mit dem Eindringen schädigender Winde verknüpft ist, weist dies auf internen Wind hin; in schweren Fällen kann dies einem Schlaganfall entsprechen. Man muss diese beiden krankhaften Situationen von Fällen unterscheiden, in denen die Zunge aus erblichen oder zufälligen Gründen zur Seite gezogen ist.
zitternde Zunge	– Wenn die Zunge weißlich ist, deutet dies auf ein Yang-Defizit hin, Yang Xu, das eine normale Versorgung der Muskeln verhindert. Das Zittern zeigt in diesem Fall eine Schwäche an. – Ist das Zittern dagegen von einer dunkelroten Zunge begleitet, weist dies auf ein Yin-Defizit hin, Yin Xu, das durch einen internen Wind entstanden ist.

Tabelle 8.2: Morphologie der Zunge

Färbung der Zunge

Oben haben wir darauf hingewiesen, dass eine Zunge leicht rot sein und Shen besitzen sollte, ein Strahlen und Vitalität.

Symptom	Beschreibung
Zunge mit kleinen Punkten	Häufig findet man kleine Punkte auf der Zungenoberfläche. Sie können seitlich an der Zunge auftreten. Oft sind sie rot. Wenn sie rot sind, treten sie bei nervösen, aufgeregten Patienten auf, die nicht genügend schlafen oder die zu scharf, zu sauer oder zu pikant essen.
gerillte Zunge	– Wenn der Zungenkörper blass ist und Rillen aufweist, handelt es sich um ein Blutdefizit. – Wenn der Zungenkörper ausreichend rot ist, mit einem dicken gelben Belag und Rillen, weist dies auf eine übermäßige Hitze in den Zang Fu hin, die die Jin Ye erschöpft. – Ist der Zungenkörper leicht rot und weist wenig tiefe Rillen auf, die mit einem Belag bedeckt sein können, und hat der Patient keine bestimmten Probleme, handelt es sich um angeborene Rillen, die nicht auf ein gesundheitliches Problem hindeuten.
Zunge mit Zahnabdrücken	Eine Zunge, deren Ränder durch Zahnabdrücke gekennzeichnet oder eingekerbt ist, weist im Allgemeinen auf ein Defizit der Milz mit einem Überfluss an Wasser und interner Feuchtigkeit hin.

Tabelle 8.3: Variation der Zungenoberfläche

Eigenschaft	Beschreibung
blasse Zunge	Im Allgemeinen hat die Farbe Weiß mit dem Yin, der Kälte oder dem Frieren zu tun. Ist die Zunge weiß, handelt es sich im Allgemeinen um einen Blutmangel.
dunkelrote Zunge	Man unterscheidet zwei Stufen von übermäßigem Rot: dunkelrot und sehr dunkelrot, was noch röter als das dunkelrot ist. In jedem Fall deutet eine Verstärkung der roten Farbe auf einen Zustand der Hitze im Inneren des Organismus hin. Diese Hitze kann jedoch durch überschüssiges Yang bedingt sein, dann handelt es sich um Shi, oder durch ein Yin-Defizit, dann handelt es sich um Xu.
violette, grünliche Zunge	Beim Vorliegen einer violetten Zunge erkennt man sofort, dass das Blut betroffen ist. Sie weist auf eine Behinderung der Blutzirkulation hin.

Tabelle 8.4: Färbung der Zunge

Der Zungenbelag

Eine normale Zunge hat einen leichten, dünnen Belag. Er bedeckt normalerweise die ganze Zunge. Man muss darauf achten, ob er sich an der Spitze der Zunge befindet, dann ist die Krankheit auf Ebene des oberen Erwärmers. Befindet er sich in der Mitte, befindet sich die Krankheit auf der Ebene des mittleren Erwärmers. Findet man den Belag an der Zungenwurzel, deutet dies auf eine Krankheit auf Ebene des unteren Erwärmers hin.

Eigenschaft	Beschreibung
feuchter Belag	Man kann das Vorliegen einer großen Menge an Wasser und Flüssigkeit im Inneren auch am Belag erkennen, in der Schicht, die die Zunge bedeckt. Dies weist im Allgemeinen auf das Vorhandensein von Kälte und Feuchtigkeit im Inneren des Organismus hin, oder auf das Vorliegen von stagnierendem Wasser.
trockener Belag	Der trockene Belag enthält nicht genügend Flüssigkeit. Er ist nicht nur trocken, sondern auch pelzig und erinnert ein wenig an Sand. Wenn eine Zunge trocken ist, muss man wissen, ob diese Trockenheit von einer externen Hitze stammt, die eindringt und die Jin Ye schädigt, oder ob es sich um eine Yin-Insuffizienz im Inneren des Körpers handelt.
»fauliger« Belag	Dies ist der dickste Belag. Man sagt, dass er sehr frei ist, das heißt, dass er keine Wurzel hat. Er scheint auf der Zunge zu kleben. Er zeigt sich als sehr dicke Schicht, die ganz einfach abgezogen werden kann. Diese Art Belag weist darauf hin, dass die Energie des Magens durch Hitze und Feuchtigkeit gestört ist. Die Hitze hat die Eigenschaft zu verdampfen, und dadurch entsteht diese Art Belag.
fetter Belag	Vermittelt den Eindruck, sehr fett zu sein. Man sagt, er erinnere an Schmalz, das an der Zunge klebt. Dieser fette Belag wird häufig durch Tan Yin verursacht, Schleim. Das Tan wird im Inneren angesammelt, beispielsweise auf Ebene des Magens oder in der Lunge. Und diese Ansammlung von Tan ist häufig von einem Zustand der Kälte oder der Hitze begleitet.

Tabelle 8.5: Der Zungenbelag

Eigenschaft	Beschreibung
weißer Belag	– Die erste Möglichkeit ist der Angriff einer störenden Energie an der Körperoberfläche. Dann ist der Belag weiß und dünn. Es handelt sich um eine externe Krankheit, oberflächlich und harmlos, meistens durch Kälte. – Die zweite Möglichkeit ist, dass die Hitze den Körper angegriffen hat, beispielsweise Hitze in der Lunge. Normalerweise wird die Zunge bei Hitze rot. Hier handelt es sich um einen externen Angriff, und zu Beginn dieses Angriffs tritt häufig ein weißer Belag auf, der das Rot der Zunge überdeckt. Dieser weiße Belag weist auf eine Krankheit oberflächlicher Hitze hin. – Die dritte Möglichkeit ist eine Ansammlung von Kälte und Feuchtigkeit. Ist der Belag weiß und dick und man hat den Eindruck, er sei schmutzig, eher fett, und ist es schwierig, ihn abzuheben, ist er verankert, verwurzelt, das heißt, es liegt eine Verfestigung vor. – Die vierte Möglichkeit ist interne Shi-Hitze. In diesem Fall ist der Belag weiß mit Rillen, und damit trocken und rau. Man kann hauptsächlich an der Spitze der Zunge einen weißen Belag erkennen, der wie eine Art Pulver aussieht. Unter diesem Belag ist die Zunge im Allgemeinen rot.

Eigenschaft	Beschreibung
gelber Belag	– Eine externe Krankheit, die beginnt, sich in Hitze umzuwandeln. Die Art der Gelbfärbung ist von dem Schweregrad der Krankheit abhängig, von dem Grad der Durchdringung der Hitze in das Körperinnere. Dies kann von dünnem weißem Belag bis dickem gelbem Belag reichen. – Ist das Gelb dunkler, ausgeprägter, weist dies darauf hin, dass ein externes Element in den Körper eingedrungen ist, dass aber bereits eine Hitze im Inneren vorgelegen hat. – Ein ungleichmäßiges Gelb, fett, mit oder ohne Haut, wird durch Feuchtigkeit, innere Hitze oder Tan, eine schlechte Verdauung, verursacht. Es handelt sich um eine Ansammlung von Nahrungsmitteln, die eine Krankheit der Hitze-Feuchtigkeit verursacht.
schwarzer Belag	– Kann mit einer exzessiven Hitze zu tun haben, die das Yin stört. Aus diesem Grund färbt sich der Belag schwarz. Dieser Typ des schwarzen Belags kommt vom gelben Belag. Er hat eine sehr spezielle Struktur mit schwarzen Dornen und Rillen. – Bei einer Yang-Schwäche liegen Yin und Kälte vor. Das Schwarz weist weiße Spuren auf. – Es kann sich auch um eine Schwäche des Wassers der Niere handeln. Das Schwarz ist dann matt, ohne Strahlen; der Belag ist trocken, nicht glatt. Man denkt an Hitze, wenn der Patient Durst auf kalte Getränke hat. Wenn es aber ein Yin Xu ist, hat der Patient Durst, aber keine Lust zu trinken. Die Zunge ist dann spitzer.

Tabelle 8.6: Die verschiedenen Bedeutungen des Zungenbelags

Teil III
Die Hauptursachen für Krankheiten

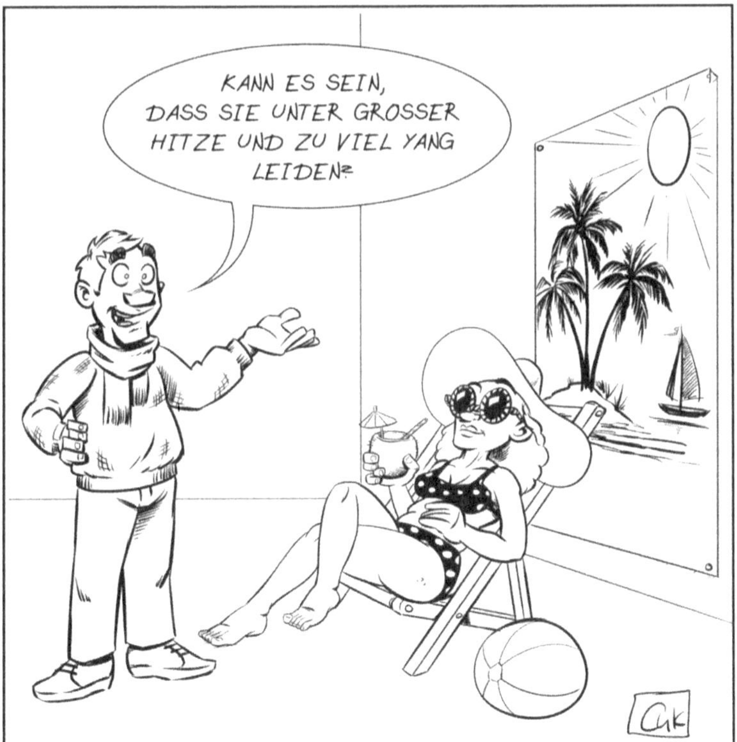

IN DIESEM TEIL …

- ✔ Eine Krankheit tritt nicht ohne Grund auf. In diesem sehr wichtigen Teil werden Sie lernen, dass die verschiedenen Krankheitsfaktoren, äußerlich oder innerlich, vermieden werden können, wenn wir Zugang zu Wissen haben.
- ✔ Dieser Teil spricht alle wichtigen Krankheitsursachen an und wird Ihnen helfen, »ohne Angst oder Vorwürfe« alle notwendigen Vorsichtsmaßnahmen zu treffen.

IN DIESEM KAPITEL

Vorbeugen ist die Seele der TCM

Die wichtigsten Krankheitsursachen identifizieren, um wieder zu guter Gesundheit zu gelangen

Kapitel 9
Interne und externe Krankheiten unterscheiden

Theoretisch ist der Körper nach den Prinzipien der TCM nicht darauf ausgelegt, krank zu werden, sondern sich selbst dauerhaft zu heilen. Warum tragen also so viele Menschen Pathologien in sich, die meisten von ihnen chronisch? Dies ist offensichtlich die große Frage, die sich die gesamte Medizin stellt.

Und wer ist dafür verantwortlich?

Dieses Kapitel wird Ihnen ein paar Antworten geben. Vielleicht die wichtigste und einfachste und gleichzeitig die treffendste ist, dass wir nicht auf das Wissen zugreifen. Dieses Buch soll Ihnen helfen, bei bester Gesundheit zu bleiben oder diese wiederzuerlangen. Es gibt jedoch noch ein zweites Problem zu lösen. Unserer heutigen Anschauung nach sind immer die anderen schuld, wenn wir krank werden, nie wir selbst. Wir sehen nur unsere Beschwerden, nie die Ursache. Die TCM lehrt das Gegenteil. Durch die Unkenntnis der energetischen Funktionsweisen unserer verschiedenen Organe, die von dieser jahrtausendealten Medizin gelehrt werden, schaffen wir Schritt für Schritt innere Krankheiten oder machen uns anfälliger für äußere Krankheiten.

Warum entwickeln manche von uns eine Allergie, andere nicht?

Allergien jeglicher Art verbreiten sich in einem immensen Ausmaß. Die Anzahl der Menschen, die darunter leiden, steigt rasant an. Bei diesem Thema stehen sich zwei Funktionsbetrachtungen des menschlichen Körpers, zwei Philosophien zum Thema Gesundheit gegenüber.

Schicksal?

Im Westen wird eine Allergie als eine übermäßige Reaktion des Körpers auf den Kontakt mit einer gewöhnlichen Substanz betrachtet, die als »Allergen« bezeichnet wird. Es reicht aus, mit diesem Allergen in Kontakt zu kommen, um eine übertriebene Abwehrreaktion zu entwickeln. Wir sind also mit möglicherweise Hunderten von potenziellen Allergieauslösern konfrontiert. Die bekanntesten sind Blütenpollen. Dabei handelt es sich nicht um Gifte, sondern lediglich um reizende Substanzen, die der Körper nicht mehr verträgt. Abgesehen von roten Augen sind sie die Ursache für allergische Rhinitis, die bis zur Bronchopneumonie gehen kann, sowie Atemnot bei Kindern, die immer jünger an Bronchitis und Asthma leiden. Im Extremfall kann dies aufgrund bestimmter sogenannter »starker Allergene« wie Eiweiß, Erdnüsse, Wespenstiche und so weiter bis hin zu einem anaphylaktischen Schock gehen, einem potenziell lebensbedrohlichen Zustand für den Organismus.

Es gibt einen negativen Effekt bei dieser Einstellung von »Es ist nicht meine Schuld« gegenüber der Allergie in der westlichen Medizin. Es entsteht der Eindruck von Schicksal und Angst vor dem Außen. Wenn wir allergisch sind, dann liegt es an dem anderen, dem Äußeren, diesen schrecklichen Pollen – die jedoch nicht von Mutter Natur »hergestellt« werden, um den Menschen zu schädigen, sondern, im Gegenteil, um Pflanzen zu vermehren und damit letztlich den Menschen zu ernähren.

Wir versuchen also mithilfe von Gerätschaften, sie zu erkennen, sie abzufangen oder uns zu schützen, indem wir nicht aus dem Haus gehen. Wir tragen Masken, wenn diese Art von Pollen auftreten. Die Angst wird zu einem festen Bestandteil unseres Lebens, was uns stark aus dem Gleichgewicht bringt. Die Angst greift nämlich tief in die Funktion unseres Organismus ein – sie schwächt die Energie der Niere. Das Leben von allergischen Personen kann sehr schnell sehr unangenehm werden. Man versucht also, sich zu desensibilisieren. In der chinesischen Medizin bedeutet dies wiederum nur, dass wir das Problem einer äußeren Schicht in eine tiefere Schicht des Körpers übertragen. Es bedeutet das Risiko, in den folgenden Monaten oder Jahren noch sehr viel schwieriger zu behandelnde Probleme zu bekommen, wie beispielsweise chronische Ekzeme, Neurodermitis oder Psoriasis. Die Krankheit von außen ist noch tiefer in den Organismus eingedrungen, bis hin zum Blut. Kurz gesagt, diese westliche Betrachtungsweise vermittelt uns das Gefühl, dass wir eine »Wirkung« sind, und keine »Ursache«.

Der Ansatz der TCM

Die chinesische Medizin betrachtet das Ganze anders und verfolgt einen völlig anderen Ansatz. Sie geht von dem folgenden Grundsatz aus: »Eine allergische Reaktion ist immer eine Manifestation einer ungenügenden Anpassung des Organismus an seine Umgebung.« Damit personalisiert und individualisiert sie die Krankheit. Wäre dies nicht der Fall, müsste die ganze Welt unter der Allergie leiden. Es ist eine Schwäche der schützenden Energie des Körpers, Wei Qi, häufig in Kombination mit einer Schwäche der Nierenessenz (Jing) und der Zhen Qi der TCM, der wahren Energie, der Selbstheilungskraft des Organismus.

Interne oder externe Krankheit?

Krankheit ist ein komplexes Phänomen. Haben wir beispielsweise arteriellen Bluthochdruck oder Kopfschmerzen als Symptom, müssen wir die Art und die Ursache dieser Krankheit, dieses Symptoms bestimmen. Wir müssen also das, was wir in der TCM als »Krankheitsursachen« bezeichnen, genauer untersuchen. Wir unterscheiden ganz allgemein zwischen zwei Ursachen: internen und externen.

Externe Ursachen

Externe Ursachen bedeuten, dass es einen Kampf mit einem Angreifer gibt, einer störenden Energie, Xie Qi. Dazu benötigen wir die Verteidigungsenergie, Wei Qi, die mit Teilen der Immunabwehr vergleichbar ist, und die wahre Energie des Körpers, Zhen Qi, die den Widerstand gegenüber Krankheiten unterstützt. Alle übermäßigen externen Energien, wie beispielsweise Wind, Kälte, Feuchtigkeit, Trockenheit, Hitze und Feuer – all dies sind »störende Energien«.

Man muss verstehen, was in der chinesischen Medizin als externer Angriff betrachtet wird. Es handelt sich um ein wahres »Schlachtfeld«. Die beiden Kämpfenden sind die störende Energie und die wahre Energie. Die sichtbaren Belege für diesen Kampf, die Objektivierung eines solchen Kampfes, sind einfach die Symptome, die ein Patient zeigt.

Interne Ursachen

Unabhängig von äußeren Ursachen kann auch der Körper selbst Krankheiten entwickeln. Dies passiert vor allem dann, wenn im Organismus ein Ungleichgewicht vorliegt. Sie wissen, dass es im Körper zwei Kräfte gibt, Yin und Yang (siehe Kapitel 3). Dies ist eines der wichtigsten Prinzipien, die der TCM zugrunde liegen.

Die westliche Medizin hat die Tendenz, Krankheit als das Ergebnis eines Ungleichgewichts der chemischen Eigenschaften des Körpers zu betrachten. Dieses Ungleichgewicht wird ihrer Meinung nach durch Bakterien, Viren, Mikroben und so weiter verursacht. Die chinesische Medizin weiß natürlich, dass es Bakterien, Viren und anderes gibt, aber sie betrachtet diese Phänomene als Wirkungen, und nicht als die eigentlichen Ursachen.

Die östlichen Konzepte beruhen auf den Konzepten der Energie und der Kraft. Die Kraft der Energie ist der Ursprung aller physischen und chemischen Transformationen. Aus diesem Grund basiert diese Methode auf dem Prinzip von Yin und Yang. Letztlich steht die Energie vor der Materie, und jedes energetische Ungleichgewicht wirkt sich darauf aus.

Das Negativ-Positiv-Prinzip

Yin und Yang sind einfach eine Energie oder eine Kraft, die eine negative oder positive Polarität haben. Diese beiden Polaritäten sind notwendig, um ein Gleichgewicht zu erhalten. Diese bipolare Energie durchfließt den ganzen Körper und versorgt jede Zelle. In der TCM könnte Gesundheit wie folgt definiert werden: »Ein Gleichgewicht zwischen zwei entgegengesetzten Kräften Yin und Yang, das nie vollständig erreicht wird, aber an dem täglich gearbeitet werden muss.«

Im Leben scheint alles auf dem Negativ-Positiv-Prinzip zu beruhen. Zu jedem Ding gibt es ein Gegenteil, das wiederum gleichzeitig Ergänzung ist. Wir haben Tag und Nacht, Hitze und Kälte, männlich und weiblich, Berg und Tal, rechts und links, Ja und Nein, Schnelligkeit und Langsamkeit und so weiter. Es ist leicht zu erkennen, dass das Yin genauso wichtig wie das Yang ist und dass ihr Gleichgewicht von ihrem Verhältnis zueinander abhängig ist. Diese beiden Kräfte wohnen gemeinsam in unserem Körper und ändern sich abwechselnd. Manchmal liegt mehr Yang vor, manchmal mehr Yin. Wenn das Yang zunimmt, nimmt das Yin ab, aber wenn das Yin zunimmt, nimmt das Yang ab. Diese abwechselnde Fluktuationsbewegung gestattet die Zirkulation der Energie im gesamten Organismus.

Das Gleichgewicht zwischen diesen beiden Kräften ist der eigentliche Faktor, von dem die Gesundheit abhängt. Wird diese Bewegung von Fluss und Rückfluss dieser beiden Kräfte gestört, weil beispielsweise eine der Kräfte zu stark zunimmt oder die andere zu stark abnimmt und damit das Gleichgewicht zwischen ihnen verloren geht, kann dies die Ursache einer Krankheit sein, in diesem Fall einer internen Krankheit. Es muss dazu nicht unbedingt einen Angriff von außen geben. Auch im Inneren des Körpers können sich Krankheiten entwickeln.

Es ist jedoch auch so, dass ein internes Ungleichgewicht einen Angriff von außen erst möglich macht. Anders ausgedrückt: Ein externer Angreifer kann nicht in den Organismus eindringen und einen Krieg auslösen, wenn nicht die innere Situation aus dem Gleichgewicht geraten oder defizitär ist.

Die Reihenfolge der Betrachtung

In den alten Lehrbüchern wurden zuerst die externen Krankheiten betrachtet, anschließend die Krankheiten, die sich im Körper entwickeln. Wir werden hier in umgekehrter Reihenfolge vorgehen. Im Alltag sind es meist nicht die Seuchen, die uns quälen, sondern interne Krankheiten mit ihren zahlreichen selbstzerstörerischen Wirkungen: Rheuma, Herz-Kreislauf-Erkrankungen, Diabetes, Krebs, psychische und emotionale Krankheiten. Dennoch könnte in einigen Jahrzehnten eine Wende eintreten, wenn wir unsere Batterien weiter schwächen. Die Frage lautet dann: Wann wird die große Seuche zuschlagen?

IN DIESEM KAPITEL

Entladung der Batterie der Niere

Stagnation von Blut und Energie

Emotionale Störungen

Ungleichgewicht der Wünsche

Ungleichgewicht der Ernährung

Überarbeitung und Müdigkeit

Schlafstörungen

Kapitel 10
Interne Ursachen

Entladung der Batterie der Niere

In Kapitel 3 gehen wir ausführlich auf diese Batterie ein, die in der TCM von der Yuan Qi gespeist wird. Sie befindet sich im unteren Erwärmer, auf Höhe der Niere. Es gibt zahlreiche Möglichkeiten, sie täglich wieder aufzuladen. Diese Batterie steht für Folgendes:

- ✔ **Die enorme Anpassungsfähigkeit des Organismus:** Wenn diese Batterie aufgeladen ist, kann sich Ihr Organismus an abrupte Änderungen anpassen, an extreme Klimaänderungen, an geistige und emotionale Faktoren, die Sie plötzlich angreifen. Aber auch an Änderungen, die in Ihrem eigenen Körper stattfinden. Bei Frauen könnte dies beispielsweise der Übergang in die Menopause sein.
- ✔ **Die immense Selbstheilungskraft und automatische Regulationskraft des Körpers:** Dies ist unter anderem die in der modernen Medizin sogenannte Immunabwehr. Die TCM geht aber weit darüber hinaus! Sie beschäftigt sich mit energetischen Ungleichgewichten, die den materiellen Ungleichgewichten vorausgehen. Wenn Sie diese Batterie vollständig aufgeladen haben, besteht nur eine sehr geringe Wahrscheinlichkeit, dass Sie krank werden.

Weil dieses Verständnis der Funktion des menschlichen Körpers nicht allgemein bekannt ist, und natürlich weil die in diesem Buch beschriebenen Präventionsmethoden nicht eingehalten werden, wird diese Batterie ständig weiter entladen. Der zunehmende Verlust des

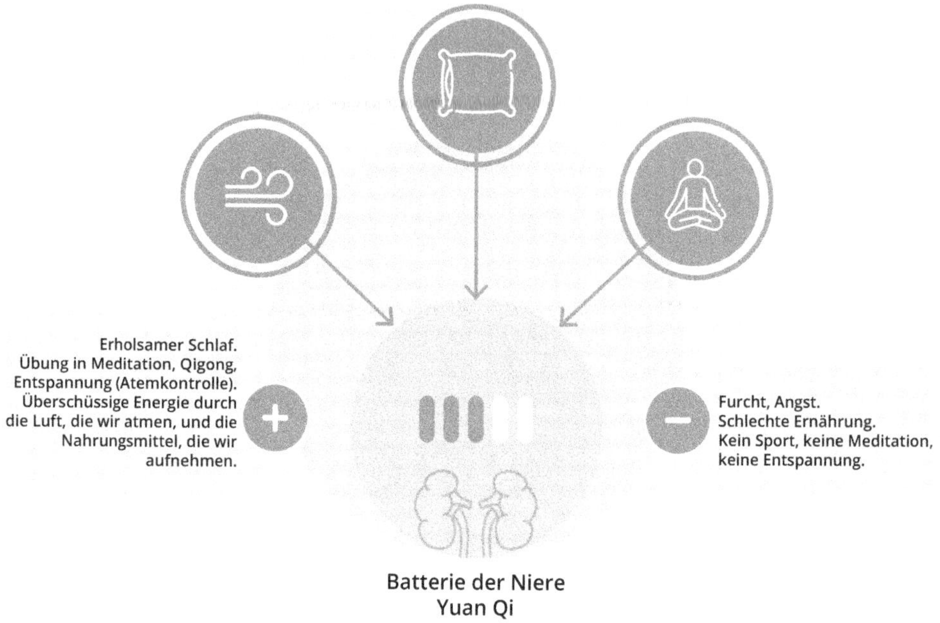

Abbildung 10.1: Aufladung und Entladung der Batterie der Niere

Verständnisses für den Sinn des Lebens, das Klima von Furcht und Angst, das uns täglich umgibt, die zunehmende Vielfalt widersprüchlicher Theorien, die uns nicht zum Handeln ermutigen, insbesondere im Hinblick auf die Ernährung, gehören zu den Faktoren, die verhindern, dass wir diese Batterie wieder aufladen.

Ich erinnere Sie an das Ziel dieser Lehre: die Rückkehr zur Einheit, der die Einfachheit zugrunde liegt. Lernen, gut zu atmen, sich gut zu bewegen, gut zu essen, gut zu trinken, gut zu denken, ist für uns alle von größter Bedeutung. Diese Dinge müssen einfach erklärt werden – sie sind keine Zauberei!

Die Batterie der Niere entlädt sich, Ihr Organismus verliert die Kontrolle über sich, die Emotionen borden über, die Wünsche und die Triebe werden selbstzerstörerisch. Jetzt entstehen interne Krankheiten – häufig chronischer Art.

Stagnation von Blut und Energie

Was passiert?

Nach dem Entladen der Batterie der Niere ist dies die zweite wichtige Ursache für interne Krankheiten. Betrachten wir die Funktion des Organismus genauer, dann finden wir überall Zirkulation: arterielle und venöse Blutzirkulation, Lymphzirkulation, Zirkulation von Nervenimpulsen, hormonelle Zirkulation, intra- und extrazelluläre Zirkulation der Körperflüssigkeiten durch die verschiedenen Flüssigkeitsbereiche und noch einige mehr. In der TCM kennen wir außerdem die Zirkulation der Energie entlang der Meridiane, entlang der drei Erwärmer, an der Hautoberfläche und so weiter. Kurz gesagt, im Körper muss alles zirkulieren, und dies in absoluter Freiheit. Wir werden sehen, dass zahlreiche Ursachen diese verschiedenen Zirkulationen behindern können. Die erste ist die Schwäche dieser Batterie, in der TCM als Motor für alle Zirkulationen betrachtet.

Wenn eine Zirkulation behindert wird, physisch oder energetisch, auf der Körperoberfläche, in den Gelenken oder intern an irgendeinem Organ, liegt das vor, was wir im Westen als »*rubor, calor, dolor und tumor*« bezeichnen, also Röte, Wärme, Schmerzen und Schwellung. Dies ist ein entzündlicher Zustand, von dem aus es weitergeht.

Die Geschichte des Mannes, der sich umsonst einen Gips ans Handgelenk macht

Obwohl sein Handgelenk völlig gesund und geschmeidig ist und keine besonderen Symptome vorliegen, beschließt unser Freund aus einer Laune heraus, für drei Wochen einen Gips anzulegen. Am Handgelenk verlaufen Nerven, Arterien, Venen, Lymphbahnen, Sehnenscheiden und sechs Energiemeridiane. Mit der Blockierung seines Handgelenks behindert er auch all diese Zirkulationen. Als der Gips entfernt wird, ist sein Handgelenk heiß, geschwollen, entzündet und schmerzhaft. Er kann es wieder in Gang bringen, es dem Licht aussetzen und es wieder geschmeidig machen. Nach und nach kommt alles wieder an seinen Platz zurück. Die Blockierung des Handgelenks, die hier eine externe Ursache hatte, war der Ursprung all dieser Ungleichgewichte. Die Rückgewinnung seiner Beweglichkeit ist das Gegenmittel.

Die Stagnation des Qi, der Energie

Zuvor haben wir gesehen, dass das Qi, die Energie, grundsätzlich aus drei »Organ-Paketen« stammt: der Niere, der Milz und der Lunge (siehe Kapitel 2 und 3).

Das Nieren-Paket

Es besteht aus einer angeborenen Energie, Yuan Qi (die Öllampe), und einer erworbenen Energie, Jing Qi, die aus Atmung, Ernährung und Emotionen stammt. Der Überschuss wird gespeichert, nachdem der Organismus seine unmittelbaren Bedürfnisse gestillt hat. Dies ist das Zhen Qi (die Batterie).

Das Yuan Qi, die angeborene Energie, trägt ein Feuer in sich (die Flamme der Öllampe), eine Zündflamme, das sogenannte »Feuer des Ming Men«. Dieses Feuer hat die Eigenschaft, die Milz zu aktivieren (die Verdauung benötigt ausreichend wärmende Energie). Dies ist die motorische Kraft der Vitalität. Sie wird dann zum »Minister-Feuer«. Dieses Feuer löst das Wachstum des Organismus aus. Dies ist die motorische Kraft der Vitalität. Es ist ein sehr weiches, langsames, konstantes Feuer, das dauerhaft strahlt. Es ist direkt mit der Leber verbunden. Man sagt, es ist »das Yang Qi der Leber«. (Die Leber ist in Verbindung mit Holz zu setzen: die ruhige Kraft des Saftes, der in einem Baum nach oben steigt, und der die langsame Entfaltung der Blätter unterstützt.) Und es gibt noch ein drittes, sehr mächtiges Feuer, das nicht für die Entwicklung der Vitalität sorgt, sondern dazu dient, die ganze Maschinerie in Gang zu halten: das »Kaiser-Feuer«, Symbol des Herzens.

Alles geht jedoch von der Niere aus, von der kleinen Flamme. Aus diesem Grund sagt man, die Niere sei das wichtigste Organ für das Qi.

Das Paket aus Milz und Lunge

Der Organismus muss durch die Erde versorgt werden, um die »Energie der Nahrung« zu bilden, Gu Qi. Diese Energie ist jedoch lang nicht genug. Sie braucht die Energie der Luft, Yang Qi, die die Lunge einatmen muss. Man sagt, die Lunge steuert das Qi. Die beiden Lungenflügel sitzen im oberen Erwärmer. Sie belegen also die höchste Position im Organismus und regeln und steuern damit den Fluss der Energie, des Qi. Wenn die Lunge geschwächt ist, kann sie die Energie nicht mehr nach unten schicken und die Niere hat keine Kraft, das Qi wieder aufsteigen zu lassen (siehe Zyklus der fünf Elemente: die Lunge ist die Mutter der Niere). Dies wirkt sich auch auf die Milz aus, die eine Doppelfunktion hat, nämlich auf- und absteigen zu lassen. Der gesamte Mechanismus der Qi-Zirkulation beruht auf der Lunge. (Deshalb ist es auch so wichtig, bewusst zu atmen.)

Die Blockade des Qi, Qi Zi

Wie kann das Qi blockiert werden und stagnieren? Wie so häufig können wir interne und externe Ursachen dafür verantwortlich machen.

Was die externen Ursachen betrifft: Es gibt verschiedene Störungen, die den Prozess der Umwandlung unserer Nahrung behindern können. Wenn Sie beispielsweise während einer Mahlzeit zu viel trinken, entsteht ein Überschuss an Feuchtigkeit, die die Verdauung verlangsamt. Diese Stagnation der Zirkulation der Nahrung kann leicht dazu führen, dass sie in einen Zustand der Fäulnis übergeht. Dies ist eine der Ursachen für die Produktion von Tan, Abfällen im Organismus. Wenn Tan und die Feuchtigkeit stagnieren, können sie sich leicht in »Gift« verwandeln, Re Du im Chinesischen. Dieses kann die Zirkulation der Energie in den Meridianen behindern. Dem Tan wird in diesem Buch ein ganzer Abschnitt gewidmet (siehe Kapitel 11).

Ein weiteres Beispiel. In der TCM sagt man, dass eine Frau während der Menstruation kein kaltes Wasser berühren sollte. Ein kaltes Bad beispielsweise stellt das Risiko dar, die Energie im unteren Erwärmer stagnieren zu lassen. Dies ist eine maßgebliche Ursache für Fibrome und andere lokale Krankheiten. Langes Sitzen im nassen Gras kann einen Hexenschuss auslösen, wenn das Qi in der Niere blockiert wird.

Die häufigste Ursache für interne Krankheiten, die große Ursache für die Stagnation von Qi im Organismus, ist ein schlechter Umgang mit Emotionen! Wir wissen, dass alle Emotionen unter der Kontrolle des Herzens stehen, wo sich das Shen befindet, der Geist. Wenn der Geist mit widersprüchlichen Gedanken und zwanghaften Vorstellungen belastet ist, sind die Emotionen gestört und beeinträchtigen das Herz und die Milz. Das Qi zirkuliert nicht im Organismus und stagniert schließlich.

Sorgen und andauernde Traurigkeit können die Energie der Lunge blockieren. Man sagt auch, der Körper wird schwer: Die Person lässt den Kopf hängen. Diesen Fall findet man bei Personen, die viel an ihrem mentalen Zustand arbeiten, die zu viel Introspektion und Meditation betreiben, ohne als Gegenkraft körperliche Übungen anzuwenden, wie beispielsweise Spaziergänge oder Qigong.

Wie wir bereits erwähnt haben, ist die schlimmste Emotion, die zur Stagnation der Energie führt, die innere Wut, die die Funktion der Leber bei der Entfaltung der Energie blockiert. Wenn eine solche Blockade auftritt, kann die Yang-Energie der Leber nicht mehr aufsteigen und kann die Milz angreifen. Dies ist eine der Hauptursachen für Diabetes und letztlich für akute Bauchspeicheldrüsenentzündung oder Bauchspeicheldrüsenkrebs, aber auch für andere Krebsarten oder psychische und emotionale Erkrankungen wie Depressionen.

Im *Nei Jing* heißt es, »100 Krankheiten werden durch eine Störung der Qi-Zirkulation verursacht«. Für die TCM ist dies eine der Hauptursachen für Krebs. Es muss also alles dafür getan werden, einen solchen Zustand zu vermeiden. Wir werden bei der Beschreibung der Behandlungsmethoden darauf zurückkommen.

Die Geschichte einer Mutter, die ihrer Schwiegertochter nicht verzeihen kann

Die Geschichte erzählt von einer Mutter, die die Liebe zu ihrem Kind nicht mit ihrer Schwiegertochter teilen kann. Dies ist offensichtlich ein ganz außergewöhnlicher Fall! Alles führt zu einer großen emotionalen Blockade. Nach und nach stellt sich ein, was in der TCM als »Blockade und Stagnation auf der Ebene der Leber« bezeichnet wird (innere Wut, die der Leber zugeordnet wird). Es handelt sich um eine interne Blockade. Die ersten Symptome sind Blähungen, Atembeschwerden, Nackenschmerzen, Schlaflosigkeit ab drei Uhr morgens, Kopfschmerzen.

Wenn das Ganze andauert, ergibt sich schließlich eine externe Symptomatik, auf der Seite der Brust, wo der Gallenblasenmeridian verläuft: Brustkrebs. Später kann auch noch die Leber betroffen sein. Hier wird es noch ernster. Eines der großen Gegenmittel, wie wir im Abschnitt über Psychotherapie noch darlegen werden, ist die »Vergebung«, oder auch die Fähigkeit, sich zurückzuziehen und nicht mehr Akteur, sondern Zuschauer zu sein.

Die Stagnation des Blutes, Yu Xue

Die Stagnation des Blutes wird im Chinesischen als Yu Xue bezeichnet. Man muss wissen, dass das Blut zirkuliert, weil das Qi, die Energie, es antreibt. Bei einer Stagnation des Qi entsteht also auch eine Stagnation des Blutes. Aber auch das Gegenteil kann der Fall sein: Eine schlechte Blutzirkulation kann eine Stagnation des Qi fördern.

Einige Hinweise zum Blut

Blut ist eine erworbene materielle Substanz, zusammengesetzt aus der Mischung der Essenzen von Nahrung und eingeatmeter Luft, die hauptsächlich durch die Energie der Milz erzeugt wird. Die Erde erzeugt Nahrung für den Menschen, während die Milz Nährstoffe für den Körper produziert. Die Milz wandelt Nahrung in Essenz um, die dann mit der Energie des Himmels (Atmung) vermischt wird. Im *Nei Jing* heißt es, »die Milz ist die Quelle der Transformation«. Die Milz und die Lunge sind aber auch die Quelle der Energieerzeugung. Wir können sagen, dass »das Qi die Antriebskraft des Organismus ist, während das Blut ihn ernährt«.

Die zweite Funktion der Milz ist jedoch, Blut im gesamten Organismus zirkulieren zu lassen: »Die Milz steuert das Blut.« Das Herz ist der »Herr des Blutes«. Aber das Herz ist für den Zustand der Leitungen zuständig, der Gefäße. Egal wie viel Blut gerade in einem bestimmten Körperteil benötigt wird, das Herz bestimmt genau seinen Bedarf. Ein sehr ausgeklügelter Mechanismus. Gibt es zu viel Blut an einem Ort, reduziert es den Druck. Verletzt man sich, schickt es Blut, um einen Pfropfen zu erzeugen. Die Leber wiederum speichert das von der Milz erzeugte Blut. Dabei wird es gleichzeitig gefiltert und gereinigt.

Ein sehr wichtiges Konzept: Wenn der Mensch aktiv ist und sich bewegt, zirkuliert das Blut in den Gefäßen. Man sagt, »Sport lässt Blut aus der Leber austreten«. Bewegt sich der Mensch nicht, beim Ausruhen oder beim Nachtschlaf, kehrt das Blut auf die Ebene der Leber zurück. Der zweite Teil der Nacht ist übrigens »die Stunde der Leber«, und der hier stattfindende Stoffwechsel ist sehr wichtig. Stagniert das Blut zu lange (innere Wut), wandeln sich die Abfälle in Gift um, wodurch wiederum zahlreiche Krankheiten verursacht werden. Die Leber nimmt also an der Steuerung des Blutflusses sowie an der Blutverteilung teil.

Was lässt das Blut stagnieren?

Vor allem Störungen der Energie und der Funktionen von Herz, Leber und Milz können zur problematischen Stagnation des Blutes beitragen. Ist unsere Nahrung zu sehr gezuckert oder fett, ermüdet dies die Milz – eine maßgebliche Ursache für die Entstehung von Abfällen, Tan oder Feuchtigkeit, die das Blut verdicken. Darüber hinaus entsteht dadurch eine Verlangsamung und Blockade der Zirkulation. Besitzt der Körper nicht genügend Energie, hat das Blut keine Kraft weiterzufließen. Und auch die verinnerlichten Emotionen können eine Verlangsamung und Stagnation des Blutes verursachen.

Anhaltende Stagnationen des Blutes

Lang anhaltende Stagnationen des Blutes, Yu Xue, führen zur Produktion einer giftigen Substanz, des Re Du. Der Körper verabscheut dies. Die Immunabwehr muss für die Entsorgung dieses Gifts sorgen. Ist die Batterie jedoch leer, gibt es jetzt Probleme. Sie erinnern sich, dass Stagnation Hitze erzeugt: Die Abfälle des Blutes wandeln sich in Gift um. Eine maßgebliche Ursache für Ekzeme, Schuppenflechte, aber auch eine der Hauptursachen für Krebs.

Fazit: Wenn es keine Stagnation des Blutes oder der Energie gibt, gibt es auch keine inneren Krankheiten. Sorgen Sie für Zirkulation. Darauf kommt es an!

Gleichzeitige Defizite von Blut und Energie

Bei diesen Ursachen für innere Krankheiten können wir es mit einem Zustand von gleichzeitigem Blut- und Energiemangel zu tun haben. Eine Funktionsstörung eines der fünf Organ-Pakete allein reicht aus, um ein allgemeines Ungleichgewicht zu verursachen. In der Folge kann die treibende Kraft des Qi so weit geschwächt werden, dass die Blutproduktion reduziert oder verlangsamt wird. Das nennt die TCM einen Xu-Zustand der Schwäche. Viele Faktoren unseres Lebensstils können zu diesem Zustand beitragen, zum Beispiel körperliche Überlastung, übermäßiger Verlust von Körperflüssigkeiten, Jin Ye (denken Sie daran, dass Samenflüssigkeit ein integraler Bestandteil von Jin Ye ist), übermäßige Blutungen (nach einer Verletzung oder Geburt oder übermäßige Menstruation). Eine Beeinträchtigung des Qi kann auch aus einem angeborenen Mangel resultieren.

Was das Blut betrifft, so ist es die Leber, die ihre Speicherkapazität verlieren kann, weil die Milz möglicherweise nicht genügend Blut produziert. Dies ist eine Ursache für Anämie. Tritt dieser Zustand ein, kann der Körper keinen Widerstand mehr gegen die oben erwähnten Gifte aufbringen. Im *Nei Jing* heißt es, »es handelt sich um einen vorzeitigen Alterungsprozess. Der Körper verwelkt und wird leicht geschwächt«. Die Abwehrbarrieren brechen nach und nach zusammen und externe Störungen jeglicher Art können leicht in den Körper eindringen.

Emotionale Störungen

Ein schlechter Umgang mit Emotionen ist die Schwertspitze aller inneren Krankheiten. In der Theorie der fünf Elemente (siehe Kapitel 4) haben wir gesehen, dass jede Emotionsfamilie in Relation zu einem spezifischen Organ-Paket gesetzt werden kann. Eine Emotion nährt also ihr »Zielorgan«. Und wie immer bringt ein Überschuss dieser Emotion dasselbe Organ ins Ungleichgewicht. Dies ist eine maßgebliche Ursache für innere Krankheiten. Jede Emotion hat also direkten Einfluss auf die Energiezirkulation.

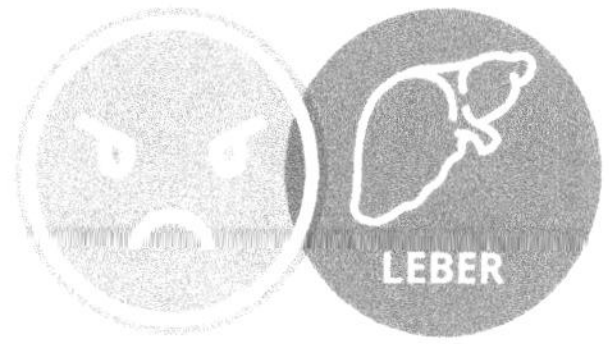

Die **Wut** erscheint in der Leber, im Holz. Sie lässt die Energie aufsteigen. Dies ist vergleichbar mit dem Holz des Baumes, das nach oben drückt. Es handelt sich um eine Yang-Kraft, die sich sehr schnell erhebt. Überschüssige Wut kann den Pfad versperren. Wiederholte Wutepisoden können der Ursprung für Bluthochdruck, Herzkrankheiten und so weiter sein. Die Wut kann aber auch unterdrückt werden. Dann lässt sie die Energie auf Ebene der Leber stagnieren. Extreme Emotionen sind der Ursprung sehr vieler Krebsarten.

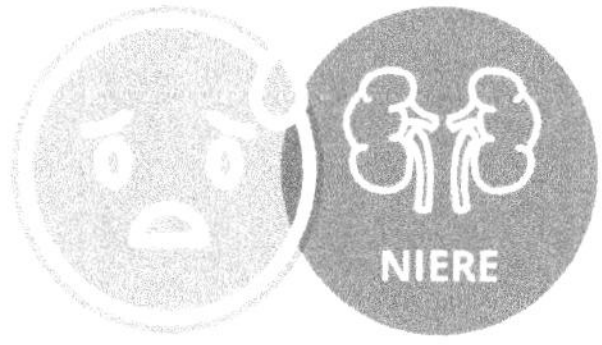

Angst, die Niere und Wasser haben dieselbe Natur. Eine gesunde Angst kann die Niere nähren und schnell zu guten Entscheidungen führen. Zu viel Angst dagegen kann die Energie nach unten drücken. Das Wasser hat die Eigenschaft, nach unten zu fließen. Ein Kind, das viel Angst hat, macht in die Hose. Eine maßgebliche Ursache für Hexenschuss, den absteigenden Fluss aus Organen, die Entleerung der Batterie der Niere.

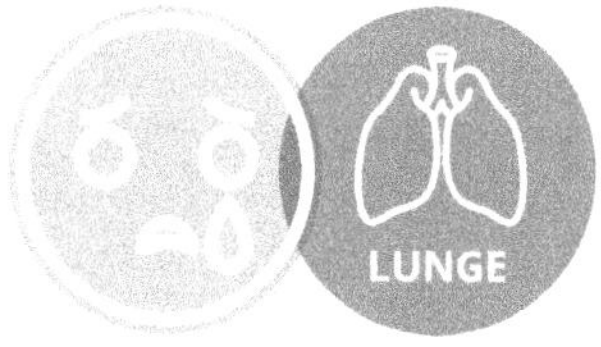

Traurigkeit, Sorge und Unruhe sind in Relation mit der Lunge zu setzen. Übermäßige Trauer verringert die Energie. Umgekehrt gilt, wenn zu viel Energie in der Lunge konzentriert ist, verursacht dies Traurigkeit. Diese Emotion, die Energie verschließt, kann die Ursache für viele Krankheiten der Selbstzerstörung sein, wie unter anderem Lungenkrebs.

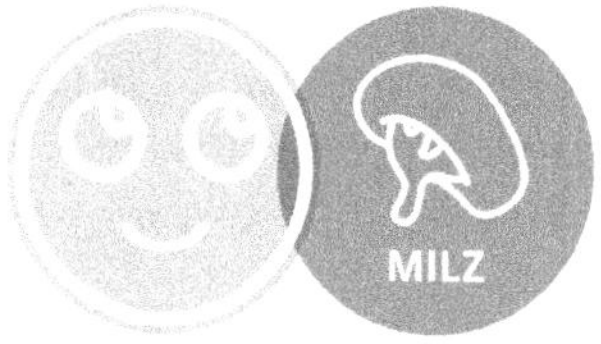

Erinnerung erscheint in der Milz, an der Erde. Dasselbe gilt für Nachdenklichkeit/Grübeln. Diese Emotion kann die Milz beeinflussen. Ist sie überschüssig, wird die Energie langsam, konzentriert sich, sammelt sich an – wie die Erde in der Natur sich ansammelt, festsetzt und Blockaden verursacht. Dies ist eine maßgebliche Ursache für Depressionen, aber auch für eine schlechte Verdauung der Nahrung, was das Entstehen von Feuchtigkeit und Tan im Körper begünstigt – Abfälle.

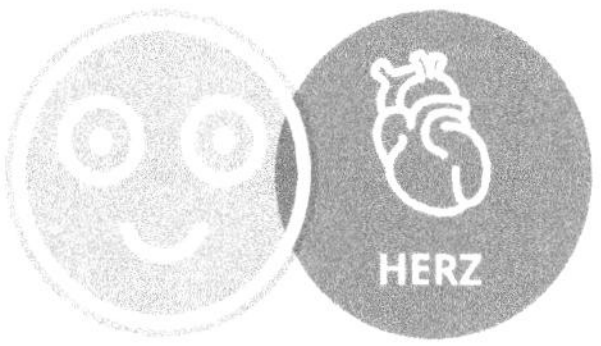

Die **Freude** ist mit dem Herzen in Relation zu setzen, dem Feuer. Wenn sie nicht übermäßig ist, sorgt sie für eine entspannte Energie. Dies ist vergleichbar damit, wenn wir ein Feuer anzünden. Zu Beginn ist es einfach nur ein Punkt der Entzündung. Anschließend entwickelt sich die Flamme, verteilt sich und pflanzt sich harmonisch fort. Immer wieder glücklich zu sein, ist normal und außerdem notwendig, um die Yang-Aktivität zu stimulieren – und das Blut im Körper zirkulieren zu lassen. Ist die Freude jedoch exzessiv oder ständig vorhanden, kann dies zu einer Verschwendung der Energie führen.

Eine Emotion, ein gekonntes Gleichgewicht zwischen Yin und Yang

Wir wissen, dass jedes Organ-Paket aus einem Teil Yang und einem Teil Yin besteht. Unabhängig davon, welche Emotion wir betrachten, handelt es sich dabei um eine Kraft, einen Impuls, der einen Anstieg verursacht: Von Natur aus ist eine Emotion vom Yang-Typ und stimuliert den Yang-Teil des Organs. Wenn die Yang-Energie auf diese Weise stimuliert wurde, dient die Yin-Energie desselben Organs dazu, das Ganze zu beruhigen, zu bremsen und ein Gleichgewicht zu bewahren. Das *Nei Jing* sagt: »Yin dient dazu, das Yang im Gleichgewicht zu halten. Wenn das Yang überwiegt, wird es durch das Yin beruhigt. Yin und Yang sind immer im Gleichgewicht.«

Der Mensch kann nicht ohne Emotionen leben. Es entstehen jeden Tag Emotionen. Wir durchlaufen alle Phasen der Traurigkeit, der Unzufriedenheit, der Unruhe oder sogar der Depression. Wenn diese Emotionen entstehen und überschüssig werden, greift das Yin ein, um die Situation zu besänftigen und wieder für ein Gleichgewicht zu sorgen. Krankheit kann entstehen, wenn wir eine Yin-Insuffizienz aufweisen, die die Kontrolle des Yang-Aufstiegs behindert, aber auch durch einen externen Faktor, der dazu führt, dass das Yang zu aktiv wird und zu stark ansteigt.

Ist das Yin schwach und das Yang hyperaktiv, muss man feststellen, in welchem Organ sich die Yin-Insuffizienz befindet. Liegt beispielsweise eine Yin-Insuffizienz der Leber vor, ist der Patient leicht cholerisch, ohne dass unbedingt eine externe Ursache vorliegen muss. Die Person regt sich ohne Grund auf, ist reizbar, verliert schnell die Geduld. Ist dagegen das Yin des Herzens geschwächt, wird das Yang zu aktiv. Der Patient lacht ohne Grund, selbst in Situationen, in denen es nichts zu lachen gibt.

Der angeborene Charakter

Aha! Die TCM erklärt, dass nicht alle Menschen von Geburt an gleich sind. Sie erben nicht nur die Dummheiten, die Ihre Vorfahren gemacht haben (wir gehen drei Generationen zurück). Vielmehr erhalten Sie bei Ihrer Geburt sehr subtile Energien, Hun und Po, die Yin- und Yang-Seiten der Seele mit allem, was sie mitbringen, was die Chinesen sehr poetisch den »früheren Himmel« nennen. Nennen wir es das tiefste Unterbewusstsein, oder was auch immer, wir alle werden mit bestimmten Veranlagungen geboren. Manche Menschen haben von Geburt an einen angeborenen Charakter, ein angeborenes Temperament. In der TCM gehen wir von drei Profilarten aus, deren wichtigsten Merkmale wir im Folgenden betrachten werden.

Das nervöse Temperament

- ✔ Will immer beweisen, dass es das Beste von allen ist.
- ✔ Hasst, zu verlieren (zum Beispiel im Spiel).
- ✔ Liebt Ruhm, Ehre und ein gutes soziales Umfeld.

- ✔ Ist immer bereit zu kämpfen, sowohl innerhalb der eigenen Familie als auch in beruflichen Angelegenheiten.
- ✔ Ist stolz und eitel.
- ✔ Ist ein »Emporkömmling«, der nicht erträgt, wenn man sich ihm in den Weg stellt.
- ✔ Wird sehr angespannt und reizbar, wenn seine Impulse gebremst werden oder etwas nicht umgesetzt werden kann.
- ✔ Kann bei Konkurrenz sehr schnell boshaft werden.
- ✔ Kann mitleidlos gegenüber seinen Feinden sein.
- ✔ Häufig ein Perfektionist. Wird sehr schnell ungeduldig und gestresst, wenn etwas nicht perfekt ist.
- ✔ Kann von seiner Umgebung nur schwer unterstützt werden.

Es gibt viele Krankheiten, die diese Menschen bedrohen. Dazu gehören Herz-Kreislauf-Erkrankungen, Bluthochdruck, Schlaganfall. Ihr Lebensende ist nicht selten ein Ein/Aus-Geschehen. Sie können plötzlich sterben, zum Beispiel nach einem schweren Wutanfall, einem Schlaganfall oder einem Herzinfarkt.

Das pessimistische Temperament

- ✔ Ist sehr introvertiert und geht nur wenig aus sich heraus.
- ✔ Behält Probleme für sich.
- ✔ Spricht auch nicht darüber, was andere ihm angetan haben.
- ✔ Ist an ein Gefühl der Unterlegenheit gewöhnt.
- ✔ Hat nicht genügend Selbstvertrauen und wird schnell nervenschwach.
- ✔ Die dominierende Emotion ist die Angst.
- ✔ Man muss ihm gut zureden, versuchen, ihn dazu zu bringen, die guten Seiten des Lebens zu sehen, den positiven Aspekt der Dinge. Selbst wenn er Ihrer Argumentation folgt, wird er sehr schnell wieder in die alten Gewohnheiten des Pessimismus verfallen.
- ✔ Sieht immer das Negative, Verhängnisvolle im Leben.
- ✔ Grübelt ständig über seine Probleme.
- ✔ Denkt selbst dann über mögliche Probleme nach, wenn überhaupt keine Probleme vorliegen.

Dies ist ein Profil, bei dem das Shen, der Geist, ständig angespannt ist, verhärtet, in einer blockierenden Situation. Diese psychische Einstellung führt sehr häufig zu Depressionen, Krankheiten, die mit der Stagnation zu tun haben, und vor allem zu Krebserkrankungen.

Das optimistische Temperament

- ✔ Reagiert angesichts schwerwiegender, beunruhigender oder trauriger Ereignisse sehr angemessen.
- ✔ Ist vertrauensvoll, unerschütterlich.
- ✔ Liebt das Leben.
- ✔ Lächelt sehr oft.
- ✔ Sieht alles positiv.

Optimisten sind Menschen, die gegen psychische und emotionale Krankheiten immun sind. Und wenn sie krank sind, sind sie sehr leicht zu heilen. Werden jedoch ihre täglichen Gewohnheiten (Ernährung, Sexualität und so weiter) gestört, können sie dennoch eine Krankheit entwickeln.

Ein Rat vom Praktizierenden an den Praktizierenden

Glücklicherweise sind diese angeborenen Verhaltensweisen nicht endgültig. Wir können durchaus optimistisch sein. Wenn Sie Zugang zu Wissen haben, wie durch die Lektüre dieses Buches, und wenn Sie täglich üben, Ihre Nierenbatterie aufzuladen, bleiben all diese Veranlagungen nur Überbleibsel in Ihrem Inneren. Andererseits, und hier wende ich mich an den Praktizierenden, können Sie sich den Versuch besser sparen, Menschen zu heilen, die von Natur aus pessimistisch sind. So oder so werden sie alles Positive möglichst ablehnen, das Sie für ihre Gesundheit tun wollen.

Das Ungleichgewicht der Wünsche

Dies ist eine weitere wichtige Ursache für innere Krankheiten. Wünsche, Leidenschaften gehören zum Leben. Sie sind notwendig, um die Vitalität zu erhalten. Die Wünsche der Menschen sind jedoch sehr komplex. Während die Wünsche anderer Lebewesen im Allgemeinen nur dazu dienen, ihren Hunger und das Bedürfnis nach Fortpflanzung zu stillen, stehen beim Menschen das Ego, die Neigungen und die Gefühle den natürlichen Wünschen im Wege.

Am Anfang ist ein Wunsch nur ein Gefühl, ein Bedürfnis, das uns bewusst wird. Wenn wir uns entscheiden, es zu befriedigen, erscheint der Wunsch. Ich bin hungrig (ein Gefühl), ich stehe auf, um die Schokoladentafel zu öffnen (der Wunsch). Aber wenn dieser Wunsch nicht von der Energie der Niere und vom Shen, dem im Herzen wohnenden Geist, kontrolliert wird, kann er verheerend werden (ich esse die ganze Tafel!).

Und in der Tat ist man glücklich, wenn Wünsche erfüllt werden. Andernfalls ist man entweder wütend, traurig, sogar mutlos oder verzweifelt. In der TCM heißt das »der Fall des Shen, des Geistes, sein Zerplatzen«. Wünsche bringen also immer Emotionen mit sich. Lassen wir Wünsche in uns eindringen und exzessiv werden, kommt früher oder später ein Gefühl der Enttäuschung auf, das schließlich den Fluss des Qi stört. Und wir haben gesehen, dass dieses Hindernis die Ursache für fast alle inneren Krankheiten ist, einschließlich Krebs. In der TCM werden sechs Haupttypen von Wünschen unterschieden.

Materielle Wünsche

Dies sind Wünsche, die alle Lebewesen kennen, und die unbedingt erfüllt werden müssen. Es geht darum, etwas zu essen zu haben, schlafen gehen zu können oder eine Wohnung für die Familie zu haben. Sie können jedoch auch exzessiv werden. Und wenn wir das Objekt der Begierde schließlich erhalten haben, wollen wir noch mehr. So funktioniert unsere moderne Gesellschaft. Der Geist dieser Person ist stetig angespannt. Man sagt, das Yang des Herzens wurde entflammt. Viele Krankheiten können dadurch entstehen, vor allem, wenn ihre Wünsche nicht erfüllt werden. Anzuführen sind hier bestimmte Arten der Schlaflosigkeit oder Herz-Kreislauf-Erkrankungen.

Der Wunsch nach Ruhm

Menschen mit Wunsch nach Ruhm wollen sich anderen immer überlegen fühlen, stärker sein als alle anderen. Sie suchen nach verschiedenen Möglichkeiten, Ruhm zu erlangen. Sie brauchen das Gefühl, berühmt zu sein. Sie wollen im Sozialgefüge den obersten Platz einnehmen. Diese Menschen haben oft ein Feuer im Herzen, mit einer Neigung zu hohem Blutdruck und Herz-Kreislauf-Erkrankungen.

Der Wunsch nach Besitz

Eine Person mit solchen Wünschen möchte Dinge, die ihr gefallen, sofort besitzen. Es ist normal, bewundernd vor einer Blume zu stehen und sie vielleicht zu pflücken, um sie mit nach Hause zu nehmen. Wenn dies ein gelegentlicher Wunsch ist, kein Problem. Betrachten wir dagegen einen unkontrollierten Wunsch, beispielsweise bei einem Antiquitätensammler. Er möchte alles haben, was zu seiner speziellen Sammlung passt. Er kann ein ganzes Haus damit füllen und kauft dann vielleicht ein zweites, um auch dieses zu füllen. Sammeln kann eine echte Zwangsstörung sein. Andere Personen sammeln Reichtümer, die sie im Leben nicht ausgeben können. Die Ansammlung von Geld wird zum Selbstzweck. Diese Art Wünsche kann Menschen in den Wahnsinn treiben. Sie können durch den Verstand nicht mehr gebremst werden. Sie befinden sich inmitten der Selbstzerstörung.

Blindes Verlangen

Dies ist ein Wunsch, der aus dem tiefsten Unterbewusstsein kommt. Er ist angeboren. Er hat nichts mit der erworbenen Ausbildung zu tun. Dies ist die dunkle Seite der Macht, Po, die körperliche Seele, die Sie zur Erde zieht. Häufig ist dabei viel Gewalt im Spiel. Die Person möchte ihr Umfeld ohne Grund verletzen, zerstören. Es handelt sich um einen Wunsch, der innerhalb einer Familie, eines Dorfes oder einer Gesellschaft viele soziale Brüche mit sich bringt. Es ist ein gefährlicher Wunsch. Dieser Wunsch erzeugt offensichtlich psychische und emotionale Krankheiten, die bis zum Wahnsinn gehen können.

Sexuelle Begierde

Die sexuelle Begierde, die Libido, ist ein natürliches Verlangen, ein angeborenes Bedürfnis der Verteilung des Yuan Qi, der ursprünglichen Energie, mit dem Ziel, sich fortzupflanzen. Was uns jedoch vom Tier unterscheidet, ist, dass wir den Akt in vollem Bewusstsein vollziehen, mit allen Folgen, die sich daraus ergeben.

In der TCM wird davon ausgegangen, dass jeder übermäßige Geschlechtsverkehr, bei dem der Mann vor der vollständigen Reifung der Geschlechtsorgane (21 Jahre bei Frauen, 24 Jahre bei Männern) wiederholt Sperma abgibt, für die Fortsetzung der Ereignisse völlig schädlich ist! Dieser übermäßig befriedigte Wunsch führt dazu, dass das Yin der Niere erschöpft wird und ein übermäßiges Yang in der Leber erzeugt wird (Hexenschuss, Prostatitis, arterieller Bluthochdruck, Knochenbrüchigkeit, Verlust von Zähnen und Haaren und so weiter). Gehen Sie mit diesem rein physiologischen Befund um, wie Sie es für richtig halten, und finden Sie einen Weg ins richtige Gleichgewicht!

Sex oder kein Sex?

Geschlechtsverkehr, ein Ausdruck unseres Unbewussten, ist gesund. Derjenige, der rein von unserem Bewusstsein verlangt wird, kann unserer Gesundheit schaden, genauso wie das Weiteressen, wenn wir nicht mehr hungrig sind. Exzessives Verhalten in Verbindung mit permanenter Erregung, die durch Bilder, Filme oder andere Mittel erzeugt wird, führt schließlich zu einer falschen Libido.

Das Muster ist einfach. Die wiederholte Abgabe von Sperma erschöpft das Yin der Niere. Diese kontrolliert die Leber nicht mehr. Das Yang der Leber nimmt zu. Die Leber ist der Ort der Ausarbeitung von Projekten, aber auch der Zwangsstörungen und Abhängigkeitszustände. Und je öfter sich der Akt innerhalb einer Woche, wenn nicht gar am selben Tag wiederholt, desto mehr schwächt er die Energie der Niere. Letztendlich ergeben sich eine vorzeitige Alterung und alle inneren Krankheiten, die dazu gehören. Die TCM ist weit davon entfernt, puritanisch zu sein. Sie hat viele Übungen zur Samenspeicherung eingeführt, um tägliche Beziehungen zu haben, die den Körper regenerieren. In den Lehrbüchern heißt es: »Sex kann genauso töten, wie er unsterblich machen kann!«

Illusorische Wünsche

Dies sind Wünsche, die einer Entfremdung nahekommen. Man findet sie bei Serienkillern, die jederzeit ein gutes Gewissen bei der Ausübung ihrer Impulse haben. Zum Beispiel der Mann, die 13 bis 14 Jahre alte Mädchen systematisch getötet hat. Ohne jegliche Reue war er der Ansicht, dass er ihnen einen Gefallen tue und ihnen ermögliche, als Jungfrauen ins Paradies einzugehen. Zugegeben, dies ist natürlich ein Extremfall. Und war nicht die Massenvernichtung zur Säuberung einer Rasse genau das, was die TCM »illusorisches Verlangen« nennt? Hüten Sie sich vor all diesen Impulsen, die unter dem Deckmantel des Altruismus in einigen Fällen einfach nur Fanatismus sein könnten.

Ungleichgewicht der Ernährung

Die Ernährung ist ein so wichtiges Thema in der TCM, dass ihr in diesem Buch ein kompletter Teil, Teil V, gewidmet wird. Im Westen basiert sie hauptsächlich auf physikalischen oder biochemischen Vorstellungen vom menschlichen Körper. Dementsprechend wird die Physiologie analysiert, zerlegt, quantifiziert, gewogen und untersucht. Die Schlussfolgerungen hinsichtlich ihrer therapeutischen Rolle sind möglicherweise weit von der Realität entfernt.

Ist Schokolade gut für die Gesundheit?

Betrachten wir beispielsweise Spasmophilie, die in der TCM ein Zeichen für eine Stagnation von Blut und Energie in der Leber ist. Im Westen ist man der Meinung, dass Magnesium gut zur Behandlung dieser Art von Erkrankung geeignet ist. Schokolade enthält sehr viel Magnesium. Sie ist also gut für die Behandlung von Spasmophilie. Abgesehen davon enthält Schokolade, im Übermaß verzehrt, laut TCM vier Gifte: Eine Tafel trägt das Äquivalent von zwei Esslöffeln gesättigter Fette, die nach und nach alle Filter im Körper durchdringen. Dies entspricht zehn Stück schnellen Zuckers, die das Milz-Paket aus dem Gleichgewicht bringen. Sie enthält einen Überschuss an bitterem Geschmack, der gegen den Organismus arbeitet, indem er innere Kälte, einen Rückhalt von Flüssigkeit und damit Gewichtszunahme erzeugt (Schokolade kommt ursprünglich aus sehr heißen und trockenen Ländern und wird dort gegessen). Und zu guter Letzt enthält der geröstete Kakaosamen drogenähnliche Substanzen, die durch die Anregung der Leber sehr oft eine Abhängigkeit verursachen.

Die ausgewogene Ernährung

Die chinesische Ernährung berücksichtigt viel subtilere Konzepte, wie beispielsweise die Energie von Lebensmitteln, die über ihre Farben, Gerüche, Geschmäcker oder Arten übertragen wird. Es besteht jedoch auch die Vorstellung einer Symbiose zwischen dem Menschen und dem Universum. Wir werden in Kapitel 20 grundlegende Regeln vorstellen, die an jeden Menschen individuell angepasst werden können und die es Ihnen ermöglichen, selbst zu bestimmen, welche saisonalen und regionalen Lebensmittel Sie essen.

Schlechte Ernährung ist eine der Quellen fast aller inneren Krankheiten, die vom Organismus hervorgerufen werden: Herz-Kreislauf-Erkrankungen, Rheuma, Diabetes, Krebs und so weiter.

Wir werden auch sehen, dass man sich im Westen fast nie mit einem der wichtigsten Aspekte der Ernährung auseinandersetzt, der Hydrierung des Körpers. Und wenn darüber gesprochen wird, dann tendenziell weit ab von jeder physiologischen Realität. Wir im Westen wissen nicht, wie wir trinken sollten. Wir trinken viel zu viel und können uns die Menge der Getränke nicht einteilen. Auf diese Weise erschöpfen wir nach und nach das Yin der Niere und nehmen zu viel Feuchtigkeit in die Milz auf, was verschiedene Auswirkungen auf die Gesundheit haben kann. Dieses Thema, das von größter Wichtigkeit ist, wird in diesem Buch ebenfalls noch genauer betrachtet.

Entscheiden wir uns also für eine ausgewogene Ernährung, ohne radikale Entscheidungen, die nur zu oft Angst erzeugen. Vergessen Sie nicht, dass Angst die Batterie der Niere schnell leert. Werden Sie nicht extrem, erlegen Sie sich keine unnötig strengen Regeln auf, die Ihnen das Leben womöglich unmöglich machen.

Auf alle Fälle bio

Offensichtlich ist es sehr wichtig, »sauber« und so naturnah wie möglich zu essen und sich deshalb für »biologische« Lebensmittel zu entscheiden. Dennoch habe ich erlebt, wie Menschen regelmäßig Bio-Eiscreme aßen, dann Bio-Schokolade, ein Glas Bio-Roséwein, Bio-Wurst, Bio-Käse, Bio-Orangensaft, alles am selben Tag. Und ich dachte mir: »Dieser Mensch wird seine Lebenserwartung verkürzen, aber er wird die Genugtuung haben, ganz bio zu sterben!«

Überarbeitung und Müdigkeit

Auch hier ist es wichtig, sorgsam mit den eigenen Ressourcen umzugehen. Unsere Gesellschaft ist ein riesiger Generator für Müdigkeit, Überarbeitung und Erschöpfung. Die Müdigkeit nach einer Überarbeitung beeinträchtigt laut TCM in erster Linie das Paket Milz/Bauchspeicheldrüse.

Anders ausgedrückt: Eine Überarbeitung führt zu einer physischen und geistigen Müdigkeit, die die Milz beeinträchtigt. Die Milz verliert damit ihre Fähigkeit, Energie für den Körper zu liefern.

Wir wissen, dass die Milz Herrin über die Verdauung unserer Nahrung ist. Sie erzeugt Blut und Energie. Die Energie geht in die Lunge, das Blut in die Leber. Man sagt aber auch ganz allgemein, »die Nieren sind der Standort der Energie nach der Geburt«, gewissermaßen die Batterie des Organismus. Die Überarbeitung stört also direkt diese seit der Geburt vorhandene Energie. Dies ist eine sehr große Ursache für innere Krankheiten.

Schlafstörungen

Warum schlafen wir eigentlich? Wenn wir sieben bis acht Stunden pro Tag schlafen, dann schlafen wir in 100 Jahren Lebenszeit ganze 33 Jahre! Schlaf ist das natürlichste Mittel, das uns die Natur an die Hand gegeben hat, um unsere Batterie der Niere aufzuladen, unsere Anpassungsfähigkeit und unsere Immunabwehr zu stärken. Aber in unseren Zivilisationen wird – gelinde gesagt – alles getan, um diese so wichtige tägliche Maßnahme zu untergraben.

Manche Menschen haben ständig zu wenig Schlaf. Sie sind vielleicht zu inaktiv oder arbeiten völlig exzessiv oder sie haben einfach nicht genügend Zeit, um zu schlafen. Im Normalfall schlafen wir zwischen sechs und acht Stunden, manchmal mehr, manchmal weniger. Ein Schlafmangel führt zu einem Ungleichgewicht zwischen Yin und Yang. Der Schlaf sorgt letztlich dafür, dass sich das Yin erholt, um die Yang-Periode, die Aktivitäten tagsüber, zu begleiten.

Andere Menschen schlafen genug, aber unregelmäßig. Sie haben keinen regelmäßigen Zeitplan, wann sie schlafen gehen und aufstehen, und auch keine regelmäßige Schlafdauer. Natürlich kann die Anzahl der Schlafstunden abhängig von der jeweiligen Jahreszeit variieren. Ein bisschen mehr im Winter, wenn man Yin speichern muss, ein bisschen weniger im Frühling und im Sommer.

Wieder andere Menschen schlafen mit vielen Unterbrechungen. Sie schlafen ein bisschen, dann arbeiten sie, dann schlafen sie wieder und so weiter, in völlig unregelmäßigen Zyklen. Normalerweise ist man tagsüber wach und schläft in der Nacht. Manche Menschen leben jedoch anders und schlafen unregelmäßig, möglicherweise aufgrund ihrer Arbeitszeiten.

All diese Situationen sind, auch wenn sie im modernen Arbeitskontext schwer zu vermeiden sind, sehr schädlich für die Gesundheit. Sie schaffen ein Ungleichgewicht zwischen Yin und Yang im Körper und stellen einen der wichtigsten prädisponierenden Faktoren für psychische und emotionale Erkrankungen, Bluthochdruck und viele andere innere Krankheiten dar.

IN DIESEM KAPITEL

Die sechs Klimas

Umweltfaktoren

Das Konzept des Tan in der TCM: Abfälle

Kapitel 11
Externe Ursachen

Die sechs Klimas

Zu den externen Ursachen für Krankheit müssen klimatische Faktoren gezählt werden. Nach dem *Nei Jing* können die externen Witterungen den Menschen nur angreifen, wenn er schwach ist, das heißt, wenn sein Körper im Inneren aus dem Gleichgewicht ist. Aber wie können diese externen Elemente Krankheiten verursachen?

Die sechs störenden Energien

Nach dem *Nei Jing* gibt es sechs externe Elemente, die den menschlichen Körper angreifen. Man spricht auch von den »sechs störenden Energien« (siehe Abbildung 11.1). Der Himmel hat sechs Klimas, die ganz normal im Jahreslauf vorkommen. Im Frühling beispielsweise ist es warm, der Sommer ist heiß. Zwischen Spätsommer und Frühherbst ist das Wetter eher feucht. Der Herbst ist eine eher trockene Jahreszeit. Der Winter ist offensichtlich kalt.

Wir haben fünf Störungen, die den fünf Klimazonen entsprechen. (In manchen klassischen Quellen wird Feuer nicht als eigenständiges Klima, sondern als Folge anderer Störungen betrachtet.) Was ist mit einem Klima gemeint, das nicht normal ist? Was bedeutet anormales Wetter? Es liegt vor, wenn es zu früh oder nicht rechtzeitig eintrifft. Zum Beispiel muss es im Sommer heiß sein. Wenn es zu heiß ist, ist die Hitze übermäßig. Oder wenn es im Sommer selbst nach der Sonnenwende noch nicht warm ist, haben wir ungenügend Wärme. Außerdem gibt es den Fall, dass das Wetter nicht der Jahreszeit entspricht. Zum Beispiel hätte es im Frühjahr heiß sein sollen, aber es hat geschneit. Oder es herrscht herbstliches Wetter im Sommer. Das Wetter ist in diesen Fällen nicht angemessen, entspricht nicht der Jahreszeit.

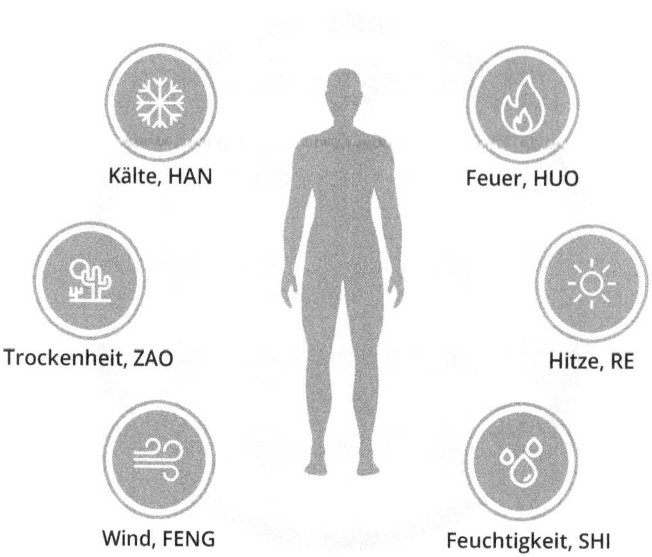

Abbildung 11.1: Die sechs störenden Energien

Die Klimaänderung ist nicht immer dort, wo wir sie vermuten

Mit unseren heutigen Transportmitteln kann man sich innerhalb weniger Stunden zwischen völlig unterschiedlichen Klimabedingungen bewegen. Ist zu Hause noch Winter, gelangen wir schnell in die brennend heiße Wüste. Ein anderes Beispiel sind die Klimaanlagen. Herrschen außen 30 Grad, sind es nach Betreten des Gebäudes nur noch 18 – ein gewaltiger Unterschied. Wenn wir gesund sind, ist unser Yuan Qi, die in der Niere verankerte Energie, aufgeladen und der Körper kann sich anpassen. Hat der Körper jedoch keine Kraft, kann er sich nicht anpassen, das unnormale Klima greift ihn an und eine Krankheit entsteht.

Diese externen Elemente, die den Körper angreifen, werden als Xie Qi bezeichnet, die störenden oder schädlichen Energien. Sie sind die externen Ursachen für Krankheiten. Die chinesische Medizin spricht von den sechs Xie Qi, die wir jetzt nacheinander betrachten.

Der Wind, Feng

Wenn in der TCM vom Wind gesprochen wird, Feng, geht es nicht nur um den Wind des Klimas, sondern auch um alles, was vom Wind transportiert wird, beispielsweise Mikroben, Viren, Pollen, toxische Stoffe, »Feinstaub« und so weiter. Das *Nei Jing* sagt: »Der Wind ist die Ursache von hundert Krankheiten.« Der Wind greift den Organismus an und löst zahlreiche Krankheiten aus. Wir sprechen dann von der »Energie des Windes«.

Der Wind als solcher ist nicht schädlich. Er wird es nur dann, wenn der Körper geschwächt ist und den Wind in sein Inneres eindringen lässt.

Dieses Xie Qi, die störende Energie, dieser schädliche Wind, kann eine Vielzahl von Krankheiten verursachen, sogar solche, die nicht direkt mit ihm zu tun haben. Der Wind, Feng, ist mit der Leber in Relation zu setzen, die, wie Sie wissen, dem Frühling und dem Element Holz entspricht.

Wenn sich der Wind im Frühling hebt, sagen wir, er fördert das Wachstum, weckt die Natur, gibt allem Leben. Ist dieser Wind jedoch unnormal, kann er auch schädlich und zerstörerisch wirken. Ein und derselbe Wind besitzt also die Kraft, gleichzeitig zu unterstützen und zu zerstören.

Wenn eine Person geschwächt ist und nicht genug Widerstand leisten kann, nicht ausgeglichen genug ist, zum Beispiel durch erhöhte Müdigkeit, unregelmäßige Lebensführung, unregelmäßige Wach- und Schlafzeiten und Aufnahme von Mahlzeiten, durch die Art der Nahrung, unter dem Einfluss von Emotionen steht, wenn sie nicht weiß, wie sie mit ihrer Sexualität umgehen soll, dann ist sie nicht mehr in der Lage, sich an ihre Umgebung anzupassen. Wenn im Frühling ein starker Wind aufkommt, wird sie krank.

Die grundlegendsten Krankheiten, die wir alle kennen und die mit diesem Angriff des Windes, des Feng, in Zusammenhang stehen, sind Erkältung und Grippe. Die anfänglichen Symptome sind sehr mild. Husten, Kopfschmerzen, verstopfte Nase, Niesen können auftreten. In der chinesischen Medizin wird dies als eine einfache Krankheit bezeichnet. Die in den Körper eingedrungene Störung bleibt an der Oberfläche. Es handelt sich – streng genommen – nicht um eine wirkliche Unzulänglichkeit der Widerstandskraft des Körpers.

Häufig greift der Wind nicht nur den Körper an. Er kann Vektor für verschiedene andere Störungen sein, wie beispielsweise Kälte (Han), Feuchtigkeit (Shi), Trockenheit (Zao), Hitze (Re):

- ✔ Tritt der Wind beispielsweise mit Kälte kombiniert auf, spricht man von einem Wind-Kälte-Angriff, Feng Han. Die entsprechenden Symptome sind diffuse Schmerzen im ganzen Körper und in allen Gelenken.
- ✔ Tritt der Wind kombiniert mit Feuchtigkeit auf, Shi, haben wir Feng Shi. Die Feuchtigkeit ist ein absteigendes Element. Es treten deshalb häufig Symptome auf, die mit dem unteren Erwärmer zu tun haben, beispielsweise schwere, kraftlose Beine.
- ✔ Im Herbst kann der Wind mit Trockenheit kombiniert sein, Zao, im Sommer mit Hitze, Re. Sie wissen, dass die Hitze Yang ist und die Tendenz hat, im Organismus aufzusteigen. Aus diesem Grund verursachen Wind-Trockenheit- und Wind-Hitze-Angriffe Symptome, die häufig mit dem Hals und dem Kopf zu tun haben. Man hat Halsweh, Ohrenschmerzen, Schnupfen und Husten.
- ✔ All diese Krankheiten des Windes, die mit Kälte, Hitze, Trockenheit und Feuchtigkeit zu tun haben, können sich in Feuer umwandeln, Huo, wenn sie zu lange vorliegen. Man spricht auch vom Wind-Feuer, Feng Huo. Dies ist offensichtlich eine wärmere Krankheit als Feng Re, Wind-Hitze.

Lässt man sich zu einer entsprechenden Diagnose von Schmerzen verleiten, könnte man sagen, dass Krankheiten aufgrund von Wind häufig auf die Gelenke begrenzt sind. Im Feng Han, dem kalten Wind, sind die Schmerzen lokal, stark und akut. In Feng Re, Wind-Hitze, oder Feng Shi (mit Überwärmung der Gelenke), Wind-Feuchtigkeit (mit Schwellung der Gelenke), Feng Huo, Wind-Feuer, sind die Schmerzen dumpfer und diffuser. Man fühlt sich kraftlos. Haben die Schmerzen ausschließlich mit dem Wind zu tun, Feng, zirkulieren sie und sind nicht lokal fixiert. Man sagt, sie sind erratisch.

Doktor, was ist chronisches Rheuma?

Krankheiten aufgrund des Windes hängen häufig mit Rheuma (Schmerzen, Steifigkeit, Überwärmung und Schwellung) zusammen, von den Chinesen als Feng Shi bezeichnet. Es gibt einen Sonderfall. Findet der Angriff durch ein Eindringen des Windes und der Kälte statt und kommt später ein Angriff der Feuchtigkeit hinzu, sprechen die Chinesen vom Pei Jing. Dies ist eine charakteristische Krankheit, im Westen als chronisches Rheuma bezeichnet. Zu Beginn muss aber ein Wind-Kälte-Angriff vorgekommen sein. Diese Störungen, diese beiden Energien, konnten vielleicht aufgrund von Schwäche nicht ausgestoßen werden und sind mehrere Tage, vielleicht mehrere Wochen oder länger, im Organismus geblieben. Anschließend hat ein weiterer störender Angriff, nämlich durch Feuchtigkeit, die zuvor verborgenen Störungen womöglich wieder geweckt und diese Krankheit des chronischen Rheumas ausgelöst. Es sind mehrere Fälle möglich:

- ✔ Bei der ersten Kategorie des chronischen Rheumas ist die Beteiligung des Windes am stärksten. Man spricht vom Feng Pei. Er hat rheumatische Schmerzen verursacht, die die Besonderheit haben, dass sie erratisch sind, also zirkulieren, so wie es auch der Wind macht.
- ✔ In einer zweiten Kategorie ist die Kälte, Han, dominierend. Man spricht von Han Pei. Hier zirkulieren die Schmerzen nicht. Sie sind sehr lokal fixiert. Gleichzeitig können sie sehr stechend sein.
- ✔ In einer dritten Kategorie herrscht die Feuchtigkeit vor, Shi. Man spricht von Shi Pei. Man sagt, die Schmerzen konzentrieren sich und treten lokal auf. Häufig entsteht an dieser Stelle eine Schwellung, weil es die Natur der Feuchtigkeit ist, dass sie aufschwellen lässt. Diese Schmerzen zirkulieren nicht, weil der Wind keine große Rolle spielt. Außerdem sind sie nicht sehr stark, weil die Kälte nicht dominiert.
- ✔ Wenn eine dieser störenden Energien oder eine Kombination aus diesen drei Energien zu lange im Körper stagnieren, Feng, Feng Shi oder Feng Han, kann Hitze entstehen. Das Yang wird weniger stark. Vergessen Sie nicht, dass bei einer Stagnation Schmerzen und Hitze auftreten. Diese verschiedenen Arten des Rheumatismus werden chronisch, mit Phasen akuter Entzündungen. Man spricht von »Rheuma mit dominierender Hitze«, weil der Ort, an der der Patient Schmerzen hat, sehr heiß ist. Dies ist Feng-Re-Rheuma.

Diese drei Arten von Rheuma kommen sehr häufig vor. Wenn sie längere Zeit im Körper vorhanden sind, können die daraus entstehenden Schmerzen die Sehnen, die Knochen, die Gefäße, die Muskeln und die Haut betreffen. In der TCM spricht man auch vom Rheuma der Haut und dem Rheuma der Knochen. Die betreffenden Personen haben wirklich mehr oder weniger chronische Schmerzen in den Knochen. Ein Rheumatismus erhält den Namen der betroffenen Zone. Vergeht weitere Zeit, können sich die Schmerzen auch direkt auf die Organe auswirken. Man spricht dann vom Rheuma der Organe, wie beispielsweise Rheuma des Herzens, der Leber, der Milz, der Lunge. Jetzt müssen die Symptome untersucht werden, um sie einem bestimmten Organ zuordnen zu können.

Die Kälte, Han

Die Kälte der sechs Störungen ist die störende, externe Kälte. Es handelt sich um ein normales Klima, eine Energie, die in einen geschwächten Körper eindringen und eine Krankheit verursachen kann. Größtenteils kann die Kälte allein nicht in den Körper gelangen, sie braucht dazu den Wind. Manchmal dringt die Kälte aber auch allein in den Körper ein. Es treten die folgenden Symptome auf:

- ✔ Frieren
- ✔ Fieber
- ✔ Kopfschmerzen
- ✔ Knochenschmerzen

Wenn die Kälte von Wind begleitet wird, spricht man auch von Feng Han, Wind-Kälte. Wenn sie von Feuchtigkeit begleitet ist, ist es Han Shi, wenn sie von Trockenheit begleitet wird, ist es Han Zao. Wenn man an Trockenheit denkt, ordnet man ihr häufig Hitze zu. Man muss jedoch wissen, dass Trockenheit auch kalter Natur sein kann. Im Herbst kann das Wetter sehr trocken und auch kalt sein, und diese beiden Störungen können zusammen in den Körper eindringen.

In einigen Fällen kann man eine schrittweise Umwandlung von Kälte in Hitze und dann in Feuer beobachten. Wenn die Kälte in den Körper eindringt, dann durchläuft sie sehr wahrscheinlich eine Entwicklung. Abhängig vom Zustand der Verdauung, der aktuellen Widerstandskraft des Körpers und des emotionalen Zustands kann sie sich zu einer lauwarmen Krankheit entwickeln. Und wenn die Temperatur steigt, kann sie sich zu Hitze weiterentwickeln. Bleibt diese Störung lange genug im Körper und wird die Temperatur noch höher, kann sie zu Feuer werden.

Die Hauptsymptome einer Krankheit aufgrund von Kälte, Han Bing (Bing heißt im Chinesischen »Krankheit«), sind ziehende Schmerzen in den Gelenken.

Das *Nei Jing* erklärt, »die Kälte hat als Eigenschaft, die Energie im Körper zusammenzuziehen«. Die Kälte zieht jedoch auch die Haut zusammen und begünstigt eine Verlangsamung der Blutzirkulation. Die Kombination aus Kontraktion und Verlangsamung der

Blutzirkulation bewirkt, dass in der Peripherie Blut fehlt. Verlangsamungen, Stagnationen oder Blockaden erklären die Entstehung von Schmerzen. Die Schmerzen treten dort auf, wo die Stagnation vorherrscht.

Die Hitze, Re

Das *Nei Jing* sagt, »im Himmel ist Hitze, auf der Erde Feuer«. Im Himmel finden wir die Wärme des Klimas. Wir haben also ein warmes Klima. Wenn diese Hitze in den Körper eindringt, sprechen wir von einer Shu-Krankheit des Sommers. Diese Hitzekrankheiten verschwinden nach der Sommersonnenwende. Das *Nei Jing* sagt: »Vor der Sommersonnenwende sind es warme Krankheiten, Wen Bing, die auftreten, und nach der Sommersonnenwende sind es heiße Krankheiten, Shu Bing.« Diese beiden Krankheiten, warm und heiß, haben laut den Ba Gang dieselbe Eigenschaft der Wärme. Sie treten nur zu unterschiedlichen Zeiten auf.

Neben dem Zeitpunkt ihres Auftretens gibt es noch einen weiteren Unterschied zwischen diesen beiden Krankheiten: die Temperatur des Patienten. Bei einer warmen Krankheit, Wen Bing, ist die Wärme weniger stark als bei der heißen Krankheit. Die folgenden Symptome treten auf:

- ✔ ständige Kopfschmerzen
- ✔ Fieber oder erhöhte Temperatur
- ✔ Durstgefühl; bei Krankheiten aufgrund von Wind und Kälte tritt dieses Durstgefühl nicht auf.
- ✔ Diese heißen Krankheiten haben die Eigenschaft, dass sie sehr schnell in den Körper eindringen und dass sie das »Herz stören«, wie im Chinesischen gesagt wird. Die Person ist dann sehr aufgeregt.
- ✔ Außerdem tritt Transpiration auf, weil die Shu-Krankheit eine heiße Störung ist.
- ✔ Der Puls ist in diesem Fall sehr stark und schnell.

Diese heiße Krankheit kann – wie alle anderen – mit anderen störenden Elementen zusammenwirken. Beim Thema Wind haben wir bereits die Kombination Wind-Hitze kennengelernt, die den Körper angreifen kann. Die Hitze kann sich auch mit der Trockenheit kombinieren, Zao. Die Trockenheit stellt sich häufig im Herbst ein, während die Hitze im Sommer auftritt. In einem anderen Fall kann sich die Hitze mit Feuchtigkeit kombinieren. Wenn diese beiden Störungen zusammen in den Organismus eindringen, spricht man von Hitze-Feuchtigkeit. Diese Art Krankheit tritt häufig zum Ende des Sommers auf. Es ist noch warm, aber es liegt bereits eine gewisse externe Feuchtigkeit vor, und beides zusammen kann in den Organismus eindringen.

Die Tuareg in der Wüste trinken warm und in kleinen Mengen

Die Hitze und die Feuchtigkeit können nicht gemeinsam in den Körper eindringen. Stellen Sie sich den folgenden Fall vor. Im Sommer ist es sehr heiß und man trinkt tendenziell sehr viel. Wenn man zu viel getrunken hat, können die Gedärme und der Magen diese übermäßige Flüssigkeit nicht mehr ausscheiden. Wenn jetzt die Hitze in den Körper eindringt, kann dies Verdauungsstörungen hervorrufen. Das Wasser, das im Körper stagniert, wandelt sich in Feuchtigkeit um und bildet zusammen mit der Hitze die »Hitze-Feuchtigkeit-Krankheit«, die mit einer starken Verdauungsstörung einhergeht. Zu einem Problem mit innerer Feuchtigkeit kommt also das Eindringen von externer Hitze.

Ein weiteres Beispiel ist, dass die Hitze des Sommers vom Körper nicht verarbeitet werden kann, und bereits Feuchtigkeit aufgetreten ist: eine echte Hitze-Feuchtigkeit-Krankheit. Dies ist ein Angriff von externer Feuchtigkeit auf eine bereits im Körper vorhandene Hitze.

»Verzögerte« Krankheiten

Es gibt eine weitere Hitze-Krankheit, Fu Shu. Fu steht für das Wiederaufleben, Shu für den Sommer und die Hitze des Sommers. Die schädliche Hitze ist im Sommer in den Körper eingedrungen und bleibt darin in irgendeiner verborgenen Form erhalten. Spät im Herbst lebt sie wieder auf. Wenn diese Hitze in den Körper eindringt, wird sie häufig von Feuchtigkeit begleitet. Diese Krankheit hat als Symptome unter anderem eine erhöhte Temperatur und eine Symptomatik der Feuchtigkeit, Schwellungen im Hals und Gastroenteritis. Die Chinesen haben deshalb die Gewohnheit, am Ende des Sommers gelbe Melone zu essen, weil diese die Eigenschaft besitzt, die während des Sommers aufgesammelte Hitze zu vertreiben.

Die Feuchtigkeit, Shi

Die Feuchtigkeit des Klimas tritt zum Ende des Sommers und zu Beginn des Herbstes auf. Im westlichen Kalender entspricht dies häufig dem Jahreszeitenwechsel, der nach dem 15. August stattfindet. Das Wetter kann sich zu diesem Zeitpunkt maßgeblich ändern und sehr feucht werden.

Im Sommer hat man sich angewöhnt, wenig und leichte Kleidung zu tragen. Wenn diese Wetteränderung auftritt, geht man immer noch abends aus und spät ins Bett, oder man steht früh auf. Jetzt kann die Umgebungsfeuchtigkeit leicht in den Organismus eindringen.

Diese Feuchtigkeit tritt in der Natur häufig als Dunst, Nebel oder Tau auf. Wenn diese Feuchtigkeit in den Organismus eindringt, weil dieser vielleicht schon geschwächt ist, wird sie zur »schädlichen Feuchtigkeit«. Auch andere Gegebenheiten können dieses Eindringen der Feuchtigkeit begünstigen. Bei den Asiaten könnte dies beispielsweise die Arbeit im Wasser in den Reisfeldern sein, im Westen der Aufenthalt im Schwimmbad. Vielleicht ist man auch müde nach einem langen Spaziergang und wird vom Regen überrascht und die Kleidung wird durchnässt. Und auch Menschen, die es gern frisch haben und sich in der Natur auf den Boden legen, können dieses Eindringen der Feuchtigkeit riskieren. Und es gibt zahlreiche weitere Beispiele. Folgende Symptome können beim Eindringen einer solchen Störung auftreten:

- ✔ Der Körper kann sich sehr schwer und müde anfühlen.
- ✔ Man hat das Gefühl von Schmerzen in den Knochen und steife Hüften.
- ✔ Alle Gelenke tun weh. Gelenkschmerzen haben die Eigenschaft, dass sie immer an derselben Stelle auftreten.
- ✔ Die Verdauung wird schwierig und es können Durchfälle auftreten.
- ✔ Es wird wenig Urin ausgeschieden, wenn die Krankheit schwerwiegender wird.

Wie in den anderen Fällen kann diese schädliche Feuchtigkeit kombiniert mit anderen schädlichen Elementen in den Organismus eindringen. Beispielsweise kann sie von Wind begleitet sein. Man spricht von einem Wind-Feuchtigkeit-Angriff, Feng Shi. Sie kann auch mit der Kälte kombiniert auftreten. Dann haben wir einen Kälte-Feuchtigkeit-Angriff, Shi Han. In Kombination mit der Hitze ist es Shi Re, Hitze-Feuchtigkeit.

Wenn die Feuchtigkeit zu lang im Organismus verbleibt, kann sie sich in Feuer verwandeln. Dieses Feuer trocknet die organischen Flüssigkeiten (Säfte) aus. In diesem Fall könnte man sagen, die Feuchtigkeit wird in Trockenheit umgewandelt. Wenn diese externe Shi-Feuchtigkeit sich mit bereits im Körper vorhandener interner Feuchtigkeit kombiniert (zu viel Getränke, gesättigte Fette, Milchprodukte, schnelle Zucker) und zu lange im Körper bleibt, kann sie sich in ein schädliches Feuer verwandeln. Eines der klassischen Symptome von Feuchtigkeit und Feuer sind starke Bauchschmerzen. Diese Feuchtigkeit kann auch zu Tan werden, was mit »Schleim« übersetzt werden könnte. Dieser Begriff ist sehr wichtig und wird uns noch lange begleiten. Merken Sie sich hier, dass Tan von der Milz erzeugt wird.

Wenn die Feuchtigkeit zu intensiv ist, und zu viel davon im Magen und in den Gedärmen vorliegt, und wenn sie nicht ausgeschieden werden kann, sagt man, »sie bleibt in der Milz«. Wenn sie auf das Feuer der Lunge oder das Feuer anderer Organe trifft oder wenn das Feuer in der Niere zu stark ist, verdampfen diese verschiedenen Arten des Feuers die Feuchtigkeit, die dann zu Schleim wird, Tan. Tan kann sich an jede Stelle des Körpers bewegen und ist eine maßgebliche Ursache für innere Krankheiten, unter anderem für viele Krebserkrankungen.

Die Trockenheit, Zao

Im Herbst wird das Wetter häufig trocken. Diese Jahreszeit ist im Allgemeinen trocken. Wenn die Trockenheit des Herbstes den Körper angreift, weil dieser gerade geschwächt ist, spricht man von einer »schädigenden Krankheit der Trockenheit des Herbstes«.

Die Trockenheit »trocknet« häufig die internen Flüssigkeiten (Säfte) aus, was mit den folgenden Symptomen einhergehen kann:

- ✔ Rötung der Augen
- ✔ Durstgefühl
- ✔ trockene Nase und trockene Lippen
- ✔ trockener Husten ohne Auswurf
- ✔ Rippenschmerzen
- ✔ Verstopfung

Wie bei den anderen schädigenden Elementen können auch hier Kombinationen der verschiedenen Störungen zum Zeitpunkt des Angriffs auftreten (siehe Abbildung 11.2).

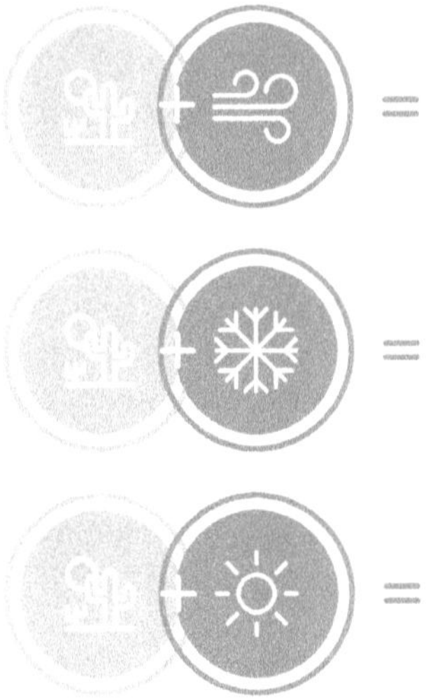

Krankheit durch Wind-Trockenheit

Krankheit durch Kälte und Trockenheit
Neben den Symptomen für die Trockenheit auch überall Schmerzen in den Knochen.

Krankheit durch Trockenheit und Hitze
Der Patient kann neben den oben beschriebenen Symptomen auch Halsschmerzen oder Schnupfen haben.

Abbildung 11.2: Krankheiten in Kombination mit Trockenheit

Das Feuer, Huo

Jetzt betrachten wir die letzte der sechs Störungen, das Feuer, Huo. Wind, Hitze, Feuchtigkeit, Kälte und Trockenheit können mit je einer der fünf Jahreszeiten und einem der fünf Elemente verglichen werden. Aber welcher Jahreszeit ordnet man das Feuer zu? Nach dem *Nei Jing* befindet sich die Hitze im Himmel, das Feuer auf der Erde. Wenn wir also vom Klima sprechen, sprechen wir von Hitze. Es steht für die Hitze. Auf der Erde sprechen wir von Feuer, das offensichtlich auch die Eigenschaft hat, heiß zu sein.

Laut Professor Leung Kok Yuen sollte dieses Feuer nicht in die Kategorie der Klimatas eingeordnet werden. Er ist der Meinung, es handle sich um einen Transkriptionsfehler der Kopisten. Normalerweise sollte man in der Reihe der sechs Störungen statt des Feuers die milde Wärme haben. Lassen wir dieses Problem des Irrtums und die Notwendigkeit, über Wärme im Klima zu sprechen, beiseite, ist Feuer ein Ergebnis, das Produkt einer Transformation.

Nachdem die fünf Störungen, Wind, Kälte, Hitze, Feuchtigkeit und Trockenheit, den Körper angegriffen haben und in ihn eingedrungen sind, werden sie, wenn sie sich zu lange dort aufhalten, zu Feuer. Wenn wir also vom äußeren Feuer sprechen, meinen wir das Feuer, das von den fünf anderen Störungen erzeugt wird. Das Feuer greift den Körper also nicht direkt an.

Bei einer Krankheit des Feuers findet man häufig Symptome mit Yang-Eigenschaften. Weil das Feuer von seiner Natur her sehr Yang ist, werden im Körper davon zuerst die Jin Ye berührt, die organischen Flüssigkeiten/Säfte. Die Symptome sind:

- ✔ hohes Fieber
- ✔ sogenannte »Unruhe des Herzens« mit Symptomen der Unruhe und Aufgeregtheit
- ✔ möglicherweise Durstgefühl
- ✔ Halsschmerzen
- ✔ Rötung von Augen und Gesicht
- ✔ schneller, starker und rollender Puls

Wir haben erklärt, dass dieses Feuer durch jede Störung hervorgerufen werden kann. In den meisten Fällen ist es jedoch die in den Körper eindringende Hitze, die sich selbst in Feuer verwandelt. Ganz zu Beginn der Verwandlung in Feuer spricht man immer noch von der Huo-Krankheit. Doch sobald die Hitze zu »echtem Feuer« wird, spricht man von Huo Re oder der Yang-Huo-Krankheit. Wenn die Feuchtigkeit in den Körper eindringt und sich in Feuer verwandelt, sprechen wir von Shi-Re-Krankheiten. Wenn die Temperatur nicht hoch ist, spricht man von heißer Feuchtigkeit. Ist die Temperatur hingegen sehr hoch, spricht man von einem Feuchtigkeit-Feuer. Wenn die Trockenheit den Körper durchdringt, weiß man, dass diese Störung bereits einen warmen Charakter in sich trägt, deshalb kann Trockenheit sehr leicht von Feuer begleitet werden.

Umweltfaktoren

Umweltfaktoren sind zweifellos eine der Hauptursachen für das Auftreten von inneren Krankheiten in der heutigen Zeit. Am gravierendsten sind sehr wahrscheinlich die Probleme der Luftverschmutzung.

Umweltverschmutzung

Es gibt eine »natürliche« Luftverschmutzung. Zum Beispiel in Mooren, in schwer zugänglichen Wäldern, in einigen Höhlen, in der Nähe von Seen, in Sümpfen, wo das Wasser stagniert. Dort finden wir, was die Chinesen »Miasmen« nennen, schädliche Energien in der

Luft. Oft ist die Atmosphäre feucht, schwer, geladen. Wenn Menschen ihr über lange Zeiträume ausgesetzt sind, kann sie die Ursache für viele innere Krankheiten wie Stagnation und Hitze sein. Schwebestaub, zum Beispiel in Steinbrüchen oder Arbeitsbereichen, kann in die Lunge gelangen und eine Verstopfung der Atemwege verursachen. Wer mit Gips, Zement, Asbest oder anderen ebenso reizenden Stoffen arbeitet, ist stark exponiert.

Unsere modernen Städte mit ihren unzähligen umweltverschmutzenden Fabriken und Autoabgasen sind die wichtigsten Verursacher der Umweltverschmutzung. In der TCM heißt es, »die von Autos ausgestoßenen Gase sind tote Luft«. All diese Gerüche und Dämpfe sind besonders schwer und enthalten viele giftige Substanzen. In unserer modernen Sprache sprechen wir von »Feinstaub«. Natürlich ist es wichtig, an Orten ohne stagnierende Luft und schädlichen Rauch zu leben, wozu auch Zigarettenrauch gehört.

Vergessen Sie nicht, dass die Haut in enger Beziehung zur Lunge steht. Die Haut ist ein Atmungsorgan: Die Haut steht in enger Beziehung zur Lunge und spielt aus Sicht der TCM eine wichtige Rolle im Austausch mit der Umwelt. Gifte in der Luft können durch die Haut eindringen.

Darüber hinaus erleichtern Hautverletzungen das Eindringen dieser Substanzen. Hören Sie auf, auf der Haut um Ihre Nägel herum zu kauen. Dies ist eine unglaubliche Möglichkeit für toxische Substanzen, direkt in den Blutkreislauf einzudringen. Dies ist vor allem für Berufstätige, die sich häufig an den Händen verletzen, ein Problem, insbesondere wenn diese Schnitte wiederholt an den gleichen Stellen auftreten.

Radioaktivität

Radioaktivität und die Wirkung von Strahlung sind externe Faktoren, die interne Krankheiten auslösen können. Wir alle kennen die schädlichen Auswirkungen der Sonnenstrahlung, wenn wir zu lange ungeschützt der Sonne ausgesetzt sind. In der TCM spricht man von »Feuergift«, Huo-Du, das in einigen Fällen beispielsweise einen Hautkrebs verursachen kann.

Es gibt eine natürliche Radioaktivität, wie beispielsweise in Marmorsteinbrüchen, die auf lange Sicht für die Arbeiter schädlich sein kann. Aber es ist vor allem die künstliche Radioaktivität, die seit Jahrzehnten Anlass zur Sorge gibt. Die wichtigste davon ist die Röntgenstrahlung, deren Wirkung kumulativ ist. Da diese Strahlen jedoch unsichtbar sind, gewöhnt sich der Mensch an die Gefahr und vernachlässigt sie. Von der atomaren Strahlung ganz zu schweigen!

Die Zigarette: Eine Gefahr kann eine andere verbergen

Die moderne Medizin konzentriert sich im Hinblick auf die Gefahren von Zigaretten auf die Giftstoffe und Gifte, die sie enthalten: Teere und Dutzende anderer schädlicher Partikel, die der Rauch mit sich bringt. Die TCM sieht dies anders. Sie beschäftigt sich vor allem mit der Tatsache, dass Zigarettenrauch eine weitaus höhere Trocknungskraft hat als jeder andere Rauch. Wenn zwei oder drei Personen den ganzen Tag lang in einem geschlossenen Raum rauchen, sinkt die Luftfeuchtigkeit von 50 Prozent am Morgen auf 20 bis 25 Prozent am Abend. Zigaretten gelten auch als Nahrungsmittel (der Rauch wird geschluckt und gelangt in den Verdauungstrakt), aber auch als verbrauchte Luft, die eingeatmet wird und in die Lunge gelangt. Wir werden es also angesichts der allmählichen Austrocknung der Körperflüssigkeiten mit den Folgen einer Austrocknung der Lungenflüssigkeiten (chronischer Husten, Auswurf und so weiter), einer Austrocknung und vorzeitigen Alterung der Haut zu tun haben (Haut = Lunge), mit dem Auftreten von Falten, Welke, Trockenheit des Magens und dem Austrocknen der Flüssigkeiten des Verdauungstraktes (Sodbrennen, Verstopfung und so weiter). Aber abgesehen von dieser vorzeitigen Alterung besteht das große Problem darin, dass das Austrocknen von Körperflüssigkeiten die Stagnation von Blut und Energie im Körper fördert. Es sind genau diese Stagnationen, die sehr gefährlich sind, wie wir bereits an früherer Stelle erklärt haben. In dieser Situation steigern die im Rauch enthaltenen Gifte die Gefahr des Rauchens. Alle traditionellen Gesellschaften waren sich dieser Gefahren bewusst. Deshalb ließen sie den Rauch durch Wasser ziehen. Die berühmten Wasserpfeifen sollten angeblich die Schädlichkeit des Rauches mindern. Das Rauchen wurde so zu einem wahren Akt der Meditation.

Tan – die Abfälle

Was ist Tan eigentlich?

Tan ist in der TCM ein Zwischenkonzept zwischen externen und internen Ursachen. Wie das Feuer ist es Produkt einer internen Umwandlung unter Wirkung einer Stagnation organischer Flüssigkeiten. Es kann aber auch über unsere Ernährung direkt in den Organismus eingebracht werden.

Es handelt sich um einen Oberbegriff, der auf eine Konzentration von Substanzen hinweist, die der Körper normalerweise unter anderem über Kot und Urin ausscheiden müsste, aber nicht die Kraft dazu aufbringt. Entweder, weil die Batterie der Niere zu schwach ist, oder, weil das Tan zu viel ist. Fette, die im Blutkreislauf zirkulieren, atheromatöse Plaques, schlechtes Cholesterin, freie Radikale, Lipome, Adenome, Zysten, Knötchen – all diese Erscheinungen können aus Sicht der TCM dem Tan zugewiesen werden. Wir werden auch sehen, dass die Stagnation von Blut, Energie und Tan Hand in Hand gehen. Ein Übermaß an Tan begünstigt die Stagnation, und Stagnation »produziert« Tan.

Eine deutlichere Erklärung für die wirklichen »Dummies«

Wie unterscheide ich zwischen organischen Flüssigkeiten, Feuchtigkeit und Tan? Wenn Sie Wasser trinken, ist es eine Flüssigkeit, so klar wie Tränen, Speichel, Lymphflüssigkeit. Es ist vergleichbar mit dem, was wir die Körperflüssigkeiten nennen, die alle unsere Organe befeuchten. Wir setzen uns zu 80 Prozent aus diesen Flüssigkeiten zusammen. Wenn Sie einen Joghurt, Apfelmus oder eine dicke Suppe essen, sind einige der »klaren« Flüssigkeiten verdampft. Das Produkt ist stärker konzentriert. Es ist Feuchtigkeit.

Im Körper ist es zum Beispiel dicker Magenschleim, der aus der Nase fließt, Fett, das zurückbehalten wird und sich unter der Haut ansammelt, Stagnation von Flüssigkeiten. Wenn Sie Butter und Käse essen, ist dies Tan. Es handelt sich um eine sehr konzentrierte Substanz, deren Ausscheiden eine große Anstrengung des Körpers erfordert. Im Organismus entstehen dadurch Lipome, Zysten, Steine, Knötchen. Es ist also alles eine Frage der Konzentration.

Das Konzept von Schleim-Krankheit, Jue Yin

Das *Nei Jing* sagt: »Tan wird durch die Milz erzeugt und von der Lunge gesammelt. Es kann jedoch auch in den vier Mitgliedern durch den ganzen Körper zirkulieren.« Sehen wir uns das genauer an. Um das Tan besser zu verstehen, versuchen wir nachzuvollziehen, wie die verschiedenen Flüssigkeiten im Körper und die verschiedenen Verdauungsprozesse zusammenhängen. Das *Nei Jing* sagt: »Die Niere kontrolliert den Ausscheidungsprozess für Urin und Exkremente.« Trinkt man aber zu viel Wasser, braucht man für die Ausscheidung dieses Überflusses die Energie der Niere. Es gibt eine Intern-extern-Beziehung zwischen Niere und Blase – bevor dieses Wasser ausgeschieden werden kann, muss es in der Blase gesammelt werden.

Wenn es im Körper einen Überschuss an Wasser gibt, dann ist die Energie der Niere nicht stark genug, diesen Überschuss auszuscheiden.

Aber es gibt noch ein zweites Organ, das an diesem Rückbehalt der Flüssigkeit beteiligt sein kann, das Herz. Wir wissen, dass im Zyklus der fünf Elemente das Herz in einer Intern-extern-Beziehung mit dem Dünndarm steht. Chinesischen Ärzten zufolge gelangt nach der Verdauung der Nahrung durch den Magen alles, was nicht verdaut wird, in den Darm. Dann werden die Abfallprodukte durch den Stuhl ausgeschieden. Nach der Assimilation von Wasser durch den Dünndarm sammelt sich zunächst überschüssiges Wasser an und wird dann über den Urin ausgeschieden. Es heißt, das »überschüssiges Wasser läuft aus dem Dünndarm über«. Da der Dünndarm durch das Herz gesteuert wird, geht man davon aus, dass dieses Organ eines der für den Wasserstoffwechsel verantwortlichen Organe ist. (Das Herz ist der Chef im Zusammenspiel der Organe und kontrolliert die Rhythmik und die Regulation der Organe.)

Wenn Wasser im Körper verbleibt, befindet es sich hauptsächlich in den Gliedmaßen, Händen, Füßen, Haut und Muskeln. Man kann auch Ödeme im Gesicht haben. Die Hände können geschwollen sein. Da Wasser dazu neigt, im Körper abzusteigen, besteht eine hohe Wahrscheinlichkeit, dass auch die Füße geschwollen sind.

All das steht unter dem Oberbegriff »Krankheit der stagnierenden Flüssigkeiten beziehungsweise durch Schleim bedingte Krankheiten«, genannt Jue Yin. Während Wassereinlagerungen (Ödeme) häufig Erkrankungen des Herzens und der Niere sind, sind Ablagerungen im Gewebe häufig auf Störungen der Milz und des Magens zurückzuführen.

Wenn das Wasser in die Milz und in die Lunge gelangt und nicht ausgeschieden wird, sammelt es sich im mittleren Erwärmer. Liegt zu viel Flüssigkeit im mittleren Erwärmer vor, kann es leicht in den oberen Erwärmer aufsteigen. Stagniert das Wasser im mittleren und im oberen Erwärmer, liegt das an Milz und Magen. Es entsteht Schleim und man spricht hier von der Yin-Krankheit der Milz und des Magens.

Diese Flüssigkeit ist eigentlich kein Wasser mehr. Sie ist bereits viel konzentrierter. Sie wird zu Schleim (Jue Yin). Diese Konzentration bewirkt, dass dieses Jue Yin schwieriger zirkuliert und damit leicht stagniert. Bei dieser Jue-Yin-Krankheit ist Folgendes zu bemerken:

- ✔ Die Person hustet leicht.
- ✔ Sie kann Herzprobleme haben und man sagt, der »untere Teil des Herzens« verhärtet sich.
- ✔ Das Wasser konzentriert sich in den Seiten.
- ✔ Die Atmung wird schwierig.
- ✔ Ein weiteres charakteristisches Symptom ist ein Geräusch von Wasser in den Därmen.
- ✔ Diese Art von Krankheit kann sich zu dem im Westen als akutes Lungenödem bezeichneten Krankheitsbild entwickeln.
- ✔ Dieses Wasser kann überall im Körper zirkulieren. Die Person nimmt ihren Körper dann als sehr schwer wahr. Die Seiten sind geschwollen.
- ✔ Manchmal ist auch nur der obere Brustkorb oben geschwollen, und unten besteht eine Schwellung bis zu den Hüften.

Um diese verschiedenen Jue-Yin-Krankheiten zu behandeln, muss die Meridiantheorie angewendet und ihre Energiezirkulation reguliert werden (siehe Kapitel 2). Im Gegensatz zu Tan sind diese wasserbedingten Krankheiten im Allgemeinen Yin-ähnlicher Natur, und daher unterscheidet sich ihre Behandlung von der Behandlung von Tan, das Yang-ähnlicher Natur ist.

Unterschied zwischen »Schleim«-Krankheiten und Tan

Sie erkennen vielleicht schon, dass der Ursprung derselbe ist. Ursprünglich liegt dieselbe Ursache vor. Es geht immer um stagnierendes Wasser. Wenn der Körper diesen Wasserüberschuss nicht ausscheiden kann, wenn das Wasser im Magen und Darm stagniert, wenn es auf Feuer, das heißt Yang-Energie trifft, verdampft dieses Feuer das Wasser, das sich dann mit den anderen überschüssigen Stoffen vermischt.

Je größer das Feuer, desto konzentrierter ist das Tan. Ist das Feuer nicht stark, ist das Tan flüssiger. Die Konzentration des Tan zeigt die Intensität des Feuers an.

Man muss unbedingt verstehen, dass Tan vom Magen und der Milz produziert wird. Wenn die Energie der Niere nicht die Kraft hat, diese Flüssigkeiten zu eliminieren, kann dies zu einer Stagnation führen. Aber wenn in diesem Moment ein Feuer im Magen und in den Därmen brennt, wenn es einen Überschuss an Yang gibt, entsteht eine Verdunstung dieses Wassers, das sich zu verdicken beginnt. Nach und nach kann daraus Tan werden. Dieses Tan steigt auf und wird dann in der Lunge gespeichert.

Außerdem kann ein weiteres Organ an der Produktion von Tan beteiligt sein, die Leber. Wir wissen, dass die Leber zum Holz gehört. Wenn die Energie der Leber nicht frei fließt, wenn Stagnation vorliegt, dann kann Feuer entstehen. Dies ist ein Zustand, der »Feuer der Leber« genannt wird. Hält dieser Zustand an, kann es zu einem Angriff der Milz kommen. Reicht das Yang der Niere nicht aus und das Wasser stagniert, lässt das Feuer, das die Milz angreift, das Wasser verdampfen. Dadurch entsteht das Tan und steigt wiederum in die Lunge auf. Dann können zwei Fälle auftreten:

- ✔ Wenn die Lunge schwach ist, bleibt das Tan in der Lunge und löst die Symptomatik aus, die wir oben beschrieben haben.
- ✔ Wenn die Lunge dagegen widerstandsfähig ist, bleibt das Tan nicht dort. Man sagt, die Lunge drückt dieses Tan in den restlichen Körper. Jetzt kann es in jeden Teil des Körpers gelangen.

Sobald das Tan zirkuliert, wird es Tan Re genannt, das heißt »Feuer des Tan«. Dieses Tan, das dann von der Leber produziert wird, kann zum Beispiel in die Sehnen, Muskeln, Meridiane, Gefäße und so weiter eindringen.

Folgendes kann auftreten:

- ✔ Schwindel
- ✔ Kopfschmerzen
- ✔ Schmerzen an den Seiten und so weiter
- ✔ Wenn das Tan in der Lunge verbleibt, entsteht auch Husten und Keuchen.

Somit kann das Tan überall zirkulieren. Es kann auch in das Herz eindringen. Dann beeinträchtigt es die Barriere des Herzens, den Herzbeutel. Die chinesischen Ärzte sprechen dann von »Tan, das die Öffnung des Herzens verstopft«. Es handelt sich um eine akute

Erkrankung, die durch den Eintritt des Tan in den Meridian des Herzbeutels hervorgerufen wird. Man sagt, das Tan beeinflusst die Emotionen des Herzens und verursacht Herzklopfen, Schlaflosigkeit, Herzstörungen wie Angst, übermäßige Träume und so weiter.

Zur Behandlung von mit Tan zusammenhängenden Krankheiten behandelt man nie ein einzelnes Organ oder einen einzelnen Meridian. Man muss daran denken, dass das Tan von der Milz erzeugt wird, aber man muss auch die Yang-Energie der Niere untersuchen. Wenn die Symptome einen Zusammenhang mit der Lunge aufweisen, müssen sie ebenfalls behandelt werden. Befindet sich das Tan nicht in der Lunge, sondern wird es vom Feuer der Leber verursacht, muss die Leber behandelt werden.

Krankheiten, die mit dem Tan zusammenhängen, sind nicht einfach. Es gibt nicht nur eine einzige Behandlung. Die Diagnose ist der wichtigste Ausgangspunkt, um das entsprechende Ungleichgewicht zu finden. Und natürlich können wir uns vor solchen Krankheiten schützen, wenn wir die Regeln der Ernährungslehre anwenden, um die es später noch gehen wird (siehe Kapitel 20). Wir müssen aber auch lernen, mit unseren Emotionen umzugehen, die die wichtigste Ursache für Stagnation sind, also für die Entstehung von Tan.

Teil IV

Die wichtigsten Behandlungsmethoden

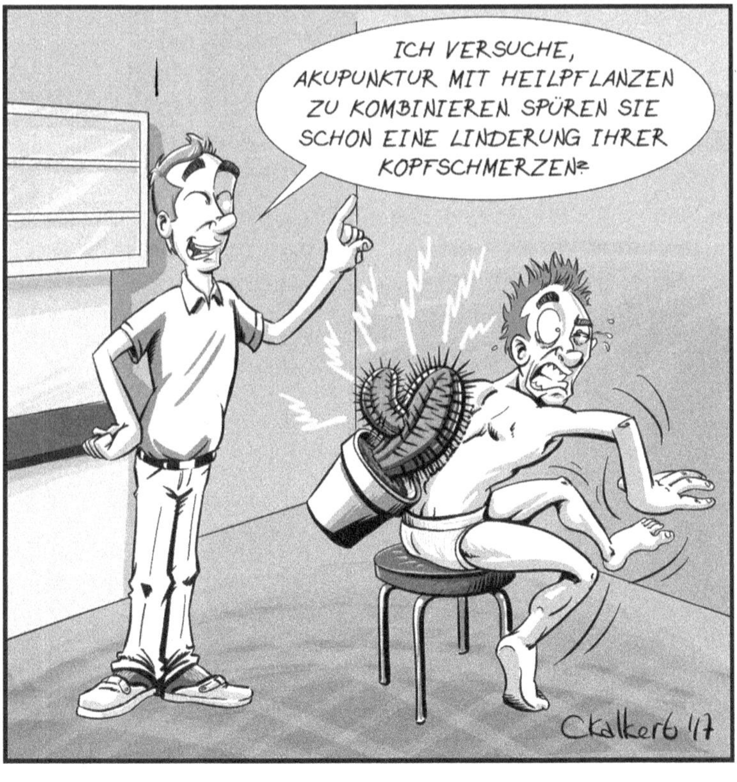

IN DIESEM TEIL …

- Hier geht es um das sehr breite Spektrum der therapeutischen und präventiven Techniken der TCM, von der Akupunktur bis zum traditionellen Arzneibuch des Arztes.
- Dieser Teil richtet sich im Wesentlichen an all die »Dummies«, die wir sind: Wie kann man sich wirklich um seine Gesundheit kümmern, »ohne Angst und ohne Vorwürfe«, und dabei jede Radikalität und jede Übertreibung vermeiden? Sie werden lernen, wie man atmet, schläft, sich entspannt, sich selbst massiert, den Körper bewegt und meditiert.
- Ein großer Platz wird der altehrwürdigen Technik der Akupressur eingeräumt, mit einigen großartigen Formeln von Punkten, die von jedem genutzt werden können.
- Als Bonus finden Sie eine sehr einfache Methode, um in wenigen Minuten die Lage und den allgemeinen Verlauf der zwölf Energiemeridiane zu erfahren.

IN DIESEM KAPITEL

Die vier Disziplinen der TCM

Die große Frage: Die Spitze/Symptome oder die Wurzel der Krankheit behandeln?

Die drei wichtigsten Behandlungstypen

Kapitel 12
Die wichtigsten Prinzipien

Ein TCM-Praktiker muss Profi auf vielen Gebieten sein (siehe Abbildung 12.1). Wenn er nach einer ausreichenden Vorbereitung einem Patienten gegenübersteht (siehe Kapitel 3), wenn alle Anhaltspunkte gesammelt wurden, wenn die auslösenden Faktoren gefunden wurden, wenn eine genau definierte Diagnose gestellt wurde, wird er über die Behandlungsmethoden entscheiden müssen. Nach der »Untersuchung« muss er seinen Patienten wieder ins Gleichgewicht bringen.

Abbildung 12.1: Der TCM-Praktiker – Profi auf vielen Gebieten

Wenn Sie die Grundprinzipien der TCM verstehen, wissen Sie, dass der Arzt nicht direkt heilt, sondern die Selbstregulation des Körpers unterstützt. Er hat nur dem Körper des Patienten die Fähigkeit zurückgegeben, sich selbst zu heilen, indem er sein Gleichgewicht wiederhergestellt hat.

Die Disziplinen

Die vier wichtigsten Disziplinen

Die TCM besteht aus vier Hauptdisziplinen für die Behandlungsmethoden:

- **Akupunktur (inklusive Akupressur und Moxibustion)**, die in diesem Teil ausführlich beschrieben werden
- **Verwendung von Heilpflanzen:** Das chinesische Arzneibuch ist eines der am weitesten entwickelten und ältesten, die wir kennen. Die Medikamente setzen sich aus mineralischen Produkten zusammen, teilweise tierischen, hauptsächlich aber pflanzlichen Ursprungs. Wie wir sehen werden, werden alle Pflanzen unter anderem nach Geschmack, Temperaturverhalten, Wirkrichtung und Meridianbezug ausgewählt. Häufig werden sogar mehrere gleichzeitig eingesetzt. Wenn sich eine Pflanzenmischung als nicht ausreichend erweist, werden in einigen Fällen mineralische oder sogar tierische Substanzen verwendet. (Nichts für sensible Seelchen! Es ist nicht jedermanns Sache, einen Skorpion zu essen!) Vor allem werden jedoch Kräuter verwendet.
- **Sport und Massage:** Sport wie Qigong hat sowohl eine innere als auch eine äußere Wirkung.
- **Die Methode Dao Yin:** Dao bedeutet so viel wie »Anleiten«, also den Patienten zu führen. Dies sind alles Ratschläge, die der Arzt seinem Patienten während der Behandlung unbedingt vermitteln muss. Bei dieser Methode nimmt die psychotherapeutische Behandlung eine zentrale Stelle im Hinblick auf die meisten inneren Krankheiten ein. Wir haben bereits darauf hingewiesen, dass mentale und emotionale Faktoren eine zentrale Rolle bei vielen inneren Erkrankungen spielen.

Ergänzende Methoden

Der Arzt kann auch noch weitere Methoden einsetzen:

- Methoden, um die Körperhaltung zu verbessern: Es gibt Ähnlichkeiten mit der westlichen Osteopathie. Dies sind Techniken, die auch als »Neuanpassung« bezeichnet werden, wenn das Skelett nicht korrekt ausgerichtet ist oder wenn Knochen gebrochen oder Gelenke verstaucht oder verrenkt sind.

- Die ganze Wissenschaft der Umschläge: Dabei handelt es sich um Methoden zum Auftragen von Medikamenten auf die Haut, die in China seit Tausenden von Jahren bekannt sind. Es gibt Tausende von Formeln für eine Vielzahl von Anwendungen.

Aber all dies wäre unvollständig, wäre der Arzt nicht in der Lage, seinem Patienten die Methoden der Lebenserhaltung beizubringen, Yang Sheng Fa, eine ganze Reihe von Methoden, die dazu dienen, den Körper gesund zu erhalten. Er muss seinem Patienten beibringen, wie er sich entsprechend verhält:

- Atmen
- Schlafen
- Entspannen
- Essen
- Lieben
- Sport
- Selbstmassage
- Emotionen beherrschen

Kurz gesagt, sobald der Patient wieder im Gleichgewicht ist, muss ihm beigebracht werden, durch tägliche Übungen zur Pflege und Schonung der Nierenenergie nicht wieder »krank« zu werden.

Sollte zuerst die Spitze oder die Wurzel einer Krankheit behandelt werden?

Die Antwort sollte auf den ersten Blick offensichtlich sein. Der Arzt muss die Ursachen der Krankheit behandeln und darf die Symptome nicht sofort verdecken. Dies wird oft als ein grundlegender Unterschied zwischen TCM und westlicher Medizin dargestellt. Die sogenannte »moderne« Medizin ist sehr wirksam bei der Behandlung akuter Notfallsymptome. Bei chronischen Krankheiten gerät sie jedoch schnell ins Schlingern, weil sie nicht die Ursache behandelt.

Denken Sie daran, dass ein Symptom nur der Ausdruck eines Kampfes ist, der zwischen einem Angreifer (extern oder intern) und der »wahren Energie«, der Abwehrenergie des Körpers, stattfindet. Wenn es sofort zum Verschwinden gebracht wird, besteht die Gefahr, dass die Krankheit langsam fortschreitet und sich das zugrunde liegende Ungleichgewicht weiter vertieft. Achten Sie also darauf, dass Sie nicht immer sofort Schmerzmittel einnehmen, sobald ein einfacher Kopfschmerz auftritt.

In der TCM werden diese Vorstellungen von tiefen und oberflächlichen Ursachen einer Krankheit mit den Begriffen Biao und Ben bezeichnet.

- ✔ Biao, »die Oberfläche«, bezieht sich auf die Entstehung von Ungleichgewichten, und damit auf die Symptome, die ein Patient zeigt.
- ✔ Ben bezeichnet die tiefere Wurzel. Es ist die Ursache, der Faktor, der den Zustand verursacht.

Sie haben sich gerade eine Erkältung zugezogen: Das Ben der Krankheit ist das Eindringen des kalten Windes in das Innere des Körpers, den Sie verjagen müssen. Kopfschmerzen, Erbrechen, Gelenkschmerzen sind das Biao, der Ausdruck dieses Eindringens. In der Natur entspricht das Ben der Wurzel des Baumes, während das Biao die Äste, den Stamm und die Blätter darstellt.

Was soll man zuerst behandeln?

Wir werden feststellen, dass all dies eine Frage der Logik in Bezug auf die Beurteilung des Erscheinungsbildes des Patienten ist. Bei einer gutartigen Erkrankung können Ben und Biao gleichzeitig behandelt werden. Wenn der Arzt sicher ist, dass die Krankheit gutartig ist und dass das Syndrom nicht schwerwiegend ist, kann er auf beide Faktoren gleichzeitig einwirken. Im Falle einer Grippe liegen beispielsweise Fieber und Kopfschmerzen vor. Man kann also gleichzeitig den Organismus dabei unterstützen, die Störung abzuwehren, aber auch Mittel einsetzen, um das Fieber zu senken und die Schmerzen zu lindern. Ist die Krankheit schwerwiegender, entscheidet der Arzt anhand der Symptomtabelle für den Patienten, ob er mit dem Ben oder dem Biao beginnt.

Zeigt die Person beispielsweise im Verlauf ihrer Krankheit einen sehr schweren Schwächezustand, müssen Pflanzen und kräftig tonisierende Akupunkturtechniken gewählt werden, damit sie schnell wieder zu Kräften kommt. Sobald das Zhen Qi (die wahre Energie) wiederhergestellt ist, können die Symptome behandelt werden. Liegen dagegen beispielsweise Symptome einer Stuhl- und Urinblockade vor (Biao), müssen vor der Behandlung der Ursache (Ben) unbedingt diese Symptome der Verstopfung und Stagnation sofort beseitigt werden.

Wenn ein Schmerz nicht besonders stark ist und der Patient damit umgehen kann, muss mit dem Ben begonnen werden. Sind dagegen die Schmerzen unerträglich, muss das Symptom behandelt werden.

Ein weiteres Beispiel. In der TCM heißt es, dass die Energie der Milz das Blut in den Gefäßen hält. Ist die Energie der Milz und der Niere geschwächt, kann die Person sehr leicht bluten. Die Wurzel des Ungleichgewichts muss behandelt werden. Hat die Person jedoch eine sehr starke Blutung, zum Beispiel in der Nase, muss dieses Symptom sehr schnell behandelt werden. In einem solchen Fall kann man auch eine gleichzeitige Behandlung von Symptom und Ursache in Betracht ziehen.

Alles eine Frage der Wahrnehmung und der »vertieften Betrachtung«

Ist die Erkrankung akut und handelt es sich um einen Notfall, sollte zuerst das Biao, das Symptom, die Oberfläche der Erkrankung behandelt werden. Handelt es sich andererseits um eine chronische, sich langsam entwickelnde Krankheit, ist es wichtig, das Ben, das tiefe Ungleichgewicht eines oder mehrerer der fünf Organ-Pakete zu behandeln. Der Arzt muss die grundlegende Ursache der Störung finden und diese vorrangig behandeln. Betrachten wir als Beispiel einen Patienten, der wegen Augenschmerzen zu seinem Arzt geht. Der Arzt, der nicht die »vertiefte Betrachtung« der TCM anwendet, wird sofort ein Schmerzmittel verschreiben, um die Symptome zu behandeln. Der »chinesische« Arzt, der eine vollständige Befragung durchgeführt hat, wird seinem Patienten einfach sagen, er solle beim Trinken den Löffel aus seinem Glas nehmen.

Drei wichtige Behandlungstypen

Dieselbe Formel für mehrere Erkrankungen

Dieses Behandlungsprinzip heißt Tong Zhi: »die gleiche Behandlung für mehrere verschiedene Erkrankungen«. In der TCM gibt es Standardformeln aus dem Arzneibuch sowie eine Reihe von Akupunkturpunkten zur Behandlung verschiedener Störungen. Beispielsweise gibt es eine Formel, die Hitze behandelt, die in die Yin-Schicht eingedrungen sein kann. Mit ihr kann das Feuer entfernt werden. Wir können die gleiche Formel verwenden, wenn die Hitze in den drei Erwärmern vorhanden ist. Aber auch, wenn eine Stagnation der Feuchtigkeit im Magen vorliegt, die ein Feuer verursacht (Gastroenteritis). Dies ist eine übliche Behandlung für bestimmte Arten von Krankheiten, die nicht akut sind.

Verschiedene Behandlungen für dieselbe Krankheit

Diese Art der Behandlung heißt Yi Zhi: »Bei einem Patienten werden verschiedene Arten der Behandlung angewendet, obwohl es sich um eine einzige Krankheit handelt.« Dies bedeutet, es ist notwendig, sich an den Zustand des Patienten anzupassen, aber auch, dass dieselbe Krankheit – je nach Bereich – mehrere verschiedene Behandlungen erhalten kann. Die Behandlung kann auch im Laufe des Tages angepasst werden, wenn die Krankheit fortschreitet.

Typ »unterstützen und beseitigen«

Eine dritte Art der Behandlung ist Fu Zheng Qi Xie: »unterstützen und beseitigen«. In diesem Fall ist es notwendig, die richtige Energie, Zheng Qi, zu unterstützen, zu helfen, wiederherzustellen, um wieder wirksam gegen die Störung, das Xie Qi, kämpfen zu können.

- Wenn der Angreifer nicht sehr mächtig ist und Sie die wahre, defensive Energie wirksam unterstützen, dann kann sie es schaffen, ihn selbstständig zu eliminieren.
- Wenn andererseits der Angreifer, das Xie Qi, mächtig ist, muss man nicht nur das Zheng Qi, das durch den Angreifer geschädigt wird, unterstützen, sondern auch Techniken zur direkten Eliminierung des Xie Qi anwenden. Da das Symptom akut ist, wird auch Biao behandelt.

Aber achten Sie darauf, es nicht zu sehr zu stärken. Wenn der Arzt nicht die richtige Diagnose stellt, riskiert er, neben der wahren Energie auch gleichzeitig den störenden Einfluss, den Angreifer, zu stärken. Und als Folge davon flammt die ganze Krankheit auf.

Wenn der Schwächezustand sehr ernst ist, ist es daher notwendig, ihn sofort mit Pflanzen oder an stärkenden Punkten zu behandeln. Ist der Schwächezustand hingegen nicht sehr ernst, muss man vorsichtig sein und die stärkenden Behandlungen entsprechend dem beobachteten Schwächezustand auswählen. So muss überprüft werden, ob es sich um einen Xu-Zustand, Schwäche des Blutes, Qi, Yang oder Yin handelt, ebenso wie das Entwicklungsstadium der Krankheit.

IN DIESEM KAPITEL

Die acht therapeutischen Methoden

Die neun Nadeln nach dem *Nei Jing*

Die »richtige« Methode nach dem *Nei Jing*

Der Verlauf der Meridiane für Dummies

Kapitel 13
Die echte traditionelle Akupunktur

Wenn wir uns auf die Informationen aus dem ersten Teil konzentrieren, statt uns in dem Labyrinth von »10.000 Techniken« zu verlieren, die für unsere Zivilisation spezifisch sind, in einer Welt, in der die Explosion des Yang die Verinnerlichung des Yin überwiegt, wird dieser Akupunkturkurs Sie zurück zum Gefühl der Einheit führen. Dies kann sicherlich auch beunruhigend sein, wenn Sie bereits andere Kurse besucht haben. Ich vertraue jedoch Professor Leung Kok Yuen, der von seinen Kollegen in unserer »modernen« Zeit als einer der besten Akupunkteure betrachtet wird (siehe Kapitel 1).

Die Akupunktur ist ein Therapiesystem, das an die Anfänge der Zeit zurückgeht und aus der Stimulation bestimmter Körperbereiche besteht, die auch als »Akupunkturpunkte« bezeichnet werden. Diese Punkte befinden sich in der Regel auf wohldefinierten Meridianbahnen.

Die acht therapeutischen Methoden

In der Studie des Arzneibuches (siehe Kapitel 16) finden wir die »acht therapeutischen Methoden«, die Ba Fa (siehe Abbildung 13.1).

Von diesen acht therapeutischen Wirkungen unterstützt die Akupunktur vier, nämlich Erwärmen, Regulieren, Stärken und Ausleiten. Das Ganze ist ziemlich einfach:

- Erwärmung wird für Störungen des Typs Kälte angewendet.
- Kühlung wird bei wärmebedingter Krankheit angewendet.

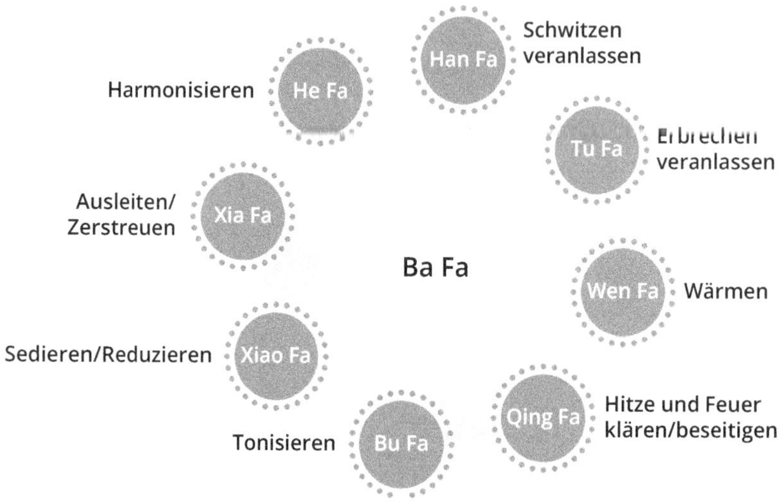

Abbildung 13.1: Die Ba Fa

- Die Stärkung wird bei Schwächen, Xu, Mangel angewendet.
- Die Ausleitung/Zerstreuung wird bei Völle, Shi, angewendet.

Wir wissen, dass wir ein Ungleichgewicht einer Krankheit mithilfe der Ba Gang identifizieren müssen, den acht Klassifikationen (siehe Kapitel 3). Dies ist sehr wichtig, um die Funktion der Punkte zu verstehen. Wir werden sehen, dass einige Punkte in direktem Zusammenhang mit den Organen stehen, den Zang Fu, während andere mit den Meridianen verbunden sind, den Jing Luo. Einfach ausgedrückt, befinden sich »die fünf Vollorgane (Zang) und die sechs Hohlorgane (Fu)« tief im Inneren des Körpers und fallen daher unter die innere Kategorie, während die Meridiane, die eher in der Peripherie des Körpers liegen, unter die äußere Kategorie fallen.

Die Technik

Für eine Behandlung durch Akupunktur gelten die folgenden Voraussetzungen:

- Erstens: Sie müssen wissen, ob es sich um eine innere oder eine äußere Krankheit handelt.
- Zweitens: Auswahl der Punkte im Hinblick auf innere und äußere Krankheit und Yin und Yang.
- Drittens: Abhängig davon, ob es sich um eine wärmebedingte oder eine kältebedingte Krankheit handelt, setzt man eine von vier Methoden ein. Ist die Krankheit kalt, wärmt man, ist sie warm, kühlt man.

Anschließend muss man überprüfen, ob eine Krankheit Xu oder Shi ist, Schwäche oder Fülle. Wir wenden eine Stärkung für einen Xu-Zustand und eine Zerstreuung für einen Shi-Zustand an. Man geht davon aus, dass die Stärkung durch Akupunktur eine wärmende

Wirkung hat. Wenn wir stärken, stimulieren wir, erhöhen die Kraft des Körpers. Daher werden Stärkung und Erwärmung als zwei Methoden betrachtet, die nahe beieinanderliegen. Sie werden hauptsächlich in Xu-Fällen von Schwäche eingesetzt.

In gleicher Weise nähern wir uns der Ausleitung und Kühlung. Ausleitung bezieht sich auf den Shi-Fall, Fülle, und Kühlung auf wärmeinduzierte Krankheiten. Beide Fälle, Shi und Hitze, fallen unter die Kategorie Yang. In der Akupunktur erfordert die Erwärmung die Anwendung von Moxibustion (siehe Kapitel 15), während die Kühlung vor allem mit Nadeln erreicht wird. Die Wirkungen der Stärkung und des Erwärmens liegen nahe beieinander. Ähnliches gilt für Ausleiten und Kühlen. Aus diesem Grund können die in der Akupunktur angewandten Methoden zur Vereinfachung in einem ersten Ansatz auf Stärken und Zerstreuen reduziert werden. Unser Meister hat in seinen Kursen vor allem darauf geachtet, einfache Methoden zu vermitteln, die maximale Sicherheit gewährleisten. Wir werden uns daher mit der grundlegenden Standardmethode befassen. Sie stammt direkt aus den Lehren des *Nei Jing*.

Wenn ein Problem schwierig ist und wir auf das älteste Wissen zurückgreifen müssen, sind es die nachfolgend vorgestellten Methoden, die die meisten Garantien bieten. Und wenn wir mit den grundlegenden Theorien der Alten vertraut sind, werden die Anwendungen einfach sein, und wir werden sehen, dass die Akupunktur nicht allzu kompliziert ist.

Sich nicht im Labyrinth der »10.000 Techniken« verlieren

Manche Praktizierende nutzen die Richtung des Energieflusses in den Jing Luo, den Meridianen, um Methoden der Stärkung und Zerstreuung anzuwenden. Andere konzentrieren sich auf die Geschwindigkeit beim Einführen einer Nadel. Wieder andere achten speziell darauf, wie man sie dreht. Die Nadel kann langsam eingeführt werden oder sie kann schnell herausgezogen werden oder sie kann gerüttelt, geschaukelt, in die eine oder andere Richtung gedreht werden. Sie können sie auch drehen, als ob Sie ein Loch aufweiten würden. Die Atmung kann verwendet werden. Beispielsweise können Sie das Einführen und Zurückziehen mit dem Ein- und Ausatmen koordinieren. Sie können die Nadel auch in drei Schritten oder direkt tief einführen. Ebenso kann die Wirkung variieren, wenn die Nadel in drei Stufen zurückgezogen wird. Sie können auch Rhythmen verwenden, die sich auf Yin und Yang beziehen. Ein Rhythmus, der auf der Zahl 9 basiert, ist Yang, während ein anderer Rhythmus, der auf einem Zyklus von 6 basiert, eher Yin ist. Wenn Sie zum Beispiel die Nadel neunmal drehen, haben Sie einen Yang-Effekt, bei sechsmal einen Yin-Effekt.

Es gab also schon in der Antike eine Fülle von Akupunkturtechniken. Und natürlich sind diese Techniken in unserem sogenannten modernen Zeitalter noch komplizierter geworden. Manche Praktizierende haben vermutet, dass die rechte und die linke Seite umgekehrte Wirkungen zeigen, je nachdem, ob es sich um einen Mann oder eine Frau handelt. Das macht das Ganze sehr kompliziert. Je mehr wir also die Lehrbücher über Akupunktur studieren, auch die alten, desto komplexer werden die Begriffe, die wir finden. Dies geht so weit, dass die Gefahr besteht, dass das Problem unlösbar wird. Und wenn jemand wirklich versuchen wollte, alle Meinungen, alle Studien der Antike zusammenzufassen, um eine praktische Standardmethode zu entwickeln, wäre das einfach unmöglich. Eine Rückkehr zur Einheit ist notwendig.

Die neun Nadeln nach dem *Nei Jing*

Im *Nei Jing* geht man von neun Nadeltypen aus. Jede davon erfüllt einen speziellen Zweck. Jede Nadel gestattet, abhängig von ihrer Form, verschiedene Wirkungen zu erzielen (siehe Abbildung 13.2).

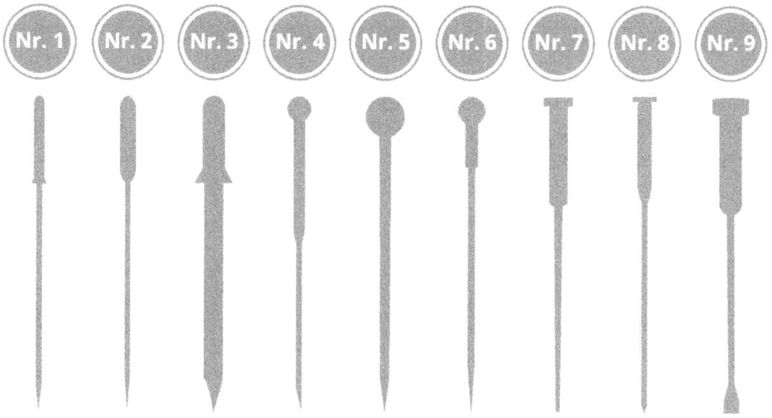

Abbildung 13.2: Die neun Nadeltypen

Nadel Nr. 1, Chan

Ihre Länge beträgt nach dem *Nei Jing* 1,6 Zoll. Ihr Kopf ist aufgebläht, während die Spitze sehr scharf ist. Die Spitze am Ende ist sehr kurz.

Bei den neun Nadeln bezieht sich die Zahl 1 auf den Himmel, der seinerseits dem Yuan Yang, dem ursprünglichen Yang, zugeordnet ist, was wir in der TCM »den früheren Himmel« nennen. Das Organ an der höchsten Position ist die Lunge, die dem Himmel entspricht. Die Haut gehört zur Lunge. Die Oberfläche der Haut liegt außen. Das Äußere ist Yang. Deshalb wird sie auch »Nadel Nr. 1« genannt.

Diese Nadel darf auf keinen Fall tief eingeführt werden. Sie ermöglicht, Yang zu zerstreuen, um eine Linderung des Biao, des Äußeren, zu erhalten.

Da diese Nadel nur unter der Haut verwendet werden darf, bezeichnet man diesen Typ heute als »subkutan«. Diese Nadeln können verschiedene Formen haben und an Ort und Stelle belassen werden.

Aus dieser Nadel Nr. 1 entwickelten die Japaner den »Pflaumenblütenhammer«. Es handelt sich um einen langen Stiel mit einer variablen Anzahl von Nadeln. Auch hier sind die Nadeln so konzipiert, dass sie nicht tief in die Haut eindringen. Jedes Eindringen darf nur oberflächlich sein. Es gibt im Wesentlichen zwei Typen. Entweder mit einer zentralen Nadel und vier weiteren Nadeln um diese herum oder mit einer zentralen Nadel und sechs weiteren um diese herum. In diesem Fall spricht man von einem »Siebenstern-Hammer«. Mit diesem Hammer wird auf die Haut geklopft, entweder an bestimmten Punkten oder auf der Bahn eines Meridians. Alle Nadeln dringen gleichzeitig, aber sehr oberflächlich ein. Der Unterschied zwischen der Chan-Nadel und dem Pflaumenblütenhammer besteht darin, dass die Chan-Nadel nur mit einer Spitze eindringt, während der Pflaumenblütenhammer in mehrere Punkte im gleichen Bereich gleichzeitig eindringt.

Nadel Nr. 2, Yuan

Man muss wissen, dass sich die Zahl 2 auf die Erde bezieht. Die Erde entspricht der Milz, die die Muskeln im Körper steuert. Diese Nadel hat eine abgerundete Form. Sie ist dick und in der Form einem Ei sehr ähnlich.

Hier ist wichtig, sich zu merken, dass ihr Ziel einzig die Zerstreuung ist.

Mit dieser Nadel reibt man an der Hautoberfläche. Im Gegensatz zur vorherigen Nadel wird sie nicht in die Haut eingeführt. Das Reiben bewirkt eine Entspannung zwischen den Muskeltälern. Dadurch werden Spannungen abgebaut. Aus dieser Nadel wurde der »Schaber« oder das »Schabmesser« geschaffen. Sie erinnert an einen Stein, der gegen einen anderen Stein geklopft wurde, um kleine Unregelmäßigkeiten zu beseitigen. Sie wird verwendet, um an den Meridianen der Blase am Rücken zu »kratzen«. Sie können auch den Rand einer Münze verwenden. Diese Art der Massage ist besonders wirksam bei Menschen mit heißem Naturell, deren Muskeln sehr angespannt und schmerzhaft sind. Es ist eine ausgezeichnete Möglichkeit, die Energie zwischen den Muskeln zu beruhigen.

Nadel Nr. 3, Ti

Nach dem *Nei Jing* sind die Form dieser Nadel und ihre Spitze abgerundet. Sie ist also nicht spitz, wie in manchen Darstellungen gezeigt. Sie hat über ihre gesamte Länge ungefähr den gleichen Durchmesser und kann die Haut nicht durchdringen. Sie wird verwendet, wenn die Krankheit die Blutgefäße, die Xue Mai, befällt. Unter anderem wird sie dann eingesetzt, wenn die Person eine niedrige Energie hat, die gestärkt werden muss. Sie erlaubt es, einen Druck auf die Punkte auszuüben oder auf die Hautoberfläche zu drücken. Sie können damit also entweder reiben oder drücken. Dies ist eine sehr wirksame Form der Behandlung. Heute würden wir ihre Anwendung mit der Akupressur vergleichen. In der Antike wurden die Finger nicht benutzt, um diesen Druck auszuüben.

Nadel Nr. 4, Feng

Die Feng-Nadel oder Dreiecksnadel hat die Form eines kleinen Schwerts. Die Form dieser Nadel hat sich im Laufe der Zeit entwickelt, bis sie eine bestimmte Größe erreicht hat. Es muss jedoch darauf geachtet werden, dass die Eindringtiefe begrenzt ist. Die Zahl 4 bezieht sich auf die Jahreszeiten Frühling, Sommer, Herbst und Winter. Aufgrund dieser Jahreszeiten ist die Person dem Xie Qi ausgesetzt, Störungen, die die Meridiane angreifen, die Blutgefäße. Werden sie erreicht, können sie sich zurückziehen, sich zusammenziehen, was schließlich zu Verstopfungen und Stagnation führen kann. Der Blut- und Energiekreislauf ist gestört. In diesem Fall wird diese Nadel verwendet, um eine Linderung durch Aderlass zu erreichen. Das in den Gefäßen stagnierende Xie Qi wird eliminiert, insbesondere wenn diese Stagnation schon lange andauert. Das Blut und die Energie werden dann wieder frei fließen.

Nadel Nr. 5, Pi

Sie erinnert an ein Messer. Wie ein Skalpell dient sie dazu, zu schneiden und die Hautoberfläche einzuritzen. Mit dieser Nadel können Abszesse eröffnet werden, wenn sich Eiter gebildet hat. Man führt die Nadel in den Abszess ein, damit er sich entleeren kann.

Nadel Nr. 6, Yuan Li

Dies ist eine relativ dicke Nadel, die am Ende relativ scharf ist. Sie unterstützt eine Harmonisierung, das Eingreifen auf den sechs Meridianpaaren, um sie zu behandeln und einzustellen.

Die Nadel Nr. 6 der neun Nadeln gestattet, das Gleichgewicht zwischen Yin und Yang über die zwölf Jing Luo, die Meridiane im menschlichen Körper, wiederherzustellen.

Ihre Hauptwirkung besteht darin, eine Zerstreuung zu erreichen, vor allem, wenn es eine signifikante Durchdringung des Xie Qi gibt, die unter anderem mit dem Eindringen der störenden Energien einer der vier Jahreszeiten zusammenhängt. Sie erlaubt es, das Gleichgewicht zwischen Yin und Yang wiederherzustellen und damit das Xie Qi, die störende Energie, zu eliminieren.

Nadel Nr. 7, Hao

Das Wort Hao steht für »fein«, fein wie ein Haar. Die Zahl 7 wird den Sternen zugeordnet.

In der aktuellen Akupunktur ist die Nadel Nr. 7 nach Meinung von Professor Leung Kok Yuen die wichtigste aller Nadeln.

Am Himmel gibt es sieben Gruppen von Sternbildern, die zu den sieben Öffnungen in Beziehung stehen: Augen, Nasenlöcher, Mund, Ohren. Man sagt, dass »es sieben Gruppen von Sternbildern am Himmel und sieben Öffnungen auf der Erde gibt«. Wir wissen, dass ein Konflikt entsteht, wenn eine störende Energie in die Jing Luo, die Meridiane, eindringt. Wenn ein Xie Qi zu lange im Körper bleibt, kann es Schmerzen und Taubheit verursachen. Dafür schufen die alten Chinesen eine sehr scharfe, feine und relativ kurze Nadel, die mit dem Stachel einer Mücke verglichen werden kann. Diese Nadel muss besonders scharf sein, um die Hautbarriere sehr leicht zu durchdringen. Sie erhält und nährt das Zheng Qi, die wahre Energie, die uns schützt, und im Gegensatz zu den meisten anderen Nadeln erlaubt sie uns, nur das Xie Qi, die »störenden« Wirkstoffe, zu extrahieren und die Integrität des Zheng Qi zu bewahren und sogar zu stärken.

Nadel Nr. 8, Chang

Dies ist eine längere Nadel als die vorhergehende. Sie sieht aus wie Nr. 6 und 7. Der Cun ist eine **proportionale Maßeinheit**, die je nach Körperregion und Person variiert. Lange Nadeln sind zwischen 3 und 4 Cun lang. Einige können sogar 7 Cun erreichen. Solche Längen werden heutzutage äußerst selten verwendet. Symbolisch ist diese Nadel mit den acht Winden verbunden. Arthrose in den Gelenken kann vorliegen, wenn die Störung sehr tief eingedrungen ist. Diese Nadeln ermöglichen es, große Tiefen zu erreichen und bis in die Gelenke einzudringen. Sie ermöglichen es, Punkte wie Gb 30 auf der Höhe des Gesäßes zu stechen, um das Hüftgelenk zu erreichen. Heute werden lange, kurze, dicke oder dünne Nadeln verwendet. Die Nadeldicke kann variieren. Typischerweise finden sich Nadeln im Bereich von 26 bis 36, wobei 26 die dicksten und 36 die dünnsten sind.

Auch nicht schlecht

Früher benutzte man viel größere Nadeln. Dafür gibt es eine Erklärung. Früher, als wir noch viel mehr im Freien lebten, waren wir ständig den Elementen ausgesetzt, ob es nun Wind, Kälte, Hitze, Sonne, Regen und so weiter war, und wir mussten härter arbeiten. Die Haut war viel dicker und hatte eine viel bessere Schutzschicht. Heute ist es aufgrund unserer neuen Lebensweise ganz anders. Wir leben viel mehr in geschlossenen Räumen, sind immer mehr sesshaft, tragen immer mehr bedeckende Kleidung und haben eine viel empfindlichere Haut. Würden wir die gleichen Nadeln verwenden wie früher, würden aufgrund dieser Empfindlichkeit der Haut Narben und schwer heilende Einstiche entstehen. Je mehr der Widerstand der Menschen abnahm, desto mehr wurde es notwendig, immer dünnere Nadeln zu verwenden. Unser Meister verwendete in seiner Praxis nur 36er-Nadeln. Heute können die Nadeln 28, 30, 32, die ziemlich dick sind, als Nadeln Nr. 6 betrachtet werden. Die Nadeln 34, 36 werden als Nadeln Nr. 7 betrachtet.

Nadel Nr. 9, Da

Diese Nadel ist größer und dicker als die Nadel Nr. 6. Mit dem Einsetzen wird eine Öffnung geschaffen, durch die Flüssigkeiten fließen können. Auf diese Weise kann bei einer Flüssigkeitsansammlung, zum Beispiel beim Schwitzen, mit solchen Nadeln die Flüssigkeit abgeleitet werden und die Situation kann sich dann schneller verbessern. Auf diese Weise sorgt die Nadel für eine Art Drainage. In der Antike wurden auch heiße Nadeln verwendet. Dem *Nei Jing* zufolge wurde die Nadel vor dem Einführen erhitzt. Diese Technik wurde im Falle einer störenden Kälte eingesetzt. Es war dann notwendig, die Nadel sehr schnell einzuführen. Ebenso musste auch die Entfernung sehr schnell erfolgen. Wäre die Nadel zu dünn, würde sie verdreht werden oder brechen.

Die »richtige« Methode nach dem *Nei Jing*

Nach der chinesischen Tradition ist das Lebewesen, und hier insbesondere der Mensch, eine Organisation, die sich aus der Kombination von Materie (dem materiellen oder physischen Körper) der Yin-Natur und Energie (die die Materie belebt) der Yang-Natur ergibt. Das harmonische Gleichgewicht zwischen diesen beiden Komponenten beeinflusst den Gesundheitszustand.

Störungen in diesem Gleichgewicht sind für die Erkrankung verantwortlich. Jede Störung, die dieses Gleichgewicht beeinträchtigt, wirkt sich zunächst bevorzugt auf die Energie aus. Zum Beispiel kann ein Überschuss an Yang plötzliche Schmerzen, Entzündungen, Krämpfe, Kopfschmerzen oder eine Zunahme der Spannung hervorrufen. Ein Überschuss an Yin kann zu diffusen Schmerzen, Kältegefühl, Wassereinlagerungen oder Müdigkeit führen.

Energie, Qi, ist Bewegung und jede Störung behindert diese Bewegung: Blockierung ist die Folge. Die Energie, die in einer Region des materiellen Körpers blockiert wird, sammelt sich oberhalb der Blockade, während die Regionen unterhalb der Blockade ein Energiedefizit aufweisen. Bei Vorliegen eines solchen krankhaften Zustands erstellt der Akupunkteur seine Diagnostik, indem er sucht, auf welchen Ebenen die Energie blockiert ist und was der Grund für die Blockade ist. Anschließend behandelt er, indem er die Blockade beseitigt und, wenn möglich, den Grund dafür korrigiert. Die Nadel wird es ihm unter anderem ermöglichen, den Lauf der Energien zu lenken. Das *Nei Jing* nennt vier grundlegende Schritte für die Durchführung der Akupunktur.

Erster Schritt: Die richtige Position des Patienten

Nachdem die Akupunkturpunkte bestimmt wurden, muss der Patient entsprechend dieser Wahl in die bequemste Position gebracht werden. In der Praxis ist bei der Akupunktur bestimmter Punkte eine eher sitzende Position vorteilhaft, für andere eine liegende Position. In allen Fällen sollte jedoch eine liegende Position bevorzugt werden. In der sitzenden Position wird sich der Patient irgendwann bewegen, was zu vermeiden ist.

Die Entspannung der Muskeln ist eine wesentliche Voraussetzung für den reibungslosen Ablauf einer Sitzung. Wenn die Entspannung nicht ausreicht und sich die vier Gliedmaßen oder der Rumpf nicht in einer natürlichen entspannten Position befinden, stört diese unangenehme Situation die Arbeit des Behandlers und die Handhabung der Nadel.

Zweiter Schritt: Die gute Haltung des Arztes

Der Arzt muss bei der Behandlung sehr vorsichtig vorgehen. Er muss viele Vorkehrungen treffen, um jeden Fehler zu vermeiden. Die Nadel muss kontrolliert gehalten werden, sonst könnte sie ihm aus der Hand rutschen oder er könnte zumindest einen Handhabungsfehler machen. Gleichzeitig kümmert sich die andere Hand um die Lokalisierung des Einstichs. Sie übt Massagen oder Druck aus. Es sind also beide Hände involviert.

Der Arzt darf in diesem Moment nur an seinen Patienten denken und sich durch nichts anderes stören oder ablenken lassen. Wenn er eine Nadel platziert, ist das alles, was zählt. Er darf weder nach rechts noch nach links schauen, und nur atmen. Der Verstand ist völlig fokussiert, konzentriert auf die Tätigkeit, die gerade ausgeführt wird. Es ist wichtig, aufrecht, mit Würde und womöglich mit einer gewissen Feierlichkeit zu stehen und vor allem den Blick nicht vom Patienten abzuwenden. Die Augen sind, wie wir heute wissen, der Teil des Körpers, in dem sich das Shen, der Geist, am besten manifestiert. Wenn man die Augen des Patienten beobachtet, fängt man auch seine Aufmerksamkeit ein. Die Konzentration des Arztes sorgt letztlich für die Konzentration des Patienten. Nur unter diesen Bedingungen findet man schnell das Qi, die Energie, an der Spitze der Nadel.

Dritter Schritt: Das Einführen der Nadel

Die Nadel wird in drei Phasen eingeführt:

- Die erste Phase ist oberflächlich. Sie dient dazu, die störende Energie, Xie Qi, zu eliminieren, damit das Blut und die Energie, Xue und Qi, den Raum wieder besetzen können, sodass Platz für das Blut und Yuan Qi bleibt, um unter der Haut aufzusteigen.
- Die zweite Phase besteht darin, die Nadel etwas tiefer einzuführen, um die störende Energie, die möglicherweise tiefer in den Yin-Teil eingedrungen ist, zu lösen und zu verteilen. Um sie zu entfernen, muss man daher tiefer, unter der Haut, in der Yin-Region nach ihr suchen.
- In der dritten Phase schließlich wird die Nadel noch tiefer eingeführt, bis die Ebene der wahren Energie des Organismus, des Zhen Qi, erreicht ist. Zhen Qi entsteht – vereinfacht ausgedrückt – aus der Verbindung von Gu Qi (Nahrungs-Qi) und Qing Qi (Luft-Qi), angetrieben durch Yuan Qi. Zhen Qi ist die feinstoffliche Substanz, die in allen Meridianen zirkuliert und die mit dem Blut den wesentlichen Beitrag schafft, der für die gesamte funktionelle Dynamik notwendig ist, die unter dem Zeichen der »fünf Zang, sechs Fu« der fünf Organ-Pakete steht.

Aus diesem Grund werden drei Phasen definiert und die Nadel wird nicht in einem Schritt in die vorgesehene Tiefe gedrückt. Es ist daher notwendig, eine oberflächliche Phase und dann eine mittlere Phase zu durchlaufen, bevor man die Tiefe erreicht, die man normalerweise an diesem Punkt erreichen muss. Und nur auf dieser Ebene erreicht man die wahre Energie des Körpers. Sobald Sie diese Zone erreichen, müssen Sie anhalten. Die Nadel darf nicht weiter vorgeschoben werden. Dieses Einführen kann nicht auf einmal in die richtige Tiefe erfolgen, und die richtige Tiefe variiert je nach dem Punkt, den Sie behandeln.

Vierter Schritt: Das Erreichen des Qi

Das Qi zu erreichen, bedeutet, dass die Nadel auf die Energie trifft. Die Nadelspitze berührt tatsächlich die Energie des Körpers. Dies ist die Voraussetzung dafür, dass die Behandlung Wirkung zeigt. Die angestrebte Wirkung der Akupunkturbehandlung ist das Verschwinden der Krankheit – so, wie der Wind in die Wolken des Himmels bläst und einen klaren Himmel zurücklässt. Die Aufhellung des Himmels unter der Einwirkung des Windes lässt sich unmittelbar und sehr deutlich beobachten. Dasselbe gilt für die Akupunkturbehandlung.

Wenn das Qi nicht erreicht wird, führt die Behandlung zu keinem Ergebnis. Wenn das Qi jedoch erreicht wurde, spürt der Patient sofort die Wirkung, erlebt sofort einen Zustand der Erleichterung und Entspannung.

Das Erreichen des Qi oder der Übergang von »grob« zu »subtil«

Dieser Begriff wurde in unserer heutigen Welt völlig verzerrt und hat womöglich eine völlig andere Bedeutung erhalten. Wenn ein Arzt auf einen Punkt einwirkt, versucht er vor allem, das Qi, die Energie, die entlang des Meridians zirkuliert, zu erreichen. Es darf nicht vergessen werden, dass diese Energie aus einer sehr subtilen Mischung zwischen der Quintessenz der Energie der Luft und der Quintessenz der Verdauung der Nahrung stammt. Es muss versucht werden, diese Energie gut fließen zu lassen, jenseits aller Materialität. Unser Meister hat betont: »Diese Energie kann niemals quantifiziert und gemessen werden, und kein Gerät wird in der Lage sein, sie sichtbar zu machen.« Sie kann immer nur vom Arzt gefühlt werden. Und dieses Gefühl wird sich nicht mit unseren kognitiven Fähigkeiten, unserem Shen, einstellen, indem man einen heißen oder kalten Fleck spürt. Dieses Gefühl wird von dem kommen, was wir »Intuition« nennen, der Intuition des Punktes.

Und hier werden wir völlig von der modernen Akupunktur und der Akupressur weggeführt. Es ist nicht der Patient, der irgendetwas fühlen muss. Es ist der Arzt, der durch einen Transmitter, hier die Nadel, »fühlen« muss, ob das Qi vorhanden ist. Professor Leung Kok Yuen verglich dies mit dem Fischfang. Ein erfahrener Fischer, der seine Schnur in die Strömung eines Flusses wirft und seine Angelrute mit sicherer Hand hält, wird in der Lage sein, zu unterscheiden, zu fühlen, was am Ende seiner Schnur passiert. Tatsächlich könnten die Rucke, die er spürt, darauf zurückzuführen sein, dass ein Fisch den Köder frisst, ohne den Haken zu berühren. Es fühlt sich wahrscheinlich anders an, wenn seine Schnur von der Strömung bewegt wird oder wenn sich der Haken auf dem Grund des Flusses verfängt. Irgendwann wird er mit geschlossenen Augen sogar in der Lage sein, zu »sehen« und zu fühlen, die Intuition zu haben, die tiefe Vision, dass der Fisch den Köder schluckt. Genauso verhält es sich, wenn der Arzt eine Nadel in den Energiefluss eines Meridians sticht oder wenn wir mit der Daumenkuppe auf einen Akupressurpunkt drücken. Dies ist eine Empfindung, die der Arzt und nicht der Patient erleben muss. Der Arzt muss in der Lage sein, diesen Energiefluss während der gesamten Dauer der Stimulierung zu kontrollieren. Moderne Behandlungsmethoden beinhalten nicht mehr diesen sehr subtilen Begriff, der in alten Texten als »Erreichen des Qi« bezeichnet wurde. Sie sprechen nur von dem Kribbeln, das der Patient in diesem Moment verspüren muss. »Das Kribbeln ist eine für den Patienten spezifische Empfindung, während das Erreichen des Qi für den Arzt spezifisch ist.«

Unabhängig von der Anzahl der Einstiche in einer einzigen Sitzung, der Anzahl der durchgeführten Behandlungen oder der Zeit, die zum Einführen der Nadel benötigt wird, können Sie nur dann Ergebnisse erzielen, wenn Sie das Qi an der Nadelspitze erreichen. Wenn Sie das Qi nicht erreichen, muss die Behandlung wiederholt oder verlängert werden. Sobald das Qi erreicht ist, muss die Nadel entfernt werden. Drücken Sie sie nicht weiter hinein. Manche Menschen erreichen das Qi schneller, andere etwas langsamer. Es hängt alles davon ab, ob Yin oder Yang im Körper überwiegt. Wenn die Methode richtig ist, sind Nebenwirkungen der Akupunktur in der Regel selten und mild.

Die fünf Fehler und die vier Versäumnisse des Arztes nach dem *Nei Jing*

Die fünf Fehler

- ✔ **Der erste Fehler:** Nicht nach den Ursachen, dem Ursprung der Krankheit suchen. Es können Zweifel und Unsicherheit im Kopf des Arztes entstehen. Wenn er die Behandlung in diesem Bewusstsein beginnt und eine gründlichere Untersuchung versäumt, kann Ungewissheit entstehen, und das Ergebnis der Behandlung kann nicht besser als mittelmäßig sein.

- ✔ **Der zweite Fehler:** Den Lebensstil und die Lebenshygiene des Patienten nicht berücksichtigen, woraus sich ein unzureichender Ansatzpunkt für die Behandlung ergibt.

- ✔ **Der dritte Fehler:** Bestimmung der Art der Krankheit allein durch Pulsmessungen. In Wirklichkeit muss die Pulsmessung mit anderen Beobachtungen kombiniert werden, sie muss relativiert werden. Abgesehen von den Problemen, die mit klimatischen Schwankungen und damit mit äußeren Ursachen zusammenhängen, ist es notwendig, die Physiologie der inneren Organe gut zu kennen. In der Tat können einige Organe viel Qi und viel Blut oder aber wenig Qi oder wenig Blut enthalten. Bevor man sich für den Xu- oder Shi-Charakter einer Störung entscheidet, muss man daher wissen, welches Organ betroffen ist und wie hoch die Anteile von Qi und Xue, Energie und Blut sind.

- **Der vierte Fehler:** Das Auftreten als Arzt gegenüber dem Patienten relativieren. Tatsächlich benötigt der Patient in einigen Fällen präzise und strenge Anweisungen, die er auf Anraten seines Arztes umsetzen muss.

Wenn der Arzt nicht selbstbewusst ist und nicht genug Vertrauen in sich selbst hat, wird der Patient wiederum das Vertrauen in seinen Arzt verlieren, was der Behandlung der Krankheit abträglich ist. Wenn es dem Arzt an Standfestigkeit mangelt, wenn er zum Beispiel dazu neigt nachzugeben, wenn einem Patienten die Behandlung nicht gefällt, und wenn er es vorzieht, den Neigungen des Patienten zu folgen, wird er die Krankheit nicht besiegen können.

- **Der fünfte Fehler:** Nichtanerkennen der Grundursache der Krankheit. Es ist wichtig zu wissen, dass manche Krankheiten vor allem psychischen und nicht somatischen Ursprungs sind. Emotionaler Stress kann den Körper physisch und emotional beeinträchtigen, wofür es beobachtbare pathologische Anzeichen geben kann. Tatsächlich wissen wir, dass psychische Störungen das Yin-und-Yang-Gleichgewicht im Körper stark stören. Es können also Qi- und Yang-Stagnationen vorliegen, die das Auftreten von Abszessen und sogar gut- oder bösartigen Tumoren auf der Körperoberfläche begünstigen können. Der fünfte Fehler besteht also darin, die primäre Ursache zu ignorieren und nur zu dem Zweck zu akupunktieren, das Yin-und-Yang-Gleichgewicht auf der Ebene des Symptoms wiederherzustellen.

Die vier Versäumnisse

- **Das erste Versäumnis:** Die relativen Schwankungen von Yin und Yang nicht erkennen. Womöglich kennt man die Theorie von Yin und Yang, ohne jedoch ihre relative Schwankung einschätzen zu können. Es gibt in der Tat einen in stetiger Entwicklung befindlichen Fluss, eine abwechselnde Schwankung zwischen Yin und Yang. Dieser Fluss kann in Richtung der Strömung, also in die richtige Richtung, oder gegen den Strom verlaufen. Wenn das relative Gleichgewicht von Yin und Yang des Menschen demjenigen der Natur folgt, was der Normalzustand sein sollte, dann haben wir es mit einem Fluss zu tun, der in Richtung der Strömung verläuft. Sind dagegen der Fluss, die Schwankungen von Yin und Yang im Menschen, nicht an diejenigen der Umwelt angepasst, befinden wir uns in einer Bewegung gegen den Strom. Saisonale Pulsveränderungen sind kontextabhängig (Konstitution, Klima, Region) und werden mit den übrigen Befunden abgeglichen. Tatsächlich wissen wir durch den Zyklus der fünf Elemente, dass das Yang beginnt, aus der Lunge herabzusteigen. Dabei handelt es sich um jahreszeitliche Schwankungen des Pulses, die mit dem Fluss und dem Rückfluss von Yin und Yang in Einklang stehen. Wenn wir jedoch beobachten, dass der Puls im Sommer tief ist, das heißt, wenn der Winterpuls im Sommer auftritt, handelt es sich um einen pathologischen Puls. Er zeigt das Vorhandensein einer Krankheit an. Wenn der oberflächliche Puls im Winter auftritt, handelt es sich ebenfalls um einen pathologischen Puls. In diesen Fällen ist die normale Dynamik von Yin und Yang gestört, es liegt eine Bewegung gegen den Strom vor. Somit kann ein und derselbe Impuls je nach Yin und Yang des Universums unterschiedlich interpretiert werden. Diese Phänomene durch unzureichendes Lernen zu ignorieren, ist der erste Fehler.

✔ **Das zweite Versäumnis:** Das Studium abbrechen, bevor die Ausbildung in chinesischer Medizin abgeschlossen ist. Dies könnte der Fall sein, wenn jemand nur Akupunktur studiert und dann beschließt, nicht mehr darüber lernen zu wollen, und sich damit begnügt, Punktformeln zu besitzen, die für bestimmte Störungen oder Symptome wie Kopfschmerzen gelten. Aufgrund fehlenden Wissens wird dann nicht versucht herauszufinden, ob es sich um einen Xu- oder Shi-Zustand handelt, um zu erkennen, ob unsere Behandlung auf Stärkung oder Linderung ausgerichtet werden soll. Wenn wir also mit einigen wenigen Elementen der medizinischen Theorie zufrieden sind und davon ausgehen, dass wir bereits alles gelernt haben, führt diese Haltung zu dem zweiten Fehler, den das *Nei Jing* beschreibt.

✔ **Das dritte Versäumnis:** Nichtberücksichtigen des Lebensstils des Patienten und insbesondere seines Platzes in der sozialen Hierarchie, seines Lebensstandards. Beispielsweise sind die am stärksten benachteiligten Menschen im Allgemeinen nicht so überernährt wie die glücklichsten Menschen. Diese ernähren sich im Allgemeinen reichhaltiger und fleischreicher und bewegen sich weniger. Umgekehrt sind ärmere Menschen eher körperlich aktiv und überlastet, während ihre Ernährung eher nicht ausreichend oder zumindest nicht vielfältig genug ist. Für dieses dritte Versäumnis wird auch gesagt, dass der Arzt bei der Analyse der Symptome möglicherweise nicht genügend Unterscheidungen trifft. Es kann sein, dass er Nuancen übersieht oder dass er nur die von ihm beobachteten Zeichen bewertet, statt seine Analyse zu verfeinern. Das gleiche Symptom kann letztlich zu unterschiedlichen Schlussfolgerungen führen. Das Versäumnis, die Interpretation zu verfeinern und zu gewichten, führt zu Fehldiagnosen.

✔ **Das vierte Versäumnis:** Den Patienten nicht gründlich genug befragen, um die wahre Ursache der Krankheit zu finden. Die Untersuchung muss so breit wie möglich angelegt werden. Es ist daher ratsam, sich nicht nur über den psychologischen, emotionalen Zustand unseres Patienten zu erkundigen, sondern auch über bestimmte ungesunde Gewohnheiten wie Rauchen, Alkohol, Ernährungsfehler, Unregelmäßigkeiten in der Lebensweise oder im Lebensrhythmus. Es muss geprüft werden, ob es mögliche Ursachen für eine Vergiftung gibt.

Der Verlauf der Meridiane für Dummies

Bevor wir uns weiter mit den Akupunkturpunkten befassen, die der Akupunkteur behandeln muss, gehen wir davon aus, dass Sie keine Ahnung vom Verlauf der 14 Hauptmeridiane haben. In den folgenden Abschnitten werde ich Ihnen eine praktische Anleitung vermitteln, anhand derer Sie nicht nur diese Meridiane auf Ihrem Körper finden können, sondern auch sehr schnell die Möglichkeit haben, die Punkte im Raum zu lokalisieren.

Wenn zum Beispiel bei dieser Methode in einer Formel der Punkt Nr. 3 auf dem Lebermeridian genannt wird, wissen Sie, dass er sich nur entlang des Fußes befinden kann (der Punkt befindet sich übrigens entlang der Großzehe und in der Nähe der Spitze).

Ich erinnere Sie an die Informationen aus Teil I:

- Entlang der Gliedmaßen befinden sich jeweils sechs Meridiane, drei Yin-Meridiane, die mit den »vollen« lebenswichtigen Organen zu verbinden sind, und drei Yang-Meridiane, die mit den »hohlen« Organen, den Eingeweiden, zu verbinden sind, die unter anderem die Aufgabe haben, die lebenswichtigen Organe zu schützen.

- Die Yin-Meridiane beginnen am Fuß, weil sie die Energie der Erde einfangen. Umgekehrt enden die Yang-Meridiane am Fuß. An der Hand ist das Gegenteil der Fall. Die Yin-Meridiane enden an der Hand. Tatsächlich lässt man dank der Hand seine Energie über die Herz- und Herzbeutelmeridiane fließen. Deshalb beginnen die Yang-Meridiane entlang der Hand.

- Die Meridiane vom und zum Fuß haben viele Punkte, weil sie weit von den lebenswichtigen Organen entfernt sind (zum Beispiel 64 Punkte für den Blasenmeridian). Auf der anderen Seite haben die Meridiane der Hand nur wenige Punkte, weil sie nahe an den lebenswichtigen Organen liegen (zum Beispiel neun Punkte für die Herzbeutel- und Herzmeridiane).

- Die Yin-Meridiane liegen auf den Yin-Seiten der oberen und unteren Gliedmaßen (»weiße« Hautseite). Bei den Yang-Meridianen ist das Gegenteil der Fall. Denken Sie an die Vierbeinerposition, um die Yin- und Yang-Zonen des Körpers zu erkennen.

Methode zur Visualisierung der sechs Meridiane des Fußes

Wenn man den Fuß in die Hände nimmt, beginnt entlang der Großzehenachse unter dem Fußgewölbe in einer Vertiefung in der Nähe des Mittelfußknochens für die Großzehe der Meridian der Niere, Ni 1. Wenn Sie dann Ihre große Zehe betrachten, finden Sie auf der Innenseite des Nagels Mi 1, den ersten Punkt des Milzmeridians. Und auf der äußeren Nagelseite desselben Zehs beginnt Le 1, der erste Punkt des Yin-Meridians der Leber. Wenn Sie sich diese drei Meridiane merken, finden Sie – davon ausgehend – leicht den Verlauf der anderen neun Meridiane. Dazu betrachten wir die verschiedenen Organpaare, die in jedem Organ-Paket enthalten sind:

- Der Yang-Meridian, der der Niere entspricht, ist derjenige der Blase. Er befindet sich an der äußersten Seite des Fußes und endet dort.

- Der Yang-Meridian, der der Leber entspricht, ist derjenige der Gallenblase. Er befindet sich auf der Außenseite des vierten Zehs und endet dort.

- Der Yang-Meridian, der der Milz entspricht, ist derjenige des Magens. Er befindet sich an der Außenseite des zweiten Zehs und endet dort. Er verläuft also durch die Mitte des Fußes, wie der Magen, der sich in der Mitte des mittleren Erwärmers befindet.

Symbolik der Lage der sechs Meridiane des Fußes

Wir müssen von dem Grundprinzip der TCM ausgehen: »Yang schützt Yin.« Es ist kein Zufall, dass sich die drei Yin-Meridiane des Fußes auf der Innenseite der Großzehe befinden. Die drei Yang-Meridiane dagegen liegen auf der Außenseite, die Meridiane der Blase und der Gallenblase am weitesten außen. In den Kampfkünsten wird ein Tritt mit der Außenseite des Fußes ausgeführt. Wenn es einem erfahrenen Kämpfer gelingt, Sie auf der Innenseite zu treffen, und wenn der Tritt sehr stark ist, kann dies zu einem tödlichen Schlag führen.

Der dritte Zeh ist kein typischer Start- oder Endpunkt der Hauptmeridiane; Darstellungen können je nach Schule variieren.

Methode zur Visualisierung der sechs Meridiane der Hand

Wenn Sie die drei Yin-Meridiane der Füße kennen, können Sie auch die drei Yin-Meridiane der Hand ableiten. Dies sind

- ✔ der Yin-Meridian der Lunge, der sich an der Außenseite des Daumens befindet und an dessen äußeren Nagelwinkel endet;
- ✔ der Meridian des Herzbeutels, der durch die Mitte der Handfläche verläuft und an der »Spitze« des Mittelfingers endet;
- ✔ der Herzmeridian, der am äußeren Nagelwinkel des kleinen Fingers auf der Ringfingerseite endet.

Symbolik der Lage der sechs Meridiane der Hand

Jetzt wird es etwas schwieriger als zuvor.

Beginnen wir mit der Daumen-Zeigefinger-Zange, wo sich die beiden Meridiane eines Organ-Pakets befinden, Lunge-Dickdarm. In Indien bezeichnet man dies als Mudra Jnana. Der Daumen (die Lunge, der Himmel, das reine Yang, das Ich) bedeckt den Zeigefinger (den Dickdarm, die Kloake, den Abfall, das Ego). Das Ego muss sich gegenüber dem Spirituellen zurückziehen. In der TCM wird dieses Organ-Paket Metall zugeordnet. Metall ist leitfähig. Wenn die Spitzen von Daumen und Zeigefinger zusammengeführt werden, bilden sie einen Ring, der die Energie der beiden Organe leitet!

Dann betrachten wir Punkt He 9. Er befindet sich auf Höhe des Fingernagels des kleinen Fingers, auf der Seite zum Ringfinger. Das ist der Punkt des Sargträgers. In der Antike wurde auf diesen Punkt gebissen, um festzustellen, ob das Herz wieder zu schlagen beginnt. In der TCM handelt es sich dabei um einen hervorragenden Reanimationspunkt. Aber der Meridian des Herzens, das der Herrscher aller Organe ist, muss optimal geschützt werden (denn es wäre ungut, wenn das Herz aufhören würde zu schlagen!). Zwei Yang-Meridiane auf der Hand sind dafür zuständig: der Meridian des Dünndarms, der am weitesten innen liegt (Handfläche zu Ihnen gerichtet), auf demselben Finger, und der Meridian der drei Erwärmer auf der Außenseite des kleinen Fingers. Wenn man in der Kampfkunst mit der Handkante schlägt, ist es der Yang-Meridian, der schlägt, der Yin-Meridian ist geschützt.

Und schließlich haben wir in der Mitte der Hand Punkt Pe 8, Lao Gong, ein Moll-Chakra, das Sie später genauer kennenlernen werden. Er endet am Ende des Mittelfingers. Über diesen Meridian und diesen Punkt geben wir unsere Energie weiter (Massage, Handauflegen und so weiter). Dieser Meridian endet an der Spitze des Mittelfingers, »an der Spitze der Spitze«, wie ein Energiefluss, der die Hand verlässt.

Es bleiben drei Yang-Meridiane, die den drei Yin-Meridianen der Hand entsprechen. Dies sind:

- ✔ Der Yang-Meridian, der der Lunge entspricht, ist derjenige des Dickdarms. Er beginnt am äußeren Nagelwinkel des Zeigefingers und verläuft entlang der lateralen Seite dieses Fingers auf der Rückseite.
- ✔ Der Yang-Meridian, der dem Herzbeutel entspricht, ist derjenige der drei Erwärmer. Er beginnt am inneren Nagelwinkel des Ringfingers, auf der Seite zum kleinen Finger. Er verläuft entlang dieses Fingers auf der dorsalen Seite der Hand.
- ✔ Der Yang-Meridian, der dem Herzen entspricht, ist derjenige des Dünndarms. Er beginnt am inneren Nagelwinkel des kleinen Fingers und verläuft entlang der Innenseite (Hand zeigt zu Ihnen) dieses Fingers, Yang-Seite, dorsale Seite der Hand.

Die beiden vorderen und hinteren Meridiane

In unserer Visualisierung gibt es noch zwei grundlegende Meridiane zu sehen. Stellen Sie sich vor, Sie stehen mit gespreizten Beinen und erhobenen, ebenfalls gespreizten Armen: der vitruvianische Mensch.

Auf jeder Seite gibt es zwölf Meridiane, die kontinuierlich zirkulieren, also 24 Meridiane. In der Mittelachse zwei Meridiane, einen vorderen und einen hinteren, die eine Schleife bilden. Diese beiden Meridiane verbinden die Meridiane auf beiden Seiten des Körpers und stehen in direkter Beziehung zu den zwölf inneren Organen.

- **Ein vorderer Meridian, das »Konzeptionsgefäß« oder Ren Mai**, der am Damm beginnt und zum vorderen und mittleren Teil des Abdomens und des Thorax aufsteigt. Er endet unterhalb der Unterlippe. Ren bedeutet »Verantwortung übernehmen«. Er steuert alle Yin-Meridiane und wirkt von dort auf alle inneren Yin-Organe. Er hat 24 Punkte.

- **Ein hinterer Meridian, das »Gouverneursgefäß« oder Du Mai,** der ebenfalls am Damm beginnt. Er verläuft auf der Mittellinie des Rückens entlang der Dornfortsätze und endet an der Oberlippe. Man sagt, dass dieses Gefäß alle Yang-Meridiane (der Rücken ist Yang) »regiert«, und daher auch alle »hohlen« Organe, Yang, des Körpers. Er hat 28 Punkte.

Kurz gesagt, unter der Kontrolle der Energie der Niere nehmen diese Meridiane die Energie der Hauptmeridiane auf und geben sie bei Bedarf wie ein Ausdehnungsgefäß an diese zurück. Sie lassen die schützende Energie im Brustkorb, Bauch und Rücken zirkulieren.

Die Akupunkturpunkte

Ein Akupunkturpunkt ist ein Punkt, der sich auf der Bahn eines Meridians befindet. Bei Energiemeridianen, also sehr tief liegenden Kanälen, gewissermaßen »zwischen Knochen und Muskel«, haben wir an der Oberfläche Vertiefungen, Unterschiede in der Hauttextur, kleine Dellen, wo sich diese berühmten Punkte im Allgemeinen befinden.

Wenn wir einen Punkt fühlen, erkennen wir, was in dem zugrunde liegenden Energiefluss vor sich geht, ähnlich wie bei der Untersuchung einer Wasserleitung. Und wenn wir auf den Punkt einwirken, wirken wir auf diesen Fluss ein. So können wir die Zirkulation beeinflussen – einen Wasserhahn aufdrehen, wenn es einen Überschuss gibt, oder Energie hinzufügen, wenn nicht genug vorhanden ist. Traditionell gab es 360 Punkte auf den 14 Hauptmeridianen. Dann begann man, auch Punkte außerhalb der Meridiane zu berücksichtigen. Heute gibt es mehr als 2.000!

Auf den folgenden Seiten werden Sie erfahren, dass in Wirklichkeit nur sehr wenige Punkte ausreichen, etwa 60, um Krankheiten zu verhindern oder zu behandeln. Bei allen anderen handelt es sich um lokale Punkte, die bei bestimmten Stagnationen, Schmerzen oder Schwellungen genutzt werden können. Wir werden darauf zurückkommen.

Zuerst muss man die Meridianbahnen kennenlernen, und dann die Punkte. In vielen klassischen Werken, einschließlich des *Nei Jing*, sind nur die Namen der Meridiane angegeben, ohne die Punkte zu nennen, wenn es darum geht, bestimmte Probleme zu behandeln und zu regulieren. Mit anderen Worten, es müssen zuerst die Meridiane gewählt werden, bevor die Punkte ausgewählt werden. Traditionell sagen chinesische Ärzte: »Man darf sich bei den Punkten irren, aber nicht bei den Meridianen.«

Referenzmaße des Körpers

Um einen Akupunkturpunkt zu finden, stehen uns drei Methoden zur Verfügung:

- *Cun*, die »proportionale Maßeinheit«: Diese Methode dient der Unterteilung der Körperteile, das heißt Kopf, Rumpf, Gliedmaßen, in gleiche Teile. Jede Einheit wird als Cun bezeichnet, das entspricht einem »Daumen«.
- Der Cun kann auch in Bezug auf die Finger des Patienten gemessen werden (siehe Abbildung 13.3). Zum Beispiel ist der Abstand zwischen den beiden Beugefalten des Mittelfingers gleich 1 Cun, ein Abstand. Die Breite des Daumens entspricht 1 Cun. Die Breite von Zeige- und Mittelfinger zusammen beträgt 1,5 Cun. Die Breite der vier ausgestreckten Finger entspricht 3 Cun, drei Abständen.
- Schließlich können natürliche Orientierungspunkte wie anatomische Erhebungen oder Vertiefungen gewählt werden, Knochenpunkte und so weiter. Dies können beispielsweise der Haaransatz, der Adamsapfel, der Dornfortsatz eines Wirbels, der Nabel und so weiter sein.

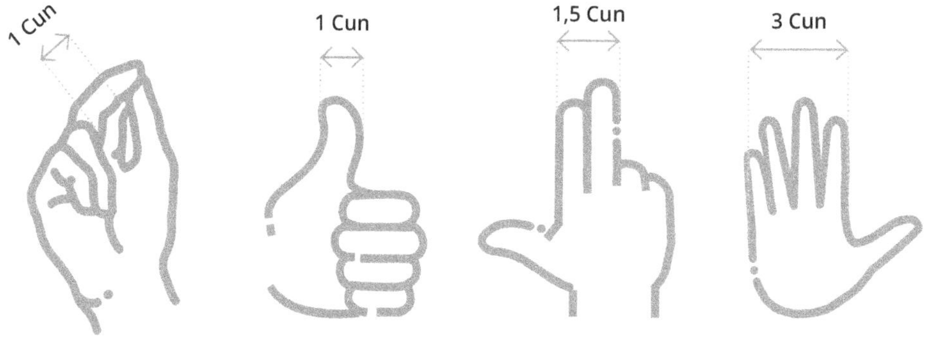

Abbildung 13.3: Methoden zum Bestimmen eines Akupunkturpunktes

In der Praxis werden alle drei Methoden gleichzeitig angewendet. Das anatomische Profil wird verwendet, um den Bereich des Punktes zu lokalisieren. Anschließend wird der Punkt durch Unterteilung des Bereichs in proportionale Einheiten oder durch Messungen unter Verwendung der Finger des Patienten gesucht.

Beachten Sie, dass diese Maßnahmen am Anfang für den Laien notwendig sind, um zu lernen, wie man einen Punkt finden kann. Nach und nach wird der Praktiker sehr schnell wissen, wo sich der Punkt befindet. Er wird eine Art »Intuition für den Punkt« entwickeln. Abhängig von den Jahreszeiten oder anderen Faktoren kann der Punkt für ein und dieselbe Person um einige Millimeter variieren. Denken Sie daran: Das Wichtigste ist, auf dem richtigen Meridian zu sein. Wenn Sie einen kleinen Fehler stromaufwärts oder stromabwärts machen, spielt das eigentlich keine Rolle.

Die verschiedenen Punktkategorien

Die Prinzipien für die Verordnung von Punkten oder die Entwicklung einer Formel enthalten mehrere Punktkategorisierungen. Zunächst unterscheiden wir zwischen nahen, fernen und mittleren Punkten. Anschließend befassen wir uns mit den konkreten Punkten.

Der natürliche Ausschlag

Eine Besonderheit: Angenommen, fünf TCM-Meister behandeln denselben Patienten. Sehr wahrscheinlich werden sie alle dieselbe Diagnose stellen. Aber sie werden mit Sicherheit fünf unterschiedliche Punktformeln entwickeln, ganz nach ihrem Empfinden. Und alle fünf werden den Patienten zur Heilung führen.

Diese Kategorisierung der Punkte entstammt direkt den Lehren von Professor Leung Kok Yuen.

Die Hauptpunkte

Die nahen Punkte

Dies sind die Punkte, die sich in dem von der Krankheit betroffenen Erwärmer oder in der Nähe befinden. Wir werden sehen, dass bei dieser Auswahl die Annäherungswirkung der Punkte genutzt wird, nämlich:

- ✔ Störungen lokal eliminieren
- ✔ Blockaden für Meridiane und Gefäße, die Jing Mai, vom Sitz der Krankheit entfernen
- ✔ die Stagnation des Blutes auflösen
- ✔ Schmerzen beenden

Die Auswahl dieser nahen Punkte erfolgt beispielsweise bei akuten oder chronischen, gut lokalisierten Erkrankungen, die eine bestimmte Struktur betreffen, sei es ein Organ, einen Meridian, ein Gefäß, eine Sehne/Muskulatur, eine Extremität oder ein Gelenk. Nahe Punkte beleben und lassen zirkulieren.

Die entfernten Punkte

Wie der Name schon sagt, sind diese Punkte weit vom Schwerpunkt der Erkrankung entfernt und werden nach der Pathophysiologie der Organe, Eingeweide und Meridiane ausgewählt. Diese Punkte befinden sich hauptsächlich an den Füßen und Händen.

Man sagt, dass sie sich am häufigsten unterhalb des Ellbogens oder Knies befinden. Die entfernten Punkte haben eine lokale Wirkung wie jeder Akupunkturpunkt. Sie können jedoch auch aus der Ferne Erkrankungen behandeln, die auf der Bahn des Meridians liegen. Einige dieser Punkte können aber auch allgemeine Symptome wie Fieber, Schwitzen und so weiter behandeln. Betrachten wir beispielsweise He Gu, Di 4, der an der Hand liegt. Dieser Punkt behandelt nicht nur Krankheiten der oberen Gliedmaßen, sondern auch solche von Hals, Mund und Kopf. Außerdem kann man damit Fieber behandeln, das durch externe Angriffe entstanden ist. Mit den entfernten Punkten erzielt man die folgenden Wirkungen:

- ✔ Freisetzung der Energie und des Blutes an den Meridianen
- ✔ Regelung der Funktion der Zang Fu
- ✔ Wiederherstellung des Gleichgewichts von Yin und Yang

Die mittleren Punkte

Wie wir sehen werden, befinden sich die meisten entlang der Wirbelsäule auf der Yang-Seite am Rücken, aber auch oberhalb der Ellbogen und Knie. Sie haben die Aufgabe der Harmonisierung innerhalb einer Formel.

Spezifische Punkte

Zu den spezifischen Punkten gehören:

- ✔ Shu-Punkte, sogenannte »antike Punkte«, Wu Shu Xue
- ✔ Yuan-Punkte, sogenannte »Quellenpunkte«, Yuan Xue
- ✔ Luo-Punkte, für die Verbindung, Luo Xue
- ✔ Shu-Punkte des Rückens, Bei Shu Xue
- ✔ Mu-Punkte der Vorderseite, Mu Xue
- ✔ die acht Punkte des Zusammenflusses, Ba Mai Jiao Hui (Ba Xue)
- ✔ die acht Punkte der Verbindung oder strategische Punkte oder Ba Hui Xue
- ✔ die Spaltpunkte oder Notfallpunkt, Xi Xue
- ✔ die Xia-He-Punkte oder Liu Fu Xia He Xue

Die 60 Shu-Punkte, die »antiken Punkte«

Dies sind die fünf spezifischen Punkte auf jedem der zwölf Hauptmeridiane, die zwischen Ellbogen oder Knie und den Extremitäten der Gliedmaßen verteilt sind. Diese fünf Punkte heißen: Jing, Yong, Shu, Jing, He. Die alten Ärzte verglichen die Zirkulation der Meridiane mit natürlichen Wasserläufen. Sie sagten, der Energiefluss in den Meridianen sei mit der Bewegung von Wasser vergleichbar. Am Anfang sind die Flüsse schmal und flach. Dann weiten sie sich aus und werden im Laufe der Zeit immer tiefer und tiefer. Mit anderen Worten: Die Tiefe der Meridiane variiert entlang ihrer Bahnen, und ihre verschiedenen Punkte haben daher spezifische Eigenschaften.

Wir haben 60 antike Punkte, fünf mal zwölf Meridiane (siehe Tabelle 13.1):

✔ **Die Jing-Punkte:** Sie befinden sich an den distalen Enden der Gliedmaßen, Fingern und Zehen, in der Nähe der Nägel. Die Energie dort ist sehr oberflächlich und sehr mobil. Sie werden als die Punkte der Energieentstehung betrachtet, vergleichbar mit einer Quelle, wobei Jing für »Brunnen« steht. Die Wirkung dieser Punkte ist sehr stark, sodass sie zu einer Kategorie der Notfall- oder Wiederbelebungspunkte gehören. Sie sind sehr nützlich, um in der akuten Phase die störende Energie, das Xie Qi, zu vertreiben oder in Extremfällen wie bei hohem Fieber, Krämpfen, Blutungen, Schockzuständen oder Bewusstseinsverlust das Yin-und-Yang-Gleichgewicht wiederherzustellen.

✔ **Rong-Punkte** (oder Yong oder Ying): Nach dem Punkt der Energieentstehung ist dies der erste Ort, an dem die Energie austritt, wie der Anfang eines Flusses, an dem die Strömung immer noch gering ist. Man bezeichnet sie als »sprühende Punkte«, also Punkte, an denen die Energie des Meridians sehr mächtig ist, an denen sein Potenzial bereit ist, sich zu manifestieren und sich weiterzuentwickeln, wie das Wasser eines fließenden Wildbachs. Dies sind sehr effektive und kraftvolle Punkte, um den Zustand des Patienten im Kampf gegen störende Energie schnell zu verändern, sei es innerlich oder äußerlich, insbesondere bei Hitze.

✔ **Shu-Punkte:** Hier fließt die Energie wie Wasser, das tiefer wird. Shu bedeutet »gießen«, »transportieren«. Shu-Punkte befinden sich an den Fingergelenken für die Hand und an den Zehen für die Füße oder im Handgelenk für die Yin-Meridiane. Sie sind sehr kraftvoll. Man sagt, dass sich dort verteidigende Energie sammelt. Die Shu-Transportpunkte behandeln daher in erster Linie Erkrankungen der Milz. Sie werden in Fällen des schmerzhaften Obstruktionssyndroms (Bi) eingesetzt, insbesondere, wenn es feuchtigkeitsbedingt ist. Dies gilt mehr für die Yang-Meridiane als für die Yin-Meridiane. Shu-Punkte der Yin-Meridiane sind von erdiger Natur und daher harmonisierend, die der Yang-Meridiane sind von holziger Natur und daher energetisierend.

✔ **Jing-Punkte:** Dies sind die Punkte, an denen die Energie der Meridiane schnell wie das Wasser eines Flusses fließt. Von diesem Punkt an hat der Meridian seine ganze Kraft. Wenn die störende Energie unglücklicherweise an diesem Punkt stagniert, wenn sie sich dort festgesetzt hat, kann sie die tieferen Gewebe, Sehnen, Knochen und Gelenke erreichen. Die Jing-Punkte der Yin-Meridiane sind metallischer Natur. Die Jing-Punkte der Yang-Meridiane haben Feuernatur.

✔ **He-Punkte:** Das sind Punkte, an denen die Energie der Meridiane zusammenläuft und sinkt. Sie sind vergleichbar mit den Flüssen, die alle ins Meer münden. Der Begriff He bedeutet auch »sammeln«. Der Weg wird tiefer und es ist möglich, auf Gefäße in der Tiefe einzuwirken. He-Punkte befassen sich hauptsächlich mit Erkrankungen der Niere. Sie wirken auf den Aufstieg der Energie gegen den Strom, das sogenannte »rebellische Qi«, sowie auf Phänomene des Entweichens des Qi. Die He-Punkte der Yin-Meridiane sind von Wassernatur und die der Yang-Meridiane von erdiger Natur.

Die energetische Wirkung der Punkte, die sich auf diesem Teil der Meridiane befinden, ist viel dynamischer als die der anderen Punkte. Dies erklärt, warum sie in der klinischen Praxis sehr häufig verwendet werden.

	Jing, Holz	Yong, Feuer	Shu, Erde	Jing, Metall	He, Erde
Lunge	Lu 11, Shao Shang	Lu 10, Hu Ji	Lu 9, Tai Yuan	Lu 8, Jing Qu	Lu 5, Chi Ze
Herzbeutel	Pe 9, Zhong Chong	Pe 8, Lao Gong	Pe 7, Da Ling	Pe 5, Jian Shi	Pe 3, Qu Ze
Herz	He 9, Shao Cong	He 8, Shao Fu	He 7, Shen Men	He 4, Ling Dao	He 3, Shai Hai
Milz	Mi 1, Yin Bai	Mi 2, Da Du	Mi 3, Tai Bai	Mi 5, Shang Qiu	Mi 9, Ying Ling Quan
Leber	Le 1, Da Dun	Le 2, Xing Jian	Le 3, Tai Chong	Le 4, Zhong Feng	Le 8, Qu Quan
Niere	Ni 1, Yong Quan	Ni 2, Ran Gu	Ni 3, Tai Xi	Ni 7, Fu Liu	Ni 10, Yin Gu
Dickdarm	Di 1, Shang Yang	Di 2, Er Jian	Di 3, San Jian	Di 5, Yang Xi	Di 11, Qu Chi
Drei Erwärmer	3E 1, Guan Chong	3E 2, Ye Men	3E 3, Zhong Zhu	3E 6, Zhi Gou	3E 10, Tian Jing
Dünndarm	Dü 1, Shao Ze	Dü 2, Qian Gu	Dü 3, Hou Xi	Dü 5, Yang Gu	Dü 8, Xiao Hai
Magen	Ma 45, Li Dui	Ma 44, Nei Ting	Ma 43, Xiang Gu	Ma 41, Jie Xie	Ma 36, Zu San Li
Gallenblase	Gb 44, Zu Qiao Yin	Gb 43, Xia Xi	Gb 41, Zu Lin Qi	Gb 38, Yang Fu	Gb 34, Yang Ling Quan
Blase	Bl 67, Zhi Yin	Bl 66, Tong Gu	Bl 65, Shu Gu	Bl 60, Kun Lun	Bl 40, Wei Zhong

Tabelle 13.1: Die antiken Shu-Punkte

Die zwölf Yuan-Punkte oder »Quellenpunkte«

Die Yuan-Punkte befinden sich in der Nähe der Handgelenke und der Knöchel (siehe Abbildung 13.4). Es besteht eine Ähnlichkeit zwischen dem Begriff Yuan und Yuan Qi. Yuan-Energie auch »authentische Energie«, »wahre Energie«, Zhen Qi, ist die grundlegende Energie des Körpers.

Im Oberkörper wirken diese Punkte auf Herz und Lunge ein, um Qi und Blut zirkulieren zu lassen. Im mittleren Teil regen sie Milz und Magen zur Verdauung der Nahrung an. Im

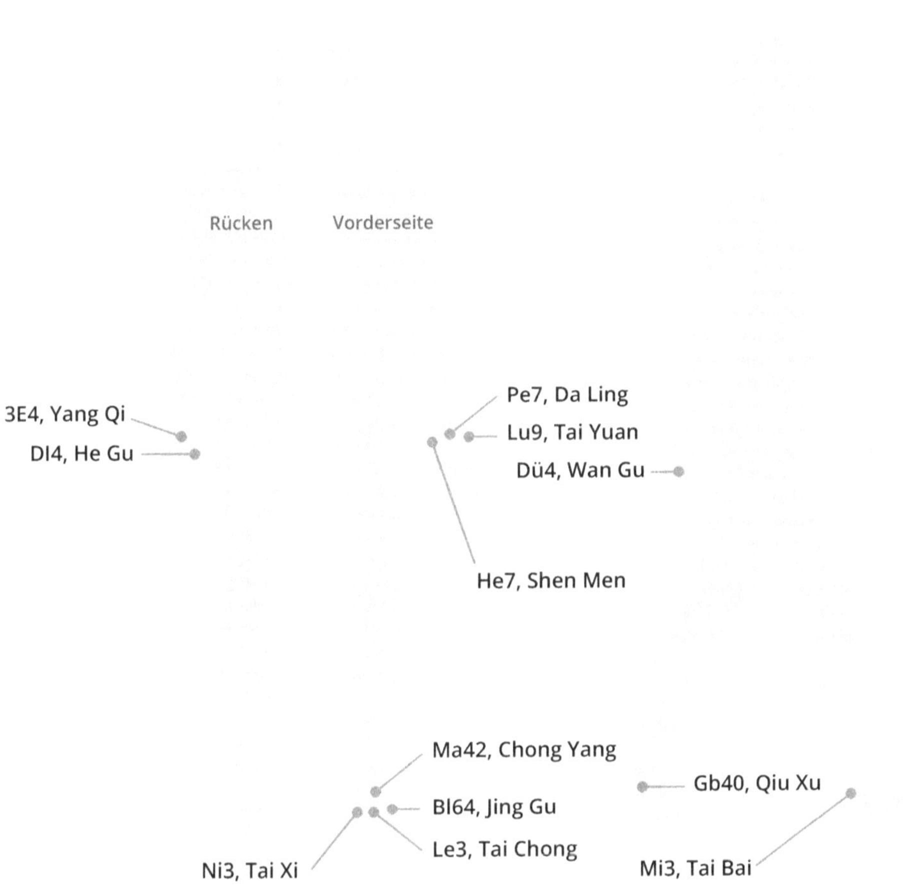

Abbildung 13.4: Die zwölf Yuan-Punkte

unteren Teil regen sie Leber und Niere zum Abfluss von Flüssigkeiten an. Die Theorie der San Jiao, der drei Erwärmer, wird daher als Referenz bei der Anwendung der Yuan-Punkte verwendet. Diese Punkte können:

- ✔ das Yuan Qi regulieren und beleben
- ✔ die richtige Energie unterstützen, das Zheng Qi
- ✔ helfen, die Xie Qi zu entfernen, die Störungen

Darüber hinaus haben diese Yuan-Punkte eine direkte Beziehung zu den Yin-Gefäßen. Man sagt, »wenn wir die Beziehung zwischen den Yuan-Punkten und den ihnen zugeordneten Gefäßen kennen, können wir eine Krankheit der Yin-Gefäße diagnostizieren«.

Die 15 Luo-Punkte, die Kommunikationspunkte

Dies sind Punkte, an denen die Luo-Gefäße ihren ursprünglichen Meridian verlassen (siehe Abbildung 13.5). Da die Luo-Meridiane und ihre Verzweigungen oberflächlicher sind als die Hauptmeridiane, werden Luo-Punkte oft eher für oberflächliche Meridianprobleme als für innere Probleme verwendet.

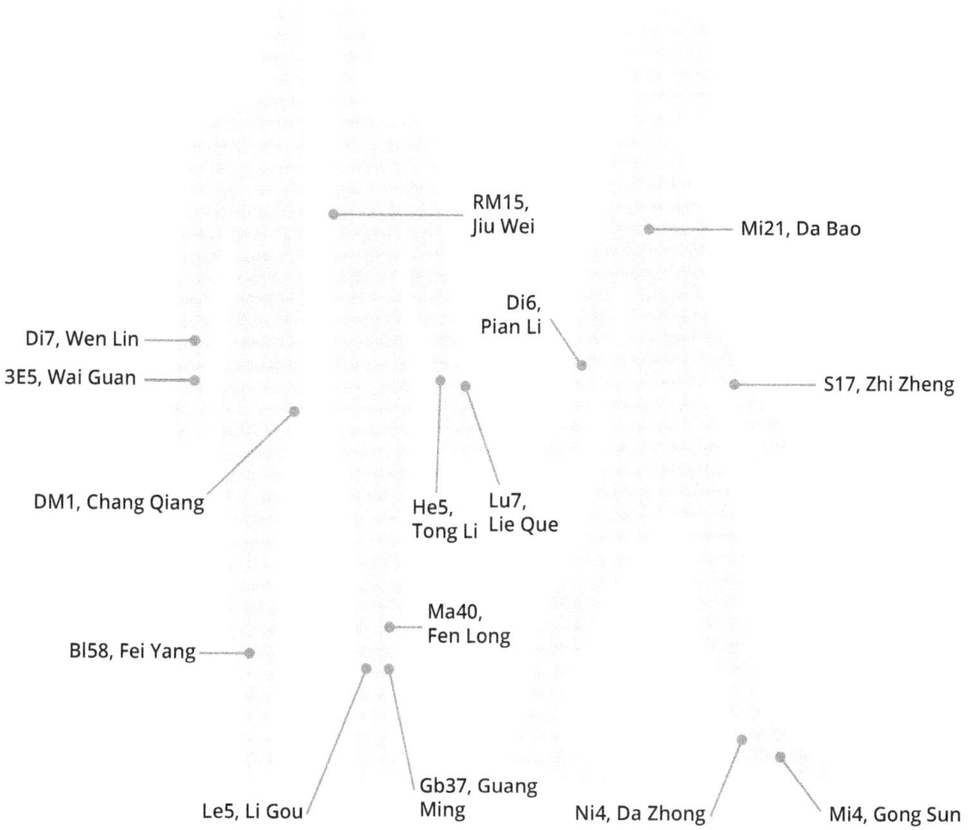

Abbildung 13.5: Die 15 Luo-Punkte

Jeder Luo-Meridian ist mit dem ihm zugeordneten Meridian in einer Innen-außen-Beziehung verbunden. Der Luo-Punkt kann nicht nur die Krankheit des Meridians behandeln, auf dem er sich befindet, sondern auch den damit verbundenen Meridian. Darüber hinaus kann ein Yuan-Punkt in Kombination mit dem zugehörigen Luo-Punkt in der Innen-außen-Beziehung kombiniert werden. Wir sprechen von Gastgeberpunkt und Gastpunkt (siehe Tabelle 13.2). Beispiel: Im Falle einer Lungenleere kann man den Yuan-Punkt Lu 9, Tai Yuan, verwenden und seine Wirkung mit dem Di 6, Pian Li, verstärken.

Gastgeber	Yuan	Lu 9	Di 4	Ma 42	Mi 3	He 7	Dü 41	Pe 7	3E 4	Gb 40	Le 3	Ni 3	Bl 64
Gast	Luo	Di 6	Lu 7	Mi 4	Ma 40	Dü 7	He 5	3E 5	Pe 6	Le 5	Gb 37	Bl 58	Ni 4

Tabelle 13.2: Zuordnung Luo-Punkt/Yuan-Punkt

Die 13 Shu-Punkte des Rückens, oder Kommunikationspunkte

Shu-Punkte liegen am Rücken. Dies ist der Ort, an dem sich die Energie der Organe und Gefäße »ergießt«. Es handelt sich also um Punkte, die in direktem Zusammenhang mit dem Zang Fu stehen. Shu bedeutet »transportieren«: Diese Punkte transportieren das Qi, die Energie, in die Lunge. Diese Punkte sind von grundlegender Bedeutung, insbesondere bei der Behandlung chronischer Krankheiten.

Um sie zu finden, muss man natürlich die standardmäßige Lage berücksichtigen, vor allem aber die Druckempfindlichkeit des Punktes. Professor Leung Kok Yuen bestand auf der Tatsache, dass man sich nicht unbedingt auf Entfernungsmessungen konzentrieren sollte, um den Punkt zu lokalisieren. In Wirklichkeit ist es von grundlegender Bedeutung, durch Abtasten zu lernen, wie man diesen Punkt »erfühlen« kann, der sich immer in einer Vertiefung befindet.

Der Shu-Punkt nimmt den Namen des Organs an, zu dem er gehört, sodass man ihn sich leicht merken kann (siehe Tabelle 13.3). Und die Reihenfolge, in der die Punkte angeordnet sind, entspricht der Reihenfolge der Gefäße. Ursprünglich wurden diese Punkte nicht gestochen, sondern nur bei Xu-Fällen mit Moxibustion erhitzt oder bei Shi-Krankheiten »entlüftet«. Im Allgemeinen haben die Shu-Punkte des Rückens Yang-Natur und werden hauptsächlich zur Stärkung des Yang verwendet. Dennoch können sie im Falle von Yin Xu verwendet werden. Darüber hinaus können diese Punkte genutzt werden, um auf das den betreffenden Gefäßen zugeordnete Sinnesorgan einzuwirken. Wenn ein Patient sehr müde, erschöpft oder depressiv ist, sind die Shu-Punkte auf dem Rücken viel wirksamer als die vorderen Mu-Punkte. Diese Shu-Punkte können zu einem sehr wichtigen Teil der Diagnose werden. Sie können sehr druckempfindlich oder sogar ohne Druck schmerzhaft sein, wenn die entsprechenden Gefäße erkrankt sind. Wenn zum Beispiel Bl 23 unter Druck schmerzhaft ist, hilft es, die Diagnose von Genital- und Harnwegserkrankungen zu bestätigen.

Interne Verzweigung des Blasenmeridians	Zielorgane	Unter dem Dornfortsatz von
Bl 13, Fei Shu	Lunge	D3
Bl 14, Jue Yin Shu	Herzbeutel	D4
Bl 15, Xin Shu	Herz	D5
Bl 17, Ge Shu	Zwerchfell	D7
Bl 18, Gan Shu	Leber	D9
Bl 19, Dan Shu	Gallenblase	D10
Bl 20, Pi Shu	Milz	D11
Bl 21, Wei Shu	Magen	D12
Bl 22, San Jiao Shu	drei Erwärmer	L1
Bl 23, Shen Shu	Niere	L2
Bl 25, Da Shang Shu	Dickdarm	L4
Bl 27, Xia Chang Shu	Dünndarm	S1
Bl 28, Pang Guang Shu	Blase	S2

Tabelle 13.3: Die 13 Shu-Punkte des Rückens

Die zwölf vorderen Mu-Punkte oder Sammelpunkte

Mu-Punkte sind die vorderen Punkte auf der Brust oder dem Bauch, die den Organen und Gefäßen entsprechen (siehe Abbildung 13.6). Mu bedeutet »sammeln, zusammenführen«. Dies sind die Punkte, an denen sich das Qi der Organe sammelt und sich auf der vorderen Seite des Körpers konzentriert. Diese Punkte befinden sich entsprechend der anatomischen Lage der Gefäße in der Regel auf einem anderen Meridian als die eigentlichen Gefäße. Tatsächlich entsprechen nur der Mu-Punkt der Lunge (Zhong Fu, Lu 1), der Leber (Le 14, Qi Men) und der Gallenblase (Gb 24, Ri Yue) ihrem jeweiligen Meridian.

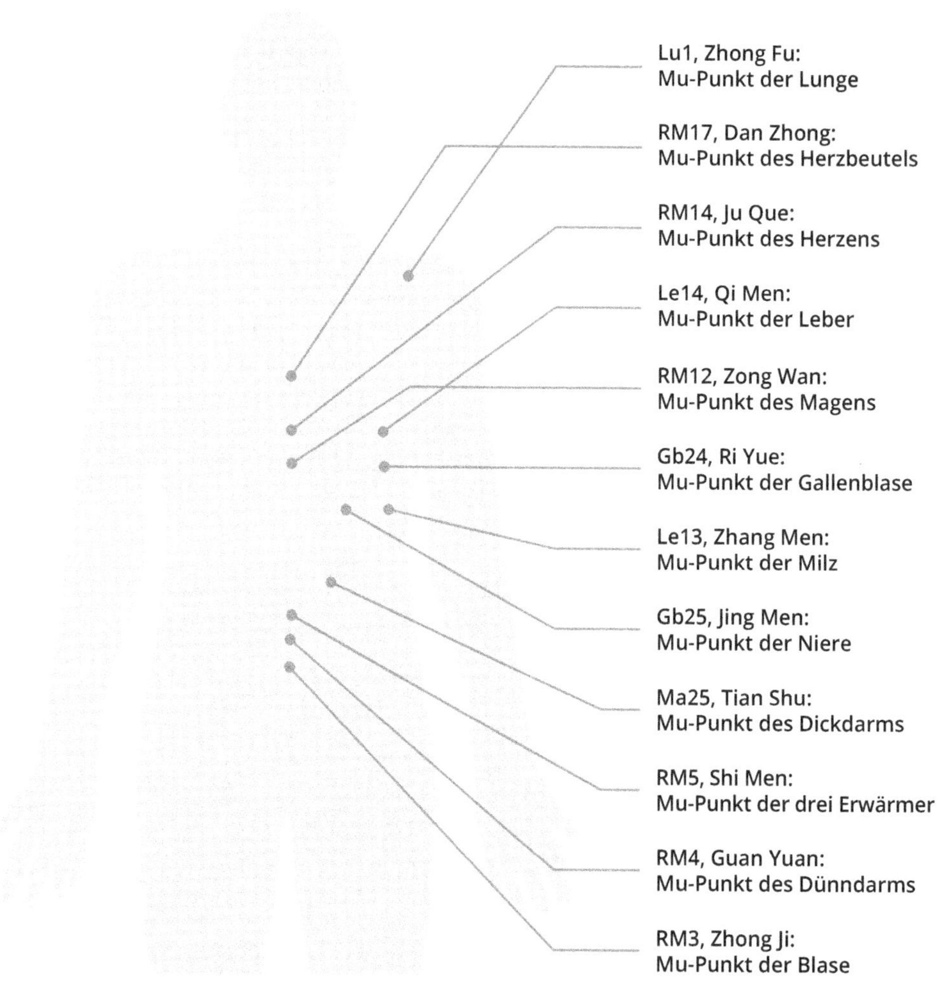

Abbildung 13.6: Die zwölf vorderen Mu-Punkte

Wenn die Mu-Punkte auf dem Ren Mai liegen, befinden sie sich in der Mitte und sind Einzelpunkte. Liegen die Mu-Punkte auf den Meridianen der Hände und der Füße, sind sie auf beiden Seiten und damit doppelt vorhanden. In der Literatur werden diese Punkte auch als

»Herold«-Punkte bezeichnet. Sie werden sowohl für die Behandlung als auch für die Diagnose verwendet. Wir haben gesehen, dass die Shu-Punkte hauptsächlich zur Behandlung von Erkrankungen des Yin-Typs verwendet wurden, wohingegen die Mu-Punkte hauptsächlich zur Behandlung von Erkrankungen des Yang-Typs verwendet werden. Es ist jedoch zu beachten, dass die abdominellen Mu-Punkte unterhalb des Nabels auch zur Behandlung von Erkrankungen des Yin-Typs verwendet werden können.

Diese Punkte werden am häufigsten bei akuten Krankheiten eingesetzt. Sie können aber auch bei chronischen Krankheiten verwendet werden. Wenn die vorderen Mu-Punkte und die Shu-Punkte des Rückens kombiniert werden, wird die Wirkung der Behandlung verstärkt. Diese Kombination ist sehr stark und sorgt für eine länger anhaltende Wirkung. In der Praxis können also entweder der Shu-Punkt am Rücken oder der Mu-Punkt zur Behandlung der entsprechenden Gefäßerkrankungen verwendet werden, sie können aber auch kombiniert werden. Dies wird als »Vorderseite-Rückseite-Kombination« bezeichnet.

Die acht Punkte des Zusammenflusses der acht außergewöhnlichen Gefäße

Dies sind acht spezifische Punkte unterhalb der Ellbogen und Knie. Es handelt sich um Kommunikationspunkte zwischen den acht außergewöhnlichen Gefäßen (Ba Mai, auch »unpaarige Leiterbahnen« genannt) und den zwölf Meridianen (siehe Tabelle 13.4). Während die acht speziellen Gefäße die Hauptgliedmaßen nicht durchlaufen, kreuzen sie dennoch einige Hauptmeridiane.

Punkte des Zusammenflusses	Kommuniziert mit	Beziehung zu
Mi 4, Gong Sun	Chong Mai	Herz, Thorax, Magen
Pi 6, Nei Guan	Yin Wei Mai	Herz, Thorax, Magen
Dü 3, Hou Xi	Du Mai	Augenwinkel, Ohr, Schulter
Bl 62, Shen Mai	Yang Qiao Mai	Augenwinkel, Ohr, Schulter
Gb 41, Zu Lin Qi	Da Mai	Augenwinkel, hinter dem Ohr, Wange, Hals, Schulter
3E 5, Wai Guan	Yang Wei Mai	Augenwinkel, hinter dem Ohr, Wange, Hals, Schulter
Lu 7, Lie Que	Ren Mai	Lunge, Hals, Thorax
Ni 6, Zhao Hai	Yin Jiao Mai	Lunge, Hals, Thorax

Tabelle 13.4: Die acht Punkte des Zusammenflusses

In der Antike wurden die acht außergewöhnlichen Gefäße mit Seen und die Meridiane mit Flüssen verglichen. Erstere werden verwendet, um die Zirkulation von Energie und Blut in den Meridianen zu regulieren.

In diesen acht Punkten stehen nur Shen Mai, Bl 62, und Zao Hai, Ni 6, in direkter Beziehung zu Yang Qiao Mai und Yin Qiao Mai, zwei interessanten Meridianen, da sie auf dem Weg dorthin liegen. Die anderen Punkte stehen in indirekter Beziehung zu den anderen außergewöhnlichen Gefäßen, da ihre jeweiligen Meridiane sie am Kopf und am Rumpf verbinden.

Zunächst einmal ist es wichtig zu wissen, dass diese Punkte es aufgrund ihrer Verbindung mit den zwölf Meridianen und den acht außergewöhnlichen Gefäßen ermöglichen, sehr effektiv auf die zwölf Hauptmeridiane einzuwirken, Ren Mai und Du Mai. Heutzutage ist ihre Verwendung sehr weit verbreitet. Sie werden in der inneren und äußeren Gynäkologie, Pädiatrie, Traumatologie, bei Notfällen und so weiter eingesetzt. Es heißt: »Die meisten der 365 Punkte des Körpers befinden sich in den 66 Punkten (das heißt, alle fünf Shu-Punkte der zwölf Meridiane und die sechs Yuan-Punkte der Yang-Meridiane). Und das Wesentliche der 66 Punkte findet sich in den acht Punkten.« Die acht Punkte des Zusammenflusses können allein verwendet werden – zum Beispiel Lu 7, Lie Que, Schlüsselpunkt des Ren Mai. Und paarweise nach der Methode Shang (oben)/Xia (unten) – zum Beispiel Lu 7 Lie Que + Ni 6 Zhao Hai.

Die acht Punkte der Vereinigung

Wir wissen, dass die Zahl 8 im chinesischen Denken mit der Bewegung von Holz, also mit Leber/Gallenblase, verbunden ist. Es ist aber auch eine Zahl, die für die Regulierung und Ausgewogenheit des Yin und Yang zuständig ist. Es gibt acht außergewöhnliche Gefäße, die für die Regulierung der Meridiane sorgen. Es gibt acht Punkte zur Regulierung von Organen, Substanzen und Geweben (siehe Tabelle 13.5).

Die 16 Xi-Punkte für die Aufhebung der Blockade

In dem Begriff Xi steckt die Idee eines »Hohlraums«, eines Schlitzes. Xi-Punkte befinden sich in den tiefen Hohlräumen zwischen Knochen und Sehnen, wo sich Energie und Blut sammeln. Sie befinden sich alle zwischen Fingern und Ellbogen oder zwischen Zehen und Knien, mit Ausnahme von Liang Qiu, Ma 34. Die zwölf Meridiane und die vier außergewöhnlichen Meridiane Yin und Yang Wei sowie Yin und Yang Qiao haben jeweils ihren Xi-Punkt, das heißt, es gibt 16 Punkte (siehe Tabelle 13.6). Sie werden im Wesentlichen bei akuten Krankheiten eingesetzt, insbesondere, wenn diese mit Schmerzen einhergehen. Man muss wissen, dass diese Punkte auch für die Diagnose sehr nützlich sein können. In der Tat sind die Xi-Punkte bei vielen Krankheiten sehr empfindlich bei der Abtastung.

Die sechs unteren He-Punkte

Diese Punkte werden auch als »einflussreiche Punkte«, Xia He, bezeichnet. Dies sind die Punkte, an denen sich die Energie der Fu, der Eingeweide, sammelt, daher der Begriff He, der Akkumulation, Ansammlung oder Begegnung bedeutet.

Die Besonderheit der Fu, der Hohlorgane, besteht darin, dass sie die Nahrungsessenz nur weitergeben, ohne sie zu konservieren. Wenn sie ordnungsgemäß funktionieren, erfolgt diese Weitergabe nach unten. Entsteht eine Störung dieser Funktion, haben wir das Gefühl einer Krankheit mit Völlegefühl. Die unteren He-Punkte sind in diesem Fall besonders effektiv, weil sie die Energie der Fu freisetzen und senken (siehe Tabelle 13.7).

Punkt	Punkt der Vereinigung von	Behandlung
Le 13, Zhang Men	Punkt der Vereinigung der Organe Zang Hui	– Verstopfung der Leber, die unter anderem ein Spannungsgefühl und Unwohlsein in Brust und Bauch verursacht – Mangel der Milz und des Magens mit unter anderem Symptomen einer abdominalen Spannung, Durchfall, Ödeme – Nierenschwäche, die zu Rückenschmerzen, Ödemen und Durchfall führt – Schwäche des Herzens und der Milz – Ansammlung von Tan in der Lunge
RM 12, Zhong Wan	Punkt der Vereinigung der Fu (»Hohlorgane«) Fu Hui	– akute Zustände oder in den Zuständen von Re Fu, Wärme des Darms – intensive abdominale Spannung – schwere Magenschmerzen, die zum Bewusstseinsverlust führen können – Erbrechen mit schwerer Diarrhö
Bl 17, Ge Shu	Punkt der Vereinigung des Herzens Xue Hui	– Nasenbluten – Erbrechen von Blut – Hämaturie – Rektorrhagie – signifikante Metrorrhagie – alle Arten von abnormalem oder gutartigem, aber unaufhörlichem Blutverlust
RM 17, Dan Zhong	Punkt der Vereinigung der Energie Qi Hui	– reguliert die Energie der Lunge, des Herzens, der Leber und des Magens – aktiviert die Blutzirkulation – unterstützt die Energie zur Freigabe von Blockaden der Gefäße
Gb 39, Sui Hui	Punkt der Vereinigung des Knochenmarks Shui Hui	– Da dieser Punkt die Niere durch die Stärkung des Gehirns wiederherstellen kann, wird er in der Praxis häufig verwendet bei: Angriffen durch Wind, Schlaganfällen, Apoplexie. – Er behandelt sie nicht nur, sondern verhindert auch Rückfälle.

Punkt	Punkt der Vereinigung von	Behandlung
Lu 9, Tai Yuan	Punkt der Vereinigung der Gefäße Mai Hui	– reguliert die Energie, aktiviert das Blut – Stillstand des Blutes – Blutverlust (Hämoptyse, Hämatemesis) – schwacher Puls
Bl 11, Da Zhu	Punkt der Vereinigung der Knochen Gu Shui	– behandelt Knochenerkrankungen wie: – Steifheit im Nacken und Halsbereich – Schmerzen in der Lendenwirbelsäule – Steifheit des Knies – stärkt Sehnen und Knochen – Dieser Punkt kann die Hitze abkühlen und den Wind zerstreuen, wie im Falle von Angriffen von außen mit Fieber, Kopfschmerzen und Husten.
Gb 34, Yang Ling Quan	Punkt der Vereinigung der Sehnen Jin Hui	– Sehnen- und Muskelstörungen: Probleme der Schwäche in den Gliedmaßen, Schmerzen im unteren Rücken, Kontrakturen und so weiter – löst Blockaden der Gelenke – erfrischt Leber und Gallenblase; kann daher bei steifen Knien, Schmerzen im Oberbauch, Bitterkeit im Mund und Erbrechen eingesetzt werden – reguliert die Energie, aktiviert das Blut

Tabelle 13.5: Die acht Punkte der Vereinigung

Die zwölf Sterne des Ma Dan Yang

Ma Dan Yang war ein sehr berühmter Taoist. Er wurde um das Jahr 1123 in der Provinz Shan Dong unter der Jing-Dynastie geboren. Als Autor sehr wichtiger Bücher über den Taoismus hat er als Vermächtnis eine Auswahl von elf Punkten hinterlassen, die als »Himmelssterne« bezeichnet werden (siehe Tabelle 13.8).

Diese Punkte wurden als die wichtigsten Punkte des Körpers betrachtet. Später veröffentlichte Xu Feng, ein Arzt der Ming-Dynastie, diese Liste im klassischen *Jadedrachen* mit dem Zusatz eines zwölften Sterns, Tai Chong, dem Le 3.

Die 13 Geisterpunkte des Sun Si Miao

Die »13 Geisterpunkte« sind die Hauptpunkte, die im Altertum zur Behandlung von psychischen und emotionalen Krankheiten benutzt wurden. Sie werden unter anderem Sun Si

Meridiane	Punkte	Verwendung bei
Lunge	Lu 6, Kong Zhui	Husten mit Blutauswurf, sehr geschwollener Rachen, akute Asthmaanfälle, chronische Hustenanfälle
Herzbeutel	Pe 4, Xi Men	Angina pectoris, Erbrechen von Blut und Erbrechen, Nasenbluten
Herz	He 6, Yin Xi	Angina pectoris, Erbrechen von Blut, starkes Schwitzen, Nasenbluten
Dickdarm	Di 7, Wen Liu	sehr starke Kopfschmerzen, Schwellung der Wange, Schwellung und Schmerzen auf der Zunge, Halsschmerzen und Milzbrand, Furunkel, sehr schmerzender Nacken, Schmerzen im Arm, Ellbogen und Unterarm, Odontalgie, Borborygmus mit Bauchschmerzen
Drei Erwärmer	3E 7, Hui Zhong	Schmerzen und Taubheitsgefühle in der Hand und im Unterarm, Schmerzen im Oberbauch, Muskel- und Hautschmerzen
Dünndarm	Dü 6, Yang Lao	akute Schulterschmerzen (vergleichbar mit einer Fraktur) und Rückenschmerzen, Schwellungen und Schmerzen in der Hand und im Unterarm, verminderte Sehschärfe
Milz	Mi 8, Di Ji	Schmerzen bei Distension in Abdomen und Oberbauch, Harnstauung und Rektorrhagie; sehr nützlich in Fällen von Dysmenorrhö
Leber	Le 6, Zhong Du	Metrorrhagien, Schmerzen und Schwellungen der Hoden oder scharfe Schmerzen im Unterbauch; sehr nützlich bei akuter Blasenentzündung, andauernder schwerer oder leichter Metrorrhagie, Blutstau in der Gebärmutter
Niere	Ni 5, Shui Quan	Schmerzen und Unwohlsein im Brustbereich und Schmerzen oder Schwellungen im Fersenbereich; aber auch im Falle einer Amenorrhö mit nachfolgender Menstruation, die starke Schmerzen verursacht
Magen	Ma 34, Liang Qiu	akute Gastralgie, Schmerzen oder Schwellung der Brust, insbesondere nach einer großen Angst, Schmerzen oder Beschwerden; Schwellung des Knies, rheumatische Schmerzen im Schienbein, Rückenschmerzen mit Taubheitsgefühl und Kältegefühl
Blase	Bl 63, Jing Men	starke und wiederkehrende Kopfschmerzen, Schmerzen, angespannte Bauchmuskeln, Synkope, akute Blasenentzündung
Gallenblase	Gb 36, Wai Qiu	Kopfschmerzen mit Schmerzen und Nackensteifheit, mit Abneigung gegen Kälte und Wind, Schmerzen und Blähungen in der Brust und Oberbauch, Gallenkoliken
Yin Qiao Mai	Ni 8, Joao Xin	unregelmäßige Periode, Metrorrhagie mit Schleim vermischt, weiße, vorfallende Gebärmutter, Hodenschwellung und -schmerzen, sexuell übertragbare Krankheiten
Yang Qiao Mai	Bl 59, Fu Yang	schwerer Kopf, Kopfschmerzen, Schmerzen im unteren Rücken mit der Unfähigkeit, lange Zeit aufrecht zu stehen oder zu sitzen, oder Schwellung und Rötung des Außenknöchels; aber auch Schmerzen an der Nasenwurzel

Meridiane	Punkte	Verwendung bei
Yin Wie Mai	Ni 9, Zu Bin	manisch-depressive Psychose, Hodenschwellung und -schmerzen oder Erbrechen von Schleim; aber auch in Fällen von Milchmangel bei Frauen mit starken Brustschmerzen
Yang Wei Mai	Gb 35, Yang Jiao	Unwohlsein und Spannungsgefühl im Brustbereich und Oberbauch, Knieschmerzen oder -schwäche, Rheuma vom kalten oder warmen Typ mit Bewegungsunfähigkeit von Oberschenkel und Bein

Tabelle 13.6: Die 16 Xi-Punkte

Organ	Punkt	Verwendung bei
Magen	Ma 36, Zu San Li	Magenblähung, Sodbrennen, behandelt Bauchschmerzen in der »Magengegend«
Dickdarm	Ma 37, Shang Ju Xu	Dysenterie, Darmabszesse wie Blinddarmentzündung und so weiter, Borborygmus (Magengeräusche), Durchfall; behandelt Bauchschmerzen im Bereich des Dickdarms
Dünndarm	Ma 39, Xia Ju Xu	Dysurie oder Oligurie mit dunklem Urin; behandelt Bauchschmerzen im Bereich des Dünndarms
Drei Erwärmer	Bl 39, Wei Yang	sehr nützlich in Fällen von Harnverhalt
Blase	Bl 40, Wei Zhong	wird bei Harnverhalt verwendet; behandelt Bauchschmerzen im Blasenbereich
Gallenblase	Gb 34, Yang Ling Quan	Erbrechen, Choledocholyse oder Gallenblasenschmerzen; behandelt daher Bauchschmerzen im »Gallenblasenbereich«

Tabelle 13.7: Die sechs unteren He-Punkte

Ma 36, Zu San Li	Ma 44, Nei Ting	Di 11, Qu Chi	Di 4, He Gu	Bl 40, Wei Zhong	Bl 57, Chen Shan
Le 3, Tai Chong	Bl 60, Kun Lun	Gb 30, Huan Tiao	Gb 34, Yang Ling Quan	Lu 7, Lie Que	He 5, Tong Li

Tabelle 13.8: Die zwölf Sterne des Ma Dan Yang

Miao zugeschrieben, der sie in Kapitel 14 seines Buches »Wichtige Formeln im Wert von tausend Goldmünzen«, dem *Qian Jin Yao Fang*, aufnahm.

Normalerweise sollten diese Punkte alle in der unten angegebenen Reihenfolge gestochen werden, ohne die Nadeln an ihrem Platz zu lassen:

- ✔ Der DM 26 sollte mit der Methode des »Spatzenpickens« oder »Rütteln bis zu einer Tiefe von einem Zentimeter« gestochen werden. Diese Methode besteht darin, die Nadeln in der rechten Hand zu halten und hin und her zu rütteln, Ti Cha, mit einer kleinen Amplitude und ziemlich schnell.

- der Lu 11, in einer Tiefe von 0,5 Zentimeter
- der Mi 1 auf 0,7 Zentimeter
- der Pe 7 auf 1 Zentimeter
- Der Bl 62 soll mit einer angewärmten Nadel gestochen werden.
- der DM 16 auf 0,7 Zentimeter
- der Ma 6 auf 0,7 Zentimeter mit einer Moxanadel
- der RM 24 auf 1 Zentimeter
- der Pe 5 auf 2 Zentimeter
- der DM 23 auf 0,7 Zentimeter
- der RM 1 auf 0,7 Zentimeter
- Hai Quan, Zungenbremse, blutend mit einer dreieckigen Nadel

Nach den Prinzipien der chinesischen Medizin werden psychische Erkrankungen durch eine Störung der normalen Qi-Bewegungen mit den »hohlen« Organen (Fu), den Eingeweiden, verursacht. Dazu gehören Krankheiten wie

- manisch-depressive Psychose, Dian Kuan;
- emotionale Blockierungssyndrome oder Depression, Yu Zheng;
- Schlaflosigkeit, Shi Mian;
- Gedächtnisstörung, Jian Wang.

Die Geisterpunkte können das Yin und Yang des ganzen Körpers regulieren. Sie können auch Blut und Energie, Xue und Qi regulieren.

IN DIESEM KAPITEL

Eine jahrtausendealte Technik

Lernen, echte »Massagehände« zu entwickeln

Die echte traditionelle Technik entdecken

Kapitel 14
Akupressur für alle

Die Techniken der Akupressur (oder Shiatsu) reichen bis in die Anfänge der Zeit zurück. Es gibt ägyptische Hieroglyphen mit Darstellungen von Akupressurszenen, wobei bestimmte Körperstellen mit den Fingern behandelt werden. Wer hat noch nie seine Hände oder Finger zur Schmerzlinderung eingesetzt? Wer hat zum Beispiel bei Migräne noch nie spontan die Finger an die Schläfe gesetzt, um sich Entlastung zu verschaffen? Die TCM hat in ihren Dao-Yin-Methoden die Anwendung der Akupressur seit Tausenden von Jahren systematisiert. Obwohl mit der Massage verwandt, geht diese Technik viel weiter. Wir werden sehen, dass es sich sowohl um eine präventive als auch eine heilende Methode handelt.

Gleich zu Anfang ist zu bemerken, dass die Akupressur eine viel schonendere Methode als die Akupunktur ist und daher von jedem praktiziert werden kann.

Eine kurze Definition: Akkupressur ist »die Aktivierung bestimmter Punkte, hauptsächlich auf den Meridianen, um den Energiefluss zu stärken, zirkulieren zu lassen oder zu beruhigen.« Sie wissen bereits, dass die Körperoberfläche über die 14 Meridiane in direkter Beziehung zu den »fünf Organ-Paketen« steht. Durch die Akupressur können wir direkt auf Ungleichgewichte eines oder mehrerer Organe einwirken.

Darüber hinaus kann man diese Technik auch für sich selbst anwenden. Tatsächlich zeigen einige Therapeuten ihren Patienten gern bestimmte Punkte, damit sie ihren Körper zwischen zwei Sitzungen energetisch wieder ins Gleichgewicht bringen können. Die Akupressur wendet die gleichen Prinzipien wie die Akupunktur an, aber die Finger, insbesondere die Daumenspitze, ersetzen dabei die Nadel.

Energetische Schichten

In unserer vorhergehenden Betrachtung der Meridiane haben wir gesehen, dass es drei Energieschichten auf der Körperoberfläche gibt:

- ✔ Die Meridiane selbst, die sich zwischen Knochen und Muskeln befinden, liegen tief und können auf unterschiedliche Arten erreicht werden. Leitbahnen und Punkte haben unterschiedliche Tiefen – manche Reaktionen erreicht man gut mit Druck, andere eher mit tieferen Reizen wie Nadeln.
- ✔ Eine oberflächliche Schicht, »auf der Haut«, ist die »Oberflächenschicht«. Denken Sie daran, dass wir auf der Hautoberfläche streng genommen keine Meridiane haben, sondern Yin- und Yang-Zonen, repräsentativ für das Energienetz der drei Yin-Meridiane und drei Yang-Meridiane, die auf jeder Gliedmaße vorhanden sind. Diese »Energieschicht« ist durch die verschiedenen Massagetechniken direkt zugänglich.
- ✔ Schließlich gibt es noch eine mittlere Schicht, die sich, wie es in den Texten heißt, »zwischen Gewebe und Muskel« befindet. Genau diese Schicht erreichen wir mit den verschiedenen Praktiken der Akupressur.

»Massagehände« entwickeln

Bevor wir uns mit der eigentlichen Technik befassen, müssen wir lernen, wie man eine »echte Massagehand« entwickelt. Diese Hand muss nicht nur sehr schnell trocken und heiß werden, sondern auch »energetisch« sein.

Den Punkt Lao Gong in der Handmitte öffnen

Um unsere Hand zu energetisieren, müssen wir uns auf einen ganz bestimmten Punkt konzentrieren, der fast in der Mitte der Hand liegt: Lao Gong, der achte Punkt des Herzbeutelmeridians. Gong bedeutet »Palast« und Lao bedeutet »Arbeit«, daher lautet eine der Übersetzungen dieses Punktes: »Palast der Arbeit«. Wir wissen, dass Shen, der Geist, im Herz-Organ-Paket untergebracht ist. Es wird auch gesagt, das Herz sei »der Meister der fünf Shen«, der fünf Emotionen. Es ist das Kaiserherz, das Yang im Yang, der Sommer, die Farbe Rot. Der Herzbeutel (Perikard), dessen Konzept weit über die eigentliche Materie hinausgeht, ist die energetische Hülle des Herzens. Es hieß, der »Herzbeutel muss mühsam den Komfort des Palastes gewährleisten«, daher der Name »Palast der schweren Arbeit«.

Dieser Punkt befindet sich in der Mitte der Handfläche, zwischen dem zweiten und dritten Mittelhandknochen; bei geschlossener Faust zeigt der entsprechende Fingerkontakt die Position an.

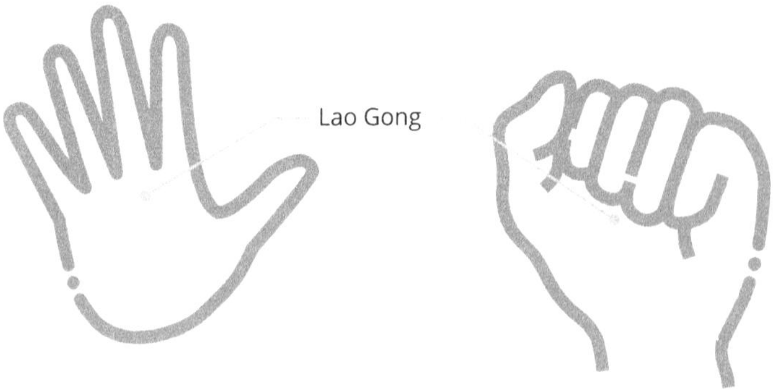

Abbildung 14.1: Der Punkt Lao Gong

Neben seinen spezifischen therapeutischen Vorteilen, wie zum Beispiel der sehr starken Entwässerung des »Feuers aus dem Herzen«, hat er in allen Traditionen eine sehr starke symbolische Bedeutung. In Indien zum Beispiel wird der Punkt Lao Gong als Nebenchakra betrachtet. In der traditionellen Ikonografie sehen wir oft die Darstellung eines Strahls, der aus der Mitte der Hand herauskommt. Das nennen wir den »Austritt der Heilenergie«. Es ist die Öffnung dieses Punktes, die der Hand eine magnetische Kraft verleiht.

Wir können hier nicht ins Detail gehen. Denken Sie daran, dass dieser Punkt in direktem Zusammenhang mit dem Dan-Tian-Punkt steht, der sich zwei Fingerspitzen unterhalb des Nabels befindet. Dies wird von größter Bedeutung sein, wenn wir später die »echte traditionelle Akupressurtechnik« besprechen. Wir werden eine sehr einfache Übung zeigen, die es Ihnen ermöglicht, »diesen Punkt zu bearbeiten«. Sie können sie im Sitzen, Liegen, entspannt oder in einer Meditationshaltung ausführen. Alle Maßnahmen, die dann folgen werden, werden sehr schnell durchgeführt.

Öffnen des Lao-Gong-Punktes

»Öffnen Sie die linke Hand, zielen Sie mit der Spitze des rechten Zeigefingers auf die Mitte der Handfläche und stupsen Sie fest auf den Lao-Gong-Punkt. Dann öffnen Sie sehr schnell die andere Hand und wiederholen den gleichen Vorgang. Wenn Sie nach diesen zwei Stupsern wieder an etwas anderes denken und Ihre Gedanken umherwandern, werden Sie sehr schnell das Gefühl für den Punkt vergessen. Andererseits, und das ist eine ausgezeichnete Meditationsübung, werden Sie, wenn Sie sich diesen Punkt geistig vorstellen, die Augen geschlossen oder geöffnet haben, ihn voll und ganz spüren. In einem Zustand der Entspannung oder Meditation kann die Empfindung dieses Punktes noch verstärkt werden. Dieses Gefühl kann die Form einer punktuellen Wärme annehmen, die nach und nach in der Handfläche abgestrahlt wird. Dieser Punkt kann sogar durchdringend wirken und die Empfindung auf der Yang-Seite, das heißt dem Handrücken, hervorrufen.«

All diese Visualisierungsarbeiten können 10 bis 15 Minuten oder länger dauern. Sie werden erstaunt sein, wenn Sie feststellen, dass die Empfindung dieses Punktes allein durch die Konzentration des Geistes verstärkt wird, und dabei keinesfalls angespannt ist oder verschwindet. Sie »öffnen den Punkt Lao Gong«. Durch Wiederholung bringen Sie die Energie effektiv in die Mitte der Hand und können sie weise verteilen.

Die Hand stärken und Blockaden entfernen

Das ist aber nicht alles. Ihre Hand braucht Kraft. Bei der Beobachtungsdiagnose wird bei der Untersuchung der Hand des Patienten sehr auf den Tonus des Daumenballens geachtet (siehe Kapitel 6). Es handelt sich dabei um eine an der Daumenbasis gelegene Muskelmasse. Es ist wichtig, dass sie gut »ausgebildet« und fleischig ist. Wenn die Muskeln der Hand lasch sind, deutet dies darauf hin, dass die Energie in der Milz gering ist. Sind die Muskeln dagegen fest, bedeutet dies, dass der Magen und die Därme gut verdauen, die Nährstoffe gut aufnehmen und daraus genügend Energie erzeugen, die der Körper braucht, um optimal zu funktionieren. Beachten Sie, dass die »Muskeln und das Gewebe« in Relation zu diesem Organ-Paket zu setzen sind. Das Vorhandensein oder Fehlen kleiner blauer oder roter Venen oder Kapillaren sollte auch am Daumenballen untersucht werden. Die Farbe der Gefäße muss hell, matt oder lebendig sein, um darauf hinzudeuten, dass die Blutmenge in den Xue Mai, den Gefäßen, ausreichend ist. Normalerweise sollten bei einer gesunden Person fast keine Kapillaren zu sehen sein.

Es ist daher sehr wichtig, regelmäßig mit der Hand zu arbeiten, um sie zu stärken. Es gibt spezifische Qigong-Übungen, die nicht nur auf die Energie, sondern auch auf die Kraft der Handmuskulatur einwirken.

Verwendung von »Meditationskugeln«

Eine sehr traditionelle Methode ist die Verwendung von Baoding-Kugeln. Dabei handelt es sich um Kugeln aus Metall oder Stein unterschiedlicher Größe, die immer noch »Meditationskugeln« genannt werden. Diese Kugeln werden schon seit sehr langer Zeit genutzt. Nachweise dafür findet man bereits für die Ming-Dynastie, dem Mittelalter der Chinesen, um 1400.

Die Übung besteht darin, ein Paar dieser Kugeln in der Handfläche zu halten, sie zu drehen und dabei in ständigem Kontakt zu halten. Nach und nach kann die Drehgeschwindigkeit erhöht werden. Später werden Sie in der Lage sein, sie in die eine oder andere Richtung zu drehen, ohne dass sie sich gegenseitig berühren. Die gesamte Oberfläche der Hand wird auf diese Weise massiert. Die muskelstraffende Wirkung ist dann sehr stark.

Qigong zum Aufheben von Blockaden der Hand

Ich möchte diese Gelegenheit nutzen, Ihnen eine sehr wichtige Qigong-Übung zu zeigen, insbesondere wenn Sie es mit Patienten zu tun haben, die ein symptomatisches Bild entwickeln, das wir in der TCM als »Stagnation von Blut und Energie in der Leber« bezeichnen. Kurz gesagt, wenn wir ständig Situationen ausgesetzt sind, die zu einer unterdrückten Wut führen, laufen wir Gefahr, dass der freie Fluss von Energie und Blut in der Leber behindert wird. Wir wissen, dass für dieses Organ-Paket, das dem Holz-Element der Natur zugeordnet ist, die Zirkulation seiner Flüssigkeiten (Energie und Blut) frei von jeglichen Hindernissen sein muss.

Wenn wir mit Stresssituationen konfrontiert werden, unterdrückter Wut, die nachklingt, stagnieren Blut und Energie in diesem Organ-Paket. Es gibt nicht genug Blut in den Extremitäten. Das Gehirn braucht enorm viel Blut. Wenn das Blut es nicht ernähren kann, kann dies eine große Ursache für Müdigkeit sein. Auf der anderen Seite benötigt das Blut Energie, um zu den Extremitäten zu zirkulieren.

Wenn die Energie der Leber blockiert ist, hat man sehr leicht kalte Hände und Füße. Anfangs ist dies nur ein Warnzeichen. Aber wenn wir nicht aufpassen, können diese Mikrostagnationen in den Extremitäten nach und nach zu echten Pathologien und unter anderem zu deutlichen Durchblutungsproblemen führen.

Wenn wir die Grundprinzipien der TCM befolgen, werden wir auf ganz natürliche Weise in der Lage sein, die Ursache dieser Krankheit zu behandeln, das heißt, die Energie der Leber freizugeben. Hier müssen wir jedoch pragmatisch vorgehen. Wir müssen gleichzeitig die Krankheit symptomatisch behandeln, vor allem, wenn unsere Hände immer kalt sind, was nicht nur für den Patienten unangenehm ist, sondern auch die Anzeichen für die Unfähigkeit, eine energische Hand zu schaffen. In der Kampfkunst gibt es viele andere Techniken, um gesunde und energische Hände zu schaffen, wie zum Beispiel die Arbeit in einem Sandkasten. Dies kann jedoch im Rahmen dieses Buches nicht weiter ausgeführt werden.

Qigong gegen die Raynaud-Krankheit

Eine sehr interessante Qigong-Übung besteht aus dem »Händeschütteln«, so als ob wir Wassertröpfchen abschütteln wollten, die sich auf der Haut befinden. Sie bringen Ihre beiden Hände vor sich, Ellbogen auf 90 Grad gebeugt, Handgelenke völlig entspannt. Dann fangen Sie an, sie sehr schnell zu schütteln. Allmählich ist keine geistige Anstrengung mehr dafür nötig. Die Bewegung ist durch das Loslassen des Handgelenks und die aufgebaute Trägheitskraft selbsttragend. Ihre Atmung ist während der gesamten Dauer der Übung ruhig, das heißt, zwei Minuten lang. Genießen Sie die Übung noch mehr, ohne etwas an der eigentlichen Bewegung zu ändern, indem Sie sich auf den Ringfinger, den kleinen Finger und den Daumen konzentrieren. Auf diese Weise beginnen Sie, die Kraft der mentalen Energie auf der physischen Ebene zu spüren.

Am Ende dieser zwei Minuten stoppen Sie plötzlich die Bewegung, die fast schon automatisch geworden ist. Jetzt spüren Sie ein Kribbeln, Ihre Finger fühlen sich an wie Watte. Dies ist die Energie, die zirkuliert, und die kleinen distalen Kapillaren gewinnen ihre Durchlässigkeit zurück. Führen Sie diese Übung zweimal täglich an neun aufeinanderfolgenden Tagen durch. Die Ergebnisse werden in Bezug auf die Erwärmung der Hände erstaunlich sein. Sie werden anfangen zu spüren, was als »freier Fluss von Blut und Energie« bezeichnet wird. Wir könnten diese Übung als »Handschütteltechnik« bezeichnen.

Die echte traditionelle Technik

Eine Sitzung vorbereiten

Es ist ratsam, vor Beginn einer Sitzung, maximale Konzentration zu sammeln. Dies ist eine ausgezeichnete Vorbereitungsübung, die uns sehr schnell in die Lage versetzen wird, unsere Arbeit aufzunehmen.

Sich nicht in dem Labyrinth der 10.000 Techniken verlieren

Die Hand auf die Massage vorbereiten

Beginnen Sie damit, beide Hände vor dem Herzbereich kräftig zu reiben. Dann bringen Sie sie wieder in die Position vor dem Körper und »waschen« sie etwa zehn Sekunden. Dies sollten Sie möglichst oft wiederholen: Sobald die Finger ineinandergreifen, bringen Sie die Handflächen so weit wie möglich nach vorn, so weit wie möglich vor sich, um Ihre Finger und Handgelenke so flexibel wie möglich zu machen. Dann strecken Sie jeden Ihrer Finger. Wenn Sie sie gut lockern, können Sie gelegentlich ein angenehmes »Knacken« hören. Massieren Sie dann jeden Finger über seine gesamte Länge. Nehmen Sie das Ende jedes Fingers, drücken Sie es zusammen und drehen Sie es, als ob Sie einen Bleistift spitzen würden. In der TCM wird dies als »die zehn Erklärungen« bezeichnet. Zum Schluss absolvieren Sie mit vor dem Herzen gefalteten Händen eine kurze Konzentrationsphase von etwa zehn Sekunden.

Eine der Eigenschaften unserer modernen Welt ist die sogenannte »Yang-Explosion«. Wir haben diesen Punkt am Anfang des ersten Teils bereits ausführlich beschrieben. Je weiter unsere Welt in der Zeit voranschreitet, desto mehr sehen wir uns mit einer Pluralität von Theorien konfrontiert, die immer komplexer werden, und selbst die Gelehrtesten verlieren am Ende den Überblick.

Bei der hier beschriebenen Vorgehensweise müssen wir in Richtung des Stroms massieren, um eine Stärkung zu bewirken, umgekehrt für eine Zerstreuung. In anderen Lehrbüchern wird gerade das Gegenteil erklärt. Aber das ist noch nicht alles. Um eine Stärkung zu erzielen, ist es notwendig, Daumen oder Finger in eine bestimmte Richtung zu drehen, für eine Zerstreuung in die entgegengesetzte Richtung. Und es verhält sich wiederum anders, abhängig davon, ob es ein Mann oder eine Frau ist. Ebenso abhängig vom Geschlecht sollten Sie eher links als rechts beginnen oder umgekehrt. Einige Theorien nehmen sogar die Zeitzyklen in die Praxis auf, was den Praktiker letztlich zwingen würde, bestimmte Punkte um 3 Uhr morgens zu behandeln.

Wir werden sehen, dass die »wichtigste« Technik der Akupressur, wenn wir von Technik sprechen wollen, sehr viel einfacher sein wird. Dies entspricht wieder Occams Rasiermesser – die Theorie, die davon ausgeht, dass eine einfache Erklärung einer Tatsache wahrscheinlicher ist als eine komplizierte Erklärung. Diese Einfachheit ist jedoch nur scheinbar, weil sie eine totale Veränderung der Sichtweise und des Verhaltens eines Praktikers impliziert. In der Tat wird der Praktiker sich vollständig selbst einbringen müssen, sich aber auch entsprechend schützen müssen, um dadurch auf seinem Lebensweg nicht aus dem Gleichgewicht zu geraten. In der Himmel-Mensch-Erde-Trilogie wird er nach und nach zum Vermittler und gleichzeitig zum Überträger und Regulator von Energie zur Behandlung seines Patienten werden müssen.

Um auf unser Thema der Akupressur zurückzukommen: Was sagt die Tradition über die richtige Technik? Im *Nei Jing* gibt es eine Passage, die sich mit den »neun Nadeln« befasst. Jeder Nadeltyp hat eine bestimmte Form und jede dieser Nadeln kann – je nach ihrer Form – eine bestimmte Wirkung erzielen. Im Falle der Akupunktur wurde für diese Art von Verfahren die Nadel Nr. 3, die Nadel mit der Bezeichnung Ti, verwendet. Es handelt sich um eine runde Nadel, die benutzt wird, um Druck auf die Punkte der Meridiane auszuüben oder um den Verlauf der Meridiane zu »reiben«. Erst später wurde die Massage mit den Fingern und dem Daumen zur Normalität. Denken Sie daran, dass die Zahl 3 für das Handeln des Menschen zwischen Himmel und Erde steht.

Die eigene Formel finden

In der Akupressur wie auch in der Akupunktur kommt es auf die Wahl der Punkte an, anhand derer wir entscheiden, in welche Richtung wir in Bezug auf die Behandlung verfahren wollen.

Die drei Punktkategorien

- ✔ Die **entfernten Punkte**, die sich an den vier Extremitäten befinden, an den Händen und am Anfang der Unterarme, an den Füßen und am Anfang der Unterschenkel. In gewissem Maße auch am Kopf.

- ✔ Die **mittleren Punkte**, die sich entlang der Wirbelsäule befinden, und natürlich zwischen den Ellbogen und den Schultern sowie zwischen den Knien und den Hüften.
- ✔ Die **nahen Punkte**, die sich auf dem Rumpf befinden, an der Vorderseite, und einige auch auf der Rückseite.

Wir gehen davon aus, dass mit den vier Methoden eine korrekte Diagnose gestellt wurde – Befragung, visuelle Untersuchung, bei der die Zunge und ihre Beläge untersucht wurden, Pulsmessung und Palpation. Übereinstimmend mit dieser Diagnose geben Sie eine Richtung für Ihre Behandlung vor. Wenn es zum Beispiel eine Schwäche, einen Mangel gibt, müssen Sie stärken. Wenn im Gegenteil ein Überschuss vorliegt, ist es ratsam zu beruhigen, zu zerstreuen. Wenn es Blockaden oder Stagnation gibt, wird es notwendig sein, Formeln für Kreislaufzwecke zu verwenden.

Auf der Grundlage dieser Ergebnisse werden Sie eine Formel entwickeln. Wenn diese Formel mehr entfernte Punkte als nahe Punkte beinhaltet, bedeutet dies, dass Sie die überschüssige Energie in irgendeiner Weise »abziehen« wollen, um zu zerstreuen und die Überschusssymptomatik zu beruhigen. Wenn Sie dagegen mehr nahe Punkte haben, liegt das daran, dass Sie eine Stärkung vorhaben. Dies sind Punkte, die wir dank der Technik der Moxibustion sehr oft wärmen.

Und sehr oft können wir, um eine Formel zu harmonisieren, mittlere Punkte wie Ma 36 oder Di 11 verwenden.

Es geht also nicht nur darum, in die eine oder andere Richtung zu massieren, sondern die richtigen Punkte zu wählen.

Und auch hier ist es wieder so, dass, wenn drei erfahrene Praktiker denselben Patienten behandeln, womöglich alle drei zur gleichen Diagnose kommen, aber jeder von ihnen eine andere Formel nach seiner eigenen Logik und Intuition vorschlägt. Sie alle werden, mehr oder weniger schnell, das gleiche Ergebnis erzielen, nämlich die Genesung des Patienten.

Ein zentraler Punkt: Das Konzept der Intention

Abgesehen von der Wahl der Punkte, was zählt grundsätzlich bei der Handlung des Praktikers? Vor allem die Intention.

Eine klassische Definition der Intention ist: »ein bewusster Plan zur Durchführung einer Handlung, der zu dem gewünschten Ergebnis führt«. Umständlich bei dieser Definition ist der Begriff der Planung. Jeder Teil eines Plans erzeugt ebenso viele Ängste und Gegenenergien, die den Behandlungserfolg behindern können. Ich bevorzuge die folgende Definition, die aus der neuesten Forschung in der Quantenphysik stammt: »Intention ist eine absichtliche und wirksame Projektion des Bewusstseins, um ein bestimmtes Ziel oder Ergebnis zu erreichen.«

Intention ist ein zentraler Begriff, wenn es um die Behandlung eines Patienten geht, und eine direkte Folge der taoistischen Lehren. Ich verweise deshalb auf das Kapitel über Hun und Po, die geistigen und körperlichen Seelen.

In der Tat wird in unseren Gesellschaften, die wir als »exponentielle Evolution« in jeder Hinsicht bezeichnen könnten, unser Shen (das heißt unser Verstand, unser Geist, unsere kognitiven Fähigkeiten, Affekte und Emotionen) vor allem von unseren fünf Sinnen genährt. Das Übermaß an Informationen, dem es ausgesetzt ist, führt dazu, dass es überhitzt wird, zumal dieses Feuer des Herzens in den meisten Fällen nicht durch das Wasser der Niere besänftigt wird. Letztlich führt dies dann zum Ausbrennen, zum »Kippen« des Körpers. Wir haben den Kontakt mit der Natur verloren, sind immer weiter von der Einheit entfernt. Wir haben uns einen Panzer geschaffen, der uns den Zugang zu unserem tiefsten Unterbewusstsein versperrt und uns daran hindert, auf unsere Seele zu hören.

Die drei Stufen des Praktikers

Der **Praktiker der Stufe 1** ist ein Praktiker, der sein »Herz nicht geöffnet hat«, das heißt, er hat nicht gelernt, seine heilende Energie auszustrahlen. Er hält sich nur an Rezepte, er kennt die Liste der Punkte für die verschiedenen Symptome, kann aber die Energie nicht beeinflussen. Er wirkt auf materielle, oberflächliche Art auf die Punkte ein. Er erzielt ein Ergebnis, aber der Zeiger auf einer Skala von 1 bis 10 bleibt auf der 1 und die Krankheit wird schnell wieder erscheinen. Er hat einfach nur ein Alarmsymptom verborgen.

Der **Praktiker der Stufe 2** ist mit den echten traditionellen Techniken vertraut. Er weiß, wie man mit Energie umgeht. Er weiß, wie man auf seine Seele, seine Intuitionen hört. Er weiß, wie er seine Energie, seine Batterie anzapfen kann. Durch seine Hände, seine Daumen, kann er direkt auf die Energie des Patienten einwirken. Daraus ergibt sich eine Konsequenz: Dieser Praktiker muss am selben Tag so viel aufladen, wie er gegeben hat, sonst ermüdet er schnell und altert vorzeitig. Dieses Praktikerprofil hebt den Zeiger auf 5 auf der Skala von 1 bis 10, was der Wirksamkeit der Behandlung entspricht.

Der **Praktiker der Stufe 3** befindet sich auf einer völlig anderen Schwingungsebene. Er ist ein langjähriger Praktiker. Durch seine Praktiken hat er gelernt, »sein Herz zu öffnen«. Er wird zu einer Art Vermittler, zu einem Fürsprecher zwischen Himmel und Erde. Er ist ein Medium im wahrhaft etymologischen Sinne, das heißt, ein »Medium« zwischen den beiden Yin-und-Yang-Polaritäten, zwischen Himmel und Erde. Er fängt die Yang-Energie des Himmels und die Yin-Energie der Erde ein.

Dank des Potenzials der Regelung des Zhi Qi, der Energie der Niere, produziert er eine Alchemie auf Ebene des Herzens, eine sehr subtile Transmutation, die es ihm erlaubt, reine »Heilenergie« durch seine Hände auszustrahlen. Manche Menschen besitzen diese Gabe schon sehr früh in ihrem Leben. Sie können allein durch Handauflegen heilen. Andere besitzen sie unter vielen Schichten vergraben, Hüllen des Egos, vergleichbar mit einem Goldstück, das in einer Mine versteckt ist. Durch Übungen wie Qigong oder das Loslassen durch Meditation kann dieses Geschenk an die Oberfläche gebracht werden. An diesem Punkt nimmt der Aphorismus »Ein Punkt ist ausreichend, um einen Patienten zu heilen« seinen vollen Wert an. Es ist offensichtlich, dass dieses Praktikerprofil den

Heilungszeiger auf 10 anhebt. Es wird für die große Mehrheit von uns »ein ganzes Leben« dauern, um auf diese Stufe zu gelangen. Aber den Zeiger auf 7 oder 8 zu bringen, ist für jeden erreichbar, vorausgesetzt natürlich, dass wir uns die Mittel dazu verschaffen.

Was wir in der Tradition »Rückkehr zur Einheit« nennen, ist, diesen Ego-Panzer loszuwerden, Schicht um Schicht die Reste des Überschusses unserer Gedanken, unserer Emotionen, unserer Affekte zu entfernen – auf eine Weise freizulegen, dass unsere spirituelle Seele, unser Hun, sich endlich frei ausdrücken kann.

Dank dieser Vision können wir die folgende Schlussfolgerung ziehen. Wie wir sehen werden, ist die Akupressur ein rein intuitiver Akt. Dabei stehen die Kraft der Gedankenausstrahlung, die Ausstrahlung der »heilenden Energie«, die nichts anderes ist als die Energie der Liebe, die Intention in dem Akt, nicht unter der Leitung unseres Shen, unseres Egos, unseres Verstandes, unserer kognitiven Fähigkeiten, sondern vielmehr unter der Leitung unseres Hun, unserer spirituellen Energie. Und um auf unser Hun hören zu können, müssen wir lernen, »unsere Rüstung abzulegen«, unser Ego aus dem Panzer herauszulassen. Genau daran müssen wir arbeiten.

Unser Meister bestand sehr oft auf dem, was eigentlich offensichtlich sein sollte: »Jeder Praktizierende oder jeder Mensch, der dem anderen helfen will, muss eine Strategie des sogenannten ›rettenden Egoismus‹ einführen und sich um sein eigenes Haus kümmern, damit die Seele dort bleiben und sich dort ausdrücken kann.«

Ein Praktizierender der chinesischen Medizin oder jede andere Person mit dem starken Wunsch, sich um andere zu kümmern, die nicht täglich Übungen wie Qigong, Meditation oder andere Techniken praktiziert, wird am Ende dem ähneln, was zur Zeit der Kulturrevolution »Barfußarzt« genannt wurde, das heißt, ein Arzt, der größtenteils innerhalb weniger Monate in ein paar Grundtechniken ausgebildet wurde, aber weit entfernt von der energetischen Medizin war.

Die Energie aufnehmen

Dies ist ein weiterer Begriff, der für die Praxis der Akupressur und natürlich auch der Akupunktur von zentraler Bedeutung ist (siehe Kapitel 13).

Wenn wir auf einen Punkt einwirken, versuchen wir vor allem, das Qi, die Energie, die entlang des Meridians zirkuliert, zu erreichen. Wir dürfen nicht vergessen, dass diese Energie aus einer sehr subtilen Mischung zwischen der Quintessenz der Energie der Luft und der Quintessenz der Verdauung der Nahrung stammt. Und dass diese Energie weit über alle Materialität hinausgeht.

Die Energie, über die wir in der TCM sprechen, befindet sich auf einer ganz anderen Ebene, einer Ebene, die wir als metaphysisch bezeichnen könnten. Man kann sie nur fühlen. Und dieses Gefühl entsteht nicht mit unseren kognitiven Fähigkeiten, unserem Shen, so wie wir einen heißen oder kalten Fleck fühlen. Dieses Gefühl kommt von dem, was wir »Intuition« nennen, die Intuition des Punktes. Und dies führt uns völlig von der modernen Akupunktur und der Akupressur weg.

Es ist nicht der Patient, der hier eine Empfindung haben muss. Es ist der Praktizierende, der durch einen Sender, in diesem Fall die Daumenspitze, »spüren« muss, dass das Qi da ist. Und wenn er das Qi unter seinem Finger spürt, können wir in diesem Moment sagen, dass er »die Energie aufgenommen hat«.

Vorgehensweise

Bisher haben wir die Grundprinzipien der Akupressur kurz beschrieben. Durch die Öffnung des Lao-Gong-Punktes und die Stärkung der Handflächenmuskulatur ist uns bewusst geworden, wie wichtig es ist, nach und nach eine »echte Massagehand« zu schaffen. Jetzt sehen wir uns die unterschiedlichen Phasen an, die wir umsetzen müssen, um der Akupressur ihren eigentlichen Sinn zu geben, nämlich eine traditionelle reine energetische Technik.

Erste Phase

Dies ist die wichtigste Phase. Wir könnten sie als die »Visualisierungsphase« bezeichnen. Ich spreche hier von einem Praktiker der Stufe 2, wie weiter vorn bereits erklärt. Dieser Praktiker wird irgendwie seine eigene innere Energie, seine Nierenbatterie, zur Behandlung des anderen einsetzen. Wenn es in dieser Praktik ein gut gehütetes Geheimnis gab, dann ist es diese Phase. Unser bevorzugtes Instrument ist vor allem, wie die Nadel für die Akupunktur, der Daumen, genauer gesagt, die Daumenspitze. Wussten Sie, dass auf der Karte der Großhirnrinde der Daumen der Bereich ist, für den eine der größten Projektionen stattfindet? Sicherlich werden wir von Zeit zu Zeit mehrere Finger benutzen, manchmal sogar die Faust oder die Handfläche. Aber in den meisten Fällen ist es tatsächlich die Daumenspitze, die als Vermittler zwischen der Energie des Praktikers und der des Patienten dient.

Die Visualisierung, das große Geheimnis

Es gibt einen Meridian, der den Bereich der Nierenenergie mit dem Halsbereich verbindet. Dies ist eine zentrale innere Bahn/Leitstruktur (je nach Schule Bezug zu außerordentlichen Leitbahnen wie **Du Mai/Chong Mai**), die keine direkten Punkte auf der Körperoberfläche hat. Er steigt vor den Wirbelkörpern bis zum Hals auf. Stellen Sie sich zunächst einen Ball aus Hitze vor, aus Energie, in der Dan-Tian-Region, unterhalb des Nabels, in Ihrem Unterbauch. Während bei einer normalen bewussten Atmung beim Einatmen der »Bauch herauskommt«, machen Sie hier das Gegenteil: »Ich atme ein, mein Bauch geht nach innen. Dann stelle ich mir vor, wie bei einem Strohhalm in einem Glas Wasser, dass die Energie entlang dieses Zhong-Mai-Meridians aufsteigt. Ich sauge diese Energie ein, ich lasse sie beim Einatmen aufsteigen. Sie reicht bis zu den Schultern. Ich atme aus. Mein Bauch erschlafft. Die Energie sinkt entlang meiner Arme hinab, bis sie meine Hände erreicht, hier in diesem Fall bis zur Spitze meiner Daumen.«

Wenn Sie die Visualisierungstechnik anwenden, werden Sie nach und nach, durch Wiederholung, diese Energie als einen leichten Fluss spüren, einen wirklichen Energiefluss mit einer gewissen Beständigkeit. Das ist ein bisschen wie das Gefühl, das man bekommt, wenn man die »Konsistenz der Luft« spürt, indem man die offenen Hände sehr schnell bewegt. Sie haben natürlich verstanden, dass all diese Gefühle durch Qigong, Tai-Chi, Yoga oder andere traditionelle Praktiken verstärkt werden können. Zusammenfassend: »Ich atme ein, ein Energiefluss steigt die Wirbelsäule hinauf vom Dan Tian bis zu den Schultern. Ich atme aus, und diese Energie geht hinunter bis zur Daumenspitze.«

Die Technik des Pickens

Beim Ausatmen konzentriert sich die gesamte Energie im Bereich der Daumenspitze und nicht an der Daumenwurzel. Es ist also die Fläche der Spitze, die mit dem Punkt in Kontakt kommt. An diesem Punkt wird die Technik, die wir anwenden werden, wie diejenige mit dem Salbeipinselstab bei der Moxibustion, als »Pick-Technik« bezeichnet. Es ist ein bisschen wie das Picken eines Spechts. Sie besteht darin, die Atmung mit dem Druck zu synchronisieren: »Ich atme ein, ich lasse den Druck nach, ich atme aus, ich drücke und so weiter.« Mit jedem Atemzyklus gelangt heilende Energie zur Daumenspitze. Noch einmal: Diese Technik ist sehr kraftvoll und wird daher vom Shen des Praktizierenden, seinem Geist, gelenkt. Es ist ein rein schwingender energetischer Fluss, getragen von Visualisierung und Achtsamkeit.

Wie oft muss diese Operation wiederholt werden? Die Alten sprechen von neun bis 18 oder 36 Zyklen des nachlassenden Drucks. Alles hängt von der Anzahl der verwendeten Punkte ab, von der Chronizität der Krankheit, von der Richtung, die wir der Behandlung geben wollen. Tatsächlich ist es so, dass wir insbesondere bei den Punkten, die wir als »nahe Punkte« bezeichnet haben, mehr Energie aufbringen müssen, um auf den Punkt einzuwirken, je öfter wir die Operation wiederholen.

Zweite Phase

Was macht man von diesem Moment an mit seinem Daumen? Wir haben zu Beginn dieses Kapitels ausführlich darüber gesprochen. Wir müssen vermeiden, in die Falle der »Multiplizität«, der »10.000 Techniken« zu tappen. Müssen wir in die eine Richtung verfahren, um zu stärken, in die andere, um zu sedieren? Müssen wir je nach Geschlecht rechts oder links beginnen? Müssen wir in Richtung des im Meridian fließenden Energieflusses massieren oder in die entgegengesetzte Richtung? Und so weiter.

Sie haben sehr wohl verstanden, dass der erste Gedanke darin besteht, zu den ältesten Techniken zurückzukehren, insbesondere zu den im *Nei Jing* festgeschriebenen, um zur Einheit zurückkehren zu können. Hier ist die seit Jahrtausenden bewährte Technik, die wir als rein energetisch bezeichnen könnten, die im Vergleich zu einer einfachen mechanischen Wirkung einer punktuellen Massage »ohne Bewusstsein« viel bessere Ergebnisse erzielt.

Die Technik des »inneren Lächelns«

In diesem Zustand werden Sie durch die Vermittlung Ihres Herzens »einen klaren Gedanken der Heilung« aussprechen, durch das, was die Tradition das »innere Lächeln« nennt. Diese Ausstrahlung des Energieflusses erfolgt im Zustand der reinen Loslösung, ohne jede Anstrengung. Der Praktiker muss sich nur vorstellen, dass er den Patienten heilt, und darf nicht fragen, wie. Es ist, ich wiederhole es, ein kontinuierlicher Fluss, dank der Achtsamkeit, die zwischen der Energie des Herzens und der Daumenspitze stattfindet. Die Dauer dieser Freisetzung von Heilenergie muss mindestens eine Minute betragen. Während dieser Zeit darf es keinen Bruch der heilenden Gedanken geben. Damit die Technik wirklich effektiv ist, dürfen keine parasitären Gedanken diesen Energiefluss stören.

Auch unter der Voraussetzung, dass man, wie oben dargelegt, Meditation oder Achtsamkeit über einen sehr langen Zeitraum praktiziert hat, sind nur wenige Menschen zu einer solchen Konzentration fähig. Aus all diesen Gründen wird man die Technik des »Pickens« bevorzugen, die viel leichter zu erlernen ist, besonders wenn man ein junger Praktizierender oder Autodidakt ist.

Neben dieser Technik des Pickens, die sehr einfach anzuwenden ist, vorausgesetzt, man verschafft sich die nötigen Mittel dazu, gibt es eine weitere, noch traditionellere Technik, die man als »kontinuierliche Ausstrahlung von heilendem Energiefluss« bezeichnen könnte. Sie erfordert ein hohes Maß an Wissen und Können.

Einige weitere Ratschläge

Hier folgen einige Ratschläge, die Ihnen helfen sollen, diese Praktik der Akupressur zu optimieren.

Es handelt sich nicht um eine Demonstration von Kraft

Vor allem, und das haben wir gut verstanden, darf der Druck keine Demonstration von Kraft sein, da wir hier nicht »grob« arbeiten, sondern uns auf dem Feld der reinen Energie befinden. Es darf sich nicht um eine mechanische Handlung handeln, die beim Patienten ein Schmerzempfinden hervorruft. Da es sich um eine rein energetische Technik handelt, muss der Praktiker intuitiv spüren, wie viel Druck er mit seiner Daumenspitze auf die Stelle ausüben muss. Und wenn er ein erfahrener Praktiker wird, wird er kaum noch Druck brauchen, um »die Energie aufzunehmen« und danach zu handeln.

Nicht mehr als drei, vier oder fünf Punkte

Grundlegend: Die Formel, zu deren Entwicklung Sie mit den diagnostischen Methoden der TCM gelangen, wird niemals eine unkalkulierbare Anzahl von Punkten enthalten. Nach der Tradition wird die Formel höchstens drei oder vier oder sogar fünf Punkte haben, was sechs bis zehn Punkten entspricht, die massiert werden müssen.

Es gibt zwei Arten von Behandlungen: Die erste Art sind Präventivbehandlungen, das heißt, Behandlungen, die wir an uns selbst üben müssen oder die von einem Arzt nur zur Stärkung unseres Organismus, unserer Nierenbatterie zur Stärkung unserer Immunabwehr, unserer Anpassungsfähigkeit und unserer Möglichkeiten zur Selbstheilung angewendet werden. Diese Art der Behandlung, die wir »Yang-Sheng-Fa-Behandlung« oder »Gesundheitserhaltung« nennen können, wird über kurze Zeiträume durchgeführt.

Die andere Art der Behandlung entspricht einer therapeutischen Behandlung. Der Tradition nach, die sich jedoch in der Praxis nur schwer anwenden lässt, wenn Sie nicht an sich selbst bestimmte, von Ihrem Arzt verschriebene Abfolgen üben, sollte er einen Zyklus von neun Behandlungstagen mit einer Woche Ruhezeit durchführen, gefolgt von einem weiteren Zyklus. Außerdem können im Hinblick auf die Chronizität des Problems oder den Energiestatus des Patienten zwei oder sogar drei weitere Zyklen in Betracht gezogen werden.

Nur jeweils eine Formel anwenden

Ein weiterer wichtiger Aspekt. Es sollte immer nur eine Formel gleichzeitig verwendet werden. Manche Praktizierende wollen die Punkte von einem Tag auf den anderen ändern, wenn sie sehen, dass sich die Ergebnisse nur langsam einstellen. Vergessen Sie nicht, dass wir uns in einem Kontext der Hypermultiplikation befinden, die einen Begriff von Geschwindigkeit erzeugt. Der Patient oder der Arzt würden unter dieser Voraussetzung alles wollen, und zwar sofort. Geben Sie Zeit, insbesondere bei einer chronischen Krankheit. Wenn Ihre Formel »richtig« ist, wird auch das Ansprechen auf die Behandlung richtig sein. Erst in der zweiten Runde können Sie Ihre Behandlung anpassen, wenn sich die Symptome ändern.

Vergessen Sie nicht: »Es ist die Ausstrahlung der Energie Ihres Geistes, mit Ihrem Daumen als Vermittler, die für die Schnelligkeit der Ergebnisse verantwortlich ist.« Wenn Sie eine Formel auf der Grundlage Ihres eigenen Wissens entwickelt haben, auch mithilfe Ihrer Intuitionen, oder wenn Sie eine »fertige« Formel verwenden, müssen Sie, bevor Sie zu einem anderen Punkt übergehen, das Gefühl haben, dass Sie »die Energie«, das Qi, unter Ihrem Daumen »aufgenommen« haben. Auch dieses Gefühl lässt sich nicht quantifizieren. Es ist Teil der Intuition, der Empfindung. Oft finden wir in den Lehrbüchern den Begriff des »Gefühls der flüssigen und lebendigen Energie«. Diese Empfindung kommt nicht aus Ihren kognitiven Fähigkeiten, aus Ihrem Shen, sondern aus Ihrer Seele, aus Ihrem Hun, das sich in der Leber befindet und Ihr Herz nährt.

Wenn Sie durch Wiederholungen »unbewusst kompetent« geworden sind, verlassen Sie sich auf die Sensibilität Ihrer Finger. Berühren Sie zuerst den Bereich bei vollem Bewusstsein und verharren Sie an der Stelle, die Sie »spontan« intuitiv als den Ort des Punktes wahrnehmen. Sehr oft werden Sie auf dieser Ebene eine Vertiefung oder eine Veränderung der Textur und Konsistenz des Gewebes spüren. Tappen Sie nicht in die Falle des Laien, der die Maßangaben, die wir in Akupunkturvorlagen finden, einfach buchstabengetreu anwendet. Diese Maße werden nur als Anhaltspunkte angegeben. Es ist jedoch zu beachten, dass diese Orte, insbesondere in der Akupunktur, von Patient zu Patient variieren können. Darüber hinaus hat uns unser Meister gesagt, dass es nicht schlimm ist, wenn wir uns ein wenig vor oder hinter dem Punkt befinden. Das Wichtigste ist, sich beim Meridian nicht zu irren! Und natürlich, und das werde ich immer wieder wiederholen, sind es Sie als Praktiker, der den Punkt, diese Energie gut fühlen muss, und nicht irgendein Detektor.

Kontraindikationen

Die wenigen Kontraindikationen sind logisch. Wenn zum Beispiel der Bereich, in dem sich der Punkt befindet, von einer Hauterkrankung wie Psoriasis oder Ekzem betroffen ist, kann man ihn nicht »bearbeiten«. Ebenso ist es im Falle einer Schwangerschaft besser, eine Behandlung mit der Akupressur zu vermeiden, wenn wir nicht über die entsprechenden Kenntnisse verfügen, insbesondere wenn wir entfernte Punkte verwenden. Zu viel »Zerstreuung« kann bewirken, dass der Fötus abgeht oder dass die Wehen zu früh einsetzen.

Eine grundlegende Voraussetzung: Wenn Sie selbst als Praktizierender erschöpft sind oder wenn Sie gerade opulent gegessen und getrunken haben, wenn Sie gerade, vor allem bei Männern, Geschlechtsverkehr mit Ejakulation hatten, werden Sie wahrscheinlich all die noch verbliebene Energie verlieren. Das gilt auch, wenn man sich selbst behandelt.

Eine Begleiterscheinung, die insbesondere auch für den Praktiker der Stufe 2 gilt. Da die Behandlung, wie wir gesehen haben, darin besteht, die in Ihrer Nierenbatterie enthaltene Energie für die Behandlung des Patienten zu nutzen, ist es von grundlegender Bedeutung, das Entladene wieder aufzuladen, und zwar innerhalb desselben Tages. Ich verweise Sie deshalb auf alle Methoden zur Erhaltung des Lebens, die wir »Yang-Sheng-Fa-Methoden« nennen.

Solche Methoden sind umso notwendiger für diejenigen, die täglich praktizieren. Versuchen Sie das folgende Experiment: Am frühen Nachmittag ist Ihre Zunge taufrisch und theoretisch unbelegt, wenn Sie bei guter Gesundheit sind. Am Ende des Tages ist sie eher blass mit einem leicht weißen Belag darauf. Dies ist ein Zeichen für einen großen Energieverlust. Wenn Sie nicht aufpassen, wenn Sie diese berühmte Strategie des rettenden Egoismus nicht umsetzen, werden Sie allmählich Ihre schützenden Energien verlieren und für äußere Krankheiten, für »Angriffe von außen«, durchlässig werden. Und dieser Energieverlust wird auch das Auftreten von »inneren Krankheiten« begünstigen. Und so werden Sie vorzeitig altern. Lesen Sie also aufmerksam die Kapitel über Schlaf, Atmung, Ernährung und Qigong in diesem Buch!

Eine Sitzung sollte ein echter Qigong-Akt sein, ein Akt der Achtsamkeit. Es geht nicht darum, in Eile zu handeln, »zwischen zwei Türen«. Damit dieser Zustand der direkten Energieübertragung zwischen dem Patienten und dem Behandler stattfinden kann, ist es sehr wichtig, ein Pflegeritual zu schaffen, einen Raum der Pflege, der es Ihnen ermöglicht, sehr schnell auf Ihre Seele zu hören.

Ein paar hervorragende Punktekombinationen

Jetzt betrachten wir einige Punktekombinationen, die Sie selbst bei Bedarf ausprobieren können.

Formel 1: Allgemeine Stärkung

Wenn man sich nur eine große Formel für die allgemeine Stärkung merken wollte, die man mit der Akupressurtechnik, aber auch mit der Moxibustion ausführen kann, wäre es die in Tabelle 14.1 gezeigte.

DM 20, Bai Hui	Die 100 Wiedervereinigungen	an der Oberseite des Schädels, höchster Punkt des Scheitels in der Mitte der Verbindungslinie an der Spitze beider Ohren	hervorragender Punkt zur Stärkung des Körpers und gegen Müdigkeit
Ma 36, Zu San Li	Drei Distanzen	vordere seitliche Fläche des Beins, drei Cun (vier Finger breit unterhalb vom Kniegelenk)	der wesentliche Punkt der Langlebigkeit; stärkt den Körper als Ganzes »Soldatenpunkt«
RM 6, Qi Hai	Meer der Energie	1,5 Cun unter dem Nabel	stärkt die Energie des ganzen Körpers und unterstützt die Aufnahme von Energie aus der Luft
RM 17, Shan Zhong	Zentrum des Thorax	auf dem Brustkorb, auf der Mittellinie des Brustbeins	ein großartiger Punkt zur Stärkung der Energie des Oberkörpers

Tabelle 14.1: Formel 1 für die allgemeine Stärkung

Zweck dieser Formel ist es, Ihre Nierenbatterie wieder aufzuladen. Sie sollten sie bei jedem Jahreszeitenwechsel anwenden, bei der Ihr Körper zur Anpassung auf seine Reserven zurückgreift. Vor allem zu Beginn des Winters und des »Frühlingsanfangs« – aber auch in allen Zeiten von Stress und großen Veränderungen in Ihrem Leben. Es ist wichtig, die Reihenfolge der Punkte einzuhalten.

Formel 2: Allgemeine Stärkung

Eine weitere sehr starke Formel für die allgemeine Stärkung zeigt Tabelle 14.2.

Ma 36, Zu San Li	Dritter Weiler am Fuß	vordere seitliche Fläche des Beins, drei Cun vom Kniegelenk	der wesentliche Punkt der Langlebigkeit; stärkt den Körper als Ganzes
Mi 6, San Yin Jiao	Kreuzung der drei Yin	Innenseite des Beins, drei Cun oberhalb des medialen Malleolus, in einer Vertiefung gegen die Tibia	wirkt auf die drei Meridiane von Leber, Niere und Milz; regelt den gesamten unteren Erwärmer; hervorragender Punkt bei gynäkologischen und sexuellen Störungen
Di 11, Qu Chi	Teich in der Krümmung	bei abgewinkeltem Arm am äußeren Ende des Ellbogenbogens	»entzündungshemmender« Punkt des oberen Erwärmers, Hitze kühlend und ausleitend, aber auch zur Verstärkung der Wirkung der anderen Punkte
Di 4, He Gu	Vereinte Täler	in der Mitte des zweiten Mittelhandknochen	unter anderem großartiger Punkt für die Regelung der Funktion der drei Erwärmer; Wind ausleitend, kühlend
RM 6, Qi Hai	Meer der Energie	zwei Cun unter dem Nabel	stärkt die Energie des ganzen Körpers und unterstützt die Aufnahme von Energie aus der Luft

Tabelle 14.2: Formel 2 für eine allgemeine Stärkung

Formel 3: Gegen Müdigkeit und Neurasthenie

Wenn Sie morgens nicht in Schwung kommen, wenn Sie überlastet sind, kann dies oft zu Problemen der Blut- und Energiestagnation führen. Die in Tabelle 14.3 gezeigte Formel kann auch in Fällen von mehr oder weniger chronischer Neurasthenie verwendet werden.

Sie können den Ni-1-Punkt auch morgens massieren, wenn Sie aufstehen, 36 Atemzyklen lang – aber auch am Abend vor dem Schlafengehen. Dieser Punkt ermöglicht es Ihnen, die Verbindung zwischen Niere und Herz wiederherzustellen und Schlaflosigkeit zu bekämpfen.

Ni 1, Yong Quan	Sprudelnde Quelle	in einer Vertiefung an der Fußsohle, wenn sich der Fuß in Beugung befindet	der beste Punkt, um die Energie der Niere zu stärken, das Feuer der Leber zu beruhigen (Schlaflosigkeit in den ersten drei Morgenstunden); die Taoisten sagen, er steigert die Lebenserwartung
He 5, Tong Li	Der verbindende Weiler, freie Zirkulation	1 Cun oberhalb der Handgelenksfalte	wichtiger Punkt für alle psychischen Störungen; Antidepression und Punkt gegen exzessive Gedanken
DM 20, Bai Hui	Die 100 Wiedervereinigungen	an der Oberseite des Schädels, höchster Punkt des Scheitels, in der Mitte der Verbindungslinie der Spitze beider Ohren	hervorragender Punkt zur Stärkung des Körpers und gegen Müdigkeit

Tabelle 14.3: Formel gegen Müdigkeit und Neurasthenie

Formel 4: Angstlösung

Wenn Sie sich in Phasen befinden, in denen Angst und Beklemmung Sie überwältigen, eine Periode, die die TCM »die geistige Blockade« nennt, in der die Energien, insbesondere Yin, im Körper stagnieren, zeigt Tabelle 14.4 eine sehr gute Formel, um sich selbst zu helfen.

Pe 6, Nei Guan	Inneres Passtor	zwei Cun unterhalb der Handgelenksseite an der Innenseite des Unterarms	reguliert Qi, psychische Störungen, emotionale Blockaden, Übelkeit
He 7, Shen Men	»Straße der Heiterkeit«, Tor des Geistes	Ende der Beugefalte des Handgelenks an der Ellenseite zwischen dem Erbsenbein und dem vorderen zur Elle gehörigen Muskel	der große Punkt gegen Schlaflosigkeit, Angst, Nervosität und Herzklopfen
RM 17, Shan Zhong	Vorhof der Brust	auf dem Brustkorb, in der Mitte des Brustbeins	ein großartiger Punkt zur Stärkung der Energie des Oberkörpers
Le 3, Tai Chong	Die mächtige große Straße, Großer Überfluss	in einer Vertiefung zwischen dem ersten und dem zweiten Mittelfußknochen	großartiger Punkt bei Schlaflosigkeiten in den ersten drei Morgenstunden; gestattet, die Leber und damit den Geist zu beruhigen, macht den Qi-Fluss frei

Tabelle 14.4: Formel gegen Angst

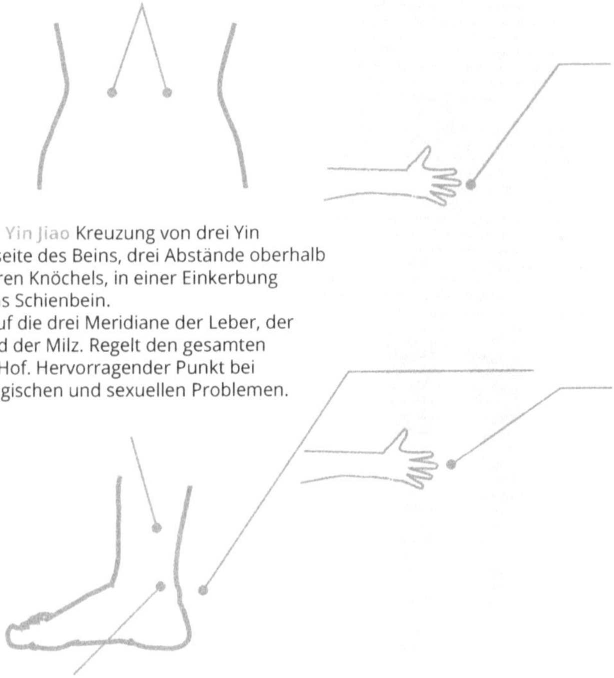

Abbildung 14.2: Formel zur Stärkung der Sexualität

Formel 5: Stärkung der Sexualität

Eine hervorragende Formel zur Stärkung der Sexualität enthält Abbildung 14.2.

Wir könnten diese Formeln bis ins Unendliche fortsetzen. Ich verweise jedoch auf alles, was bereits in Kapitel 13 über Akupunktur gesagt wurde, und insbesondere auf die »Methode der Punktauswahl nach Professor Leung Kok Yuen« (siehe Anhang A). Alle diese Formeln können in der Akupressur genutzt werden, allerdings mit dem Finger – eine Form der Energieübertragung in der TCM. Sie kann von jedermann ausgeübt werden, und auch hier gibt es nur sehr wenige Kontraindikationen. Meiner Meinung nach ist die Akupressur eine sehr gute Methode, sich der »Energetik« und den Methoden der Prävention und Behandlung in der TCM zu nähern.

IN DIESEM KAPITEL

Die Entdeckung einer jahrtausendealten Technik

Was ist bei jedem Jahreszeitenwechsel zu tun?

Gegenindikationen

Kapitel 15
Moxibustion für alle

Die Moxibustion ist eine jahrtausendealte Technik, die immer noch integraler Bestandteil der Methoden für Prävention und Behandlung in der TCM ist.

Das ist Moxibustion

Es handelt sich um eine therapeutische oder präventive Handlung, die darin besteht, einen Bereich oder einen Punkt auf einem Akupunkturmeridian zu erwärmen, wobei unter anderem eine »Zigarre« aus getrockneten Beifußblüten und -blättern, Moxa genannt, verwendet wird.

Dieser Begriff kommt vom japanischen *mogusha*, was so viel wie »Gras verbrennen« bedeutet. Wenn wir in der TCM über Akupunktur sprechen, finden wir sehr oft den Begriff Zhen Jiu. Zhen bedeutet Metall, Nadel, und Jiu bedeutet »ein Feuer, das sich langsam erhitzt«. Im *Nei Jing* heißt es: »Wenn Akupunktur nicht funktioniert, muss Moxibustion angewendet werden.« Und ein bekanntes Sprichwort in China lautet: »Wenn das Haus Beifuß hat, der drei Jahre oder älter ist, braucht man keinen Arzt!«

Herstellung

Ein weiterer Begriff für Moxibustion in der TCM ist Ai Jiu Fa, Ai »Beifuß«, Jiu »kauterisieren«, »Wärme« und Fa »Methode«. In der Tat ist es das Beifußkraut, das als Hilfsmittel zur Erwärmung bestimmter Punkte des Körpers verwendet werden soll. Beifuß ist im traditionellen Arzneibuch eine eigenständige Heilpflanze. Unter anderem hat er einen sehr guten Heizwert und der Rauch, den er beim Verbrennen abgibt, ist sehr wohlriechend. Der Rauch gilt traditionell als angenehm; die Wärme der Moxibustion soll die Energie der Milz beleben.

Sein Rauch ist viel weniger austrocknend als der von Zigaretten, was bedeutet, dass der Behandler weniger Nebenwirkungen ausgesetzt ist.

Artemisia vulgaris, auch Artemisia oder »Beifuß«, ist das Gras, das traditionell am Johannistag verbrannt wurde, um Dämonen auszutreiben. Wenn es zur Blüte kommt, werden die Stiele abgeschnitten, zusammengebunden und kopfüber getrocknet, um die nützlichen Substanzen zu konzentrieren. Nach einigen Wochen des Trocknens werden die Zweige entfernt und die Blätter und Blüten aufbewahrt, um sie sehr fein zu zerkleinern. Das Ergebnis ist »Beifußsamt«, der in Bündeln über mehrere Jahre hinweg aufbewahrt werden kann. Dieser wird dann entweder in loser Schüttung oder in Form von Stäbchen verwendet: die berühmten »Beifußzigarren«. Um sie herzustellen, nimmt man Beifußwatte, die in Reispapier sehr eng gerollt wird. Ich empfehle Ihnen, die traditionellen Stäbchen zu verwenden, denn oft verbrennen die im Westen hergestellten Exemplare viel zu schnell.

Wirkung und Indikationen der Moxibustion

Häufig neigen wir dazu, die Erwärmung eines Leidensbereichs mit einer Wärmflasche, einer Lampe oder einem Föhn und die Behandlung mit einem Moxastäbchen zu verwechseln. Eine Punktmoxibustion ist sehr viel stärker. Dies ist zum einen wegen der therapeutischen Eigenschaften des Beifußes der Fall, aber auch, weil der Verbrennungspunkt eine ganz besondere Wärme aussendet, die tief in den Körper eindringen kann. Aber auch wegen der Durchdringung der mit der Pflanze selbst verbundenen therapeutischen Eigenschaften. Dies geht so weit, dass bestimmte »Moxibustionssticks« mit einer geschickt dosierten Mischung von Pflanzen verwendet werden, um bestimmte Arten von Rheuma zu behandeln.

Die wichtigsten Wirkungen einer solchen Behandlung sind:

- ✔ bei innerer Kälte das Blut und die Energie »aufzuwärmen«;
- ✔ das Blut zu beleben und Blockaden zu lösen;
- ✔ die Hitze zu kühlen. Es mag seltsam erscheinen, zu wärmen, um zu kühlen, aber wir dürfen nicht vergessen, dass eine Blut- und Energiestase Hitze und Schwellungen erzeugt. Da Moxibustion die Zirkulation unterstützt, können wir sagen, dass sie in einigen Fällen »die Wärme abkühlen« lässt.

Einige Punkte können die Niere stärken, indem sie die »Aufladung der Nierenbatterie« unterstützen.

Einige Indikationen:

- ✔ Die Moxibustion kann von einem Arzt für bestimmte Formen des Rheumatismus genutzt werden, vor allem, wenn diese mit Wind und Kälte verbunden sind.
- ✔ bestimmte Gelenkschmerzen

- bei einem Abfließen der Energie der Milz mit anhaltendem Durchfall und einem Zustand der Schwäche und inneren Kälte, die eine große Gewichtsabnahme verursacht haben
- Diese Technik kann auch bestimmte Fälle von Sterilität behandeln. Wir werden später ein Beispiel dafür sehen.
- Und natürlich ist es eine großartige Technik, um die Energie der Niere zu stärken, die Immunabwehr zu steigern und die Anpassungsfähigkeit zu verbessern.

Die verschiedenen Techniken

Man unterscheidet zwei Hauptformen der Technik, die in der TCM als direkte und indirekte Moxibustion bezeichnet werden.

Die direkte Moxibustion

Beifuß in loser Schüttung ist eine sehr flauschige Watte. Sie lässt sich leicht mit den Fingern zu Kegeln, kleinen Pyramiden oder auch zu Körnern formen. Diese Kegel können dann direkt auf der Haut platziert werden.

Wenn der Arzt einen Punkt zum »Moxen« gewählt hat, befeuchtet er die Haut und platziert den Kegel an der richtigen Stelle. Dann nimmt er ein Räucherstäbchen und zündet die Spitze an. Sobald der Patient eine starke Hitze spürt, wird der Kegel vorsichtig entfernt und durch einen anderen ersetzt.

In der Tradition konnte ein und dieselbe Operation siebenmal wiederholt werden. Dies erfordert jedoch viel Geschicklichkeit vonseiten des Arztes, um den Patienten nicht zu verbrennen.

Die indirekte Moxibustion

Dies ist bei Weitem die häufigste Form der Anwendung. Die berühmten »Beifuß-Räuchersticks« sind im Handel relativ leicht erhältlich. Manche sind mit einem dickeren Papier gewickelt, das entfernt werden sollte. Andere haben den Namen *reine Moxarollen* direkt auf das Reispapier aufgedruckt. Dieses Papier sollte nicht entfernt werden. Diesen Stick zünden Sie mit einem Feuerzeug oder einem Räucherstäbchen an.

Sobald ein Moxastick angezündet ist, kann er nicht mehr gelöscht werden. Deshalb hat jeder TCM-Arzt einen sogenannten Dämpfer in seiner Praxis. Es handelt sich dabei um einen kleinen Gegenstand aus Messing, mit dem der Stick sehr schnell gelöscht werden kann. Sie können auch vor der Behandlung eine Form mit Aluminiumfolie vorbereiten. Manche Leute benutzen sogar ein

Zigarrenetui. Es kommt nicht infrage, den Beifußstick mit Wasser zu löschen. Und es wäre ungeschickt, das Ende abzuschneiden.

Wenn Sie einen »jungfräulichen« Stick verwenden, entsteht der Rauch sofort. Bei der zweiten Verwendung hat sich am Ende ein Kohlekegel gebildet. Beim erneuten Anzünden wissen Sie, sobald ein roter Punkt erscheint, dass er nicht mehr gelöscht werden kann. Aber Sie gewinnen zwei bis drei Minuten Rauch.

Um Verbrennungen zu vermeiden, legen Sie die Kante der Hand, die den Moxastick hält, auf die Haut des Patienten. Sie haben dann viel mehr Präzision bei der Erwärmung der Spitze. Und in manchen Fällen können Sie Ihre andere Hand, Daumen und Zeigefinger gespreizt (was die Chinesen das »Tigermaul« nennen), um den Punkt legen. Sie werden dann selbst erkennen, ob der Bereich zu stark erwärmt wird.

Ebenfalls bei der indirekten Moxibustion bietet sich dem Arzt eine weitere Möglichkeit, nämlich die Formung eines Kegels aus Beifuß, der dann auf eine Akupunkturnadel gefädelt wird. Sobald sie an einem der gewählten Punkte eingesetzt ist, kann er den Beifuß anzünden und bis zum Ende abbrennen lassen. Die Wärme geht dann direkt in den Akupunkturpunkt. Heute gibt es sogenannte Minimoxas, die viel praktischer sind.

Die beste Technik

Sobald der Stick angezündet ist und gut in der Hand liegt, erwärmen Sie die Stelle. Sie können den Stick leicht drehen oder nicht, aber die glühende Spitze muss sich zwei bis drei Zentimeter von der Haut entfernt befinden. Sobald die Person zu viel Wärme spürt, heben Sie den Stick ein wenig an und senken ihn dann wieder ab, daher der Begriff »Picken«. Die gesamte Operation dauert etwa 5 bis 15 Minuten, abhängig von der Vorgabe des Arztes.

Von Zeit zu Zeit klopft man den Stick an einen Aschenbecher, um die Asche wie bei einer Zigarette zu entfernen. Nach Abschluss der Behandlung eines Flecks sollte der Bereich gut rosa, fast rot sein.

Was ist bei jedem Jahreszeitenwechsel zu tun?

Der Wechsel der Jahreszeit, besonders wenn er abrupt stattfindet, erfordert eine zusätzliche Anpassung der Batterie des Körpers. Die beiden »gefährlichsten« Jahreszeiten für die Gesundheit sind der Beginn des Winters, wenn die Energie in der Erde versinkt, und der Beginn des Frühlings: Wenn der Saft aus Mangel an Kraft nicht aufsteigen kann, stirbt der Baum ab. Daher ist es in diesen kritischen Phasen wichtig, dem Körper zu helfen, seine Batterie aufzuladen (Ruhe, regelmäßiger Schlaf, weniger Essen: nicht umsonst ist die Fastenzeit zu Frühlingsbeginn). Die Moxibustion gehört zu diesem Arsenal an Präventivmaßnahmen.

Die Moxibustion des langen Lebens

Wir werden hier eine Moxibustion zeigen, die von jedem angewendet werden kann, ohne Nebenwirkungen, mit einem Beifußstick. Behandelt werden die beiden Punkte Ma 36, Zu San Li, die sich auf den Außenseiten der Beine befinden, »drei Cun unterhalb des Knies«, so die wörtliche Übersetzung des chinesischen Namens dieses Punktes. Eine andere, viel symbolischere Übersetzung: Früher, als die Postboten noch viel liefen, hielten sie, sobald sie sich müde fühlten, am Straßenrand an, um diesen Punkt zu massieren oder zu »moxen«. Sie konnten dann drei Ortschaften weiter gehen!

Ein bisschen Küchenlatein

Sie brauchen feines Meersalz (vermeiden Sie grobes Salz, das platzen kann). Kaufen Sie dann eine »junge« Ingwerwurzel (wie unsere neuen Kartoffeln). Schneiden Sie von einem der dicken Teile eine zwei bis drei Millimeter dicke Scheibe mit einem Durchmesser von circa drei Zentimetern. Durchstechen Sie sie mit einer Nadel oder einer Gabel mit mehreren kleinen Löchern. Wahrscheinlich verschließen sich die Löcher wieder, aber dies wird die Leitfähigkeit erhöhen. Schneiden Sie dann mit einem scharfen Messer ein ein Zentimeter langes Stück von einem Beifußstick ab.

Sie, oder der Patient, liegen auf dem Rücken. Füllen Sie den Nabel mit Salz, bis der Bereich ausgefüllt ist. Legen Sie die Ingwerscheibe darauf. Legen Sie darauf das Ende des Beifußsticks. Jetzt zünden Sie diesen einfach an und lassen ihn bis zum Ende abbrennen. Dann nehmen Sie die Scheibe Ingwer und schütten die Asche in einen Aschenbecher. Auf der gleichen Scheibe können Sie erneut einen Moxa anwenden. Wenn bei einer Selbstübung ein Notfall eintritt, nehmen Sie die ganze Scheibe und legen sie in den Aschenbecher.

Welchen Zweck hat dieses Rezept? Der Bauchnabel ist der RM-8-Punkt, Shen Que, ein Punkt, in den man nie sticht, aber man kann ihn erhitzen. Er gilt zu Recht als die Wurzel der Vitalität. Er stärkt das Yang sehr stark, vermehrt Blut und Energie im ganzen Körper. Er ist einer der großen stärkenden Punkte für Energie. Warum funktioniert das? Salz ist der Geschmack der Niere, aber es ist auch ein Wärmeleiter. Ingwer ist heiß und scharf. Er weckt das Yang und lässt es zirkulieren. Beifuß wärmt und heilt. Wann soll diese Erwärmung stattfinden? Bei jedem Wechsel der Jahreszeit, um sich an den zusätzlichen Energiebedarf des Körpers anzupassen, aber auch bei Zuständen großer Müdigkeit.

In der TCM ist es ein wichtiger Punkt für ein langes Leben, zur Vorbeugung gegen Krankheiten und für den Erhalt der Gesundheit. Er belebt und reguliert die Energie der Milz und hilft, den Körper als Ganzes zu stärken. Er ist bei der Behandlung aller Arten von Erschöpfungskrankheiten von wesentlicher Bedeutung. Die Moxibustion dieses Punktes wird daher als »Moxibustion für ein langes Leben« bezeichnet. In einem klassischen japanischen Buch wird von einer Familie von 100-Jährigen berichtet, deren Mitglieder diese Punkte sehr regelmäßig mit Moxa erhitzten. Einer von ihnen wurde 242 Jahre alt, und mehr als 20 von ihnen waren 100-Jährige! Dieser Bericht stammt nicht von mir – urteilen Sie selbst.

Jeder Taoist, der die Methoden der Langlebigkeit praktiziert hat, hatte dort eine kleine Narbe. Dabei war man nicht zimperlich. Nachdem ein kleines Korn aus Beifußwatte hergestellt war, befeuchteten sie die Stelle mit dem eigenen Speichel und legten das Beifußkraut darauf. Es wurde mit einem Räucherstäbchen angezündet und bis zum Ende abgebrannt. Dabei wurde vermieden, die sich bildende Blase zu durchstechen. Es wäre teuer, würde ein Arzt heutzutage seinem Patienten so etwas antun! Diese Punkte sollten daher bei jedem Jahreszeitenwechsel und wenn man sich einfach nur müde fühlt, mindestens zehn Minuten lang erwärmt werden.

Ein paar Vorsichtsmaßnahmen

Wenn Ihr Arzt nach einer ordnungsgemäßen TCM-Diagnose eine Formel entwickelt hat und mehrere Punkte erhitzt werden können, muss er bei der Behandlung eine bestimmte Reihenfolge einhalten. Man sagt, die Yang-Seite sollte vor der Yin-Seite behandelt werden. Er beginnt daher mit dem Rücken vor der Brust, mit der Himmelsseite (Kopf und obere Gliedmaßen) vor der Erdseite (untere Gliedmaßen). Bei älteren Menschen und bei Kindern sollte die Moxibustionszeit verkürzt werden.

Die Lehrbücher erklären, dass man nach einer Sitzung weder duschen noch sich die Hände mit kaltem Wasser waschen sollte. Im Gegenteil: Es wäre gut, eine Tasse Tee oder ein anderes heißes Getränk zu trinken, um Giftstoffe auszuscheiden.

Wagen Sie keine Selbstmedikation! Nur ein ausgebildeter TCM-Therapeut ist in der Lage, die richtige Formel auszuarbeiten, und wird Ihnen vielleicht einen Beifußstick mitgeben, um die Behandlung zu Hause fortzusetzen. Dies gilt nicht unbedingt für die oben angegebenen Stärkungsformeln. Verwenden Sie echte Beifußsticks und vermeiden Sie die sogenannten »rauchfreien« oder »geruchlosen« Moxas. Dies widerspricht der Tradition, und der wenige Rauch, der dabei herauskommt, ist oft giftig. Der Rauch ist dicht und riecht sehr stark. Daran muss man sich gewöhnen. Es gibt Rauchabzüge. Ich möchte Sie daran erinnern, dass dieser Rauch, was die Körperflüssigkeiten betrifft, viel weniger trocken ist als Zigarettenrauch. Wenn Sie in einer schlecht isolierten Wohnung praktizieren, denken Ihre Nachbarn vielleicht, dass Sie angefangen haben, aphrodisierende Kräuter zu rauchen!

Gegenindikationen

Unabhängig davon, ob Sie selbst oder ein Arzt bestimmte Punkte erhitzen, sollten Sie eine solche Behandlung vermeiden, wenn Sie kurz nach einer schweren körperlichen Ermüdung, einer zu großen Mahlzeit oder einem Samenerguss bei Männern stehen. Gleiches gilt, wenn Sie gerade eine große Verärgerung oder Angst erlebt haben. Die Auswirkungen können dann gegenläufig sein.

Sehr wichtig: Die Moxibustion eignet sich nicht bei bösartigen Tumoren, insbesondere in der beschleunigten Entwicklungsphase. In manchen Fällen kann der Arzt dem Patienten bei der »Erholung« helfen, indem er bestimmte Punkte der Ferne verwendet – aber niemals neben dem Tumorherd. Die zusätzliche Wärme kann unter Umständen ungünstig wirken; daher wird Moxibustion nicht direkt am Tumorherd angewendet.

IN DIESEM KAPITEL

Die Theorie der Signaturen

Die vier Naturen und die fünf Geschmäcker

Die sieben Verordnungstypen

Die galenischen Formen der Verordnungen

Von der Kunst, Heilmittel zu kombinieren

Kapitel 16
Elemente des Arzneibuches

Das traditionelle chinesische Arzneibuch geht auf die Anfänge der Zeitrechnung zurück. Es ist eines der am besten ausgearbeiteten und ältesten, die wir kennen. Shen Nong, eine mythische Figur, gilt in der Tradition als Entdecker von Heilpflanzen (und auch Tee). Ihm wird das *Shen Nong Ben Cao Jing* traditionell zugeschrieben, mit rund 360/365 Arzneisubstanzen. (Unter uns: Wann immer er von einer neuen unbekannten Pflanze berauscht war, nutzte er die reinigenden Tugenden des Tees, um sich selbst zu heilen.) Kurz gesagt, er hinterließ eines der ersten Kompendien des chinesischen Arzneibuches, das *Shen Nong Ben Cao Jing*, mit mehr als 360 Arten. Neben der Akupunktur ist die Pharmakopöe eine der beiden heilenden und komplementären Methoden in der TCM, die weniger aktive Mitarbeit wie Übungen erfordern – aber eine zuverlässige Einnahme und Rückmeldung voraussetzen.

Ein Medikament heißt auf Chinesisch Yao. Eine Rezeptur/Verordnung nennt man *Fang* (*Fang Ji*).

Die meisten dieser Yao bestehen hauptsächlich aus Pflanzen, dann aus Mineralien und zu einem geringeren Anteil aus tierischen Produkten. Der pflanzliche Teil bildet 80 Prozent dieses Arzneibuches. In der Tat geht man ganz allgemein davon aus, dass die Wirkung von Pflanzen milder ist und daher möglicherweise ausreicht, wenn die Krankheit gutartig ist. Mineralien und tierische Produkte haben viel ausgeprägtere Aromen und Energien und werden notwendig, wenn die Krankheit sehr ernst ist. Wir werden sehen, dass eine Pflanze, ein Mineral oder ein tierisches Produkt eine Natur und einen Geschmack haben, an dem sie unterschieden werden können. Aber auch eine Farbe, ein Geruch, eine Textur und ein bevorzugtes Zielorgan oder ein Zielmeridian sind wichtig. Dies gilt auch für alle pflanzlichen oder tierischen Produkte, die wir auf unserem Teller haben werden. Einige dieser Formeln sind in der TCM sehr gut bekannt und werden für die Behandlung sehr spezieller Symptome verwendet.

Es gibt aber noch einen weiteren spannenden Aspekt dieser Art von Behandlung. Die Anpassung einer Formel entsprechend der Entwicklung der Symptome, die der Patient von Tag zu Tag zeigt. Dazu muss der Arzt die jeweils verfügbaren Stärken bewerten. Einerseits brauchen wir die richtige Energie, die Energie zur Verteidigung des Patienten, das, was wir in der Einleitung dieses Buches das Zheng Qi genannt haben, die wahre Energie. Auf der anderen Seite steht der Angreifer, »die Kraft des störenden Angreifers«, das Xie Qi. Um dieses Kräfteverhältnis zu bewerten, muss der Praktiker eine sehr genaue Diagnose auf der Grundlage des Ba Gong, der »acht Regeln«, erstellen. Auf der Grundlage dieser Diagnose wird er die therapeutischen Grundlagen schaffen, um die Krankheit zu bekämpfen und so nah wie möglich an ihrer Entwicklung zu bleiben. Dazu stehen ihm zwei Strategien zur Verfügung:

- ✔ die Wiederherstellung des Zheng Qi, die Stärkung des Organismus, damit dieser sich wieder selbst heilen kann
- ✔ die Zerstörung des störenden Angreifers, die Ableitung des Xie Qi und die Verringerung seiner Kraft, damit der Körper dagegen ankommen kann

Die Theorie der Signaturen

Bevor wir diese Studie fortsetzen, wollen wir uns eine der Grundlagen des chinesischen Arzneibuches ansehen: die »Signaturtheorie«. Im Westen wurde Signaturdenken unter anderem in der Antike beschrieben (zum Beispiel bei Dioskurides, 1. Jahrhundert n. Chr.) und später in der Renaissance von Paracelsus aufgegriffen.

Eine einfache direkte Beobachtung einer Pflanze ermöglichte es zu erkennen, welche Wirkung sie hat – sozusagen ein Geschenk an den Menschen, ein Geschenk Gottes, an diejenigen, die sich die Mühe machen würden, die verborgenen Dinge hinter den sichtbaren Dingen zu sehen. Man muss nur die Form der Pflanze beobachten, ihre Farbe, den Ort, an dem sie wächst, um daraus die Anwendungen zu erkennen, die sich daraus ableiten lassen. Auf diese Weise »signieren« Pflanzen ihre Verwendung. »Alles, was die Natur erschafft«, so schrieb er, »formt sie nach dem Bild der Eigenschaft, die sie ihr beizumessen gedenkt.«

Ein Beispiel: die Weide. Dieser Baum wächst in feuchten Gebieten, an den Rändern von Teichen und Sümpfen. Sie muss die durch diese Umgebung verursachten Krankheiten behandeln. Paracelsus empfahl sie deshalb zur Behandlung von Rheuma und Fieber. Aber diese Theorie geht auf die Anfänge der Zeit in China zurück. Sie hat in China eine lange Tradition und ist ein ergänzendes Deutungs- und Erfahrungsprinzip innerhalb der chinesischen Arzneikunde. Sie besagt, dass alles, was in der Natur geschaffen wurde, irgendwie zur Erhaltung oder Wiedererlangung guter Gesundheit beitragen muss.

Jede Pflanze hat spezifische Eigenschaften im Hinblick auf Form, Geruch, Geschmack, Farbe und Lebensraum. Aber bei einer Pflanze gibt es auch Wurzeln, Rinde, Blätter, Samen, Blüten, Stängel. All dies hat eine Bedeutung, eine »Signatur«, die es den Alten erlaubte, die wichtigsten Hinweise auf ihre therapeutischen und präventiven Eigenschaften abzuleiten.

Zum Beispiel ist seit Anbeginn der Zeit bekannt, dass der Walnusskern mit der Form der Gehirnwindungen und seinem perlmuttfarbenen Aussehen eine bestimmte Wirkung auf das Gehirn haben kann. In China gibt es einen sehr bekannten Pilz, der die Form eines Meeresschwamms hat und an die Lungenbläschen erinnert, das Silberrohr (*Tremela fuciformis*). Da dieser Pilz viele Ähnlichkeiten mit der Lunge aufweist, war es logisch, ihn in diesem Sinne zu erproben. Tatsächlich »nährt« und befeuchtet er die Lunge durch die Auflösung von Schleimansammlungen und wirkt blutigem Auswurf entgegen. Da diese Pilze in der Lage sind, unter sehr rauen klimatischen Bedingungen zu überleben, erhöhen sie zudem die Widerstandsfähigkeit gegen Kälte. Es können Hunderte solcher Beispiele angeführt werden.

Aber, wie oben erwähnt, gilt diese Theorie auch für die verschiedenen Teile einer Pflanze. Vergleichen wir zum Beispiel die Wirkungen des Kaffeesamens und des Teeblattes. Kaffee wird aus dem Samen des Kaffeebaums gewonnen. Ein Samenkorn ist hoch energetisch geladen, hoch konzentriert. Ein einziger Samen kann einen Affenbrotbaum ergeben! Seine Energiekonzentration wird durch das Rösten »verstärkt«, was seine Wirkung »yangifiziert«. Kaffee belebt die Leber, bringt das Yang in Schwung und verhindert Schlaf. Umgekehrt stammt Tee aus den aufkeimenden Blättern von *Camelia sinensis*. Diese Eigenschaften sind viel leichter, luftig. Deshalb heißt es in der chinesischen Medizin, dass »Kaffee den Geist erregt, während Tee den Geist öffnet«.

Natur, Geschmack und Wirkungsbereich

Unabhängig davon, ob es sich um pflanzliche, mineralische oder tierische Produkte handelt, werden wir für jedes davon im Wesentlichen zwei wichtige Parameter finden, die ihre Eigenschaften, ihre therapeutische Wirkung bestimmen. Wir werden also von den »vier Qi«, den »vier Naturen« und den »fünf Geschmacksrichtungen« sprechen. Ein drittes Kriterium kommt hinzu, nämlich der Wirkungsbereich des Medikaments.

Die vier Naturen

Im *Nei Jing* heißt es: »In Gegenwart von Kälte soll man Heißes verwenden; in Gegenwart von Wärme soll man Kaltes verwenden.« Medikamente, die Hitzesymptome verbessern oder beseitigen, gelten als kalt oder kühl in der Natur, wie zum Beispiel Huang Qin, die Wurzel des Helmkrauts, die bei Fieber mit Durst und Halsschmerzen angezeigt ist. Medikamente, die in der Lage sind, das Zentrum zu erwärmen und die Kälte zu zerstreuen, werden warmer oder lauwarmer Natur sein, wie zum Beispiel Gan Jiang, die Ingwerwurzel.

Medikamente warmer oder heißer Natur helfen, die inneren Organe zu erwärmen, Kälte zu zerstreuen, dem Yang zu helfen, das Feuer wiederherzustellen und die Gefäße zu befreien.

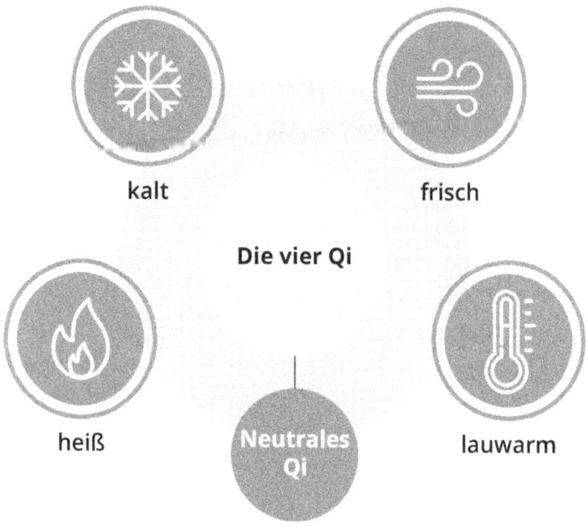

Dem fügt man einen fünften Typ hinzu, ein fünftes Qi-Element, den neutralen Typ. Es gibt keine reine Neutralität. Dies soll nur darauf hinweisen, dass der Reiz sehr wenig ausgeprägt ist. Das Wort Qi hat zwei Bedeutungen, den Typ oder den Geschmack.

Abbildung 16.1: Die vier Qi

Im Gegensatz dazu können Medikamente kalter oder kühler Art die Hitze kühlen, Feuer zerstreuen, das Blut »kühlen«, Hitzegifte neutralisieren. Kühl und kalt sind Yin in der Natur, während heiß und warm Yang sind. In der ersten Gruppe kann das Yin von unterschiedlicher Intensität sein: Wir sprechen von kalt und kühl. Was die Yang-Medikamente betrifft, sprechen wir von warm oder heiß. Die fünfte Natur, die gemäßigte Natur, gilt für Medikamente, die keine offensichtliche wärmende oder kühlende Wirkung haben. In Wirklichkeit gibt es immer die Tendenz, ein wenig heiß oder ein wenig kalt zu sein. Deshalb nennt man sie auch »vier Naturen« und nicht fünf. In unserer Ernährung ist Reis das neutrale Lebensmittel schlechthin. Der Arzt wird immer darauf achten, das richtige Medikament für die gewünschte Wirkung zu verschreiben. Wenn er zum Beispiel irrtümlich Medikamente von hoher Intensität (heiß oder kalt) verschreibt, wo eine geringere Intensität (kühl oder lauwarm) erforderlich ist, können Komplikationen auftreten.

Die fünf Geschmacksrichtungen

Diese fünf Geschmacksrichtungen bedingen die Wirkung der Medikamente und sie erlauben es dem Arzt, die Rezeptur eines Produkts nach Belieben zu verändern, um die Wirkung, die es haben soll, sehr genau einzustellen. Die fünf Geschmacksrichtungen werden in zwei Gruppen unterschieden.

Scharfer und milder Geschmack

Scharf und süß zählen traditionell zu den eher Yang-betonten Geschmäckern. (»Mild/bland« wird teils separat geführt.

- ✔ Der scharfe Geschmack ist ein Geschmack, der eine zerstreuende Wirkung auf das Qi, die Energie, hat. Er wirkt auf das Qi, weil er leicht ist. Man sagt, dass er das Qi begünstigt. Dies ist auch ein Geschmack, der in die Lunge geht.

- ✔ Der süße Geschmack wirkt tonisierend und harmonisierend. (Ein »milder/blander« Geschmack wird eher dem Ausleiten von Feuchtigkeit zugeschrieben.) Er verlangsamt, beruhigt. Dennoch wird er als Yang klassifiziert, weil er die Eigenschaft hat, den Körper zu nähren. Dieser Geschmack charakterisiert Nahrungsmittel, die den Körper aufbauen, wie zum Beispiel Getreide und Reis. Er wird durch die Milz transformiert und bildet die Grundlage für Blut und Energie. Tatsächlich hat dieses Aroma die Eigenschaft, die Nährstoffessenzen aus der Milz hervorzubringen. Es begünstigt das Aufsteigen, das durch die Milz erfolgt, sowie die Verdauungsfunktion, die es ihr erlaubt, die Hauptnährstoffe der Nahrung zu extrahieren.

Saure, bittere und salzige Aromen

Alle drei Geschmacksrichtungen sind von Natur aus Yin.

- ✔ Der saure, säuerliche Geschmack hat die Eigenschaft, sich zu konzentrieren, er ist besonders nützlich, um Flüssigkeiten im Körper zurückzuhalten. Er wirkt gegen zu viel Schweiß und hilft außerdem, den Flüssigkeitsverlust durch überschüssigen Urin zu reduzieren. Er wird immer dann eingesetzt, wenn zu viel Flüssigkeit aus dem Körper austritt. Er hat eine einengende Wirkung. Er ist genau das Gegenteil der Yang-Aktion des scharfen, zerstreuenden Geschmacks.
- ✔ Die wesentliche Eigenschaft des bitteren Geschmacks ist, dass er gegen Feuchtigkeit ankämpft. Es ist ein Aroma, das Flüssigkeiten austrocknet. Es ist auch absteigend. Es ist eine Geschmacksrichtung, die zu verwenden ist, wenn ein brennendes Feuer gelöscht werden soll, und auch, wenn man die Reinigung, den Stuhlgang fördern will.
- ✔ Der salzige Geschmack macht weicher. Er erweicht alles, was im Körper verhärtet ist. Alles, was eine Konzentration von Materie im Körper darstellt, wird durch diesen Geschmack gelöst. Er fördert auch die Stuhlentleerung durch seine weich machende Wirkung.

Dies sind die wesentlichen Wirkungen der fünf Geschmacksrichtungen. Aber vergessen Sie nicht, dass sich ein Geschmack im Überschuss gegen sein Zielorgan wendet. Dann kann der gegenteilige Effekt erreicht werden. Bitter kämpft zum Beispiel gegen Feuchtigkeit. Aber ein Übermaß an Bitterkeit (Kaffee, Schokolade) wendet sich gegen den Organismus, führt zu einem Zustand innerer Kälte und begünstigt so das Auftreten von Feuchtigkeit!

Der Unterschied zwischen Geschmacksrichtung und Natur

Ein Nahrungsmittel, das einen bestimmten Geschmack hat, hat auch eine bestimmte Natur. Aber das ist nicht immer »traditionell«.

Das Qi, die Natur der Pflanze, wird dem Produkt selbst zugeschrieben, dessen Ursprung der Himmel ist, der absteigende Yang-Teil. Das Wei, der Geschmack, wird durch die Erde gegeben. Deshalb heißt es: »Die Erde gibt die fünf Geschmacksrichtungen.«

Das Qi, das seine Natur ist, ist übrigens auch der Geruch der Pflanze. Es gibt Pflanzen, die einen starken Geruch und sehr wenig Geschmack haben. Andere haben viel Geschmack und sehr wenig Geruch. Deshalb wählten die traditionellen Ärzte ihre Pflanzen nach diesen Kriterien aus. Sie konnten ihre Wirkung sogar erkennen, indem sie sie einfach anschauen, um Form und Farbe zu sehen (Signaturtheorie), sie riechen und dann schmecken. Die Kombination dieser beiden Elemente verleiht der Pflanze einen globalen Charakter, das heißt, ihr Qi, ihre Natur, ihren eigenen Charakter, der daher entweder Yin oder Yang oder frisch, kalt, warm oder heiß sein kann.

Betrachten wir ein Beispiel: Alkohol hat im Allgemeinen einen scharfen Geschmack und ist von Natur aus warm. Minze ist ebenfalls ein würziges Produkt, aber von frischer Natur. Dasselbe gilt für den süßen Geschmack. Es gibt einen warmen süßen Geschmack wie Ginseng. Und es gibt einen frischen süßen Geschmack wie Wassermelone. Einige Produkte können eine, zwei oder sogar drei Geschmacksrichtungen gleichzeitig haben. Im Grunde ist kein Produkt neutral. Jedes Produkt ist notwendigerweise Yang oder Yin. Dennoch können wir bei bestimmten Lebensmitteln wie Reis und Brot von neutralen Produkten sprechen, auch wenn sie eine leichte Yang-Dominanz haben.

Wirkungsbereich

Jedes Medikament ist einem Meridian und dem entsprechenden Organ zuzuordnen.

Im *Nei Jing* heißt es: »Säure geht in die Leber, bitter in das Herz, scharf in die Lunge, salzig in die Niere und süß in die Milz. Die Säure geht an die Sehnen, das Bittere an das Blut, das Pikante an das Qi, die Energie, das Salzige an die Knochen und das Süße an das Fleisch.«

Nach und nach hat es das Wissen über diese Wirkungen ermöglicht, die Behandlung gezielter einzusetzen. Betrachten wir als Beispiel Asthma oder Dyspnoe. Zwei Organe können beteiligt sein: die Lunge oder die Niere. Sobald das gestörte Organ gefunden ist, wird das geeignete Medikament ausgewählt. Wenn es die Lunge ist und eine Qi-Blockade vorliegt, werden wir Ma Huang, Ephedra, verwenden, das auf die Lunge wirkt. Hängt die Ursache der Erkrankung mit der Niere zusammen, verschreibt der Arzt Ge Jie, den Gecko, der die Niere wiederherstellt und die Erhaltung des Qi fördert.

Erarbeitung einer Formel

Wir werden uns nun mit der Kunst befassen, »Heilmittel miteinander zu kombinieren«, um ein zielgerichteteres Ergebnis zu erzielen als mit einer einzigen Pflanze oder einem anderen Mittel.

Die acht therapeutischen Methoden

Diese acht Methoden, auf Chinesisch immer noch Ba Fa genannt, sind:

- ✔ Schwitzen, Han
- ✔ Erbrechen, Tu
- ✔ Reinigung, Xia
- ✔ Harmonisierung, He
- ✔ Erwärmung, Wen
- ✔ Abkühlung, Qing
- ✔ Eliminierung, Xiao
- ✔ Stärkung, Bu

Diese acht Methoden stellen ein wichtiges Hilfsmittel für die chinesische Pharmakopöe dar und werden auch heute noch von der überwiegenden Mehrheit der Praktiker verwendet.

Schwitzen, Han

Dies ist eine Methode, die darin besteht, das Schwitzen zu provozieren, indem die Zwischenräume, die Poren der Haut, Ku Li, geöffnet werden. Auf diese Weise kann die Störung der sechs klimatischen Exzesse, die sich an der Oberfläche des Körpers befinden, entfernt werden.

Schwitzen verursacht nicht nur Schwitzen, sondern auch:

- ✔ Vertreiben der Störung nach außen
- ✔ Auflösen der Störung von der Oberfläche aus
- ✔ Entfernen von Stagnationen von Energie und Blut
- ✔ Harmonisierung der Verteidigungsenergie, Wei Qi, und der Nährstoffenergie, Ying Qi

Diese Methode kann auch verwendet werden, um die Störung in den frühen Stadien von kindlichen Ausschlagkrankheiten wie Masern an die Oberfläche zu bringen, wenn sich der Ausschlag nur schwer oder mit Verzögerung entwickelt.

Sie kann auch bei stark ausgeprägten Ödemen im Oberkörperbereich, im Frühstadium pustulöser oder ulzerativer Erkrankungen oder bei Vorliegen des Biao-Syndroms, einem Oberflächensyndrom mit Wechsel von Hitze und Kälte, eingesetzt werden. Je nach dem Vorhandensein von Wärme oder Kälte, dem Zustand der Störung oder der richtigen Energie, der körperlichen Konstitution des Patienten kann das Schwitzen mit pikanten und warmen oder pikanten und kalten Produkten veranlasst werden. Wir werden sehen, dass es auch möglich ist, Methoden des Schwitzens und der Stärkung zu kombinieren.

Erbrechen, Tu

Wie der Name schon sagt, ermöglicht diese Methode die Ausscheidung von Nahrungsmitteln oder toxischen Substanzen, die im Rachen, Brustkorb, Zwerchfell oder Magen stagnieren, durch den Mund, wodurch Erbrochenes, Schleim, Nahrung oder toxische Substanzen durch den Mund ausgeschieden werden. Im *Su Wen* heißt es: »Was oben im Körper ist, muss auch nach oben hinausgehen.«

Obwohl das Erbrechen zum Teil eine sehr wirksame Methode ist, kann es bei Wiederholung zu Reizungen der Speiseröhre und des Rachens führen. Seine sehr starke Wirkung auf das Zwerchfell und den Magen kann die wahre Energie leicht schädigen. Dies ist ein Mechanismus, der für den Patienten nach hinten losgehen kann. Ich denke hier an Zwangsstörungen im Zusammenhang mit einer Blockade der Leber, »Bulimie«.

Praktiker nach dem *Nei Jing* ziehen es vor, den Einsatz auf akute klinische Situationen zu begrenzen, etwa um Störungen vom Typ der Völle schnell zu evakuieren.

Reinigung, Xia

Dies ist eine Methode, die vor allem bei einer Stagnation von Lebensmitteln oder Material im Darm oder Magen angewendet wird. Aber auch bei Kotpfropfen, Hitzeproblemen (Entzündungen) wie Völle, Kälteansammlungen, Blutstagnation, Tan-Ansammlungen oder Flüssigkeiten. Im *Su Wen* heißt es: »Was unten ist, muss dort herausgeholt und beseitigt werden. Bei Völle der Mitte muss zum Unterleib hin entwässert werden.« Grundsätzlich gilt: Wenn die Krankheit nicht von oben evakuiert werden kann, wird Xia Fa bei Stagnation im mittleren oder unteren Erwärmer zur Evakuierung nach unten eingesetzt. Dies ist offensichtlich die beste Methode, wenn Verstopfung, Ansammlung von trockenem Stuhl, Stuhlblockade durch Hitzestau, Blockade von Tan oder Flüssigkeiten oder Blutstagnation vorliegen.

Je nach dem Vorhandensein von Kälte oder Wärme, dem Zustand der richtigen Energie oder der Kraft der Störung lassen sich verschiedene Arten der Reinigung unterscheiden:

- ✔ kalte Reinigung, Han Xia,
- ✔ heiße Reinigung, Wen Xia,
- ✔ Schmierung, Run Xia,

- drastische Reinigung sowie
- die gleichzeitige Anwendung der Methoden des Angriffs, Gong, und der Stärkung, Bu, und deren Kombination mit anderen therapeutischen Methoden.

Bei dieser Methode ist im Übrigen die harntreibende Wirkung bei der Reduzierung von Shi und Tan sekundär. Das Prinzip der Reinigung erfolgt in erster Linie über den Stuhl.

Harmonisierung oder Regulierung, He

Ziel dieser Methode ist es, den Erreger durch einen sogenannten »Schlichtungseffekt«, He Jie, und Harmonisierung zu reduzieren oder auszustoßen. He Jie ist eine Kurzfassung für den Ausdruck »die Tiefe harmonisieren und die Oberfläche freigeben«. Diese Behandlung wird in Fällen angewandt, in denen die Störung nicht mehr an der Oberfläche, aber noch nicht in der Tiefe zu finden ist. Der chinesische Ausdruck ist *ban biao ban li,* »halb außen, halb innen«.

Mit dieser Methode ist es also möglich, die Tiefe zu harmonisieren und die Oberfläche zu befreien. Sie harmonisiert alle funktionellen Aktivitäten des Organismus, sodass er zu seinem physiologischen Gleichgewicht zurückkehren kann. Sie behandelt Disharmonien zwischen Zang und Fu, Organen und Eingeweiden, Energie und Blut, Yin und Yang. Aber auch bei Syndromen, die durch ein Ungleichgewicht zwischen kalt und warm gekennzeichnet sind, bei komplexen Syndromen, bei denen Mangel und Fülle vermischt sind.

Diese Methode kann man in zahlreichen Situationen anwenden, wie beispielsweise:

- Eindringen von Han Xie, einer kalten Störung, in den Organismus
- Malariasyndrome, Nue Ji
- Disharmonie zwischen Leber und Milz, zwischen Darm und Magen, zwischen Energie und Blut und so weiter, um das Gleichgewicht wiederherzustellen und so den Erreger austreiben und die Gesundheit wiederherstellen zu können

Sie kann daher als neutrale Behandlung zum Beispiel im Zusammenhang mit psychoemotionalen Störungen betrachtet werden. Das psychische Gleichgewicht wird gestärkt. Bei Krankheiten, bei denen es einen Wechsel zwischen Kälte und Hitze gibt, hat die Krankheit einen doppelten Aspekt, die Symptome sind entgegengesetzt und das Gleichgewicht wird wiederhergestellt, wie bei der Malaria. Dies gilt auch für Yin-und-Yang-Ungleichgewichte, wo es keinen signifikanten Überschuss von Yin oder Yang gibt. Wir arbeiten an beidem in antagonistischer Weise.

Erwärmung des Inneren, Li, oder Wärmeerzeugung, Wen

Diese Methode besteht darin, die Kälte zu vertreiben und das Yang wiederherzustellen, wobei Prinzipien wie die Erwärmung der Tiefe, Wen Li, die Vertreibung der Kälte, Qu Han, sowie die Rückkehr des Yang, Hui Yang, zur Anwendung kommen. Im *Su Wen* heißt es: »Was kalt ist, muss gewärmt werden« oder »Kälte muss mit Wärme behandelt werden«.

Interne Erkältungssyndrome können auf das Eindringen von äußerer Kälte direkt in die Tiefe durch die irrtümliche Anwendung von Medikamenten kalter Natur, die die Yang-Energie verletzen, zurückzuführen sein.

Ein anderer Fall ist die Unzulänglichkeit des ursprünglichen Yang, die direkt innere Kälte verursacht. Bei lokalisierter Stauung, die zu Schmerzen in der großen Bauchhöhle führt.

Diese Technik kann verschiedene Formen annehmen, je nachdem, ob sich die Kälte in den Organen oder Eingeweiden, Meridianen oder Gefäßen befindet. Dazu können wir wie folgt vorgehen:

- ✔ Die Erwärmung der Mitte und das Vertreiben der Kälte
- ✔ das Yang zurückkehren lassen und den Kranken retten
- ✔ die Meridiane erwärmen und die Kälte ableiten

Da Zustände von Mangel und Kälte sehr oft zusammen vorkommen, werden Stärkung und Erwärmung oft kombiniert.

Abkühlung oder Klärung, Qing

Diese Methode zielt darauf ab, die Syndrome der Tiefe, Li, und der Hitze, Re, zu behandeln, indem die Wärme temperiert und Giftstoffe neutralisiert werden. Im *Su Wen* heißt es: »Kühle, was heiß ist« und »Behandle Hitze mit Kälte«. Wärme kann sich in der Qi-Schicht, der Energieschicht, der Nährstoffschicht oder der Blutschicht befinden. In schweren Fällen wird sie toxisch. Von Re geht sie zu Du über und kann jedes Organ oder Eingeweide betreffen.

Die Abkühlung kann verschiedene Formen annehmen, wie beispielsweise:

- ✔ die Hitze in der Qi-Schicht temperieren
- ✔ Nahrung und Blut erfrischen
- ✔ gleichzeitig Energie und Blut erfrischen
- ✔ die Hitze abschwächen und Giftstoffe beseitigen

Der Anwendungsbereich dieser Methode der Klärung ist sehr umfangreich. Eine Regel sollte beachtet werden: »Wenn in den Stadien einer Hitzeerkrankung das Jing Ye, die Yin-Flüssigkeit, geschädigt wird oder wenn der Yin-Mangel mit der Verbrennung des Feuers einhergeht, was das Auftreten von Hitze zur Folge hat, ist es unbedingt notwendig, das Yin zu erhalten, während die Hitze gemildert wird. Medikamente bitterer und kalter Art sollten nur mit Vorsicht und unter Schutz des Yin eingesetzt werden«. Es handelt sich also um eine Methode zur Behandlung von Re Bing, einer Hitzekrankheit.

Die Eliminierung, Reduzierung, Zerstreuung, Xiao

Diese Methode zielt darauf ab, konkrete pathologische Ansammlungen (Tan), die zum Schaden von Energie und Blut aus Schleimproduktionen, Nahrungsmitteln, Flüssigkeiten oder Parasiten entstehen können, schrittweise zu reduzieren und langsam aufzulösen.

Im *Su Wen* heißt es: »Hartes muss aufgebrochen werden, Ansammlungen müssen aufgelöst werden.«

Im weitesten Sinne zielen diese Methoden darauf ab,

- ✔ Schleim zu vertreiben,
- ✔ Feuchtigkeit zu vertreiben,
- ✔ Parasiten zu eliminieren,
- ✔ Energie zu regulieren,
- ✔ Blut zu regulieren.

Xiao bezieht sich auch auf die Eliminierung, Methoden, die dazu dienen, die Verdauung der Nahrung zu fördern und die Stagnation zu leiten, Massen zu reduzieren und Ansammlungen zu zerstreuen.

Denken Sie daran, dass Qi Yu, die Stagnation des Qi, der Ausgangspunkt aller Stagnationen ist und in direktem Zusammenhang mit der Leber, Gan, steht. Anschließend tritt ein Gefühl der inneren Anspannung auf und es können folgende Anzeichen auftreten: Schmerzen in den Rippen, Flanken, im Bauch, Schluckbeschwerden, Verdickung des Rachens, gestörte Menstruation bei Frauen.

Dies ist eine Methode, die zum Beispiel bei Myomen angewendet werden kann, die einem Qi Yu, einer Stagnation des Qi, mit Anzeichen von Yu Xue entsprechen. Die Farbe des Blutes ist dunkler, meist ohne Gerinnsel. Zu Qi Yu gehören auch Wasserzysten (zum Beispiel Ovarialzysten).

Xiao, die Eliminierung, wird mit einem leichten Bu, kräftigender Wirkung, kombiniert, wenn Sie die Zirkulation unterstützen wollen. Mit dem Zirkulieren tragen wir dazu bei, die Stagnation aufzulösen.

Stärkung, Bu

Stärkung zielt darauf ab, die Energie, das Blut, das Yin oder Yang des Körpers, der Organe oder Eingeweide wiederherzustellen und zu nähren, wenn sie sich in einem Zustand des Mangels oder der Schädigung befinden. Im *Su Wen* heißt es: »Was fehlt, muss ergänzt werden.« Die Stärkung trägt daher zur Wiederherstellung des Gleichgewichts bei. Darüber hinaus kann, wenn die geschwächte rechte Energie nicht mehr in der Lage ist, der Störung, dem Xie Qi, zu widerstehen oder diese Störung auszustoßen, auf die Stärkung zurückgegriffen werden und so »der Körper dabei unterstützt werden, die Krankheit auszustoßen«.

Nach dieser Feststellung können zahlreiche Formen der Stärkung vorgenommen werden:

- ✔ des Yin, Bu Yin,
- ✔ des Yang, Bu Yang,
- ✔ der Energie, Bu Qi,
- ✔ des Blutes, Bu Xue,
- ✔ des Herzens, Bu Xin,
- ✔ der Leber, Bu Gan,
- ✔ der Milz, Bu Pi,
- ✔ der Lunge, Bu Fei,
- ✔ der Niere, Bu Shen, und so weiter.

Wenn sowohl Yin als auch Yang mangelhaft sind oder wenn Energie und Blut gleichzeitig unzureichend sind, müssen Yin und Yang gleichzeitig harmonisiert und Energie und Blut gemeinsam gestärkt werden. Diese verschiedenen Formen der Stärkung finden sich auch auf der Ebene der fünf Organe.

Die vier Rollen einer Pflanze

Wir werden nun sehen, dass innerhalb einer Formel jede Pflanze, jedes Medikament, eine ganz besondere Rolle spielen kann. In jeder Formel, unabhängig von der Anzahl der Produkte, fällt das Medikament in eine der vier in Abbildung 16.2 gezeigten Kategorien.

Je nach dem Zweck der Behandlung gibt es ein oder mehrere besonders konzentrierte Produkte, deren wesentliche Wirkung genau dem gewünschten Ziel entspricht. Es handelt sich also um die wirkungsvollsten Produkte für das Ziel, das mit der gesamten Formel angestrebt wird. Sehr oft reichen diese trotz der Vielzahl der im chinesischen Arzneibuch vorhandenen Produkte, die eine sehr präzise und starke Wirkung erzielen sollen, nicht aus. In solchen Fällen ist es ratsam, weitere Produkte hinzuzufügen, die möglicherweise nicht die eigentliche Wirkung für die Behandlung haben, deren zahlreiche therapeutischen Eigenschaften aber eine Indikation in die richtige Richtung haben.

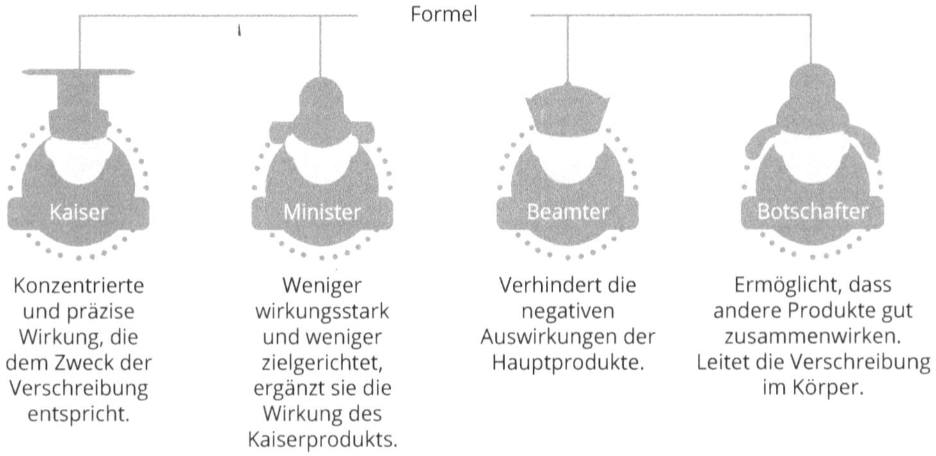

Abbildung 16.2: Die vier Rollen einer Pflanze

Wenn zum Beispiel die Leber gestärkt werden soll, kann das wesentliche Produkt ein einziges Produkt sein. Es kann jedoch ein weiteres Produkt hinzugefügt werden, das normalerweise auf das Herz wirkt, aber als Nebeneffekt die Leber stärkt. Es ist ein Produkt, dessen Wirkung weniger stark ist. Es wird als Ergänzung genutzt. Wir fügen es dem Kaiser-Produkt hinzu. Es ist ein Akt der Hilfestellung. Wir sprechen von einem Minister-Produkt. Wir können davon ausgehen, dass diese beiden Produkte die beiden Hauptprodukte in der Formel sind. Das dritte ist das Beamten-Produkt. Es folgt der Hierarchie im chinesischen öffentlichen Dienst. Die Rolle dieses Produkts besteht darin, die negativen Auswirkungen der Hauptprodukte zu verhindern.

Die vierte Art von Inhaltsstoffen erfüllt zwei Hauptaufgaben. Ihr wird normalerweise eine diplomatische Funktion zugewiesen, es ist das Botschafter-Produkt. Es ist in der Hierarchie einem Unterhändler, einem Vermittler, gleichgestellt. Es ermöglicht, dass die verschiedenen Ingredienzen zusammenwirken. Es ist ein Koordinator, der die verschiedenen Wirkungen der anderen Produkte miteinander verbindet. Darüber hinaus hat es eine zweite Rolle, die darin besteht, die Verordnung im Körper zu leiten. Es ist in der Regel das Botschafter-Produkt, das die Eigenschaften der vorherigen an den Ort bringt, an dem sie im Körper wirken sollen.

Dies sind die vier Arten von Produkten, mit denen wir uns befassen werden. Wir werden über Primärprodukte sprechen, soweit sie den Zweck der Verordnung erfüllen, und wir werden über Sekundärprodukte sprechen, soweit sie die Ersteren ergänzen.

Die sieben Arten von Verordnungen

Wir haben alle vier Arten von Yao, Medikamenten, kennengelernt. Wir kennen die Natur, den Geschmack, die Wirkung jeder Pflanze. Nach einer genauen Diagnose (Beobachtung, Abtasten, Befragung) wissen wir, was wir mit einer Formel (den acht therapeutischen Methoden) erreichen wollen. Wir kennen die Hierarchie der verschiedenen Komponenten dieser Formel. Nun werden wir uns mit den »sieben Arten der Verordnung« befassen. Wir haben nacheinander:

- ✔ die große Verordnung
- ✔ die kleine Verordnung
- ✔ die langsame Verordnung
- ✔ die schnelle Verordnung
- ✔ die einmalige Verordnung
- ✔ die Mehrfachverordnung
- ✔ die komplexe Verordnung

Diese sieben Verordnungen sind – je nach Krankheit – gerechtfertigt. Der Hauptunterschied zwischen den *großen* und *kleinen Verordnungen* ist die Anzahl der Symptome, die berücksichtigt werden müssen. Wenn eine Krankheit in einem relativ fortgeschrittenen Zustand mit vielen Symptomen vorliegt, kann es wichtig sein, viele Produkte einzubeziehen. Eine kleine Verordnung ist für weniger schwere Krankheiten mit weniger Symptomen in Anzahl und Vielfalt vorgesehen. Bei drei, vier, fünf Produkten handelt es sich um eine kleine Verordnung. Bei zehn, 15, 20 Produkten handelt es sich um eine große Verordnung. Was die *langsame* und *schnelle Verordnung* betrifft, ist hier das entscheidende Kriterium die Stärkung und Zerstreuung.

Befindet sich der Patient im Wesentlichen in einem geschwächten Zustand, den man stärken will, muss man unbedingt langsam vorgehen, weil es nicht möglich ist, schnell zu stärken. Die schnelle Verordnung ist das Gegenteil – Durch die Tatsache, dass die Krankheit Yang ist, die Fülle, ist es notwendig, weil sie extrem schnell fortschreitet. Auch wenn sie noch nicht gefährlich ist, schreitet sie rasch voran. Dies gilt insbesondere für jahreszeitliche Krankheiten, Hitzekrankheiten oder alle Krankheiten, bei denen es sich um eine Störung handelt, die sich sehr schnell entwickelt. Dies ist prinzipiell nicht der Fall bei einer inneren Erkrankung, die zum Beispiel durch Emotionen oder Verletzungen hervorgerufen wird, langsam fortschreitet und sich allmählich manifestiert.

Einmalige und Mehrfachverordnung

Die *einmalige* und die *Mehrfachverordnungen* beziehen sich auch auf die unterschiedlichen Besonderheiten der Krankheit. Die einmalige Verordnung besteht in der Regel aus einem oder zwei sehr schnell wirkenden Produkten. Wenn es beispielsweise eine bestimmte Krankheit mit einem schweren und gefährlichen Verlauf gibt, sollte ein einziges Produkt gegen diese Krankheit angewendet werden, unabhängig von den Nebenwirkungen dieses Produkts. Es gibt keine Begründung. Es gibt keine Gegenmaßnahme. Wir verwenden ein oder zwei Produkte, die beide die gleiche Wirkung haben. Es ist in erster Linie eine zerstreuende Wirkung. Es ist also eine starke und sehr heftige Verordnung. Es ist eine Verordnung des Yang-Typs. Diese sogenannte »Yang-Verordnung« ist nicht auf die Art der Produkte zurückzuführen, sondern auf die Wirkung des Produkts auf das Yang im Körper.

Das Gegenteil ist die *Doppelverordnung.* Es ist eine Verordnung, die auch »Yin-und-Yang-Mischung« genannt wird. Es handelt sich um eine Verordnung, die ebenfalls nur sehr wenige Produkte enthält, bei der man aber zwei gegensätzliche Produkte verabreicht. Und in diesem Fall ist der endgültige Effekt ein langsameres Ergebnis. Die *komplexe Verordnung* betrifft Krankheiten, die aus der Überlagerung mehrerer Erkrankungen resultieren. Wenn zum Beispiel die Niere schwach ist, wenn die Leber überlastet ist, kombinieren wir zwei Verordnungen, eine für die Niere, die andere für die Leber. Wenn die Lunge zur gleichen Zeit einen bestimmten pathologischen Zustand aufweist, können wir eine dritte Verordnung hinzufügen. Wir führen die drei Verordnungen zusammen und stellen eine komplexe Verordnung zusammen.

Beispiel für eine Formel: Eine einfache Erkältung

Betrachten wir ein Beispiel für eine Formel, die für einen simplen »Angriff von außen«, wie eine gewöhnliche Erkältung durch einen Angriff durch Wind und Kälte, verwendet werden könnte. In der chinesischen Medizin ist die Kälte-Störung leicht zu erkennen. Der Wind ist der Wind des Klimas, aber auch alles, was der Wind mit sich trägt, das heißt Mikroben, Viren und so weiter. Wir werden eine Formel verwenden, die in China sehr bekannt ist, nämlich Gui Zhi Tang, eine Abkochung auf der Basis von *Cinnamomi ramulus,* bestehend aus fünf Zutaten:

- ✔ *Ramulus cinnamomi,* Zimtzweig: 10 g
- ✔ *Radix paeoniae albae,* weiße Pfingstrosenwurzel (geschälte und in Scheiben geschnittene Wurzel): 10 g
- ✔ *Radix glycyrrhizae,* Süßholzwurzel, mit Honig angebraten: 6 g
- ✔ *Rhizoma zingiberis recens,* junger Ingwer: 10 g
- ✔ *Jujubae Fructus (Da Zao),* Dattelfrüchte: 5 Stück

Zubereitung

Die ersten drei Pflanzen werden gehackt. Die fünf Bestandteile des Rezepts werden in eineinhalb Liter Wasser gegeben, das bei geringer Hitze reduziert wird, bis ein Absud von etwa 60 Zentilitern (cl) hergestellt ist. Dieser wird gefiltert. Etwa 20 Zentiliter davon müssen heiß getrunken werden. Nach einigen Augenblicken muss der Patient einen sehr heißen, klaren Reisbrei zu sich nehmen, um die Wirkung der Medikamente zu verstärken. Dann muss er sich warm anziehen. Leichtes Schwitzen soll den ganzen Körper überziehen. Dieses sollte nicht in großen Tropfen herauskommen, sonst verletzt es die Körperflüssigkeiten und verschlimmert den Fall. Sehr oft kann dies allein den Patienten heilen.

Erläuterungen

Diese Formel wollen wir anhand der obigen Informationen genauer betrachten. Sie ist hauptsächlich für die Behandlung von »Oberflächensymptomen« aufgrund des Angriffs eines kalten Windes vorgesehen. Wenn dieser »kalte Wind« den Körper angreift, wenn er die Hautbarriere durchdringt, weil sich die Poren aufgrund einer inneren Schwäche oder eines Erschöpfungszustandes nicht rechtzeitig schließen konnten, äußert sich dies in einem Konflikt, einem Kampf. Die beiden Protagonisten sind zum einen der Angreifer, die »Störung«, der mehr oder weniger mächtig sein kann, und zum anderen die Abwehrkraft, die Immunabwehr des Patienten. Dieser Kampf findet auf der Ebene des oberflächlichen Gewebes statt. Der Beweis dafür, dass dieser Kampf stattfindet, sind die auftretenden Symptome: Kopfschmerzen, Fieber, Verstopfung der Nase und so weiter.

In dieser Formel:

- ✔ Der Zimtzweig ist ein Kaiser-Produkt. Sein Geschmack ist scharf und süß, seine Natur ist warm. Er hat die Wirkung, das Gewebe zu lockern und den »Wind« aus der Abwehrschicht zu vertreiben.
- ✔ Unterstützt wird es durch die weiße Pfingstrosenwurzel, das Minister-Produkt, deren säuerlicher und süßer Geschmack und deren kalte Natur eine adstringierende Wirkung haben, die bewirkt, dass das Yin zurückgehalten wird, der Patient nicht zu stark schwitzt, aber auch die Verdauung reguliert wird.
- ✔ Der junge Ingwer mit seinem scharfen Geschmack und seiner warmen Natur hilft dem Zimtzweig, die Abwehrkräfte zu mobilisieren und den Wind zu vertreiben. Er vertreibt auch Kälte und stoppt das Erbrechen, falls vorhanden.
- ✔ Die Dattelfrucht mit ihrem milden Geschmack und ihrer warmen Natur verstärkt die harmonisierende Wirkung der Pfingstrosenwurzel auf Ernährung und Blut. Die beiden Letzteren, deren kombinierte Aromen scharf und süß sind, sind die Beamten-Produkte der Formel. Sie haben die Eigenschaft, die Energie der Milz zu stärken, der Dirigentin der Verdauung der Nahrung, und die Verteidigungskräfte des Organismus wieder zu Kraft zu verhelfen.
- ✔ Die mit Honig angebratene Süßholzwurzel harmonisiert die Wirkung der anderen Pflanzen, sodass sie gemeinsam die Abwehrkräfte unterstützen und die Störung vertreiben können. Dies ist das Botschafter-Produkt dieser Formel.

Die Kombination dieser Kräuter hat daher eine stärkende und adstringierende Wirkung. Sie hilft, die »Störung« zu vertreiben und die Immunabwehr auf einem ausreichenden Niveau wiederherzustellen. Dies ist ein Beispiel für eine sehr alte, gut ausgewogene Formel, die bei richtiger Anwendung ausgezeichnete Ergebnisse liefern kann.

Galenische Formen der Verordnungen

Galenische Formen sind die verschiedenen Zubereitungsarten der Verordnung. Im Laufe der historischen Entwicklung des Arzneibuches haben die Ärzte viele verschiedene galenische Formen geschaffen. Hier sind die traditionellsten:

- Absud, Tang
- Pille, Wan
- Pulver, San
- medizinische Paste, Gao
- medizinischer Wein, Jiu

Absud

Dies ist die bei Weitem traditionellste Form. Die Zubereitung besteht darin, die Medikamente zu mischen, sie auszukochen, dann die festen Rückstände zu entfernen, um nur die Flüssigkeit zu behalten, die dann getrunken wird.

Dies ist die am häufigsten verwendete Zubereitung, da sie sowohl für die Behandlung allgemeiner als auch für die akuter Erkrankungen geeignet ist.

Die spezifischen Merkmale eines Absuds sind die Geschwindigkeit der Assimilation der Medikamente und die Effizienz, mit der die therapeutische Wirkung eintreten kann. Sie hat den großen Vorteil, dass sie an Veränderungen und damit an die Besonderheiten des Patienten, die vorliegenden Bedingungen und die alltägliche Entwicklung der Symptome angepasst werden kann. Traditionell mussten Produkte, die zum Abkochen bestimmt waren, vorher zerkleinert werden. Heutzutage werden sie hauptsächlich in Scheiben geschnitten verwendet, damit sich ihre therapeutischen Eigenschaften zum Zeitpunkt des Abkochens schneller entfalten können.

Pillen

Diese Form der Zubereitung besteht darin, die Medikamente zu Pulver zu reduzieren und sie dann mit verschiedenen Substanzen wie Honig, Reismehl, Wasser, Wein oder Essig zu einer Paste zu mischen, die dann zu Pillen geformt wird.

Die Besonderheit dieser Pillen besteht darin, dass sie eine progressive, langsame und lang anhaltende Wirkung haben. Sie gehören heute zu einer der am weitesten verbreiteten Formen der Zubereitung. Im Allgemeinen eignen sich die Pillen für chronische Erkrankungen, manche können jedoch auch im Notfall eingesetzt werden. Es ist auch eine bevorzugte Zubereitungsform für die Verabreichung von Medikamenten, die hochgiftig, schwer zu verpacken, sehr teuer oder aromatisch sind und nicht zu lange gekocht werden dürfen.

In der allgemeinen Praxis sind die am häufigsten verwendeten Pillen aus Honig und Wasser auf Mehlbasis.

Pulver

Diese Zubereitung besteht darin, die Mischung der medizinischen Substanzen zu einem trockenen und homogenen Pulver zu reduzieren. Dieses kann dann eingenommen werden. Sobald die Produkte fein gemahlen sind, werden sie nach dem Aufgießen in kleinen Mengen verabreicht. Sie können auch grober gemahlen, in Wasser gekocht und nach dem Filtern aufgenommen werden. Diese Pulver können auch äußerlich bei bestimmten Pusteln, Pickeln oder kranken Stellen eingesetzt werden.

Medizinische Pasten

Medizinische Pasten werden durch Konzentrieren eines Abkochvorgangs verschiedener Yao, Arzneimittel, in Wasser oder Pflanzenöl gewonnen. Sie kommen in vielen Formen vor, zum Beispiel in flüssigen Extrakten, festen Extrakten, abgekochten Pasten, Salben, Pflastern oder Umschlägen. Die Wissenschaft der Umschläge ist in der TCM weit verbreitet. Es gibt Kompendien von Arzneibüchern ausschließlich für ihren Gebrauch.

Auf Chinesisch heißen sie Gao Yao. Die Basis ist eine spezielle Trägersubstanz (zum Beispiel öl-/harzbasierte Masse), in die die Substanzen eingearbeitet werden, um eine graue oder schwarze Paste zu erhalten, die dann auf einen Stoff- oder Papierträger aufgetragen wird.

Das Ganze wird auf die Haut aufgetragen. Es bleibt bei Raumtemperatur fest und wird bei Hauttemperatur weich, sodass die Wirkung der Medikamente voll zum Tragen kommt.

Diese Art der Zubereitung ist einfach in der Anwendung, leicht zu lagern und zu transportieren. Breiumschläge werden häufig zur Behandlung von Traumata, Prellungen, rheumatischen Schmerzen und Abszessen eingesetzt. Manche Breiumschläge können direkt an Akupunkturpunkten eingesetzt werden.

Medizinische Weine

Die Herstellung von medizinischen Weinen oder Yao Jiu besteht aus der Mazeration von Medikamenten in Reis- oder Sorghumalkohol. Der klare Anteil der Mazeration wird dann eingenommen oder äußerlich aufgetragen.

Diese Art der Zubereitung wird am häufigsten bei kräftigenden und ernährungsmedizinischen Behandlungen, bei der Behandlung von rheumatischen Schmerzen sowie bei Verletzungen oder Prellungen eingesetzt. Zu dieser Kategorie gehören die verschiedenen medizinischen Tinkturen.

Der Vorteil von Alkohol aufgrund seiner Yang-Natur ist, dass er als Träger und Lösungsmittel wirkt und die Bestandteile rascher verteilt beziehungsweise verfügbar macht.

Letzte Warnungen

In China sind Arzneibuch und Heilpflanzen ein »Nationalschatz«. Die Pharmakopöe gilt als wirkungsvoller als die Akupunktur. Obwohl ein großer Teil des Wissens über die Pharmakopöe aus einer traditionellen volkstümlichen Praxis stammt, die von Region zu Region unterschiedlich ist, hat sich im Laufe der Jahrhunderte ein sehr großer Datenbestand in Form eines Kompendiums angesammelt, das *Ben Cao*.

Es ist anzumerken, dass die Verwendung dieser Formeln und Pflanzen stark auf Logik und Relevanz aufbaut. Sie separat zu studieren und zu versuchen, ihre Wirkstoffe zu entdecken und sie dann zu synthetisieren, könnte uns von dieser Signaturtheorie abbringen. Es würde womöglich eine einzige Substanz entstehen, die häufig viel zu stark wäre, und wir würden die Wirkungen verlieren, die der Synergie mehrerer Inhaltsstoffe innewohnen, die übermäßig starke und unkontrollierbare Wirkungen verhindert.

Und natürlich sollten wir nicht den Zauberlehrling spielen. Es sind umfangreiche Studien notwendig, um die kleinsten Schwankungen in der Entwicklung der Symptomatik eines Patienten zu erkennen und die Zusammensetzung einer Formel täglich zu verfeinern.

IN DIESEM KAPITEL

Bewusstes und unbewusstes Atmen

Die Vorteile der Bauchatmung

Die drei Übungen von Professor Leung Kok Yuen

Das reine Bewusstsein

Kapitel 17
Die Atmung im Zentrum aller Praktiken

Im Rahmen der Methoden zur Bewahrung des Lebens, der im Chinesischen als Yang Sheng Fa bekannten Methoden und aller zugehörigen Praktiken, nimmt die Atmung, wie wir sehen werden, einen zentralen Platz ein.

Darum atmen

Die Atmung ist das grundlegende Element, das zum Aufladen der »Batterie der Niere« (siehe Kapitel 10) genutzt werden muss. Das einzige Problem besteht darin, dass wir die Atmung, da sie für uns seit unserer Geburt ein so offensichtliches Element ist, als selbstverständlich ansehen und uns nicht die Zeit nehmen, sie in der Praxis einzusetzen. Und wenn wir die Menschen fragen, wie oft sie seit heute Morgen bei vollem Bewusstsein geatmet haben, sind die häufigsten Antworten: »Ich habe es vergessen«, »Das mache ich später«, »Ich hatte keine Zeit«, »Ich wusste nicht, dass das wichtig ist«, »Ich bin nicht dazu gekommen« – alles Ausreden, die letztlich unseren Zugriff auf Gesundheit und stetiges Glück verhindern.

Die Atmung ist so wichtig, dass unser Meister, Professor Leung Kok Yuen, uns Folgendes sagte: »Wenn man am Ende eines Tages nicht zwei- bis dreihundertmal bei vollem Bewusstsein atmet, dann wird jede andere Gesundheitsfürsorge nahezu wirkungslos sein.«

Einige Fakten

Um die Bedeutung dieses Themas vollständig zu verstehen, ist ein Mindestmaß an Hintergrundwissen notwendig. Sie brauchen dazu Kenntnisse über die Anatomie und Physiologie der Atmung. Die Atmung kommt mit dem Leben. Bei der Geburt machen Sie Ihren ersten Atemzug, der ein Yin-Akt ist, zentripetal in Bezug auf die Bewegung der Energie. Im Moment des Sterbens stoßen Sie Ihren letzten Atemzug aus, das Yang tritt komplett aus. Zwischen Geburt und Tod werden Sie jedoch unaufhörlich atmen. Wenn wir einen Schritt zurücktreten, werden wir sehr schnell erkennen, dass es zwei Arten des Atmens gibt. Auf der einen Seite das, was als unbewusste Atmung bezeichnet wird, und auf der anderen Seite die bewusste Atmung. Ein Sprichwort besagt: »Wenn es sie gibt, dann um sie zu nutzen!«

Bewusstes und unbewusstes Atmen

Was ist *unbewusste Atmung*? Es bedeutet, dass Sie nicht wahrnehmen, dass Sie atmen. Im Moment atmen Sie hoffentlich, aber Sie merken es nicht. Ich sage »Ich hoffe«, weil in unserem Lebensstil alles getan wird, um uns Situationen zu verschaffen, in denen wir aufhören zu atmen, in denen wir in Atemstillstand verfallen. Fernsehen und Computer gehören zusammen mit vielen anderen äußeren und inneren Faktoren zu den Dingen, die so viel von unserem Geist in Anspruch nehmen, dass die Atmung sehr flach wird oder unbewusst angehalten wird.

Was die *bewusste Atmung* betrifft, so ist es interessant, dass sie das einzige innere physiologische Element ist, das wir sofort bewusst erkennen können. Wir können beispielsweise den Verstand benutzen, um auf unseren Herzschlag einzuwirken, um ihn zu erhöhen oder zu verlangsamen. Wir können beispielsweise durch bestimmte Yogaübungen oder Meditation und Visualisierung den Herzschlag beschleunigen, um uns durch die Beschleunigung der Blutzirkulation vor äußerer Kälte zu schützen. Aber all diese physiologischen Prozesse kommen nur langsam in Gang und nehmen Dutzende von Sekunden und vor allem viel Training in Anspruch. Die Atmung dagegen kann unmittelbar in eine bewusste Handlung umgestellt werden. Ich kann bei vollem Bewusstsein ein- und ausatmen.

Die drei großen Säulen des Lebens

Um die Bedeutung dieser Atmung zu verstehen, können wir sagen, dass es in unserem Leben drei Hauptsäulen der Prävention gibt.

- ✔ Erste Säule: unsere Emotionen und unser Verstand, die tatsächlich die Ursache für innere Pathologien sein können. Nach und nach, durch ein schlechtes Management der Emotionen, können wir Schritt für Schritt zur Entstehung von Krebs, Depressionen oder anderen selbstzerstörerischen Krankheiten beitragen. Ein falscher Umgang mit Emotionen kann unsere Lebenserwartung verkürzen, aber es wird Monate oder Jahre dauern, bis dies zu einem tödlichen Problem wird.

- ✔ Zweite Säule: das Essen und Trinken. Wenn Sie ganz aufhören, zu essen und zu trinken, werden Sie noch fünf bis zehn Tage leben.
- ✔ Dritte Säule: die Atmung. Wenn Sie aufhören zu atmen, werden Sie nur noch drei bis vier Minuten leben.

Die Atmung ist also die erste Maßnahme, die erste Energiequelle, die uns mit unserer Umwelt verbindet und die es der unglaublichen Komplexität unseres Organismus ermöglicht, zu funktionieren. Ohne Luft gibt es kein menschliches Leben auf dieser Erde.

In 24 Stunden atmen Sie zwischen 14.000 und 17.000 Mal – von Geburt an. Wenn wir einen Atemzyklus betrachten, eine Einatmung gefolgt von einer Ausatmung, tauschen Sie durchschnittlich 500 Kubikzentimeter Luft aus. Andererseits tauschen Sie, sobald Sie unter Stress stehen, sobald Sie müde sind, übermäßig besorgt, nachdenklich oder traurig sind, sobald Sie Blockaden in der Leber und damit auch im Zwerchfell haben, deutlich weniger Luft aus.

Wenn dies chronisch wird, können wir nicht mehr über Gesundheit sprechen, sondern nur noch über das »Überleben« im Alltag. Sie haben jede Möglichkeit verloren, sich an Ihre Umgebung anzupassen, Ihre Batterie ist leer, weil sie keinen Treibstoff mehr hat, und der erste emotionale Schock, der auftritt, oder ein plötzlicher Wetterwechsel oder ein unerwartet auftretender Stress wird Sie auf Ihrem Lebensweg aus dem Gleichgewicht bringen. Ihr Körper wird die Fähigkeit verloren haben, Ihnen Alarmsignale zu senden. Dann kann plötzlich eine Krankheit auftreten.

In diesem Zustand der Unterversorgung mit Sauerstoff, der Unterenergie, sendet Ihr Körper immer noch einige Überlebensreflexe aus, um etwas von dieser vitalen Luft zurückzugewinnen. Wir sehen das oft bei depressiven Menschen, bei denen das Zwerchfell vollständig blockiert ist: Es sind die wiederholten Seufzer. Jedes Mal, wenn Sie seufzen, jedes Mal, wenn Sie stark einatmen, bringen Sie eine große Menge Energie in Ihren Körper. Es ist ein archaischer Überlebensreflex. Zu dieser Art von Reflex gehört auch das wiederholte Gähnen.

Atmen lernen – gar nicht so schwer!

Wie bei jedem Anfang werden wir versuchen, ein mentales Bild zu schaffen, in diesem Fall einen »mentalen Film«. Wir stellen uns zwei große Luftballons in der Brust vor, die wir zu einem einzigen Ballon verbinden. Sie blasen diesen Ballon durch Einatmen auf, indem Sie Luft in Ihren Brustkorb lassen. Aber Sie entscheiden, den Brustkorb nicht zu bewegen, als ob Sie eine Hand daraufgelegt hätten, um zu verhindern, dass er sich ausdehnt. Wenn sich der Ballon aufbläst und »in diesem Käfig gefangen« ist, kann er nur nach unten gehen und sich nach unten ausdehnen.

In Wirklichkeit ist es das Zwerchfell, das nach unten gedrückt wird. Beim Absenken wird die Masse der abdominalen Eingeweide zusammengedrückt. Da diese Masse aufgrund der Rippen und der Wirbelsäule nicht nach hinten gelangen kann, wird sie dazu neigen, nach vorn »zu drücken«. Deshalb soll der »Bauch anschwellen«. Es ist nicht die Luft, die in den Bauch eindringt! Dann, in einem zweiten Schritt, »ziehen« Sie den Bauch ein. Infolgedessen bewegen sich die abdominalen Eingeweide nach oben und drücken auf das Zwerchfell. Diese Kompression bewirkt, dass sich beide Lungenflügel entleeren und Sie ausatmen.

Einer der großen Vorteile dieses Atmungsmechanismus besteht darin, dass er auf die sogenannte Lungenbasis wirkt. Wenn man nur von oben atmet, atmet man nur in die Spitzen. Aufgrund der Schwerkraft gelangen jedoch alle Giftstoffe, Verschmutzungen und Abfälle zur Lungenbasis. Bewusste Atmung fördert eine tiefere und vollständigere Belüftung der Lungenbasis. Anhand der obigen Beschreibung ist diese Bauchatmung ganz einfach zu verstehen. Ich atme ein, der Bauch geht raus, und ich atme aus, der Bauch geht zurück.

Da die umgekehrte Atmung oft zu einem konditionierten Reflex geworden ist, haben manche Menschen Schwierigkeiten, diese natürliche Atmung zu erlernen. Hier eine weitere mentale Unterstützung: Man bekommt einen Schlag in den Bauch, der ein plötzliches Ausatmen auslöst. Dann gelangt die Luft wieder in die Lunge und der Bauch »kommt« wieder heraus.

Bauch-Zwerchfell-Atmung

Daneben könnten Sie aber auch die sogenannte »bewusste Atmung« einführen. Bewusste Atmung ist vor allem die »Zwerchfellatmung«, oft auch als »Bauchatmung« oder »Bauch-Zwerchfell-Atmung« bezeichnet (siehe Abbildung 17.1).

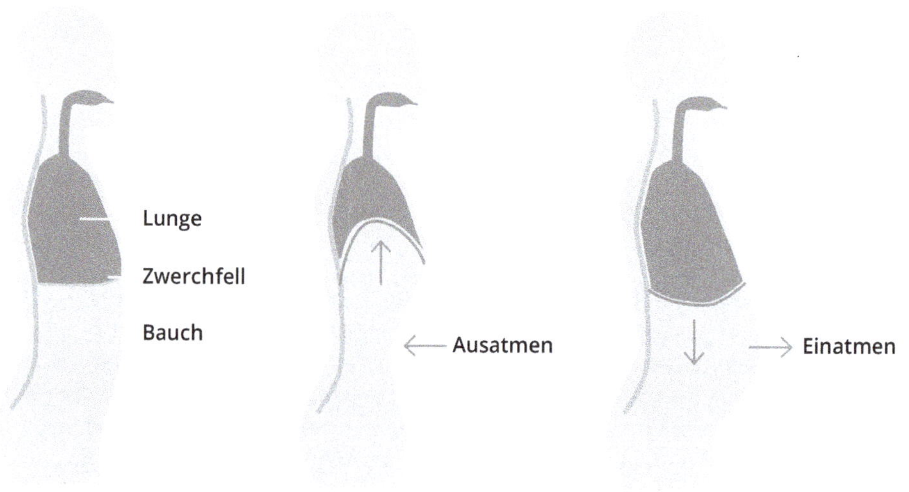

Abbildung 17.1: Die Bauch-Zwerchfell-Atmung

Wenn Sie ein Baby in seiner Wiege beobachten, erkennen Sie, dass es nur über den Bauch atmet. Später führen viele Lebensgewohnheiten dazu, dass sich unsere Atmung »umkehrt«. Die Windeln der Babys sind zu eng, Gürtel verhindern jede Atembewegung, manche Sportarten lassen uns einatmen, indem wir die Schultern nach hinten ziehen.

All dies wirkt sich nicht nur auf die Menge der Luft aus, die wir einatmen, sondern auch auf die Menge der Luft, die uns zur Verfügung steht, sodass wir hauptsächlich nur die Spitzen unserer Lunge nutzen. Man könnte sich durchaus vorstellen, dass der Evolutionsstand eines Volkes nicht materiell, sondern spirituell war und in direktem Zusammenhang mit den vorherrschenden Kleidungsgewohnheiten stand. Togen, Tuniken, die »Gewänder« der Gelehrten und so weiter. Die mehr oder weniger mögliche Atmungsbewegung hat einen direkten Einfluss auf die Sauerstoffversorgung unserer Neuronen!

Die Aufgabe des Zwerchfells

Das Zwerchfell ist eigentlich der Hauptatemmuskel.

Bei Patienten mit sogenannter umgekehrter Atmung sind jedoch die akzessorischen Atemmuskeln zum Hauptmuskel geworden. Zu diesen Muskeln gehören die Interkostalmuskeln oder die *Musculi sternocleidomastoideus.* Dies sind die Muskeln, die die Rippen nach oben ziehen, um den Brustkorb ein wenig mehr zu öffnen. Sie sind bei Asthmaanfällen oder bei Menschen mit Ateminsuffizienz sichtbar. Dies wird im medizinischen Jargon als »respiratorischer Sog« bezeichnet. Aber das Zwerchfell ist der Hauptatemmuskel.

Um entsprechende Übungen noch effektiver zu gestalten, braucht man jedoch ein Minimum an Kenntnissen über die eigene Anatomie. Das Zwerchfell ist eine doppelte tendinomuskuläre Kuppel, die unseren Rumpf in zwei Teile teilt und den Thorax vom Bauchraum trennt. Von dort aus können wir uns Folgendes vorstellen: Das Herz, das sich im Brustkorb befindet, und die beiden Lungenflügel »ruhen« auf dem Zwerchfell. Unterhalb des Zwerchfells befinden sich rechts neben dem Bauch die Leber und die Gallenblase, der Magen, in der Mitte der Solarplexus sowie rechts der quer verlaufende Teil des Dickdarms und die Milz/Bauchspeicheldrüse und dahinter die Nieren. Alle diese Organe stehen in direktem Kontakt mit diesem tendino-muskulären Gewebe.

Es ist leicht zu erkennen, dass dieser Bereich von grundlegender Bedeutung ist. Wenn Sie nach und nach die Blockade lösen und Ihr Zwerchfell dank dieser hypotonen Atmung wieder zum Funktionieren bringen, wird es eine gewisse Kraft und vor allem seine Beweglichkeit zurückgewinnen. In der Tat wird sie ihre Amplitude zurückgewinnen und wieder deutlich beweglicher werden. Wir sprechen dann von einer Aufhebung der Blockade des Zwerchfells.

Die Vorteile der Bauchatmung

Sie werden alle inneren Organe direkt massieren, einschließlich der Leber, einem echten Blutschwamm. Und das alles durch Auf-und-ab-Bewegen des Zwerchfells. Das ist der grundlegende Vorteil dieser Atmung. Sie verhindern, dass die Stagnation anhält und Hitze, Schmerzen, Entzündungen, Schwellungen und die Umwandlung von Abfallprodukten in Gifte verursacht – eine wichtige Ursache vieler innerer Erkrankungen.

Eine weitere positive Auswirkung dieser Atmung: Weiter vorn haben Sie erfahren, dass wir bei unbewussten Atemzügen zwischen 300 und 500 Kubikzentimeter Luft zwischen Ein- und Ausatmung austauschen. Wenn wir die Bauch-Zwerchfell-Atmung praktizieren, tauschen wir ein deutlich größeres Atemvolumen aus. Im Moment brauchen wir nicht so viel Energie. Der gesamte Überschuss wird zum Aufladen unserer Nierenbatterie verwendet.

Schlaf und Atmung sind die beiden großen Mittel, die Mutter Natur uns für diese Aufladung zur Verfügung gestellt hat. Sobald wir diese grundlegende Atmung gut verinnerlicht haben, können wir ihr eine Vielzahl von Übungen hinzufügen. Unser Meister hat uns drei von ihnen gelehrt, die ich Ihnen nun erläutern werde.

Nur ein kleiner Hinweis. Nach einigen Tagen der Übung kann es zu leichten Verspannungen, kleinen Kontrakturen, insbesondere unter den Rippen, kommen. An dieser Stelle setzt das Zwerchfell an. Dies ist völlig normal. Dabei handelt es sich um einfache Kontrakturen im Zusammenhang mit der Arbeit eines Muskels, der zu lange in Ruhe war. Sie brauchen nicht zum Arzt zu gehen!

Manche Menschen wollen diese Übung nicht machen, weil sie Angst haben, am Bauch zuzunehmen. Aber das Gegenteil ist der Fall. Je mehr Sie Ihren Bauch »herausziehen«, desto mehr müssen die Quer- und die anderen Bauchmuskeln arbeiten, um den Bauch wieder »einzuziehen«. Damit verliert man bei diesen Übungen an Bauchumfang.

Die drei Übungen von Professor Leung Kok Yuen

Diese drei Übungen wirken auf fast alle Krankheiten ein, die wir uns Schritt für Schritt durch Unwissenheit über die Funktionsweise unseres Körpers selbst antrainiert haben. Diese Maßnahme wird sowohl präventiv als auch heilend sein. Zwei Übungen werden im Liegen auf dem Boden oder im Bett durchgeführt, und eine Übung können Sie den ganzen Tag über in jeder Position durchführen. Eine Besonderheit bei den Übungen, die Sie im Liegen absolvieren: Zur besseren Veranschaulichung atmen Sie durch die Nase ein und durch den Mund aus, um Ihren Atem zu leiten. Bei denjenigen, die dies den ganzen Tag über praktizieren, erfolgt das Ein- und Ausatmen nur durch die Nase, um ein Austrocknen der Nasenhöhlen zu vermeiden.

Die Atmung, um morgens fit aufzuwachen

Besser als die Dusche oder der Morgenkaffee. Diese Übung sollte morgens beim Aufstehen absolviert werden, bevor Sie die Füße auf den Boden stellen. Sie sollten Ihren Partner trotzdem zuvor warnen, damit er nicht sofort den Krankenwagen ruft. Dieses Atmen wird in der Tat ziemlich heftig sein.

»Ich atme so viel wie möglich so schnell ich kann ein und atme genauso schnell wieder aus, wobei meine Lunge vollständig entleert wird.« Vermeiden Sie es, in den nächsten ein bis zwei Minuten aufzustehen, da Sie kurzzeitig einen hohen Sauerstoffgehalt haben werden, der Sie schwindlig machen kann. Machen Sie zwei Sätze von je zehn bewussten Atemzügen.

Erster Effekt: Wenn Sie ziemlich heftig durch den Bauch atmen, indem Sie Ihr Zwerchfell anheben und senken, massieren Sie die Leber physisch und zwingen das Blut in die Extremitäten zurück. Wenn Sie diese Art des Atmens zwei Wochen lang jeden Morgen üben, werden Sie sehen, dass Ihre Hände und Füße anfangen, sich aufzuwärmen. Das ist das Blut, das in die Extremitäten zurückfließt. Zweiter Effekt: Dank dieser sehr schnellen Durchblutung des Gehirns erreichen Sie viel schneller einen Zustand des vollen Bewusstseins. Das ist der beste Weg, um aufzuwachen. Der dritte Effekt ist, dass die Mobilisierung des »Bauches« und der abdominalen Eingeweide durch diese Hin- und Herbewegungen des Bauches und des Zwerchfells eine sogenannte »Darmperistaltik« auslöst, die sich während des Schlafes die ganze Nacht lang verlangsamt hat. Die Chancen stehen gut, dass Sie in diesem Moment Lust auf Stuhlgang haben werden. So kann eine einfache Übung schon am Morgen Ihre Leber massieren, ihre Stauung, ihre Stagnationsprobleme vermeiden, aber auch alle anderen inneren Organe massieren. Dies bringt Ihnen zehnmal mehr Sauerstoff als ein unbewusster Atemzug, es weckt Sie auf und erlaubt Ihnen auch, Ihren Darm zu reinigen.

Atmung bei Schlaflosigkeit

Die Kerze ausblasen, um einzuschlafen. Diese Übung wird am Abend vor dem Schlafengehen durchgeführt. Sie kann auch in Zeiten von Schlaflosigkeit durchgeführt werden. Vor allem die Schlaflosigkeit des zweiten Teils der Nacht wird immer noch als »Schlaflosigkeit in den drei Morgenstunden« bezeichnet, die in der TCM häufig mit einer Stagnation von Blut und Energie in der Leber in Zusammenhang gebracht wird.

Machen Sie abends vor dem Einschlafen im Bett zwei Sätze von je zehn Atemzügen, die sich jedoch von den vorherigen unterscheiden. Lassen Sie die Luft leise durch Ihre Nasenlöcher einströmen, ohne sich zum Einatmen zu zwingen. Dann stellen Sie sich vor, Sie haben eine Kerze vor sich, und wenn Sie ausatmen, sollte sich die Flamme kaum bewegen. Die Ausatmung wird daher sehr langsam und progressiv verlaufen. Diese Ausatemzeit kann 30, 40 Sekunden oder, mit etwas Übung, sogar eine Minute dauern. Sie dürfen nie außer Atem kommen. Es ist daher ratsam, vor Erreichen der Apnoe, der Atemblockade, damit aufzuhören.

Dieser Atemübung können Sie eine Visualisierung hinzufügen. Sie stellen sich vor, dass die Luft, die Sie einatmen, weiß und makellos ist und kommt, um Ihren Körper zu nähren. Die Luft, die Sie viel länger ausatmen werden, ist eine leicht gräuliche Luft, die mit Giftstoffen aus Ihrem Körper beladen ist. Dies sind alle Abfallprodukte des Körpers, die ausströmen. Wir haben festgestellt, dass wir dank dieser Visualisierung die Beseitigung von Abfällen durch das Ausatmen unterstützen und verstärken konnten, insbesondere an der Basis unserer Lunge. Denken Sie daran, dass es die geistige Energie, die Kraft unserer Gedanken ist, die alle physikalischen Phänomene in unserem Organismus lenkt.

Wenn Sie dies üben, wird ein anderes Phänomen auftreten. Wenn wir hier über Müdigkeit im Allgemeinen sprechen würden, »Ich bin müde«, dann könnte eine der Hauptursachen dafür in übermäßigen Gedanken liegen. Unser Gehirn ist in ständigem Aufruhr, und unsere Gedanken folgen ständig aufeinander. Dies ist eine große Ursache für Schlaflosigkeit, oder zumindest verhindert es, dass wir einen tiefen Schlaf haben. Der ganze Zweck dieser Technik besteht darin, uns zu ermöglichen, all unsere Gedanken allmählich in einen einzigen zu kanalisieren, nämlich die Visualisierung des Atems. Es ist ein bisschen so, als würde man den Hauptrechner ausschalten und vom Netz nehmen.

Der Computer macht ein Geräusch: Es ist der Ventilator, der die lebenswichtigen Elemente für den Betrieb des Geräts kontinuierlich kühlt. Und je mehr Arbeit Sie ihm aufbürden, je mehr Berechnungen Sie ausführen, desto schneller läuft der Ventilator. Wenn der Lüfter ausfällt, wird der Computer überhitzt und er brennt durch. Wenn wir über unseren Atem nicht für genügend Lüftung unseres Körpers sorgen, um bei der Analogie mit dem Computer zu bleiben, und wenn unsere Gedanken in schneller Folge kommen und gehen und das Gehirn in Aufruhr bringen, enden wir schließlich bei einem letzten Alarmsymptom: dem Burn-out. Der Verstand/Geist bricht nach einer Weile zusammen. Er sendet Ihnen dann als letztes Warnsignal eine tiefe Müdigkeit, eine Vordepression, bis der Burn-out Sie zur völligen Ruhe zwingt. Das Einatmen bei vollem Bewusstsein, wie ich es Ihnen gerade beschrieben habe, ist das Mittel gegen diesen Zustand. Wenn man den Geist kanalisiert, gelangt man allmählich zu einem einzigen Gedanken: Atmen. Sie atmen jetzt nur noch.

Sie werden sehen, dass Sie bald sehr viel einfacher einschlafen können.

Sie können dieser Übung einen weiteren »Schritt« hinzufügen: Wenn Sie unter Schlaflosigkeit leiden, lassen Sie die Luft »ohne Zwang« einströmen und atmen dann sehr langsam aus. Dies stellt einen Atemzyklus dar. Beginnen Sie, diese Zyklen geistig zu durchlaufen, ähnlich wie Schafe zählen, um einzuschlafen. Eine Einatmung und eine Ausatmung ist 1, dann ein zweiter Zyklus, bis 10. Bei 10 beginnen Sie wieder bei 1 und zählen bis 9. Bei 9 beginnen Sie wieder bei 1 und zählen bis 8 und so weiter. In der Regel ist man am Ende des dritten Zyklus bereits in die Arme von Morpheus gesunken. Die einfache Tatsache, dass Sie Ihre Gedanken auf einen einzigen Punkt, hier die Zählung, kanalisieren, ermöglicht es Ihnen, sehr schnell einzuschlafen. Probieren Sie dies das nächste Mal, wenn Sie morgens um 3 Uhr schlaflos im Bett liegen.

Atmung zur Beherrschung von Emotionen

Am Abend zweimal zehn Atemzüge, zweimal zehn am Morgen, das macht 40 bewusste Atemzüge. Wann machen wir unsere anderen 260 Atemzüge tagsüber? Hier kommen wir zu einem grundlegenden Begriff in der TCM, der »Achtsamkeit«.

Tatsächlich hat man im Laufe eines Tages eine Fülle von Momenten, die man als »tote Momente« bezeichnen könnte. In diesen toten Momenten denkt man zu viel nach. In Wirklichkeit sind Sie tagsüber durchaus in der Lage, hier und jetzt innezuhalten, wie es Kinder nach einer Periode der Hyperaktivität spontan tun. Sie bleiben stehen, lassen sich nieder, und man hat den Eindruck, dass sie an nichts mehr denken, dass sie ganz woanders sind. Angenommen, Sie stehen an einer roten Ampel oder im Stau. Statt sich von Ihren Gedanken überwältigen zu lassen, können Sie zu sich selbst sagen: »Diese Zeit nutze ich, um für 30 bis 40 Sekunden sieben, acht, zehn oder mehr bewusste Atemzüge zu machen.« Ob Sie sich in irgendeiner bestimmten Position befinden, stehen, gehen, vor dem Computer sitzen und so weiter, atmen Sie ruhig durch die Nase ein, ohne notwendigerweise die Bauchatmung zu erzwingen, und atmen Sie dann durch die Nase aus.

Die Atmung ist ausgiebig, abdominal, aber nicht erzwungen, und erfolgt bei vollem Bewusstsein. Die Menschen in Ihrer Umgebung merken nichts von Ihrer Übung. Jetzt tauschen Sie zwischen 2.000 und 4.000 Kubikzentimeter Luft aus, zehnmal mehr als bei einem unbewussten Atemzug. Und Sie können über den ganzen Tag zehn-, 20-, 30-mal auf diese Weise innehalten und dabei jeweils zehnmal bei vollem Bewusstsein atmen, also zwischen 200 und 300 Atemzüge. Sie können sie allmählich in das »Hier und Jetzt« einführen.

Die einfache Maßnahme, mehrmals am Tag innezuhalten, kann für Ihre Gesundheit nur von Vorteil sein. Alle Aktivitäten im Laufe des Tages, vom Morgen, wenn Sie aufstehen, bis zum Abend, wenn Sie zu Bett gehen, sind Aktivitäten, die eine Wirkung haben, die man, was das Ausströmen Ihrer Energie betrifft, als zentrifugal bezeichnen könnte. Sie schöpfen aus Ihrer inneren Energie, aus Ihrer Batterie, und Sie geben sie nach außen ab. Man könnte sagen, Yang entweicht aus Ihrem Körper. Wenn Sie sprechen, denken, Ihre Gelenke bewegen, Ihre Mahlzeit verdauen und so weiter – all das erfordert Energie.

Wenn Sie sich tagsüber nicht die Zeit nehmen, diese Energie, die dem Körper entwichen ist, wieder aufzuladen, werden Sie am Ende Ihre Reserven erschöpfen und Ihre Batterie entleeren. Wenn Sie umgekehrt alle 30, 40 Sekunden anhalten, jedes Mal, wenn Sie 3.000 bis 5.000 Kubikzentimeter Luft bei vollem Bewusstsein einatmen, laden Sie die Batterie, die Sie gerade entladen haben, wieder auf.

Die Schlüsselphrase in der TCM, in den Yang-Sheng-Fa-Methoden zur Erhaltung des Lebens, lautet: »Ich entlade, ich lade auf, ich entlade, ich lade auf … den ganzen Tag lang.« In unserer westlichen Lebensweise dagegen ist es mehr: »Ich entlade, ich entlade, bis zur Erschöpfung von morgens bis abends. Ich versuche, so gut ich kann, mich nachts durch Schlafen, an Wochenenden oder Feiertagen aufzuladen.« Aber dies ist eine Utopie, denn Ihr Organismus wird zu diesem Zeitpunkt aufgrund dieses Übermaßes an Müdigkeit Ihre Energie zerstreuen (in der TCM ist es das Yin, das das Yang nicht mehr halten kann) und Sie werden nicht in der Lage sein, wieder aufzuladen. Hier lernen Sie jedoch, wie man am selben Tag wieder aufladen kann!

Warum bewusst und wie?

Durch Meditation kann man den Zustand des vollen Bewusstseins, des Hier und Jetzt, erreichen. Aber vielleicht ist die Achtsamkeit derjenigen, die meditieren, nicht die gleiche Achtsamkeit, von der ich spreche. Was ist also der Zweck dieser Achtsamkeit? Wir müssen lernen, mit unseren Emotionen umzugehen! Eine Emotion ist in der chinesischen Medizin mit der Energie eines bestimmten Organ-Pakets in Beziehung zu setzen. Die Energie des Herzens erzeugt und reguliert alle Emotionen. In der TCM sprechen wir von Shen, dem Geist. Jede Emotionsfamilie steht daher in direktem Zusammenhang mit der Funktion der einzelnen Organe (siehe Kapitel 2). Wenn wir uns auf die Betrachtung eines Gefühls wie Wut, Trauer, Angst, Erinnerung konzentrieren, könnten wir sogar sagen, dass Sie Autor, Drehbuchautor, Regisseur und gleichzeitig Schauspieler sind.

Im Meer der Emotionen gibt es immer kausale Zusammenhänge. Aber am Anfang steht ein erstes Bild, dem ein zweites Bild folgt, dann ein weiteres und noch eines. So entwickelt sich der Film. Achtsamkeit erlaubt uns, beim ersten Bild stehen zu bleiben.

Ich atme, also denke ich nicht mehr

Die Achtsamkeit der Meditierenden soll zum völligen Nichtdenken führen. Und wer dann beim Nichtdenken ist, ist auch bei der Nichtzeit. Es ist ein bisschen kompliziert zu erklären, aber, um es kurz zu machen, können wir sagen, dass Zeit nur existiert, weil es ein Vorher und ein Nachher gibt, die beiden Yin-und-Yang-Pole der Dualität. Weil es eine Vergangenheit gibt und weil es eine Zukunft gibt, gibt es einen »leeren Durchgang« zwischen den beiden, weil zwei Gedanken sich nicht überlagern können. Grundsätzlich existiert Achtsamkeit, wie wir sie in unseren Praktiken definieren, nicht wirklich, denn es vergeht immer Zeit. Neurobiologen haben versucht, ihre eigene Vision des Zeitbegriffs zu vermitteln. Sie gehen von dem Prinzip aus, dass wir permanent Gedanken entwickeln. Und zwischen den Gedanken gibt es ein paar Millisekunden, in denen es nichts gibt. Meditierende versuchen, die Dauer dieser Leere zwischen zwei Gedanken allmählich zu verlängern, um zum Nichtgedanken zu gelangen. Wir könnten dies das Erwachen nennen. Aber was uns betrifft, so bräuchten wir dafür Generationen und Generationen von »Reinkarnationen« oder Stunden täglicher Praxis, die mit unserer heutigen Lebensweise unvereinbar sind. Wenn wir über Gesundheit sprechen, über den Erhalt der Gesundheit, wenn wir über Achtsamkeit sprechen, dann heißt es: »Ich bin hier, ich richte meine Gedanken auf einen Punkt, um den Gedankenfluss zu kanalisieren und zu stoppen«, und das bewusste Atmen ermöglicht es uns, diesen Zustand effektiv zu erreichen.

In diesem Sinne lernen wir, mit unseren Emotionen umzugehen, um sicherzustellen, dass wir beispielsweise in einer Familiendiskussion kein mörderisches Wort sagen, das die ganze Familie zerstören könnte. Sie haben die volle Kontrolle und spielen den Film nicht bis zum Ende ab. Sie halten beim ersten Bild an.

Dabei geht es keineswegs darum, »emotionslose« Wesen zu werden. Emotionen sind für ein gutes Funktionieren des Organismus zwingend erforderlich und erlauben es, die verschiedenen Organ-Pakete zu nähren und mit Energie auszustatten. Andererseits darf eine Emotion nicht auf einmal zu stark sein, eine Emotion darf nicht andauernd über allen anderen liegen und so weiter. Wir haben Methoden zur Regulierung von Emotionen, und Achtsamkeit ist eine davon. Sie werden die Achtsamkeit durch die Atmung erlernen, durch diese mehrfachen Unterbrechungen während des Tages.

Wie können wir dafür sorgen, dass die Atmung in unsere Gene übergeht?

Bei jeder Veränderung, gleich welcher Art, durchlaufen Sie vier aufeinanderfolgende Phasen. Am Anfang steht das, was man als unbewusste Inkompetenz bezeichnen könnte, die sich dann in bewusste Inkompetenz verwandelt. Dann gelangen Sie zum Stadium der bewussten Kompetenz, bis Sie schließlich zur unbewussten Kompetenz gelangen.

- ✔ Anfangs hatten Sie keine Ahnung von der entscheidenden Bedeutung des Atmens und all dem, was diese Übungen Ihnen bringen. Sie hatten keinen Zugang zu dem Wissen und konnten es deshalb nicht anwenden.
- ✔ Dann gelangen Sie in die zweite Phase, die bewusste Inkompetenz. Das heißt, Sie wissen jetzt, dass es diese Atmung gibt, aber sind immer noch inkompetent, weil Sie sie noch nicht umgesetzt haben. Dies ist eine kritische Phase, denn wenn man das Training auf morgen verschiebt, läuft man Gefahr, es zu vergessen. Und man neigt dazu, zu glauben, dass es nicht funktioniert, und wendet sich womöglich gegen die traditionellen Lehren.

Wenn man Sie aber fragt: »Wie oft haben Sie seit heute Morgen bewusst geatmet?« Ich überlasse es Ihnen, diese Frage zu beantworten. Vielleicht haben Sie ein schlechtes Gewissen: »Ich weiß, dass ich es tun sollte, aber ich habe es nicht getan.« Wenn Sie das Glück haben, jemanden zu treffen, der Ihnen erklären kann, wie Sie vorgehen sollten, ganz selbstbewusst, und wie man übt, werden Sie in die Phase der bewussten Kompetenz eintreten.

Bewusste Kompetenz ist die permanente Wiederholung all dieser Übungen. Aber das geschieht nicht von heute auf morgen. Es dauert etwa ein Jahr, bis man lernt, bewusst zu atmen! Sie üben es, geben es auf, setzen wieder ein und so weiter. Irgendwann erreichen Sie die Phase der permanenten Selbstregulierung: Das ist die unbewusste Kompetenz. Sie werden nicht einmal merken, dass Sie diese Art des Atmens praktizieren, es passiert fast automatisch. Und dann haben Sie die eigentliche Initiationsarbeit geleistet, nachdem Sie diese vier Schritte durchlaufen haben. Ich wünsche Ihnen von ganzem Herzen, dass Sie alle dieses Stadium erreichen.

IN DIESEM KAPITEL

Das Konzept der Übungen nach der Traditionellen Chinesischen Medizin

Die zwei großen Übungsarten des Dao Yin

Die Kunst des Qigong

Meditation, wie sie geübt werden sollte

Kapitel 18
Das Dao Yin oder Übungen für die Gesundheit

Was verstehen wir in der TCM unter körperlicher Bewegung? Unsere westliche Kultur neigt dazu, das Konzept der inneren Bewegung zu übersehen. Wenn wir über Bewegung sprechen, denken wir sofort an Sport, Gymnastik oder andere externe Praktiken. Wir werden sehen, dass es einen sehr wichtigen Unterschied zwischen dem westlichen Sportbegriff und den chinesischen Übungen gibt, die in der TCM als Dao Yin bezeichnet werden.

Das Konzept der Übungen nach der TCM

Wenn wir einen Sport ausüben, besteht eine der ersten Eigenschaften darin, dass unser Verstand, unser Geist völlig mobilisiert und auf ein einziges Ziel ausgerichtet ist, nämlich zu gewinnen, sich selbst zu übertreffen. Dies kann bis hin zu einem narzisstisch übertriebenen Zustand gehen.

Betrachtet man den Körper basierend auf Yin und Yang auf energetische Weise, ist der Sport von Natur aus Yang: Er hat eine zentrifugale Wirkung auf die Energie. Bei exzessivem, unausgewogenem Sport schöpfen wir aus unseren Reserven, um diese Art von Bewegung zu erzeugen. Aber wenn wir nicht aufpassen, können die Reserven sehr schnell vergeudet werden, und der Körper bricht sehr schnell zusammen. Spitzensportler beenden ihre Karriere in der Regel sehr früh.

Eine weitere Voraussetzung für die Praxis des Dao Yin ist das sehr wichtige Konzept der Regelmäßigkeit, um nicht zu sagen, des Alltagslebens. Das Ideal wäre in der Tat, eine halbe Stunde Sport, Gehen oder gymnastische Bewegungen zu praktizieren, ohne das Stadium der Ermüdung zu erreichen. Man könnte sagen: »Zu viel Sport auf einmal tötet den Sport.« Im Westen sind wir jedoch häufig Freizeitsportler.

Allzu oft fördern im Westen ausgeübte Sportarten übermäßiges Schwitzen. Am Anfang ist leichtes Schwitzen vorteilhaft. Oberflächenschweiß reinigt die Haut. Andererseits kann er, wenn er exzessiv wird, »das Herz erschöpfen«. In der Tat stammt er aus organischen Flüssigkeiten und zieht diese ab. Ein vorübergehendes Gegenmittel ist die Einnahme von feuchtigkeitsspendenden Getränken wie zum Beispiel grünem Tee. All dies wird in Teil V über die Ernährung behandelt.

Der Sport wird im Westen häufig von unseren täglichen Aktivitäten getrennt. Bewusstes Atmen und bestimmte Bewegungen können jedoch den ganzen Tag über geübt werden. Wenn Sie zum Beispiel gerade sitzen, ohne sich an eine Rückenlehne zu stützen, wird Ihre Rücken- und Bauchmuskulatur trainiert. Ein weiteres Beispiel für eine tägliche »Sportart« ist das bewusste Gehen, das sich ausschließlich auf die Atmung konzentriert. Genauso wie das Treppensteigen, anstatt den Aufzug zu nehmen. 1.000 alltägliche Gesten können in äußere Übungen verwandelt werden, vorausgesetzt natürlich, dass man nie vergisst, bewusst zu atmen.

Die Droge des Sports

Die Muskeln werden in der TCM mit dem Milz-Paket in Beziehung gesetzt. Leber und Milz stehen in direkter Beziehung zueinander. Übermäßige Muskelarbeit führt aus Sicht der TCM zu inneren Belastungen, die Leber und Geist beeinträchtigen können. In hohen Dosen ausgeübter Sport kann zu einer Droge werden. Durch das Üben von Yang wird der Einzelne sein Yin erschöpfen. Yin ist jedoch das Uröl, die Öllampe. Letztlich führt das Ganze zu vorzeitigem Altern.

Ein guter Rat: Sagen Sie niemals: »Ich kenne meine Grenzen!« Es ist bereits zu spät, wenn Sie sie bereits erreicht haben. Man muss den Mittelweg lernen, ein Gleichgewicht finden und vor allem plötzliche Veränderungen vermeiden.

Was ist das Dao Yin?

Dao Yin ist ein sehr alter Begriff mit einer starken energetischen Konnotation in seiner Definition. Da wir uns mehr und mehr in Richtung Materialität entwickeln, ist der viel modernere Begriff Yun Dong entstanden: Yun, sich fortbewegen, und Dong, sich bewegen. Dies ist der moderne Sport, wie wir ihn kennen. Deshalb werden wir hier den Begriff Dao Yin beibehalten, der der Vorläufer eines anderen, uns allen bekannten Oberbegriffs sein wird: Qigong.

Im *Nei Jing* heißt es: »Bei allen Krankheiten der Stagnation und Ansammlung ist es ratsam, sowohl Dao Yin zu üben als auch Yao, Medikamente, zu verwenden.« Es stellte diese beiden Praktiken auf die gleiche Stufe.

- *Dao* bedeutet »lenken«, »regieren«, aber auch »gelenkt werden«. Vorsicht, es ist nicht das Dao der Taoisten, das »Weg« bedeutet.
- *Yin* bedeutet hier »leiten«.
- Das Dao Yin setzt also bestimmte Techniken ein, um das Blut und die Energie zu lenken, zu leiten. Tatsächlich besteht der Zweck dieser Praktiken darin, den freien Blut- und Energiefluss zu fördern, um Blockaden und Stagnation zu verhindern.

Alle Techniken, die unter diesem Begriff zusammengefasst sind, ermöglichen es auch, die Batterie der Niere wieder aufzuladen und damit die Immunabwehr sowie die Anpassungs- und Selbstheilungskräfte des Organismus zu erhöhen.

Die verschiedenen Arten von Dao Yin

Das Dao Yin kann in zwei Haupttypen von Übungen unterteilt werden. Es gibt ein passives Dao Yin und ein aktives Dao Yin.

Das passive Dao Yin

Der Therapeut führt es aus, der Patient empfängt es. Dies sind alle Massage- und Akupressurtechniken, über die wir bereits ausführlich gesprochen haben. Der Therapeut kann auf die Akupunkturpunkte drücken, bestimmte Stellen massieren, Hin- und Herbewegungen auf der Haut machen, kneifen, ziehen, reiben, kneten. Er kann Reibung, Vibrationen, Perkussionen erzeugen. Diese verschiedenen »Manipulationen« fallen in den Rahmen des passiven Dao Yin. Aber es gibt noch einen anderen Aspekt dieses passiven Dao Yin – Praktiken, die darin bestehen, loszulassen oder sich auf einen bestimmten Punkt zu konzentrieren. Wir werden darauf zurückkommen. Dies sind Techniken der Meditation.

Das aktive Dao Yin

Hier muss der Patient selbst üben – zunächst unter der Aufsicht eines Dao-Yin-Meisters oder eines erfahrenen Praktizierenden und dann allein, sobald die Initiationsphase abgeschlossen ist. Es gibt verschiedene Arten von aktivem Dao Yin, die später als »aktives Qigong« bezeichnet werden. Ein Dao Yin, das die Bewegungen des Körpers betrifft, sind die sogenannten »äußeren« Übungen.

Hier möchte ich das Spiel der fünf Tiere nennen, Wu Qin Xi. Es wurde vom berühmten Arzt Hua Tou der Han-Dynastie erfunden. Es ist ein äußeres Qigong, aber gleichzeitig auch eine Kampfkunst. Es enthält zehn Bewegungen, die auf der Imitation von »fünf Tieren« basieren (zwei Bewegungen pro Tier). So gibt es beispielsweise den Tiger, der im Begriff ist zu springen, eine Bewegung, die den Gang des Bären imitiert, sowie die Bewegung des Hirsches, des Affen und des Kranichs.

Später erschienen die »acht edlen Brokate«, Ba Duan Jin, die in buddhistischen Tempeln, insbesondere von Shaolin-Mönchen, häufig praktiziert wurden. Dies sind acht Übungen, die relativ einfach auswendig zu lernen sind. Jede Übung hat einen sehr sprechenden Namen, beispielsweise »Den Himmel mit den Händen abstützen, um sich um die drei Erwärmer zu kümmern«, »Den Bogen spannen und auf den Adler zielen«, »Den Himmel stützen und sich auf die Erde lehnen, um Milz und Magen mit einer einzigen Bewegung zu stimulieren«.

Später kam das Tai-Chi-Chuan, die »höchste Faustkunst«. Es handelt sich um eine Abfolge von 75 bis 108 Bewegungen, je nach den verschiedenen Formen. Es ist gleichzeitig Kampfkunst und Gesundheitsübung. Mehrere Schulen wetteifern um die Vorherrschaft, wie die Shen-Schule, die Yang-Schule, die Wu-Schule und so weiter. Tai-Chi-Chuan basiert auf der Verwurzelung in der Erde, im Gegensatz zu einer Anwendung von Körperkraft, und ist durch eine flexible, dynamische Kraft gekennzeichnet. Der Körper befindet sich während des Übens in völliger Entspannung, was sowohl die Flüssigkeit der Bewegungen als auch deren Koordination garantiert. Kurz gesagt, es ist das Nonplusultra des Qigong.

Tai-Chi-Chuan wirkt nicht nur auf den Körper, sondern auch auf den Geist. Es ist eine bewegende Meditationsübung. Wenn sie richtig praktiziert wird, kann sie begleitend bei schweren inneren Erkrankungen zur Stabilisierung beitragen.

Dann kam das Wu Shu. Wenn die Bewegungen, die Abläufe schnell geübt werden, ist es eine Kampfkunst. Wenn die Sequenzen langsam sind, handelt es sich um ein externes Qigong.

Es gibt noch weitere externe Dao Yin. Zum Beispiel solche, die darin bestehen, den Atem zu einem bestimmten Teil des Körpers zu leiten und zu kanalisieren. Man kann auch den Atem mit der Abgabe bestimmter Geräusche koppeln. Aber seien Sie vorsichtig. Um diese Art von Dao Yin zu praktizieren, ist es absolut notwendig, anfänglich von einem Meister begleitet zu werden.

Bestimmte Töne sind heilend

Das *Nei Jing* hat eine Klassifizierung von fünf Klängen eingerichtet, die jeweils einem der fünf Elemente entsprechen. Wir haben die Töne:

- ✔ Gong, +/- unser C, das der Erde entspricht, der Milz;
- ✔ Shang, +/- D, das dem Metall entspricht, der Lunge;
- ✔ Jiao, +/- E, das dem Holz entspricht, der Leber;
- ✔ Zhi, +/- G, das dem Feuer entspricht, dem Herz;
- ✔ Yu, +/- A, das dem Wasser entspricht, der Niere.

Diese Art von Dao Yin besteht darin, einen der fünf Töne auszugeben, die bei richtiger Anwendung auf das Qi der Organe einwirken und den Blut- und Energiekreislauf anregen können. Der Gong-Klang ist der tiefste, ein sehr dumpfer Klang. Es ist ein sehr gedämpftes Geräusch. Weiter in der Tonleiter haben wir den Shang-Ton, dann in der Mitte, nicht zu hoch, nicht zu dumpf, den Jiao-Ton. Der Zhi-Ton ist viel höher als der Jiao-Ton, und der höchste Ton ist Yu. Nicht umsonst kann bei einer Schwäche des Yin der Niere (die Ohren sind in der TCM die Öffnung der Niere) ein hochfrequenter Tinnitus in der Art eines »Zikadengesangs« auftreten.

In der Vergangenheit standen in China die Meister der Yang-Sheng-Fa-Methoden zur Erhaltung der Vitalität sehr früh am Morgen auf, um diese Art von Dao Yin regelmäßig in der Natur zu praktizieren. Der wichtige Punkt bei der Ausgabe dieser fünf Töne ist, dass sie aus dem Dan Tian unter dem Nabel aufsteigen müssen. Es ist das Qi des Dan Tian, das den Ton erzeugt, der in die Kehle aufsteigt.

Die Kombination all dieser Dao Yin wird im Moment Qigong genannt. Dies ist eine Kombination aus ruhigem Qigong und aktivem Qigong. Die verschiedenen Arten der Übungen, die von den Taoisten hinterlassen wurden, haben als Hauptzweck die Erhaltung der Vitalität. Über einen langen Zeitraum und mit Fleiß praktiziert, sorgen sie für ein besseres körperliches und geistiges Wohlbefinden. Diese Praktiken können auch das Leben verlängern. Es darf nicht vergessen werden, dass eines der ersten Ziele des Taoismus darin besteht, die eigene Gesundheit, die Vitalität des Körpers, zu erhalten, um ein langes Leben zu führen und so die volle Entwicklung des Geistes zu erreichen.

Die Kunst des Qigong

Von jeher haben verschiedene Zivilisationen präventive und heilende Bewegungsreihen entwickelt, die über die einfache Körpergymnastik hinausgehen. In Indien wurde diese Art von Bewegung Yoga genannt. In China lautet der ursprüngliche Name Dao Yin, aber im Westen ist der häufigste Name Qigong. Unabhängig davon, ob es sich um Yoga oder Qigong handelt, ihre Ziele sind die gleichen: die Beweglichkeit der Gelenke, bewusste Atmung und Meditation in Bewegung kombiniert.

Achten Sie jedoch darauf, nicht zu versuchen, bestimmte Yogastellungen zu schnell zu erreichen. Wenn Sie mit dieser Art von Praxis etwa im Alter von 50 Jahren beginnen, sind Ihre Gelenke steifer und Sie riskieren, bestimmte Gelenkkrankheiten auszulösen. Wir werden sehen, dass Qigong für viele Menschen besser geeignet sein könnte.

Der Begriff Gong impliziert Richtung, Wirkung, Anstrengung, und Qi ist Energie. Qigong ist die Beherrschung von Qi, der Lebensenergie. Jeder hat bereits davon gehört. Aber letztlich haben wir den Überblick verloren. Es gibt Tausende von Qigong, so viele wie es chinesische Meister gibt, und wenn Sie seine wesentlichen Gesetze kennenlernen, können Sie durchaus auch Ihre eigene Bewegungsabfolge entwickeln.

Ziele der Qigong-Praxis

Wir werden sehen, dass diese Praxis drei wesentliche Ziele hat, nämlich die Flexibilität der Gelenke zu erhalten, bewusst zu atmen, um Energie im Körper zu nähren und zirkulieren zu lassen. Und schließlich geht es darum, unsere kognitiven Funktionen zu unterbrechen, unser übermäßiges Denken, das uns den ganzen Tag lang ermüdet.

Stufe 1: Aufrechterhaltung der Flexibilität der Gelenke

Betrachten wir dies genauer anhand eines Beispiels: Sie heben beide Hände, die Arme vor sich ausgestreckt, in die Vertikale und senken sie seitlich wieder ab, sodass die Hände dem Körper folgen. Dies ist ein Qigong. Betrachten Sie jetzt, was bei dieser Übung mit Ihrem Handgelenk passiert. Manchmal ist es maximal gebeugt, manchmal maximal gestreckt. In ähnlicher Weise wird der Ellbogen in einem Moment vollständig gebeugt und in einem anderen Moment gestreckt. Schließlich führen Ihre Schultern eine vollständige externe Drehbewegung aus. Mit einer einzigen Bewegung haben Sie gerade drei Gelenke in Bewegung gebracht!

Eine gute Abfolge von Qigong sollte alle Gelenke fordern, um die Flexibilität zu erhalten.

Da der Körper jedoch von Energienetzen durchzogen ist, wird diese gemeinsame Mobilisierung auch auf die verschiedenen Meridiane des Körpers wirken und Energie mobilisieren. Daher der Name, der dieser Art von Bewegung gegeben wurde – »Qi« bedeutet Energie und »Gong« bedeutet Bewegung.

Denken Sie an das Kapitel über Meridiane. In der Nähe der Gelenke verlaufen jeweils Yin- und Yang-Meridiane. Diese Meridiane stehen in direkter Beziehung zu jedem der inneren Organe. Wenn wir die Gelenke flexibel halten, unterstützen wir den freien Blut- und Energiefluss zu den fünf Organsystemen.

Stufe 2: Atmung im Zentrum der Praxis

Wenn wir in China frühmorgens im öffentlichen Raum unterwegs sind, sehen wir viele Menschen, die Qigong praktizieren. Was dem Westen zu schaffen macht und herausfordert, ist die extreme Langsamkeit dieser Bewegungen! Das moderne Leben, mit der Explosion des Yang, will von uns, dass wir Sport machen, der keine Zeitlupe toleriert: Wir rennen schnell, immer schneller, wir springen. Kurz gesagt, wir versuchen, unseren Schatten zu fangen! Wiederholen wir dieselbe Bewegung: Wenn Sie die Arme auf den Scheitelpunkt heben, atmen Sie sehr langsam ein und versuchen, eine Bauchatmung zu machen. Wenn Ihre Arme seitlich herunterkommen, atmen Sie genauso langsam aus. Deshalb ist die Bewegung langsam. Sie ist einfach im Rhythmus mit der Atmung.

Ein Qigong wird vor allem von der Atmung geleitet.

Dies führt so weit, dass Sie nur noch »atmen«, wenn die Abfolge, die Sie als Übung ausgewählt haben, zu einer Art »unbewusster Kompetenz« geworden ist, zu einer automatischen Geste ohne die Beteiligung von Shen, von Gedanken. Und während einer Abfolge, die 15 bis 20 Minuten dauert, haben Sie einen großen Teil der bewussten Atemzyklen des Tages geatmet. Das Qigong setzt nicht nur den Blut- und Energiekreislauf frei, indem es die Gelenke flexibler macht, sondern lädt in einem zweiten Schritt durch diese kraftvolle Atmung auch die Batterie der Niere wieder auf.

Stufe 3: Eine Meditationsübung in Bewegung

Diese Art der Übung geht noch sehr viel weiter. Stellen wir uns eine Kugel vor, um das Bewusstsein, unsere kognitiven Fähigkeiten, alle Informationen, die unsere fünf Sinne empfangen, unser Ego, unser »Ich«, darzustellen, und eine andere Kugel, die des Unterbewusstseins, die tief im Inneren unsere spirituelle Seele darstellt, das Hun.

Unsere »moderne« Lebensweise hat zur Folge, dass wir einen echten Panzer des Bewusstseins schaffen, eine Hülle, die uns daran hindert, auf die »Stimme der Seele« zu hören. Sobald die ersten beiden Stufen des Qigong erreicht sind, wird es zu einer echten Übung für »Meditation in Bewegung«. Nach und nach, durch die tägliche Übung, brechen wir diesen Panzer auf und schaffen einen Trichter zwischen dem Bewusstsein und dem Unterbewusstsein. Unser Meister lehrte uns, dass jeder von uns eine bestimmte Anzahl von Gaben hat, und eine der Konsequenzen dieser Übungen ist es, sie an die Oberfläche zu bringen.

Vor allem aber stoppen wir während der Übungszeit das »Denken«, wir setzen unseren Computer auf Stand-by, der allzu oft am Rande der Überhitzung, des »Burn-out«, steht. Nach und nach, durch Übung, werden Sie lernen, in vollem Bewusstsein zu leben und wieder der für das Funktionieren Ihres Körpers verantwortliche General zu werden. Dank dem »Hier und Jetzt« werden Sie in der Lage sein, beim ersten Anzeichen von Ärger anzuhalten und das Auslösen eines mentalen Tsunamis zu vermeiden.

Qigong-Übung

1. Beugen Sie Ihre Arme leicht und heben Sie sie über den Kopf, Finger und Handgelenke sind entspannt. Sobald Sie beginnen, die Arme vor sich zu heben, atmen Sie ein und halten dieses Einatmen so lange an, bis Ihre Arme vollkommen vertikal sind.
2. Beugen Sie die Knie, atmen Sie aus und beginnen Sie, in die Hocke zu gehen. Halten Sie in der Hocke Ihren Körper gerade. Senken Sie gleichzeitig die Arme und beugen Sie die Ellbogen, sodass die Hände angehoben werden.
3. Senken Sie Ihre Hände entlang Ihrer Beine. Stehen Sie auf, heben Sie die Arme und atmen Sie tief ein. Wiederholen Sie die Übung zehn- bis 20-mal.

Wichtig: Die Bewegungen sollten langsam und schrittweise durchgeführt werden. Die Atmung sollte so tief und regelmäßig wie möglich sein.

Im ersten Teil wird der Blasenmeridian vor allem im oberen Rückenbereich aktiviert, wo sich die Kontrollpunkte für Lunge, Herz und Blutkreislauf befinden. Im zweiten Teil wird der gesamte Magenmeridian aktiviert. Dieses Qigong wird in der TCM zur Harmonisierung von Herz- und Kreislauffunktionen eingesetzt. Die körperliche Bewegung aktiviert die Blutzirkulation und die Verdauung. Die Atmungsfunktionen werden durch Kräftigung der Brust- und Bauchmuskulatur verbessert.

Muss man Angst vor Qigong haben?

Häufig gibt es falsche Vorstellungen von diesen Übungen. Manche Leute werden auf die Gefahr hinweisen, allein zu praktizieren, ohne permanent angeleitet zu werden. Sicherlich brauchen wir am Anfang einen Lehrer, einen Meister, der uns eine Abfolge beibringt. Aber sobald die Abfolge gut integriert ist, muss man in der Lage sein, sich zu lösen.

Die Praxis des Qigong ist ein einsamer Akt. Man muss allein sein, sich selbst gegenüberstehen, in enger Beziehung zu Mutter Erde und dem schöpferischen Himmel.

Können wir uns vorstellen, dass wir »krank« werden, weil eine bestimmte Bewegung nicht perfekt ist? In Wirklichkeit ist es so, dass man sich letztlich auf eine Bewegung konzentriert, um alle überflüssigen Gedanken zu zerstreuen. Auf diese Weise können Sie den Geist allmählich klären. Im Laufe der Zeit werden die Bewegungen eine gewisse »Rundheit« erzielen, sodass die Energie freier und gleichmäßiger fließen kann. Wenn die Gelenksteifheit am Anfang verhindert, dass man genau die richtige Bewegung macht, spielt das keine Rolle. Tatsächlich kann die Symmetrie der Bewegung eine ausgezeichnete Möglichkeit sein, das Gelenk wieder im vollen Maße in Bewegung zu bringen.

Qigong könnte dann eine gewisse »Gefahr« in sich bergen, wenn es mit dem Ziel praktiziert wird, etwas zu erlangen, eine Kraft, ein Geschenk. In diesem Moment ist der Geist angespannt. Ebenso kann es zu örtlicher Stagnation kommen, wenn wir uns darauf konzentrieren, Energie in diesen oder jenen Bereich des Körpers zu bringen, und wenn wir zudem nicht wissen, wie wir die angesammelte Energie zirkulieren lassen können.

Von dem Moment an, in dem wir üben, um unsere Gesundheit zu erhalten, indem wir loslassen, indem wir im Gefühl sind, kann ein Qigong nur positive Auswirkungen auf unsere Gesundheit haben.

Ebenso dürfen wir nicht in die westliche Falle des »höher, schneller, weiter« tappen. Es besteht keine Notwendigkeit, immer mehr solcher heilenden Bewegungen zu beherrschen. Hier können wir einen bekannten Satz aus der Praxis der Kampfkünste zitieren: »Ich fürchte mich nicht vor dem Menschen, der tausend Techniken kennt, sie aber nur einmal geübt hat. Aber ich fürchte mich vor demjenigen, der nur einen Schlag kennt und ihn tausendfach geübt hat.«

Es geht nur darum, eine Abfolge zu lernen, die »alle Gelenke in Bewegung bringt, die auf alle Energiemeridiane und auf alle inneren Organe wirkt«. Sehr bekannte Abfolgen in China wie die »acht erlesenen Brokate« oder das »Spiel der fünf Tiere« entsprechen diesen Kriterien. Wir haben in der Einleitung über sie gesprochen. Wenn ein Meister Ihnen eine Abfolge beigebracht hat, sollten Sie diese täglich üben, vielleicht Ihr ganzes Leben lang. Und wenn Sie eines Tages die Zeit oder den Wunsch haben, können Sie sich mit »Tai-Chi-Chuan« beschäftigen. Dies ist sowohl eine Kampfkunst als auch ein »verbessertes Qigong«. Kurz gesagt, es ist der »Gipfel des Qigong«. Aber um es zu erlernen, brauchen Sie einen Meister, zu dem Sie ein- oder zweimal pro Woche gehen können. Und Sie sollten sich zwei oder drei Jahre Zeit geben, um diese Kunst zu beherrschen. Eine Qigong-Abfolge kann in wenigen Wochen erlernt werden.

Qigong im Zentrum der Übungen

Das tägliche Qigong kann die »Kunst des guten Alterns« unterstützen und zur allgemeinen Gesunderhaltung beitragen. Durch die gleichzeitige Freigabe des Blut- und Energiekreislaufs, das Aufladen der Nierenbatterie und die Veränderung unseres mentalen und psychologischen Profils wird uns diese Übung in die Lage versetzen, den Rest unseres Lebens in völliger Gelassenheit zu leben. Allein der Anblick dieser Hundertjährigen in China, die täglich üben und von denen wir wissen, dass sie nicht senil sind, sollte uns Lust darauf machen, diese »Kunst der Gesundheit« so regelmäßig wie möglich zu üben. Aktives Qigong ist nicht nur eine Meditationsübung in Bewegung, sondern beeinflusst vor allem die Beweglichkeit der Gelenke und die Zirkulation von Blut und Energie. Dies ist einer der Gründe, warum es am besten ist, es morgens zu üben, gleich nach dem Aufstehen. Der Schlaf, der es uns ermöglicht hat, unsere Batterien wieder aufzuladen, hat auch zu einer gewissen Taubheit geführt. Die Übung am Vormittag ermöglicht es uns, unsere Beweglichkeit wiederzuerlangen und vor allem Blut und Energie in die Extremitäten, insbesondere ins Gehirn, zirkulieren zu lassen.

Der »Eiserne Reiter«, zwischen ruhigem und aktivem Qigong

Parallel zu dieser Praxis gibt es eine ausgezeichnete Übung, die ich Ihnen ebenfalls ans Herz lege. Die vier wichtigsten Muskeln des Körpers, die in direktem Zusammenhang mit der Energie der Niere stehen, sind: der Quadrizeps, die Gesäßmuskeln, die Unterleibsmuskulatur und der Schambein-Steißbein-Muskel. Mit einer einzigen Übung können alle vier und auch viele andere Muskeln trainiert werden. Dies ist die sogenannte Position des »Eisernen Reiters«.

Die Position des »Eisernen Reiters«, Ma Bu auf Chinesisch, wird mit weit gespreizten Beinen auf beiden Seiten des Körpers eingenommen, die Füße sind parallel und zeigen nach vorn, die Knie sind gebeugt und der Brustkorb ist so gerade wie möglich nach vorn gerichtet. Sie müssen eine Mittelstellung zwischen Hohlkreuz und Buckel finden. Der Oberkörper bleibt frei. Auf jedem Fuß liegen 50 Prozent des Gewichts. Sie müssen so aussehen, als würden Sie mit gespreizten Beinen sitzen. Es ist eine Position, die sehr stabil werden muss. Je mehr die Füße parallel ausgerichtet sind, desto statischer ist die Position. Achten Sie darauf, dass Sie anfangs nicht zu tief gehen.

Die Regel lautet, dass man keine übermäßige Spannung in den Knien verspüren sollte. Bei einigen Kung-Fu-Ausdauerübungen kann man in dieser Position sogar essen. Sehr schnell werden Sie spüren, wie die oben erwähnten Muskeln hart wie Beton werden. Und in dieser Position spannen Sie die Muskeln des Beckenbodens an, so, als möchten Sie damit etwas vom Boden anheben.

Auf energetischer Ebene heißt es, dass »diese Übung die innere Energie des unteren Dan Tian erhält«. Mit dieser Position öffnet sich der Energiekanal von unten, der mit der Energie der Erde verbunden ist. Die Dammhaut entspannt sich stärker, was spontan zu ihrer energetischen Aktivierung führt. Anfangs werden Sie diese Bewegung nur einige Minuten lang halten können, aber mit etwas Übung können Sie sie eine Viertelstunde oder länger halten. Dies ist eine Übung, die Sie zum Beispiel beim Zähneputzen oder bei vielen anderen Gelegenheiten über den gesamten Tag durchführen können.

Meditation für alle

Wir werden nun eine andere Art von Übung kennenlernen, die unseren Charakter, unsere Emotionen, wieder ins Gleichgewicht bringen kann, indem sie die Yin- und Yang-Energien in unserem Körper harmonisiert. Dies ist Meditation, auch ruhendes Qigong genannt.

Ihre wesentliche Rolle besteht darin, das Yin des Körpers zu »nähren«, die Batterie der Niere wieder aufzuladen. Wenn man dieses ruhige Qigong sehr regelmäßig praktiziert, erwirbt man allmählich die Fähigkeit, seinen Geist und seine Energie zu kontrollieren, aber man stellt auch die Fähigkeit des Körpers wieder her, sich selbst zu heilen und sich an jede Situation anzupassen.

Meditation, wie sie geübt werden sollte

Die Meditationspraxis, die Sie gleich kennenlernen werden, könnte man als »die Meditation der goldenen Mitte« bezeichnen. Tatsächlich neigen wir allzu oft dazu, uns auf komplizierte Praktiken einzulassen, die nicht an unsere westliche Lebensweise, an unser Erbgut, angepasst sind. Wir können von diesen Praktiken nicht sofort profitieren, und manchmal können sie sogar von Nachteil sein. Wir sind wieder bei Occams Rasiermessertheorie: Eine einfache Erklärung oder Übung ist wahrscheinlich hilfreicher als eine komplizierte Erklärung oder Übung.

Erster Punkt: Vorbereitung

Am besten sind Sie locker gekleidet. Denken Sie daran, den Nacken zu entspannen, und sei es auch nur mit kleinen Massagen oder dem Reiben mit den Händen. Kurz bevor Sie sich setzen, sollten Sie ein paar Dehnübungen machen, um den Körper zu entspannen. Sie sollten außerdem ein paar tiefe Atemzüge machen, um die Verspannungen des Körpers zu lösen und den Geist von seinen Sorgen zu befreien. Traditionell machen wir drei tiefe Atemzüge.

Vor der Meditation sollte man unbedingt versuchen, Gedanken an Sorgen loszulassen.

Zweiter Punkt: Die richtige Position

Wenn Sie mit dieser Art von Übung im mittleren oder fortgeschrittenen Alter beginnen, brauchen Sie keine Positionen wie den Lotus oder den Halblotus einzunehmen. Tatsächlich sind die Gelenke im Alter oft steif. Diese Positionen neigen dazu, den Blut- und Energiefluss zu blockieren und werden sehr schnell unbequem. Das ist genau das Gegenteil von dem, was Sie mit dieser Art von Übung erreichen wollen.

- ✔ Am besten ist es, einfach auf einem Stuhl zu sitzen, die Beine in einer entspannten Position, Hüften, Knie und Füße in einem Winkel von 90 Grad. Die Wirbelsäule sollte aufrecht sein, wobei das Kinn leicht zur Brust hin geneigt sein sollte, um die Halswirbelsäule aufzurichten.
- ✔ Der Stuhl sollte weder zu hoch noch zu weich sein.
- ✔ Der Rücken sollte nicht mit der Rückenlehne in Kontakt kommen.
- ✔ Die Augen sollten sich nicht in der Ferne verlieren, sondern »schauen, ohne zu sehen«, etwa einen Meter vor sich.
- ✔ Es ist wichtig, bequem und natürlich, locker, ganz entspannt zu sitzen.
- ✔ Nach und nach werden die Muskeln der Schultern, Hände, Füße, Arme, Beine und des Gesichts entspannt. Man hat das Gefühl eines leichten inneren Lachens.

Dritter Punkt: Die Atmung

Das ist das Wichtigste. Sie müssen lernen, »durch den Bauch zu atmen«. Die im Brustkorb empfangene Luft soll diesen nicht heben. Wir müssen die Ausdehnung in den Bauchraum schieben. Wenn wir ausatmen, zieht sich der Unterleib zusammen und die Luft wird ausgestoßen. Bei diesem Mechanismus dehnt sich die Lunge nach unten aus und drückt auf das Zwerchfell.

Wenn wir auf diese Weise atmen, werden die Beziehungen zwischen den Organen unterstützt, und vor allem bekämpfen wir die Stagnation von Blut und Energie. Während der gesamten Übung muss sich unser Geist daher nur auf eines konzentrieren: die Atembewegung. So können wir uns von allen Gedanken befreien. Während der Übung erfolgt das Einatmen durch die Nase, das Ausatmen durch den etwa halb geöffneten Mund, um das Austreten der Luft besser verfolgen zu können.

Es ist sehr wichtig, in einer Meditation nichts zu erzwingen, sondern dem Atem zu folgen.

Wichtige Aspekte einer guten Meditation

Der Hauptzweck dieser Art von innerem Qigong ist die Pflege der inneren Ruhe, die Yin ist, im Gegensatz zur Unruhe, die Yang ist. Man sagt, dass es »das Yin nährt«. Durch regelmäßiges Üben ändert sich der Charakter. Das Shen, der Verstand, der Geist, wird sich beruhigen. Es handelt sich um einen ganz bestimmten Zustand, die Achtsamkeit, die entsteht. Dieser Zustand erlaubt die Kontrolle der Emotionen durch den Verstand, der nicht mehr aufgeregt ist. Sie können diese Position zwei- oder dreimal am Tag üben.

Wenn möglich, ist die beste Zeit zum Üben der Abend. Das Ende des Tages ist eine kritische Zeit für den Umgang mit Emotionen. Die Batterie der Niere hat sich im Laufe des Tages entladen und verliert ihre Rolle als Kontrolle der »Organ-Pakete«. Es ist die Zeit für alle Zwangsstörungen, beispielsweise Bulimie, übermäßiger Alkoholkonsum oder Gier nach Süßigkeiten. Die Eltern haben keine Geduld mehr mit ihren Kindern. Es ist die Zeit von Auseinandersetzungen, häuslicher Gewalt, Revolutionen, Kriegen. Konflikte aller Art häufen sich oft am Abend.

Das Üben am Abend wird diese Batterie kräftig aufladen, sodass sie wieder die Kontrolle übernehmen kann. Der anschließende späte Nachtschlaf wird dann viel tiefer und erholsamer sein. Es ist eine ausgezeichnete Übung gegen Schlaflosigkeit. Die Dauer der Übung kann von einem Tag auf den anderen variieren – an einem Tag nur ein paar Minuten, an anderen Tagen womöglich eine Stunde. Man konzentriert sich also auf die Atmung, ohne sie zu erzwingen, man visualisiert, ohne sie zu lenken, die Luftsäule, die in den Körper ein- und aus ihm austritt. Wenn Spannung oder Nervosität auftreten, ist es wichtig, sofort aufzuhören.

Aber der wichtigste Punkt ist die tägliche Übung, damit sie auf den Charakter, das Shen, wirken kann. Schon wenige Minuten genügen, um den Geist zu klären und besser auf Stress zu reagieren.

Mit ein wenig Üben können Sie sich an jedem Ort entspannen und loslassen. Nur durch solche Übungen können wir Langlebigkeit erreichen. Diese ist abhängig davon, wie gut und sparsam wir mit dem angeborenen Öl der Öllampe umgehen. Um es nicht zu verlieren, ist es ratsam, unsere Batterie ständig aufzuladen. Das innere Qigong ist eine der kraftvollsten Übungen, um das Shen, den Geist, in unserem Körper zu erhalten und unserem Hun, unserer spirituellen Seele, den Wunsch zu geben, dort zu bleiben.

IN DIESEM KAPITEL

Die Bedeutung des Schlafes

Ratschläge für einen guten Schlaf

Entspannung durch Schlaf

Kapitel 19
Die häufig übersehenen Vorteile des Schlafes

Wir können diesen Abschnitt über die Praktiken der TCM nicht beenden, ohne über Schlaf zu sprechen. Der Schlaf ist ein körperlicher Akt, der für unser irdisches Leben unverzichtbar ist. Über ein durchschnittliches Leben hinweg verbringen wir etwa ein Drittel unserer Zeit im Schlaf! Er ist gekennzeichnet durch eine Unterbrechung der Wachsamkeit, des Bewusstseins, was wir in der TCM das Shen nennen, aber auch durch eine Verlangsamung bestimmter Stoffwechselfunktionen (Abnahme der Herzfrequenz, Verlangsamung der Atmung, Temperaturabfall und so weiter). Die meisten Muskeln des Körpers entspannen sich. Wir können sagen, dass der schlafende Mensch von den Reizen der Außenwelt abgekoppelt ist.

Darum schläft man

Schlaf ist die natürlichste Art, die Batterie der Niere wieder aufzuladen. Er ist die wirksamste Methode, die uns Mutter Natur mitgegeben hat. In der Tat, und ich beziehe mich immer noch auf die Yin-und-Yang-Dualität, entziehen uns alle unsere Handlungen den ganzen Tag über Energie. Alle Handlungen des täglichen Lebens wie Sprechen, Bewegen, Lenken, Handeln, Denken und viele andere haben Yang-Polarität. Sie können die in unserer Batterie angesammelte interne Energie leeren.

Wenn wir nicht gelernt haben, wie man sie richtig auflädt, wenn wir nicht gut schlafen, wird diese Batterie im Laufe des Tages schnell leer werden. Und dann wird man müde. Wir haben in den vorangegangenen Kapiteln gesehen, dass diese Batterie für die Selbstregulierung und Anpassungsfähigkeit des Körpers verantwortlich ist. Wenn diese Batterie am Ende des Tages völlig leer ist, werden unsere verschiedenen Organ-Pakete nicht mehr gesteuert.

Eine bekannte Foltermethode ist es, Menschen am Schlafen zu hindern. Die Batterien werden vollständig entladen. Es ist der perfekte Zeitpunkt, um ein Geständnis zu erhalten oder eine Gehirnwäsche durchzuführen. Wenn diese Folter zu lange andauert, kann sie schwere körperliche und psychische Schäden verursachen und lebensbedrohlich werden.

Tipps für eine gute Nachtruhe

Wann, wie und wo schläft man eigentlich den erholsamsten Schlaf, fragen Sie? Gehen wir das mal Punkt für Punkt durch.

Welche Position ist am besten?

Eine häufig empfohlene Position ist das Liegen auf der rechten Seite, wobei das rechte Bein gestreckt und das linke Bein leicht gebeugt darübergelegt ist. Wenn Sie lieber auf der linken Seite liegen, ist das auch nicht schlimm. Manche Menschen schlafen auf dem Rücken. Wenn ihr Gaumenzäpfchen, das kleine Läppchen im hinteren Teil ihres Rachens, leicht angeschwollen ist (zu viel Tan, Abfall), werden sie schnarchen – und ihr Partner bringt sie bald wieder dazu, auf der Seite zu schlafen.

- ✔ Die »schlechteste« Position ist, auf dem Bauch zu liegen. Dies ist nicht nur eine physiologisch ungeeignete Position für Ihre Gelenke, insbesondere für den Hals, sondern Sie drücken Ihren Brustkorb damit zusammen, was die Atmung ungünstig beeinflusst.
- ✔ Die Matratze sollte relativ hart sein.
- ✔ Die physiologische Krümmung der Halswirbelsäule muss berücksichtigt werden. Vorsicht vor einem zu großen Kissen.
- ✔ Der Raum sollte gut belüftet und nicht überhitzt sein. Es ist besser, ein paar zusätzliche Decken mitzunehmen, als in einem überhitzten Raum zu schlafen, der die Luft austrocknet und die Körperflüssigkeiten absaugt (»leert«).

Schlafdauer

In der TCM werden oft sechs bis acht Stunden Schlaf pro Nacht als Richtwert genannt.

- ✔ Frauen benötigen nach TCM-Verständnis oft etwas mehr Erholung. Wir sprechen hier vom täglichen Schlaf, nicht vom Schlaf an Feiertagen.
- ✔ Ein Kind, das sich im vollen Wachstum befindet (die Zellvermehrung steht in direktem Zusammenhang mit der Energie der Niere), braucht mehr Schlaf als ein Erwachsener.
- ✔ Ein Kopfmensch, eher Yin-Natur, braucht weniger Schlaf als ein Sportler.
- ✔ Eine ältere Person, die sich praktisch nicht anstrengt, bei der Energieverluste weniger gravierend sind, braucht viel weniger Schlaf.

Im Allgemeinen ist jedoch ein chronischer Mangel oder Überschuss an Schlaf immer gesundheitsschädlich.

Zu langes Schlafen schwächt die Muskulatur und damit das Milz-Paket. Dies kann zum Auftreten einer latenten Depression führen und sich negativ auf die Verdauung der Mahlzeiten und die Umwandlung von Nahrung in Energie auswirken. Ein chronischer Schlafmangel hindert den Körper daran, seine Reserven wieder aufzufüllen. Die Abwehrkräfte des Immunsystems sind erschöpft, ebenso wie seine Anpassungsfähigkeit. Daraus ergibt sich eine Schwächung des Körperschutzes und es entstehen Krankheiten. Es ist außerdem wichtig, sich dem Rhythmus der Jahreszeiten anzupassen. Im Winter, wenn die Nacht länger als der Tag ist, müssen Sie mehr schlafen. Auf der anderen Seite brauchen wir mitten im Sommer weniger Stunden Schlaf.

Die besten Zeitfenster

Wenn wir uns auf den Tag-Nacht-Zyklus beziehen, ist der von der Sonne beleuchtete Tag die Yang-Seite der Kraft. Hier entladen wir unsere Energie. Auf der anderen Seite ist die Nacht die Yin-Seite der Kraft. Hier müssen wir uns wieder aufladen. Die besten Zeitfenster liegen zwischen 22/23 Uhr und 6/7 Uhr. Geht man davon aus, dass die optimale Aufladung Ihrer Batterien gegen Mitternacht (zwischen 23 Uhr und 3 Uhr) erfolgt, verlieren Sie, wenn Sie jeden Tag gegen 1 Uhr zu Bett gehen und acht Stunden schlafen, immer noch etwas von der Batterieladung.

Ein wesentliches Element: Der Begriff der Regelmäßigkeit ist ein Schlüsselwort in der TCM. Die Zeitfenster nicht einzuhalten, ist weniger schlimm, als den Rhythmus zu unterbrechen, insbesondere wenn dies wiederholt der Fall ist. Es ist zum Beispiel schwierig, sich zu erholen, wenn man drei Nächte in der einen und drei Tage in der anderen Woche arbeitet. Wenn es nicht anders möglich ist, können Sie diese Rhythmus-»Unterbrechungen« beheben, indem Sie lernen, sich zu entspannen.

Wie sieht der ideale Schlaf aus?

Ein gesunder Mensch, der sich im perfekten Gleichgewicht befindet und eine gut aufgeladene Batterie besitzt, sollte innerhalb von Minuten nach dem Schlafengehen einschlafen und entspannt und ohne Hilfe eines Weckers aufwachen. Diese Aufwachzeit können wir am Vortag geistig programmieren. Und es gibt ein weiteres Kriterium in der TCM. Man sollte sich in der Regel am besten eigentlich nicht unbedingt an seine Träume erinnern.

Man geht in der TCM davon aus, dass es zwei Arten von Träumen gibt: Die einen sind mit den Emotionen verbunden, die den verschiedenen Organ-Paketen entsprechen. Die anderen sind die Informationen, die das Hun, die spirituelle Seele, die in der Leber untergebracht ist, mitteilt. Dies sind die berühmten »nächtlichen Intuitionen«. Ohne dieses Thema zu vertiefen, muss man wissen, dass Erinnerungen aus den Träumen die Folge eines Energieüberschusses auf der Ebene des einen oder anderen Organs sein können. Dies gehört zu den diagnostischen Methoden in der TCM und kann bei der Befragung näher eingegrenzt werden (siehe Kapitel 7).

Wenn sich der Patient an bestimmte wiederkehrende Träume erinnert, wird er gebeten, diese zu beschreiben. Wenn es sich zum Beispiel um gewalttätige, kriegerische Träume handelt, ist es sicherlich die Energie der Leber, die zu angespannt ist. Erotische Träume mit wiederholtem Austritt von Samenflüssigkeit beim Mann signalisieren eine Schwäche der Energie der Niere. Dank der Analyse der Träume können wir also unausgeglichene Organ-Pakete wieder ins Gleichgewicht bringen.

Vorbereitung auf einen guten Schlaf

- ✔ Eine grundlegende Faustregel: Sie sollten erst zu Bett gehen, wenn Sie sicher sind, dass Sie Ihre Nahrung verdaut haben. Es liegt an Ihnen, die notwendigen Vorkehrungen zu treffen, wobei zu berücksichtigen ist, dass eine Verdauung zwischen eineinhalb und drei Stunden dauert. Dieser Aspekt wird im fünften Teil über die Ernährung behandelt.
- ✔ Dann ist es wichtig, einen ruhigen Geist zu bewahren. Vermeiden Sie Gewaltfilme vor dem Schlafengehen.
- ✔ Schlafen Sie nicht vor dem Fernsehgerät ein.
- ✔ Vermeiden Sie Konflikte und hitzige Diskussionen.

Was tun, wenn Sie nicht einschlafen können?

Die drei Arten der Schlaflosigkeit

Abbildung 19.1 fasst die drei Arten von Schlaflosigkeit und ihre Ursachen zusammen. Diese drei Arten können natürlich auch kombiniert auftreten.

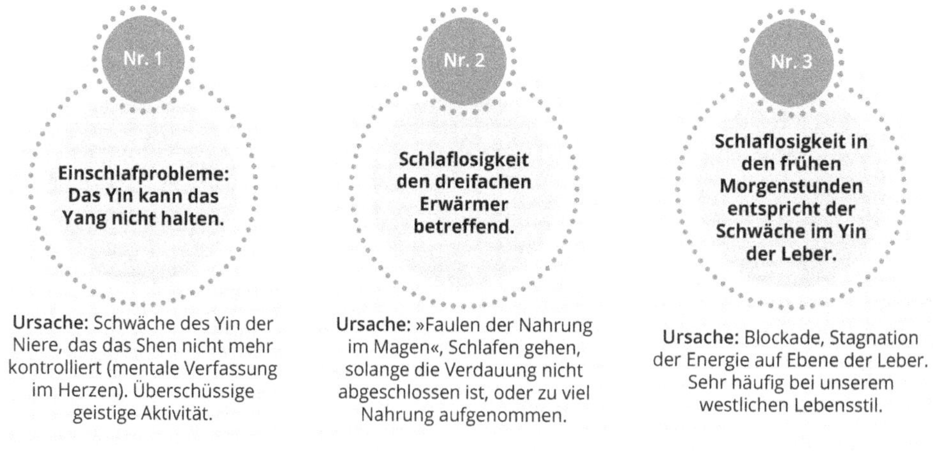

Abbildung 19.1: Die drei Arten der Schlaflosigkeit

Ein paar Tricks

- ✔ Beginnen Sie mit der Atemübung, die wir in Kapitel 17 über die Atmung zur Bekämpfung von Schlaflosigkeit beschrieben haben: Atmen Sie so langsam wie möglich, ohne jedes Geräusch, und betonen Sie nach einem kurzen Einatmen das Ausatmen.
- ✔ Schlafen Sie in tiefer Entspannung ein.
- ✔ Massieren Sie Ihren Fuß 10 bis 15 Minuten lang. Sie beginnen mit einer allgemeinen Massage. Dann konzentrieren Sie sich auf bestimmte Punkte. Ich verweise Sie auf Kapitel 14 über die Akupressur. Drücken Sie auf die Punkte Le 3, Ni 3 und insbesondere Ni 1. Dies ist einer der großen Punkte des Schlafes.
- ✔ Bei hartnäckiger Schlaflosigkeit können Sie He 7 hinzufügen, aber dieser Punkt wird eher morgens massiert. Oder Pc 6, den Sie vor dem Schlafengehen massieren können.

Am Morgen nach dem Aufwachen

Theoretisch hat sich Ihre Batterie über Nacht wieder aufgeladen. Aber Blut und Energie neigen dazu, aufgrund des verlängerten Ruhezustands zu stagnieren. Dehnung ist wichtig. Strecken Sie sich wie ein Tier bei einem sehr langsamen Einatmen von den Zehen bis zu den Fingerspitzen. Sie können auch große Einatmungen mit anschließender bewusster Ausatmung vornehmen (siehe Kapitel 17). Es hilft auch, Ihren ganzen Körper sehr schnell zu massieren. Ihre Hände reichen dafür aus, oder ein gerolltes Handtuch, um jeden Bereich zu reiben. Und wenn Sie eine Qigong-Übung kennen, sollten Sie sie jetzt üben. Dadurch wird die Zirkulation von Blut und Energie vollständig freigegeben (siehe Kapitel 18).

Entspannung durch Schlaf

Entspannung ist das große Gegenmittel gegen schlechten Schlaf, gegen nicht erholsamen Schlaf. Man kann sie aber auch anstreben, wenn man das Gefühl hat, dass einen Müdigkeit überkommt. Normalerweise sollte man nie müde sein. Es ist ein Warnsymptom für »zu spät«. Sie können dem Gefühl vorbeugen oder handeln, sobald die Warnung gesendet wird. Genießen Sie dazu die außerordentlichen Vorteile der Entspannung.

Zehn Minuten gute Entspannung können eine sehr erholsame Wirkung haben.

Entspannung besteht darin, nacheinander alle Muskeln des Körpers zu entspannen und sich in einen Zustand zu begeben, der dem Einschlafen nahekommt. Zögern Sie anfangs nicht, einen Fachmann zurate zu ziehen. Auch im Internet sind zahlreiche Audioaufzeichnungen von Entspannungssitzungen verfügbar. Sobald Sie wissen, wie Sie sich entspannen können, brauchen Sie keine Unterstützung mehr. In wenigen Minuten gelangen Sie in diesen »zweiten« Zustand, diesen Zustand der optimalen Energieaufladung. Sie sollten sich daran gewöhnen, solche Sitzungen täglich durchzuführen. Die zwei besten Momente des Tages sind:

- ✔ **Nach dem Mittagessen:** Tatsächlich erfordert die Verdauung einer Mahlzeit sehr viel Energie. Wenn Ihre Batterie nicht aufgeladen ist, entscheidet Ihr Körper vielleicht, zu verdauen, aber Sie können die Informationen Ihrer Arbeit nicht mehr »verdauen«. Oder er entscheidet sich für Konzentration, dann verfault Ihr Essen im Magen und am späten Nachmittag haben Sie es immer noch nicht verdaut.

- ✔ **Wenn Sie am späten Nachmittag nach Hause kommen:** Sie haben Ihre Batterie im Laufe des Tages entleert. Es ist Zeit, sich zu entspannen, um nicht den selbstzerstörerischen Schwächen Ihres Körpers zum Opfer zu fallen. Es ist auch eine ausgezeichnete Methode, um beim nächsten Einschlafen sofort besser zu schlafen.

Kurz gesagt, in unseren modernen Gesellschaften können wir auf diese Techniken, die bereits vor Hunderten von Jahren in der TCM beschrieben wurden, nicht verzichten. Yin und Yang, Schlafen und Wachen: Wir müssen lernen, mit diesen beiden Zuständen zu jonglieren. Auf diese Weise haben wir gute Chancen, gesund alt zu werden.

Teil V
Die Ernährung für ein langes Leben

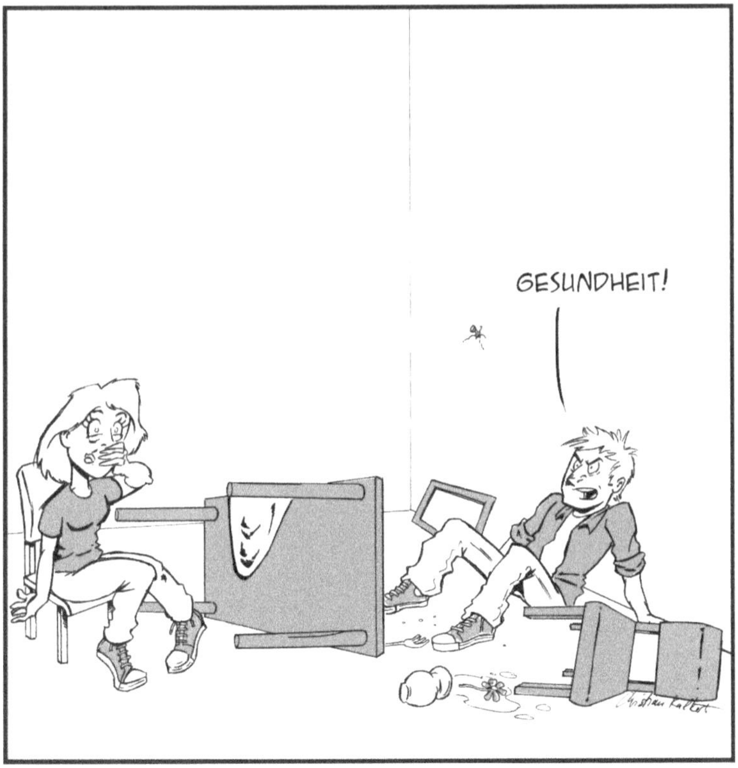

IN DIESEM TEIL ...

- ✔ ... der der richtigen Ernährung gewidmet ist, lernen Sie, wie Sie mit saisonalen und regionalen Lebensmitteln Ihre Ernährung kontrollieren. Dabei brauchen Sie sich nicht zu »chinesifizieren«.
- ✔ Sie lernen neun wesentliche Regeln kennen, die gut verstanden und so regelmäßig wie möglich angewendet werden müssen. Auf diese Weise werden nicht nur »die Dicken abnehmen und die Dünnen zunehmen«, sondern vor allem werden Sie Ihren Organismus nicht mehr unnötig ermüden und zu einem Zustand des Gleichgewichts und der Gesundheit auf Ihrem Lebensweg zurückkehren.
- ✔ Ein ganzes Kapitel ist der umstrittenen Frage der Hydrierung des Körpers gewidmet. Die Informationen aus der TCM werden Ihnen helfen, die Fehler abzulegen, die in unserer modernen Welt üblich sind.

IN DIESEM KAPITEL

Die richtige Ernährung nach der Traditionellen Chinesischen Medizin

Die neun Säulen für eine ausgeglichene und gesunde Ernährung

Ratschläge für eine präventive Ernährung

Kapitel 20
Die neun Regeln

Die Ernährung ist für die Erhaltung unserer Gesundheit von größter Bedeutung. Das wissen wir alle. Aber es ist auch ein Bereich, in dem es viele verschiedene Theorien gibt, von denen die meisten einander widersprechen. Es werden ständig neue Ernährungssysteme entwickelt, aber allzu oft neigen sie zu einer gewissen Radikalität, die die Gesundheit gefährden kann. Im Gegensatz zu modernen Lehren basiert die chinesische Ernährungslehre nicht nur auf einer physikalischen und biochemischen Betrachtung des menschlichen Körpers. Sie berücksichtigt viel subtilere Konzepte wie den Begriff der Energie oder den Begriff der Symbiose, die zwischen dem Menschen und dem Universum besteht. Die taoistische Philosophie, die den Prinzipien und Praktiken der TCM zugrunde liegt, befürwortet vor allem den Weg der goldenen Mitte, und genau so nähert man sich hier der Ernährung.

Es geht hier nicht darum, gegen Ihre Natur zu handeln. Auf der Grundlage von Regeln, grundlegenden Axiomen, die sehr leicht zu verstehen sind, werden wir »die Ernährung der goldenen Mitte« vorstellen, die für alle gilt. Gut verstanden, wird sie nicht nur helfen, wieder gesund zu werden, »die Dünnen dicker und die Dicken dünner zu machen«. Vor allem wird sie es uns ermöglichen, vorzubeugen – das eigentliche Fundament der TCM.

Unabhängig davon, wie richtig und logisch die Grundsätze, die hier beschrieben werden, auch sein mögen, müssen Sie aufpassen, dass Sie Ihre Gewohnheiten nicht zu schnell ändern. Geben Sie Ihrem Körper Zeit, sich von einem Zustand des Ungleichgewichts, an den er sich im Laufe der Jahre gewöhnt hat, in einen neuen Zustand des Gleichgewichts zu versetzen. Es kann einige Wochen bis mehrere Monate dauern, bis Sie Ihre schlechten Gewohnheiten für immer ändern. Zu schnell etwas ändern zu wollen, wäre so, als würde man ein Auto, das mit 100 Kilometer je Stunde fährt, in den Rückwärtsgang schalten. Das geht nicht gut aus. Geben Sie sich also Zeit.

Spielen Sie nicht den Zauberlehrling

Die meisten Bücher, die sich mit der Ernährung in der TCM befassen, sind für erfahrene Therapeuten reserviert, die in der Lage sind, die richtige Diät für ihre Patienten zusammenzustellen. In diesen Büchern wird nur über therapeutische Ernährung gesprochen. Der Arzt kann dann seinem Patienten ein Diätrezept ausstellen und ihm raten, sich vorübergehend diesem Geschmack, dieser Art von Lebensmitteln und vielleicht auch dieser Farbe zuzuwenden. Diese Art der Ernährung ist sehr hilfreich, um die Wirkung der verschiedenen Behandlungen zu unterstützen. Der Arzt wird dazu angeleitet, bestimmte Mahlzeiten zu empfehlen, bestimmte Gemüse oder Früchte zu verbieten. Aber, und das ist sehr wichtig, sobald der Patient wieder ins Gleichgewicht gekommen ist, wird er ihn lehren müssen, seine Ernährungsgewohnheiten zu erweitern und den Weg zurück zur goldenen Mitte zu finden.

Betrachten wir ein einfaches Beispiel. Sie haben gerade einen äußeren Angriff erlitten, einen »kalten Wind« mit allen Grippesymptomen, die sich daraus ergeben. Ihr Körper braucht Kraft, um den Kampf aufzunehmen und die Störung abzuweisen. Ihr Arzt wird Ihnen jetzt sagen, dass Sie »grün« essen sollen. Das heißt, Sie essen eine Woche lang zu jeder Mahlzeit nur Reis und Gemüse, ohne andere Zutaten und vor allem ohne Proteine, die Ihrem Körper überschüssige Wärme zuführen könnten. Aber wenn Sie geheilt sind, müssen Sie zu einer normalen Ernährung zurückkehren. Ein weiteres Beispiel: Sie sind von Natur aus Yin und beschließen, nur rohes Gemüse zu essen, ohne es lange zu kauen und im Mund zu »kochen«. Sie werden auf mehr oder weniger lange Sicht Krankheiten der Blut- und Energiestagnation auslösen, die sehr gesundheitsschädlich sein können. Also Vorsicht bei der Selbstmedikation mit Lebensmitteln. Sie riskieren, ohne sehr genaue Kenntnis des aktuellen Energiezustands Ihres Körpers, die Ungleichgewichte zu verstärken, wenn nicht sogar den Körper in einen Mangelzustand zu versetzen.

Die hier beschriebene Ernährungslehre ermöglicht Ihnen, Ihre eigenen westlichen, saisonalen und regionalen Lebensmittel zu verwenden. Von Zeit zu Zeit können Sie aber natürlich auch bestimmte Produkte »importieren«. Sie sollen aber in keinem Fall chinesisch werden! Die Besonderheit der nachfolgenden Regeln besteht darin, dass sie allen Ernährungssystemen gemeinsam sind, die wir als traditionell bezeichnen könnten. Mit einigen wenigen Ausnahmen, je nach den Breitengraden, in denen wir leben, können wir sie unabhängig von dem Land, in dem wir uns befinden, anwenden.

Gute Ernährung allein reicht nicht aus, um eine gute Gesundheit zu erhalten. Man kann das beste Ernährungssystem der Welt haben und trotzdem »krank« werden. Warum also eine gute Ernährung? Einfach, um unseren Körper nicht mehr unnötig zu ermüden, um nicht mehr zu viel Energie zu verlieren, indem wir Nahrung verdauen, die in zu großen Mengen im Magen ankommt oder die für die Aufrechterhaltung eines guten Gleichgewichts ungeeignet oder nutzlos ist. Erinnern Sie sich an das alte Sprichwort: »Sag mir, was du isst, dann sage ich dir, wer du bist.« Oder wie Michio Kushi zu sagen pflegte: »Der Mensch kann alles essen, und um das zu tun, muss er eine gewisse Ordnung in dem, was er isst, aufrechterhalten. Dies ist ein entscheidender Punkt für sein Wohlergehen.« Und schließlich sollten wir auf das Wort »Diät« in unserer Sprache verzichten. Dies impliziert notwendigerweise Wörter wie »Mangel«, »Defizit«, »Ungleichgewicht«, »Entbehrung«. Und dies steht im Widerspruch zur Erhaltung einer guten Energiebilanz.

Regel 1: Unterscheidung zwischen Festmahl und täglichen Mahlzeiten

Seit Anbeginn der Zeit wird in allen traditionellen Ernährungslehren das Konzept der festlichen Mahlzeiten betont. Ob wir nun die Götter, die Heiligen oder bestimmte Jahrestage feiern, diese Festtage haben den Jahreszyklus der fünf Jahreszeiten gekennzeichnet und tun dies immer noch. Diese festlichen Mahlzeiten werden in der TCM Xiang Shou genannt, »Genuss durch Essen«. Ihr Zweck ist es, den Verstand, das Shen, den Geist zu »nähren«. Wir werden sehen, dass die täglichen Mahlzeiten dazu dienen, den Körper zu ernähren, ihm die für sein tägliches Überleben notwendige Energie zu verschaffen, aber auch das tägliche Aufladen seiner Batterie zu unterstützen. Festtagsmahlzeiten gestatten uns, bestimmte Lebensmittel, die wir aus unseren täglichen Mahlzeiten streichen müssen, ab und zu aufzunehmen.

Hüten Sie sich vor bestimmten Modeerscheinungen, bestimmten Denkströmungen, die diese oder jene Art von Ernährung mehr oder weniger radikal befürworten. Die Ernährung kann nicht neu erfunden werden. Werden die Vorgaben zu extrem, kann es für manche Menschen irgendwann zur Hölle werden, bestimmte andere Mahlzeiten zu essen, wenn sie sich zum Beispiel über die Herkunft der darin enthaltenen Lebensmittel nicht sicher sind. Am Ende flüchten sie vor den festlichen Mahlzeiten. Die Energie der Angst ist viel schädlicher als gewisse Abweichungen in der Ernährung.

Innerhalb eines Monats nehmen wir mit Mittag- und Abendessen 60 Mahlzeiten zu uns. Wir werden sehen, dass wir uns acht bis zehn festliche Mahlzeiten pro Monat leisten können, vorausgesetzt, die anderen 50 sind »diätetisch«. Angesichts der nachfolgenden Regeln werden wir feststellen, dass die meisten Menschen zwischen 40 und 50 Festmahlzeiten pro Monat zu sich nehmen!

Bei diesen festlichen Mahlzeiten, die in der Regel auch länger dauern, sind es die Schönheit der Präsentation der Gerichte, die verschiedenen Gerüche, Farben und Geschmäcker, die sie zu etwas Besonderem machen. Aber es gibt eine logische Konsequenz daraus. Wenn Ihr Geisteszustand offen und positiv ist, dann können Sie jederzeit bestimmte Lebensmittel essen, die in den täglichen Mahlzeiten nicht enthalten sein sollten. Dies wird Ihrem Organismus nicht schaden, sondern ihn – im Gegenteil – anregen und zu einer gesteigerten Verdauung zwingen, was ihm durchaus zuträglich ist.

Wenn Sie andererseits während dieser festlichen Mahlzeiten Ihr Essen nicht genießen, wenn Sie deprimiert sind oder mit Problemen konfrontiert sind, die Sie geistig ermüden, dann können dieselben Nahrungsmittel für Ihren Körper giftig werden. Diese Unterscheidung zwischen festlichen und täglichen Mahlzeiten hilft Ihnen, nicht in Monotonie zu verfallen und vor allem zu vermeiden, dass Sie sich schuldig fühlen, wenn Sie zu einer Abweichung verleitet werden. Handeln Sie immer nach dem ewigen Gesetz der goldenen Mitte.

Regel 2: Die großen Verbote kennen

Wir werden nun eine ganze Reihe von »Verboten« kennenlernen. Sie beziehen sich auf Nahrungsmittel, auf die besonders geachtet werden muss, denn sie sind in der Lage, den Lebensweg des Menschen stark aus dem Gleichgewicht zu bringen, wenn sie im Übermaß aufgenommen werden. Aber nach dem Gesetz der goldenen Mitte können auch diese »verbotenen Nahrungsmittel« unter den zuvor beschriebenen Bedingungen wieder in festliche Mahlzeiten integriert werden. Diese Betrachtungsweise hat den Vorteil, dass Sie sich nicht schuldig fühlen, wenn Sie bestimmte Ernährungsvorschriften verletzen, und vor allem, dass Sie nicht aus der Gemeinschaft ausgeschlossen werden, zumal Essen oft ein soziales Ereignis ist.

Kuhmilch?!

Spielen wir Advokat des Teufels. Warum hat ein Drittel der Menschheit, nämlich die asiatischen Völker, nie Kuhmilch und alle daraus erstellten Produkte in ihre Ernährung aufgenommen, oder nur unter bestimmten Bedingungen? Warum hat Indien die »heilige Kuh« geschaffen und den Konsum aller daraus herstellbaren Produkte verboten?

Und wie lässt sich umgekehrt die hohe Konzentration von Oberschenkelhalsbrüchen in Gebieten erklären, in denen der Konsum von Milchprodukten seinen Höhepunkt erreicht hat, wie zum Beispiel in Nordeuropa? Einige Fakten: Ein männliches Baby im Alter von neun Monaten wiegt etwa zehn Kilogramm, während ein Kalb im gleichen Alter mehr als 200 Kilogramm wiegt. Die für das Wachstum verantwortlichen Proteine in der Kuhmilch sind viel löslicher als die in der Muttermilch. Wir wissen, dass unser Körper aus vielen Filtern besteht. Diese Proteine können bei manchen Menschen schwer verdaulich sein und werden in der TCM als Tan-begünstigend beschrieben. Sie werden als Tan, Abfall betrachtet. Und es muss Energie mobilisiert werden, damit der Körper die Abfälle ausscheiden kann.

Und es geht noch eine andere Gefahr von diesen Produkten aus. Es geht um die Fälle, in denen wir es mit einer Art Entzündungsphänomen zu tun haben, einem Prozess zellulärer Hypermultiplikation, der in bestimmten Zonen anarchisch oder exzessiv stattfindet: chronische Rheumatismen, Fettkugeln, Zysten, Knötchen, Tumorprozesse und andere. Einige dieser Krankheit können mit chronischen Entzündungsprozessen in Verbindung gebracht werden. Der Körper hat viel zu tun, um sich selbst zu heilen. Der Verzehr dieser aus Kuhmilch gewonnenen Produkte kann dieses Phänomen der Zellvermehrung erheblich verstärken.

Einige Fachleute diskutieren mögliche Zusammenhänge und empfehlen bei bestimmten Erkrankungen Zurückhaltung.

Probieren Sie es doch selbst

Wenn Sie an einer dieser Erkrankungen oder an multiplen chronischen Entzündungsschmerzen leiden, warum nicht Folgendes ausprobieren? Hören Sie für drei Monate lang auf, Milch und alle Kuhmilchderivate zu essen. Das ist nicht weiter schlimm, und Sie können beobachten, was in Ihrem Körper passiert. Zunächst einmal werden Sie besser schlafen, und Sie werden nicht mehr unter Schlaflosigkeit in den drei Morgenstunden leiden, die mit einem verstopften Leberfilter zusammenhängt. Dann werden Schritt für Schritt Ihre chronischen Schmerzen abklingen. Zunächst einmal diejenigen, die auf dem Weg der Meridiane der Leber und der Gallenblase liegen: Nackenschmerzen, Hernienschmerzen, Knieschmerzen und so weiter. Wenn Sie an chronischer Sinusitis leiden, insbesondere aufgrund saisonaler Allergien, wird sie sich im Laufe des Versuchs verbessern. Aber Sie werden auch erkennen, dass es sich sehr schnell positiv auf Ihren Geist, Ihre Konzentration und Ihre Nervosität auswirken wird. Machen Sie also den Versuch. Er wird Sie nichts kosten und kann sich auszahlen.

Schon häufig habe ich Patienten mit rheumatoider Arthritis, Morbus Bechterew, rezidivierender akuter oder chronischer Nasennebenhöhlenentzündung oder anderen Erkrankungen gebeten, den Verzehr solcher Produkte ganz einzustellen. Und häufig haben wir (Patient und Behandler) gute Ergebnisse erzielt. In solchen Situationen wird von manchen Behandlern empfohlen, Milchprodukte zu reduzieren (dies sollte allerdings ärztlich begleitet erfolgen).

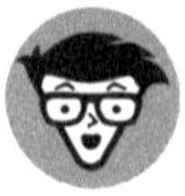

Gut. Wir sind Genießer (was übrigens von den Taoisten befürwortet wird) und wir lieben das Leben. In Gesellschaft hindert uns nichts daran, Ziegen- oder Schafskäse zu essen, der so wenig salzig wie möglich sein sollte. Ganz einfach, weil das Zicklein das gleiche Gewicht wie das menschliche Baby hat …

Ich möchte diese Erklärung mit einer knappen Antwort beenden, die uns unser Lehrer gab, als wir ihn nach der Ernährungslehre für Kleinkinder fragten. »Diese Frage kann ich nicht beantworten, denn über Generationen und Generationen hinweg wurde das Kind bis zum Alter von zwei Jahren ausschließlich von der Milch seiner Mutter ernährt.« Und außerdem erklärte er: »Kuhmilch ist für das Kalb, Muttermilch ist für das Baby!«

Bekomme ich Osteoporose, wenn ich keine Kuhmilch mehr trinke?

Woher bekomme ich meine tägliche Kalziumdosis, wenn ich keine Kuhmilch mehr trinke? Vor allem sollten wir nicht über Kalkmangel oder gar Demineralisierung sprechen, sondern über Osteoporose. Unsere Skelettknochen werden stark durch die Knochentrabekel, das sind Proteinfasern. An diesen Trabekeln lagern sich nicht nur Kalzium, sondern auch viele andere Mineralien an. Unter dem Strich können diese Proteinfasern unter bestimmten Bedingungen allmählich knapp werden. Ohne günstige Bedingungen wird Kalzium weniger effizient in den Knochen eingebaut.

Was sagt die chinesische Medizin? »Die Energie der Niere ist die Mutter der Knochen des Skeletts.« Seit Tausenden von Jahren bringen chinesische Ärzte die Energie der Niere mit den Knochen des Skeletts in Verbindung. Was uns betrifft, findet diese Beziehung auf zwei Ebenen statt. Die Energie der Niere ist tatsächlich von der Ablagerung von Mineralien auf den Knochentrabekeln abhängig, aber auch von der Produktion dieser Proteinfasern.

Kehren wir zu der grundlegenden Frage zurück: Woher erhalte ich mein Kalzium, also die Mineralien, wenn ich keine Milchprodukte mehr esse? Man muss wissen, dass alle Lebensmittel mehr oder weniger Kalzium enthalten. Vor allem finden wir es in Gemüse, das aus der Erde stammt, dem Hauptlieferanten von Mineralien. Das Wasser, das wir trinken, ist mineralisiertes Wasser. Nicht alle, aber einige dieser Mineralien werden vom Körper vollständig assimiliert. Wenn wir uns also ausgewogen ernähren, haben wir kein Problem mit der Menge an Mineralien, einschließlich Kalzium. Und wenn Sie sich in den Kopf gesetzt haben, dass Ihre hypothetische zukünftige Osteoporose auf diesen Mineralstoffmangel zurückzuführen sein könnte, können Sie auf Nahrungsergänzungsmittel zurückgreifen, die jedoch bei übermäßigem Verzehr ebenfalls als Tan, also Abfall, für den Körper zu betrachten sind. Wenn sie nicht vom Körper abgestoßen oder von den Knochen gebunden werden, verhärten sie Ihre Arterien und fördern das Auftreten von Steinen und anderem.

Die eigentliche Frage lautet: Wie kann ich mein Knochenkapital, mein Proteinfaserkapital, meine Knochentrabekel wiederherstellen oder erhalten?

- ✔ Zunächst einmal können wir eine einfache Methode nennen, die durchaus umsetzbar sein sollte: mindestens zehn Minuten am Tag in die Sonne gehen. Erinnern Sie sich an den Biologieunterricht in der Schule über Rachitis und Vitamin-D-Synthese. Statistisch gesehen gibt es im Süden weniger Osteoporosefälle als im Norden.
- ✔ Dann ist da noch die Druckbelastung des Knochens. Wenn Sie sich bewegen, springen (Trampolin, »Federrückzug« im Qigong), üben Sie Druck auf Ihre Knochen aus. Dies wird die Knochen in der Folge zwingen, ihr Faserkapital wieder aufzustocken. Unsere moderne Ernährungslehre basiert auf zu weichen und raffinierten Nahrungsmitteln. Dadurch verlieren wir die Gewohnheit des Kauens. Aber wir verlieren auch unsere Zähne, weil sie aufgrund von osteoporotischem Knochengewebe nicht mehr gehalten werden.
- ✔ Und es gibt noch eine dritte Methode, und gleichzeitig die wichtigste, um diese Art von Ungleichgewicht zu vermeiden. Es ist die permanente und tägliche Wiederaufladung der Nierenbatterie durch die Anwendung der Yang-Sheng-Methoden, der Methoden für die Erhaltung des Lebens. Wenn Sie lernen, wie man atmet, wie man sich entspannt, wie man trinkt und isst, sich bewegt, in angemessener Weise Sex hat, sorgen Sie für eine optimale Aufladung dieser Nierenbatterie. Dies wird sich direkt auf die Festigkeit Ihrer Knochen auswirken.

Es kann in der TCM nachgewiesen werden, dass zu viel trinken die Niere erschöpft und Osteoporose begünstigt. Wenn man permanent Angst und übermäßigem Stress ausgesetzt ist, erschöpft dies die Niere ebenfalls. Es ist wichtig, sich bewusst zu machen, dass ein schlechtes Stressmanagement einen viel größeren Einfluss auf Ihr Knochenkapital hat als die Menge an Kalzium, die Sie aufnehmen könnten. Eine der Visionen von Leben und Tod in der chinesischen Medizin ist ein normaler physiologischer Rückgang des angeborenen Öls, das sich in unserer Nierenenergie befindet. Wenn es kein Öl mehr gibt, »erlischt« die Niere und man stirbt. Es ist daher normal, dass wir im vierten Lebensabschnitt viel weniger Knochenkapital haben. Daher sind Sonne, Bewegung und Aufladen der Nierenbatterie die besten Methoden zur Vorbeugung von Osteoporose.

Was ist mit gesättigten Fetten?

Es gibt zwei Arten von Fetten in unserer Nahrung: die sogenannten gesättigten und die ungesättigten Fette.

Ungesättigte Fette

Gesättigte und ungesättigte Fette unterscheiden sich in ihrer chemischen Struktur, was ihre Verarbeitung im Körper beeinflusst. Sie sind unentbehrlich. Sie liefern Energie, nähren das Gehirn, regulieren die Körpertemperatur, regulieren die Hormonsynthese und so weiter. Diese Fette kommen hauptsächlich in Pflanzen vor. Das wichtigste und bekannteste Pflanzenöl der Welt ist das Olivenöl. Es hat das breiteste Spektrum an therapeutischem Nutzen. Aber es ist sinnvoll, das verwendete Öl von Zeit zu Zeit zu wechseln und beispielsweise Walnussöl, Rapsöl, Sonnenblumenöl, Traubenkernöl, Sesamöl und so weiter zu verwenden.

Nicht alle Öle sind gleich

Es gibt ein Pflanzenöl, das sehr energiereich ist und deshalb sparsam verwendet werden sollte: Erdnussöl. Seien Sie vorsichtig mit Vorspeisen: Eine Handvoll Erdnüsse entspricht einem Esslöffel Erdnussöl, »schlechtem« Fett. Dies gilt auch für das Öl der Kokosnuss, Palmöl. Um gesund zu bleiben, sollten wir das Äquivalent von zwei bis drei Esslöffeln ungesättigter Fettsäuren pro Tag zu uns nehmen.

Gesättigte Fette

Gesättigte und ungesättigte Fette sind in der chemischen Struktur unterschiedlich. Ihre Verarbeitung im Körper ist es deshalb auch. In der TCM werden gesättigte Fette als Tan, als Abfall betrachtet, den der Körper möglichst loswerden muss. In jedem Fall ist es ein nutzloser Energieaufwand, diese Selbstreinigung durchzuführen. Andererseits werden bei einer übermäßigen Aufnahme dieser Fette langsam, aber sicher, alle Filter des Organismus verstopfen. Herz-Kreislauf-Erkrankungen, Verkalkung des Gehirns, der Arterien, Rheuma, verschiedene Formen von Krebs und andere Krankheiten sind die Folge. Wo finden wir diese Fette? Hauptsächlich im Tierreich und in Derivatprodukten: Butter, Käse, Wurstwaren, frische Sahne, rotes Fleisch, Schweinefett und so weiter. Die tägliche oder sogar mehrfache tägliche Aufnahme dieser Fette verhindert ein langes Leben. Behalten wir sie uns für die Feiertage vor!

Es gibt nur noch ein tierisches Fett, das sich teilen lässt: Enten- oder Gänseschmalz. Nein, das heißt natürlich nicht, dass Gänseleber zu den täglichen Mahlzeiten gehören sollte!

Warum schnelle Zucker meiden?

Auch bei Zuckern gibt es zwei Hauptfamilien: langsame Zucker und schnelle Zucker. Wir werden die langsamen Zucker, die zur Grundlage unserer täglichen Ernährung gehören, vorübergehend beiseitelassen. Im Gegensatz zu langsamen Zuckern, deren Aufnahme durch den Körper eine gewisse Zeit in Anspruch nimmt, werden schnelle Zucker über das Organ-Paket Milz/Bauchspeicheldrüse sofort vom Blut aufgenommen. Jeder kennt die Rolle des Insulins bei der Regulierung des Blutzuckerspiegels.

Die Aufnahme von schnellem Zucker wird Sie daher vorübergehend in einen hyperglykämischen Zustand versetzen. Das von der Bauchspeicheldrüse ausgeschiedene Insulin reguliert diesen Zustand sehr schnell. Aber wenn die Menge des aufgenommenen Zuckers oder Zuckeräquivalents zu groß ist und, vor allem, wenn dies zu einer täglichen Gewohnheit wird, funktioniert das Organ-Paket Milz/Bauchspeicheldrüse nicht mehr ordnungsgemäß. Es wird dann zu viel Insulin ausgeschüttet, was zu einer Hypoglykämie führt. Hyper-Hypo, ein Teufelskreis, der schließlich zu allen Stadien von Prädiabetes und Diabetes führt. Ebenso kommt es zur Verkalkung des Organismus, denn der überschüssige Zucker verwandelt sich in Fett, Tan, Abfallstoffe, die in jedem Teil des Körpers gespeichert werden können.

Betrachten wir den Zyklus der fünf Elemente aus dem ersten Teil, sind die Organ-Pakete Leber und Milz/Bauchspeicheldrüse eng miteinander verwandt. Wenn eines davon aus dem Gleichgewicht gerät, gerät auch das andere aus dem Gleichgewicht. Die Leber regelt alle Abhängigkeitszustände. Sehr schnell werden Sie unbemerkt von Ihrem eigenen freien Willen zu einem Zuckerabhängigen. In der chinesischen Tradition heißt es, dass wir täglich fünf Stück Zucker oder Zuckeräquivalent zu uns nehmen könnten, ohne dass dies für den Körper schädlich wäre. Aber das war es auch schon. In unseren westlichen Zivilisationen wird alles getan, um Sie durch die berühmten »Zuckeräquivalente«, die die Regale unserer Supermärkte füllen, total von diesem Geschmack abhängig zu machen. Tabelle 20.1 bietet einige Anhaltspunkte, die uns das Ausmaß der Schäden zeigen.

Produkt	Zuckeräquivalent
1 Schokoriegel	12 Stück Zucker
1 Liter Limo (Cola, Organe oder Zitrone)	28 Stück Zucker
1 Dose dieser Getränke	11 Stück Zucker
1 Eistee	14 Stück Zucker
1 Eishörnchen	12 Stück Zucker
1 Tafel Schokolade	16 Stück Zucker
1 Stück Kuchen	7–10 Stück Zucker
1 Bonbon	1,5 Stück Zucker
1 Esslöffel Marmelade, Gelee, Honig	4 Stück Zucker
1 Teilchen	5 Stück Zucker

Tabelle 20.1: Zuckeräquivalent

In der TCM heißt es, dass ein Übermaß an süßem Geschmack einen »Feuchtigkeitszustand« im Milz-Paket erzeugt, der nach und nach ein immer zäheres Tan verursachen kann. Dies führt zu Stagnation und Blockaden. In der Tabelle der fünf Elemente (siehe Kapitel 4) haben wir gesehen, dass die Reflexion, die »Verdauung von Informationen«, das Verharren in der Vergangenheit, mit diesem Paket in Zusammenhang steht.

Zuckerüberschuss wirkt sich auf die Verdauung von Nahrung aus, auf die Fähigkeit der Milz, Energie aus der Nahrung zu ziehen. Sehr oft folgt ein Zustand des Übergewichts und eine rasche »Verkalkung« des Organismus. Das Hauptproblem sind jedoch die Auswirkungen auf den Verstand und die Emotionen, woraus sich letztlich depressive Zustände ergeben.

Verzichten Sie auf Lightprodukte

Sie glauben, dass Sie mit »Light«-Produkten besser bedient sind, die hauptsächlich auf Aspartam-Süßstoffen basieren? Im Gegenteil! Wenn wir in der TCM über Geschmack sprechen, geht es auch um Qualität, um reine Energie. Haben Sie jemals einen »Süßstoff« auf der Basis von Aspartam probiert? Sein süßer Geschmack ist zehnmal stärker als normaler Zucker. Ein sehr intensiver süßer Geschmack kann die Geschmackswahrnehmung verändern und gerade die Gewöhnung an Süße sowie den Appetit fördern.

Eine letzte Empfehlung: Während Sie die Verwendung von Kuhmilchprodukten über Nacht einstellen können, wenn Sie das wollen, wird es viel länger dauern, den schnellen Zucker zu reduzieren. Es muss über mehrere Wochen hinweg erfolgen, um von Tag zu Tag ein neues Gleichgewicht zu finden, sonst werden Sie in einen Zustand der Hypoglykämie geraten.

Übermäßige Aromen? Gefahr!

Nach der TCM gibt es fünf Hauptfamilien von Geschmacksrichtungen in unserer Nahrung, die jeweils mit einem bestimmten Organ-Paket verknüpft sind (siehe Abbildung 20.1). In gleicher Weise haben wir die fünf Farben, die fünf Gerüche und die fünf Konsistenzen.

Die Regel lautet: Es geht nicht darum, auf diesen oder jenen Geschmack zu verzichten. Der Geschmack »nährt« energetisch das Zielorgan, das er in Schwingung versetzt. Aber im Übermaß verzehrt, wendet er sich gegen eben dieses Organ. Eine Geschmacksrichtung sollte eine andere Geschmacksrichtung nicht dauerhaft überdecken. Man darf also nicht sagen: »Ich bin eher salzig, eher sauer …« Ein Geschmack sollte außerdem nicht zu ausgeprägt, zu kräftig im Mund sein. Ich erinnere Sie an das, was oben über Aspartam gesagt wurde.

Übermäßig salziger Geschmack

Ein Übermaß an salzigem Geschmack ist sehr schädlich für den Körper. Er bringt die Niere aus dem Gleichgewicht, wenn er in zu großer Menge eingenommen wird. Man sagt, die Niere sei die Mutter der Knochen des Skeletts. Und man sagt auch, zu viel Salz tut den

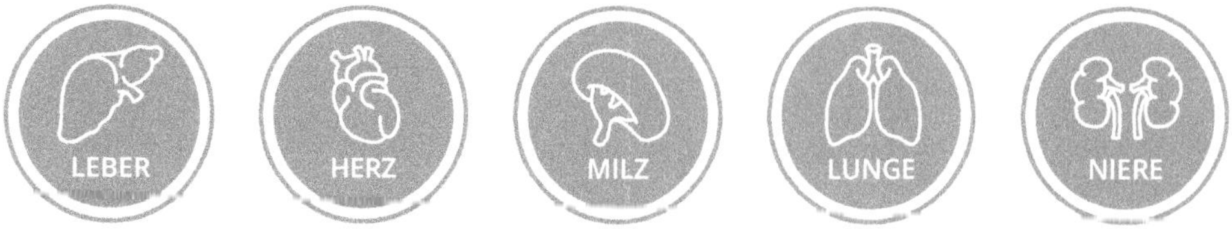

Säurig/sauer	Bitter	Süß	Scharf/pikant	Salzig
Blau/grün	Rot	Gelb	Weiß	Schwarz
Ranzig/übel riechend	Verbrannt/rußig	Parfümiert	Scharf, rohes Fleisch	Faulig
Weich	Hart	Fasrig	Fleischig	Knackig

Abbildung 20.1: Die fünf den Organen zugeordneten Geschmäcker

Knochen weh. Diese schlechte Angewohnheit kann zu Krankheiten wie Rheuma, Osteoporose, Hexenschuss und so weiter führen. »Überschüssiger Salzgeschmack verhärtet«: Ein sehr hoher Salzkonsum gilt als ungünstig und wird in der TCM als niereschwächend beschrieben. Die Energie der geschwächten Niere, die ihre Fähigkeit zum Abtransport von Flüssigkeiten verliert, ist offensichtlich eine große Ursache für die Gewichtszunahme. Im »Zyklus der fünf Elemente« ist die Niere die Mutter der Leber. Da die Leber nicht mehr kontrolliert wird, da »ihr Yin nicht mehr genährt wird«, besteht die Gefahr, dass das Yang entweicht. Dies ist eine Hauptursache für Bluthochdruck. Wir wissen: Brot ohne Salz ist fad und nicht sehr schmackhaft. Wenn man ein gutes Brot isst, sollte man jedoch auch nicht das Gefühl haben, dass es salzig ist. Wenn dies der Fall ist, ist es bereits zu spät.

Der Salzstreuer sollte niemals auf den Tisch gestellt werden, und es sollte niemals zusätzliches Salz in ein Gericht gegeben werden.

Übermäßig säuerlicher Geschmack

Zu viel Säuregeschmack schadet der Leber. Die Energie der Leber steuert alle Sehnen des Körpers. Sie ist unter anderem eine Hauptursache für Rheuma, Steifheit und Entzündungen der Sehnen. Säure findet sich im Überschuss in Fruchtsäften und Pizza. Behalten Sie sich diese Gerichte für festliche Mahlzeiten vor, aber verzehren Sie sie nicht im Alltag. Leider kommt dieser Geschmack in fast allen Geschmacksverstärkern vor.

Trinken Sie morgens beim Aufwachen ein Glas warmes Wasser mit einem Viertel einer Zitrone oder einer Orange. Mit einem Glas Orangensaft nehmen Sie zu viel säuerlichen Geschmack auf!

Übermäßig scharfer Geschmack

Schärfe gehört zum Organ-Paket Lunge. Man sagt, dass ein Übermaß an diesem Geschmack nicht nur die Lunge schädigt, sondern auch die inneren Schleimhäute wie die der Speiseröhre, des Magens oder des Darms verändert. Die Zellen unseres Körpers müssen in einer interstitiellen Flüssigkeit baden, die durch zu viel Schärfe »ausgetrocknet« wird. Dies wird sie schwächen.

Übermäßig bitterer Geschmack

Wir haben bereits über die »süßen« Verbote gesprochen. Betrachten wir nun, was ein Übermaß an bitterem Geschmack erzeugen kann. Dieser Geschmack, der zum Herzen gehört, hat die Eigenschaft, das Qi zu stärken. Der bittere Geschmack zum Beispiel stärkt die Energie des Magens. Beispielsweise trinken wir gerne einen bitteren Aperitif auf Artischockenbasis (um den Appetit anzuregen), um eine gute Verdauung zu fördern. Aber im Falle eines Übermaßes an bitterem Geschmack heißt es in der TCM, dass »die Körpertemperatur sinkt«. Diese innere Kälte verlangsamt alle physiologischen Funktionen des Körpers. Dies kann die Ursache für Verstopfung, Gewichtszunahme durch Flüssigkeitsretention, zu langsame Umwandlung der Nahrung und so weiter sein. Insbesondere kann es zu einer Stagnation im Blut- und Energiekreislauf kommen.

Im Westen sind wir jedoch sehr große Verbraucher dieser Art von Geschmack, auch wenn er durch einen Überschuss an Zucker verdeckt wird. Wir sprechen von Kaffee und Schokolade. Wohlgemerkt: Ein Kaffee nach dem Mittagessen mit einem Schokokeks ist aufgrund seiner Yang-Natur sehr förderlich für die Verdauung der Nahrung. Aber viele Kaffees während des Tages, besonders für Frauen, die mehr Yin-Natur haben als Männer, sind ziemlich schädlich. Es ist daher ratsam, eine Ernährung zu wählen, die alle Geschmacksrichtungen umfasst, solange sie nicht zu stark sind.

Regel 3: Ein einziges Gericht essen

Das klassische Menü im Westen besteht aus einer Vorspeise, dem Hauptgericht und einem Dessert. Alle traditionellen Ernährungssysteme betrachten dies als ein festliches Mahl. Die beste Art und Weise, Ihre tägliche Mahlzeit einzunehmen, ist, sich für einen Teller zu entscheiden, auf dem alles, was Sie essen werden, angeordnet ist.

Wenn wir uns zur Essenszeit auf die Vorspeisen konzentrieren, haben wir Hunger und neigen dazu, uns auf diesen ersten Teil der Mahlzeit zu stürzen. Aber in diesen Vorspeisen finden wir Aufschnitt, Pasteten, Wurst oder andere Dinge, die für festliche Mahlzeiten vorbehalten sind. Aber auch rohes Gemüse. Man könnte meinen, dies sei ein geringeres Übel. Natürlich enthält rohes Gemüse viele Vitamine. Aber die chinesische Ernährungslehre sieht das ganz anders.

Jedes Lebensmittel hat eine intrinsische Natur: frisch, kalt, warm oder heiß. Die meisten Gemüse sind frisch oder kalt, besonders wenn sie roh sind. Wenn wir jedoch den Magen mit einem Herd vergleichen (dem mittleren Erwärmer), auf dem gekocht wird, brauchen wir für die Verdauung eine durchschnittliche Temperatur von 38 Grad. Wenn nun zuerst eine »Kälte« in den Magen eindringt, zwingt sie den Körper, aus seinen Energiereserven zu schöpfen, um die Temperatur auf 38 Grad zu bringen und so die Verdauung in Gang zu setzen. Außerdem neigen wir dazu, viel Energie zu verbrauchen, weil wir hungrig sind. Gemüse enthält viel Flüssigkeit. Diese Flüssigkeit verdünnt die Magensäfte und erschwert die Verdauung. Aus all diesen und vielen anderen Gründen ist es bei den täglichen Mahlzeiten besser, auf Vorspeisen zu verzichten.

Beschäftigen wir uns jetzt mit dem so beliebten Dessert. Meistens handelt es sich dabei um Käse, den wir zu festlichen Mahlzeiten gerne essen. Dennoch wäre es aus allen oben genannten Gründen besser, Ziegenkäse dem Kuhmilchkäse vorzuziehen und möglichst wenig Salz aufzunehmen.

Was die Früchte betrifft, so neigen sie dazu, wenn sie am Ende der Mahlzeit gegessen werden, die Verdauung zu blockieren und stagnieren zu lassen. Traditionell wird Obst nicht nach einer Mahlzeit gegessen, sondern zwischen oder vor den Mahlzeiten. Viel Spaß beim Melonenessen nach einer Mahlzeit, wahrscheinlich werden Sie sie den ganzen Nachmittag »essen« …

Versuchen Sie nicht, auf einen Joghurt zurückzugreifen. Dabei handelt es sich um Milchprodukte, die für festliche Mahlzeiten vorbehalten sind. Dasselbe gilt für Backwaren. Zusammenfassend lässt sich sagen, dass Desserts nicht Teil der täglichen Ernährung sein sollten.

Sind wir im Westen zu reich?

Viele Ernährungswissenschaftler sind der Meinung, dass wir 30 Prozent mehr essen als die Norm. Abstrakt betrachtet, könnten wir sagen, dass vom Mund bis zum Anus einfach nur eine Reihe von Prozessen der Verdauung, Assimilation, Metabolisierung und Sortierung stattfindet. Leber, Magen, Milz, Bauchspeicheldrüse und Eingeweide sind die dafür zuständigen Maschinen, die sich bei Überbeanspruchung verfrüht abnutzen. Eine Verkürzung der Lebenserwartung ist die Folge. Der Verzicht auf Vorspeisen und Desserts in den täglichen Mahlzeiten ermöglicht es, 30 Prozent weniger zu essen. Es geht darum, Energie zu gewinnen, damit die anderen Funktionen des Körpers, einschließlich des Immunsystems, optimal arbeiten können. Aber es ist auch eine gute Möglichkeit, sein Gewicht zu regulieren!

Regel 4: Das Gesetz der Verarbeitung von Getreide durch Kauen kennen

Gut umgesetzt, wird die folgende Regel die richtige Zusammenstellung Ihrer täglichen Mahlzeiten völlig vereinfachen. Als ich zehn Jahre alt war, so erinnere ich mich, hatte ich einen Biologielehrer, der ein Baguette mit in den Unterricht brachte. Er teilte es mit allen Schülern und bat uns, ein Stück in den Mund zu nehmen und es zu kauen. Es war das berühmte Experiment, Getreide in langsamen Zucker zu verwandeln. Nach etwa 20 Kauvorgängen hatten wir einen Geschmack von Zucker im Mund.

Was ist der beste Geschmack für Kinder? Geben Sie ihnen ein Stück Brot zum Knabbern, sie werden Ihnen ewig dankbar sein. Auf diese Weise können sie den wahren Geschmack der Süße entdecken. Dies könnte dazu beitragen, dass sie später nicht dem schnellen Zucker verfallen. Außerdem können sie damit ihr Zahnfleisch massieren. Unser Körper braucht Energie, um zu funktionieren. Einer der Hauptzwecke der Ernährung ist, ihn mit dieser Energie zu versorgen. Die eigentliche Energiequelle liegt in der Umwandlung der im Getreide enthaltenen Stärke in langsamen Zucker.

Aber denken Sie an die folgende Regel: Diese Umwandlung kann nur im Mund unter der Einwirkung von Speichel stattfinden, vorausgesetzt, dass diese Getreide natürlich sind, das heißt, einfach mit Wasser gekocht, vielleicht mit ein wenig Salz oder einem Schuss Olivenöl für die Nudeln, und sonst nichts. Wenn sie mit Tomatensoße, Butter, Käse oder einer anderen Zutat vermischt werden, kann der Speichel das Getreide nicht mehr erkennen und verliert daher viel von seiner Fähigkeit, es in langsamen Zucker umzuwandeln.

Denken Sie daran, dass diese Wirkung nur im Mund, durch Kauen, und sehr wenig im Magen stattfindet. Die Umwandlung von Stärke in Zucker dauert einige Zeit. Und dazu braucht es eine Menge Speichel. Deshalb heißt es in allen Traditionen, dass man jeden Bissen 20- bis 30-mal kauen muss.

Wenn Sie einfachen Reis oder Brot kauen, verwandelt das Getreide sich in langsamen Zucker und gibt Ihnen tatsächlich die Energie, die Ihr Körper braucht. Diese Energie verbrennt die Nahrungsmittel und hilft Ihnen unter anderem, Ihre Figur zu behalten. Wenn Sie umgekehrt dasselbe Brot verwenden, um ein Gericht mit einer Soße zu essen, wird nicht nur diese langsame Zuckerumwandlung nicht stattfinden, sondern Sie werden auch an Gewicht zunehmen. Durch Einhaltung dieser Grundregel werden wir in der Lage sein, die Zusammensetzung eines einzigen Gangs unserer Mahlzeit zu erarbeiten.

Regel 5: Zusammenstellen des einzigen Gangs unserer Mahlzeit

Auf diesen Teller legen Sie alles, was Sie während der Mahlzeit essen werden. Auf der einen Hälfte des Tellers, obligatorisch und bei jeder Mahlzeit, Getreide. Die klassischen Getreideformen sind Reis, Nudeln, Vollkornbrot, Kleiebrot, Getreidebrot, Kartoffeln. Weniger bekannt ist die Süßkartoffel, die eine weniger aggressive Stärke als die Kartoffel enthält und viel mehr Energie bringt.

Vollkornreis

Eine kleine Warnung zum Vollkornreis: Theoretisch ist er ausgezeichnet, da er zusätzlich zu den langsamen Zuckern die für eine gute Darmpflege notwendigen Ballaststoffe liefert. Aber stellen Sie sicher, dass er aus einer biologischen Quelle stammt und keinesfalls mit Insektiziden oder Pestiziden behandelt wurde. Achten Sie auch darauf, dass er gut durchgegart ist. Und vor allem: Gut kauen. Man braucht 30 bis 40 Kauvorgänge, um ihn in langsamen Zucker zu verwandeln.

Bei Brot ist es wichtig zu wissen, dass das klassische Weißbrot aufgrund der Verfeinerung seines Mehls nur sehr wenig langsamen Zucker liefert. Darüber hinaus hat eine zu durchgebackene, zu »Yang-lastige« Kruste schädliche Auswirkungen auf das Blut und die Leber. Wählen Sie also andere Brotsorten wie Vollkorn-, Kleie- oder Getreidebrot. Wenn man Brot isst, isst man keinen Reis und keine Nudeln, und umgekehrt. Und geben Sie sich nicht mit nur einer Scheibe zufrieden, sondern mit dem Äquivalent eines halben Tellers. Was legen wir auf die andere Hälfte des Tellers? Jede zweite Mahlzeit sollte vegetarisch sein. Es bleibt Ihnen überlassen: Mittag- oder Abendessen. Wenn es Ihnen gelingt, früh genug am Abend zu essen, ist es besser, diese vegetarische Mahlzeit mittags einzunehmen. Es liegt an Ihnen, Ihren eigenen Rhythmus zu wählen.

Gemüse, die Bestandteil jeder Mahlzeit sind, spielen dank ihrer Ballaststoffe eine wichtige Rolle bei der Beseitigung von Abfallstoffen, aber sie erhöhen auch die Arbeit von Magen und Darm. Getreide, aus dem die langsamen Zucker gewonnen werden, benötigt eine lange Verdauungszeit. Grundsätzlich hilft Gemüse, eine Magenverstopfung zu vermeiden.

Darüber hinaus braucht Ihr Körper Eiweiß, um Muskeln und Fleisch zu versorgen. Vegetarier werden lernen müssen, wie Soja und seine Derivate zu verwenden sind, wobei natürlich darauf zu achten ist, dass sie aus biologischen Quellen stammen. Was die GVO (gentechnisch veränderte Organismen) anbelangt, sollten Sie keinen radikalen Anschauungen verfallen, die aufgrund der Angst, die sie hervorrufen, am Ende gesundheitsschädlicher sind als das Produkt selbst.

Tofu

Traditionell ist Tofu unter anderem ein hervorragender Fleischersatz. Aber es gibt eine Regel, über die wir im Westen wenig wissen: Er muss in kleine Würfel geschnitten werden, wodurch die Kontaktfläche vergrößert wird, und sehr lange gekocht, sodass er gut verdaut werden kann und keinen kalten Zustand im Magen erzeugt.

In ähnlicher Weise werden Sojasprossen traditionell nicht roh gegessen, sondern blanchiert, das heißt, leicht angekocht, um die Kälte ihrer Natur zu reduzieren.

Für diejenigen, die daran gewöhnt sind, tierische Produkte zu essen, ist es offensichtlich, dass ihre Aufnahme eingeschränkt werden sollte, vielleicht auf jede zweite Mahlzeit.

Für einen Wochenplan entspricht dies einer Mahlzeit mit rotem Fleisch, einer oder zwei Fischmahlzeiten, einer Mahlzeit mit weißem Fleisch, einer Mahlzeit mit magerem Schinken und einer Mahlzeit mit Omelett. Omeletts sind wesentlich bekömmlicher als Spiegeleier, hart gekochte Eier oder gekochte Eier, die für festliche Mahlzeiten reserviert werden sollten. Und natürlich nicht mit Käse, sondern beispielsweise mit Kräutern oder Pilzen. Das ist mehr als genug Protein, und Sie riskieren nicht, Ihren Körper zu verstopfen.

Bei einigen Gerichten kann Gemüse mit tierischen Produkten oder Soja vermischt werden. Aber denken Sie daran: Getreide und Knollen sollten pur gegessen werden.

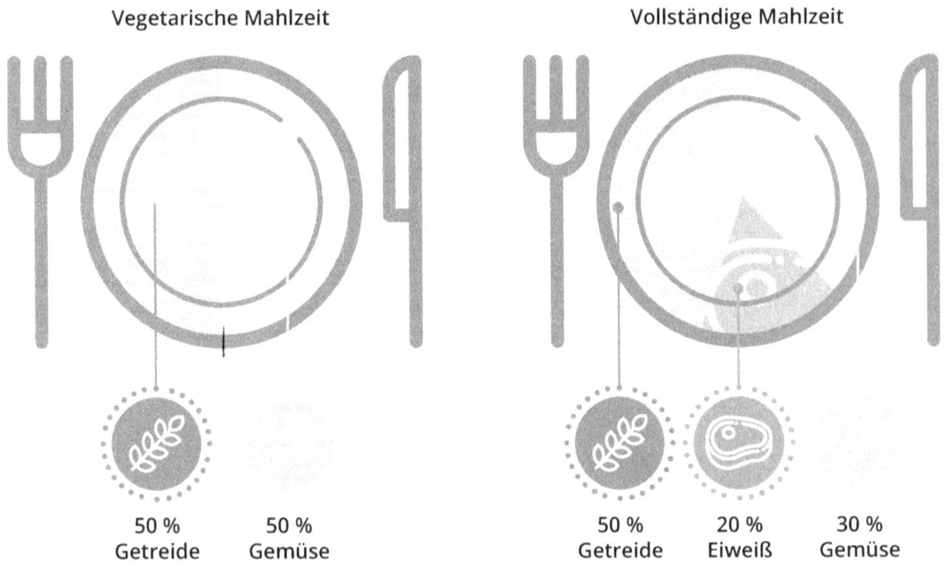

Abbildung 20.2: Zusammenstellung einer vegetarischen und einer vollständigen Mahlzeit

Leguminosen – »3 in 1«

Ob rote, schwarze oder weiße Bohnen, Spalterbsen, Kichererbsen, Erbsen, Linsen oder Sojabohnen – alle diese Hülsenfrüchte können unsere Freunde sein, wenn wir sie klug essen. Sie sind eine sehr wertvolle Proteinquelle, die Fleisch ersetzen kann. Aber auch eine wichtige Quelle von langsamen Zuckern mit einem niedrigen glykämischen Index. Schließlich ist ihr hoher Ballaststoffgehalt grundlegend für die Verdauung und die Verbesserung der Darmtätigkeit. Ein echtes »3 in 1«.

Alle diese Hülsenfrüchte gären sehr schnell, und ihre Hauptaufgabe in der TCM besteht darin, die Darmzotten zu reinigen, nämlich durch den »inneren Wind«, den sie erzeugen. Wir sind in der TCM für die »Rehabilitierung des Pupsens«. Nur in unseren puritanischen Zivilisationen stört die Abgabe bestimmter Geräusche. In Indien, Afrika oder China ist es ganz anders. Es gibt aber auch eine Kehrseite der Medaille. Wenn Sie sich im Griff verinnerlichter Emotionen befinden, wenn die Energie Ihrer Leber blockiert ist, werden diese Hülsenfrüchte Sie bestenfalls zum Rülpsen bringen. Im schlimmsten Fall blähen sie Sie sehr schnell auf mit all den dabei entstehenden Schmerzen. Hülsenfrüchte sind in Ordnung, vorausgesetzt, Sie sind bei guter psychischer Gesundheit.

Regel 6: Lernen, gut zu essen

Dies ist der Schlussstein dieses Ernährungssystems der goldenen Mitte.

Beginnen Sie mit einem oder zwei Löffeln Reis, Nudeln oder einer Scheibe Brot. Achten Sie darauf, gewissenhaft zu kauen, bis Sie einen süßen Geschmack im Mund spüren.

Dann essen Sie ein oder zwei Löffel Gemüse, Fleisch, Fisch. Diese Gerichte können mit beliebigen Kräutern und Olivenöl gekocht werden. Sie sollen schmackhaft sein, aber allzu ausgeprägte Aromen vermeiden. Anschließend essen Sie wieder Getreide und so weiter.

Gehört der Schmorbraten zum Ernährungssystem der goldenen Mitte?

Ja, nach allen oben genannten Kriterien. Man muss nur wissen, wie man ihn isst. Stellen Sie sich die richtigen Fragen: Sind in diesem Gericht Butter, Käse, Wurst, Milch, schneller Zucker enthalten? Nein. Es ist Fleisch, so fettarm wie möglich, das sehr lange gekocht worden ist. Das Gemüse sind Karotten und Zwiebeln. Vergessen wir nicht, dass der eigentliche Schmorbraten ein Kilogramm Karotten für ein bisschen Rindfleisch ist. Natürlich sind die Vitamine durch das lange Kochen teilweise verschwunden, aber viele andere ebenso wichtige Bestandteile sind in dem Gericht enthalten. Die Vitamine machen Sie an anderer Stelle wieder wett. Die Soße schließlich ist Wein, der seinen Alkohol verloren hat, und das Bindemittel ist Mehl oder Maismehl.

Es handelt sich also a priori um eine diätetische Mahlzeit. Aber es ist die Art, wie wir sie essen, durch die sie vielleicht ungeeignet wird. Nehmen wir an, Sie essen dieses Gericht mit Nudeln. Wenn Sie alles zusammen auf dem Teller mischen, werden Sie nicht nur den diätetischen Aspekt verlieren, sondern auch an Gewicht zunehmen. Das Letzte, was Sie tun sollten, wäre es, Ihre Mahlzeit mit Brot zu sich zu nehmen. Die beste Vorgehensweise ist folgende: Man serviert die Hälfte der Mahlzeit mit in Wasser gekochten Nudeln, mit sehr wenig Salz und einem Spritzer Olivenöl, damit sie nicht kleben. Auf die andere Hälfte des Tellers geben Sie Ihren Schmorbraten. Sie essen und kauen ein oder zwei Löffel Nudeln, dann geht es weiter zum Schmorbraten und so weiter. Es spielt keine Rolle, ob sich am Ende der Mahlzeit etwas Pasta unter den Schmorbraten gemischt hat. Drei Viertel des Getreides werden sich in langsamen Zucker, in Lebensenergie, verwandelt haben.

Genauer betrachtet arbeiten alle traditionellen Zivilisationen nach diesem Prinzip. Sehen wir uns einige Beispiele an.

- ✔ Echter Couscous in der Wüste wird auf folgende Weise gegessen: Der Weizensamen bildet in der Mitte eine Pyramide, um die herum die verschiedenen Gerichte angeordnet sind. Man nimmt ein wenig Couscous mit den Fingern, formt eine Kugel daraus, die dann sehr lange gekaut wird. Dann essen wir etwas aus den verschiedenen Gerichten und kommen dann wieder zurück zum Couscous.

- ✔ Die Hindus machen Weizenfladen, die sie nicht rösten. Sie kauen ein paar Bissen und essen dann andere Gerichte. Aber sie verwenden den Weizenfladen nicht zum Aufnehmen von Soße.

- ✔ Die Asiaten, fast ein Drittel der Weltbevölkerung, haben sich für die heilige Schale Reis entschieden, die ihre Mahlzeit immer begleitet. Mit ihren Essstäbchen nehmen sie Reis, kauen ihn kräftig und essen dann aus den verschiedenen Gerichten. Reis sollte niemals mit anderen Zutaten vermischt werden.

Die Zubereitung solcher Mahlzeiten ist nicht kompliziert. Zum Beispiel könnten Sie Reis auf die eine Hälfte eines Tellers geben, und grüne Bohnen, die noch etwas knusprig sind, mit ein wenig Knoblauch und Petersilie auf die andere Hälfte. Auch eine Hähnchenkeule oder ein Fischfilet sind möglich. Dies ist eine diätetische Mahlzeit.

Ein weiterer Teller kann aus Nudeln und Gemüsesalat bestehen. Ein gutes Stück Vollkornbrot, Kräuter- und Pilzomelett kann Teil einer Diätmahlzeit sein.

Das Frühstück im Mittelpunkt der Kontroversen

Wie ein König frühstücken? Oder besser nicht? Das hängt ganz davon ab, welche Richtung Sie Ihrem Leben geben möchten. Sie schlafen sechs bis acht Stunden, um Ihre Nierenbatterie für den Tag aufzuladen. Vielleicht haben Sie beim Aufwachen schon ein paar Übungen gemacht, um diese Aufladung zu unterstützen. Jetzt gibt es zwei Möglichkeiten:

Sie können sich ein opulentes Frühstück zubereiten. Für die Verdauung verbrauchen Sie etwa die Hälfte der Batterieladung der Niere. Da diese theoretisch gut aufgeladen ist, können Sie diese umfangreiche Mahlzeit problemlos verdauen. Aber so viel Energie vergeuden für nichts? Sie tauschen in dem Moment den Himmel mit der Erde.

Sie können sich ein spartanisches Frühstück zubereiten. Ein paar Früchte der Saison und aus der Region. Oder auch ein Müsli mit warmem Tee oder heißer Sojamilch. Oder vielleicht auch zwei oder drei Scheiben Vollkornbrot ohne Butter mit zwei oder drei Esslöffeln Honig oder Marmelade. Dieses Frühstück verschafft Ihnen genügend Energie bis zum Mittagessen, ohne Ihre Batterie bei der Verdauung zu entleeren. Man könnte sagen, es ist selbsterhaltend. Sie können die Energie in Ihrem Organismus nutzen.

Eine Regel, die viele Hundertjährige befolgen: ein genügsames Frühstück, eine Mittagsmahlzeit, ein Imbiss um 16 Uhr und ein ebenso genügsames Abendessen. »Zu viel Nahrung bringt uns zurück auf die Erde. Die Menge der Nahrung nicht in den Mittelpunkt der eigenen Gedanken zu stellen, verbindet uns mit dem Himmel, mit dem Geistigen.« Die Zukunft gehört denen, die wenig essen! Nutzen Sie den Vorteil, in Qualität statt in Quantität zu investieren. Was Gebäck und anderes angeht, sollten Sie dies für das Frühstück an Festtagen aufsparen!

Regel 7: Einhaltung der Drei-Stunden-Regel

Diese Regel könnte auch als »Anti-Nasch-Regel« bezeichnet werden.

Sie besagt: »Drei Stunden nach dem letzten Bissen einer Mahlzeit sollte man nicht einen einzigen Bissen in den Mund nehmen.«

Eine Verdauung kann mit einer Waschmaschine verglichen werden. Die Vorwäsche erfolgt im Mund durch Kauen und Speichel. Der Magen ist die Trommel der Maschine. Wenn Sie den letzten Bissen Ihrer Mahlzeit geschluckt haben, beginnt ein ganzer Verdauungsprozess. All dies wird vom Organ-Paket Milz/Bauchspeicheldrüse gesteuert.

Die Waschmittel und Weichmacher werden in den Nahrungsbrei eingearbeitet; das sind die Magen- und Bauchspeicheldrüsensaft, der Speichel, etwas tiefer die Galle. Dann erfolgt ein Temperaturanstieg: Die Verdauung findet bei 38 Grad statt. Dies ist das Entfachen des »mittleren Erwärmers«. Um nicht zu viel Energie zu verlieren, die der Batterie der Niere entzogen wird, müssen wir zu viel kaltes Essen, rohes Gemüse und kalte Getränke vermeiden. Auf all dies folgt eine Phase des Vermischens, des Knetens, bevor sich die untere Magenöffnung öffnet und die Assimilation beginnt. Alle diese Operationen dauern zwischen eineinhalb und drei Stunden. Alles hängt von der Menge der aufgenommenen Nahrung ab, davon, ob Sie gut gekaut haben, von Ihrem Geisteszustand zum Zeitpunkt der Verdauung, von der Energiemenge, die Ihnen zur Verfügung steht und so weiter. Was passiert, wenn Sie anfangen zu naschen? Es ist ein bisschen so, als wenn man eine bestimmte Anzahl von Gästen eingeladen hat und zwei oder drei Personen unerwartet hinzukommen. Sie entscheiden sich, Reis zu dem bereits im Kochvorgang befindlichen Reis zu geben. Das Ergebnis: Der erste Reis wird ungenießbar sein, weil er zu lange gekocht hat, und der zweite wird ebenso ungenießbar sein, weil er zu wenig gekocht hat. Genau das passiert, wenn man nascht. Ihr Magen ist nie leer. Mit zunehmender Nahrungsakkumulation tritt allmählich eine Stagnation im Magen auf. Die Energie der Milz verliert jegliches Unterscheidungsvermögen bei der Sortierung der Nahrung. Letztlich kommt es zu Verkalkung, Gewichtszunahme und großer Müdigkeit. Dieses Gesetz steht daher im Zentrum der Praxis für ein langes Leben, im Zentrum der Lebenserhaltungsmethoden, der Yang-Sheng-Fa-Methoden in der TCM.

Zwei Arten von Speichel

Es gibt zwei Arten von Speichel in der TCM. Das, was beim Kauen von Lebensmitteln abgesondert wird. An seiner Herstellung sind die Ohrspeicheldrüsen beteiligt. Dieser Speichel steht in direktem Zusammenhang mit dem Organ-Paket Milz/Bauchspeicheldrüse. Er enthält bestimmte Elemente, die die Verdauung des Nahrungsbreis fördern. Der andere Speichel wird von einer speziellen Drüse unter der Zunge abgesondert. Während Dao-Yin-Übungen, wenn Sie die Zunge den oberen Gaumen berühren lassen, zwingen Sie diesen Speichel zur Absonderung. Er wird dann als »goldene Flüssigkeit« bezeichnet. Sie ist mit der Energie der Niere verbunden und stärkt sie. Der Liebeskuss, der die Absonderung dieses Speichels fördert, steigert die Libido! Der platonische Kuss hat keine Bedeutung für die Sexualität in der TCM.

Regel 8: Einhaltung der Neun-Tage-Regel

Diese Regel ermöglicht uns, unsere Ernährung möglichst abwechslungsreich zu gestalten und auf die tägliche Pizza, auf Döner, Sandwiches, Steaks und Pommes frites zu verzichten.

Es heißt: »Neun Tage hintereinander sollte man nicht dasselbe Gemüse, Obst oder Protein essen.«

In neun Tagen haben wir mit Mittag- und Abendessen 18 Mahlzeiten, und könnten dabei zweimal dasselbe Lebensmittel essen.

Dafür gibt es mehrere Gründe. Wir im Westen begehen den Fehler bereits bei der Betrachtung der Nährwertzusammensetzung eines Lebensmittels. Während die TCM über den Geschmack, die Farbe und die Beschaffenheit einer Frucht oder eines Gemüses und damit über reine Energie spricht, sprechen Ernährungswissenschaftler im Westen über Kalorien, Mineralien, Vitamine, Lipide, Proteine, Kohlenhydrate und so weiter, die alle Teil der ernährungsphysiologischen Zusammensetzung eines Lebensmittels sind.

Diese Betrachtungsweise lässt uns all die Wechselwirkungen dieser verschiedenen Elemente innerhalb desselben Lebensmittels aus den Augen verlieren. Und dann ist die Versuchung groß, diesen oder jenen vermeintlichen Mangel mit den berühmten »Nahrungsergänzungsmitteln« wettzumachen.

Damit haben wir die »Intelligenz« unseres Organismus aus den Augen verloren, der in der Lage ist, die verschiedenen Elemente aufzunehmen, die er für seine einwandfreie Funktion und in einigen Fällen sogar zur Bildung von Reserven benötigt. All dies steht unter der Kontrolle der Energie des Organ-Pakets Milz/Bauchspeicheldrüse, dem Direktor über die Verdauung der Nahrung. Wenn Ihre Batterie gut aufgeladen ist, ist es Ihr Organismus, der die Selbstregulierung übernimmt.

Diese Regel betont die Notwendigkeit, saisonales und regionales Obst und Gemüse zu essen. Jedes von ihnen wird als ein echtes »Functional Food« zusammen mit seinem Zielorgan, seiner Natur, seinem Geschmack und seiner Farbe betrachtet.

Wenn die Tomatensaison von Juli bis September dauert, ist das kein Zufall. Von leicht frischer Natur und mit säuerlichem und süßem Geschmack unterstützen Tomaten die Produktion von organischen Flüssigkeiten, füllen Flüssigkeitsspeicher auf, leiten Wärme ab und beruhigen die Leber. Sie sind daher sehr geeignet für die Yang-Natur des Sommers. Wenn wir andererseits jeden Tag Tomaten essen, werden sich diese Vorteile gegen den Organismus wenden und das Yin der Niere schwächen. Der zwei- bis dreimalige Verzehr von Tomaten über einen Zeitraum von neun Tagen ist also sehr vorteilhaft. Wenn Sie sich das nicht vorstellen können, sehen Sie sich Tabelle 20.2 an. Sie werden die extreme Vielfalt an saisonalem und regionalem Obst und Gemüse wiederentdecken.

Da jede zweite Mahlzeit mehr oder weniger vegetarisch sein sollte, ist es sehr einfach, den Eiweißgehalt auszutauschen. Omelette, Huhn, Eintopf, Tofu, magerer Schinken und so weiter.

Frühling	Sommer	Herbst	Winter
Knoblauch, Artischocke, weißer Spargel, grüner Spargel, Aubergine, Mangold, Rübe, Karotte, Knollensellerie, Weißkohl, Grünkohl, Blumenkohl, Kohlrabi, Rotkohl, Gurke, Zucchini, Brunnenkresse, Endivie, Spinat, Saubohne, Fenchel, Römersalat, Linse, Zwiebel, Sauerampfer, Süßkartoffel, kleine weiße Zwiebel, Erbse, Lauch, Zuckererbse, Paprika, Kartoffel, Rettich, langer Rettich, Kopfsalat, Aprikose, frische Mandel, Ananas, Avocado, Banane, schwarze Johannisbeere, Kirsche, Zitrone, Dattel, Erdbeere, Walderdbeere, Himbeere, Passionsfrucht, Kiwi, Mandarine, Melone, Brombeere, Apfel, Blutorange, Grapefruit, Papaya, Pflaume (Zwetschge, Reineclaude), Rhabarber	Knoblauch, Artischocke, weißer Spargel, grüner Spargel, Aubergine, Batavia, Mangold, Rote Bete, Brokkoli, Karotte, Knollensellerie, Selleriewurzel, Stangensellerie, Weißkohl, Rosenkohl, Chinakohl, Blumenkohl, Grünkohl, Romanesco-Kohl, Kohlrabi, Rotkohl, Gurke, Gewürzgurke, Kürbis, Zucchini, Brunnenkresse, Spinat, Fenchel, Saubohne, grüne Bohne, Römersalat, Linse, Mais, Mesclun, Rübe, Zwiebel, Sauerampfer, Süßkartoffel, Gebäck, kleine weiße Zwiebel, Erbse, Zuckererbse, Lauch, Pfeffer, Kartoffel, Rettich, langer Rettich, Schwarzwurzel, Tomate, Aprikose, Preiselbeere, Mandel, Avocado, Banane, Nektarine, schwarze Johannisbeere, Kirsche, Zitrone, Feige, Erdbeere, Waldmeister, Himbeere, Passionsfrucht, Johannisbeere, Kiwi, Litschi, Mango, Melone, Mirabellenpflaume, Brombeere, Heidelbeere, Nektarine, Papaya, Wassermelone, Pfirsich, Birne, Apfel, Pflaume (Zwetschge, Reineclaude), Traube, Rhabarber	Artischocke, Aubergine, Mangold, Rote Bete, Steinpilz, Brokkoli, Karotte, Knollensellerie, Selleriewurzel, Chinakohl, Rosenkohl, Blumenkohl, Grünkohl, Rotkohl, Kürbis, Brunnenkresse, Endivie, Spinat, Fenchel, Kopfsalat, Feldsalat, Mais, Rüben, Zwiebel, Pastinaken, Süßkartoffel, Austernpilz, Lauch, Kürbis, Rettich, Wiesenrose, Schwarzwurzel, Topinambur, Herbsttrompete, Avocado, Kastanie, Zitrone, Clementine, Quitte, Dattel, Feige, Passionsfrucht, Kaki, Kiwi, Litschi, Mandarine, Mango, Heidelbeere, Haselnuss, Walnuss, Olive, Orange, Papaya, Pfirsich, Rebe, Birne, Apfel, Pflaume (Zwetschge, Reineclaude), Traube	Rüben, Brokkoli, Möhre, Karotte, Sellerie, Kohl, Weißkohl, Rosenkohl, Grünkohl, Rotkohl, Chinakohl, Kürbis, Brunnenkresse, Knollenziest, Endivie, Spinat, Feldsalat, Rübe, Zwiebel, Sauerampfer, Pastinake, Süßkartoffel, Löwenzahn, Lauch, Kartoffel, Kürbis, Rettich, Schwarzwurzel, Topinambur, Ananas, Avocado, Zitrone, Clementine, Dattel, Passionsfrucht, Guave, Granatapfel, Kakipflaume, Kiwi, Litschi, Mandarine, Mango, Orange, Blutorange, Grapefruit, Papaya, Birne, Pomelo, Apfel

Tabelle 20.2: Früchte und Gemüse nach den Jahreszeiten geordnet

Der Verzehr von Getreide und Knollen ist in dieser Regel nicht enthalten. Natürlich können wir unser Getreide variieren, aber vor der Existenz der heutigen Transportmittel war dort, wo es Wasser gab, Reis das beliebteste Nahrungsmittel. In der Mitte der Kontinente war es Weizen. Aber denken Sie daran, dass Reis als »Korn der goldenen Mitte« am besten in der Lage ist, die richtige Energie zu liefern, die der Körper braucht.

Gemüse	Eigenschaft und Wirkungsweise	Indikationen
Algen	– kalte Natur und salziger Geschmack – kühlt die innere Wärme, unterstützt die Schilddrüsenfunktion, entwässert das System	– Müdigkeit, Verstopfung, Hypothyreose, Kropf – Husten mit dickem Schleim, Asthma – Ödeme, Fettleibigkeit, Rheuma, Bluthochdruck (Hypertonie)
Artischocke	– frische Natur, bitterer und süßer Geschmack – nährt das Herz und beruhigt den Geist – stimuliert die Leber/Gallenblase, antitoxisch	– Appetitlosigkeit, Überlastung, Ängstlichkeit – Verdauungsfaulheit, chronische Diarrhö, Leberkrankheiten, Gicht, Nierensteine, Diabetes
Aubergine	– frische Natur, milder Geschmack und adstringierend – reinigt die Hitze, lässt das Blut zirkulieren, lindert Schmerz – Magentonikum, Dickdarmtonikum, Antiseptikum – beruhigt den Geist	– Hepatitis, Bauchschmerzen, irritierende Diarrhö, Hämorrhoiden, Nervosität
Avocado	– frische Natur, milder Geschmack und bitter – regt die Verdauungsfunktionen an, stärkt die allgemeine Energie, beruhigt das emotionale Herz	– Aerophagie, Darmblähungen, Mundgeruch, Schwangerschaft, Wachstum, Rekonvaleszenz, Überarbeitung, Nervosität, Angst, Stress
Blumenkohl	– frische Natur, milder Geschmack – schmiert die Eingeweide, strafft die Bauchspeicheldrüse	– langsame Verdauung, Appetitlosigkeit, Verstopfung
Brokkoli	– frische Natur, milder Geschmack – mildert im Sommer die Hitze der Bronchien, reinigt die Leber, verbessert die Sehkraft	– Harnbeschwerden, Reizbarkeit, Presbyopie, Bindehautentzündung, Grippe, Bronchitis
Chinakohl	– kalte Natur, milder Geschmack, glitschig – erfrischend, harntreibend, fördert Schwitzen, schmiert und heilt die Verdauungsschleimhaut	– Magengeschwür, Verstopfung, Bauchblähung, träge Blase, Bindehautentzündung, Halsentzündung, Grippe, Fieber, Blasenentzündung, Harnbeschwerden, Überlastung, Stress für Yang- oder Hyper-Yang-Temperament (Hyperaktivität)
Endivie	– frische Natur und Yin, süßer und bitterer Geschmack, Wintergemüse – eliminiert Wärme, verbessert die Verdauung	– Fieber, Appetitstörungen, Rekonvaleszenz, Hepatitis, Übergewicht, beruhigt die Auswirkungen von Yang

Gemüse	Eigenschaft und Wirkungsweise	Indikationen
Feldsalat	– frische Natur und Yin, bitterer und süßer Geschmack – nährt Herz und Lunge, schmiert die Eingeweide, wirkt lindernd und beruhigend	– Nervosität, Schlafstörungen, Yang-Temperament, Husten, Engegefühl in der Brust, Atherosklerose, Verstopfung, Darmkrämpfe
Fenchel	– warme Natur Yang, würziger Geschmack – erwärmt und stärkt die Niere, vertreibt Kälte, gleicht die Funktion des Magens aus, reguliert die Atmung, fördert das Einsetzen der Menstruation und erhöht die Milchabsonderung	– chronische Schmerzen im unteren Rückenbereich, Knöchelödem, Harninkontinenz, Entleerung der Nierenbatterie, Blähungen, Bauchschmerzen mit Kältegefühl, Durchfall, Appetitlosigkeit, schmerzhafte Perioden
Große Champignons	– frische Natur, milder Geschmack, adstringierend – regt den Appetit an, stärkt die Energie, entgiftet das Blut, stoppt Durchfall, reduziert die Bräune, beruhigt den Geist	– Appetitlosigkeit, Durchfall, feuchter Husten, Hepatitis, Masern
Grün- oder Rotkohl	– frische oder kalte Natur, Geschmack bittersüß – nährt die Haut und die Lunge, heilt und schmiert die Schleimhäute von Magen und Darm, beruhigt Hitze, Infektionen und Nervosität	– Husten mit Auswurf, Asthma, Hautkrankheit, Erfrierungen, Verletzungen, Insektenstiche, Verbrennungen, Fieber, Grippe, Verstopfung, Hitzewallungen, Rheuma, Magengeschwür, Darminfektionen
Gurke	– kalte Natur und Yin, süßer und bitterer Geschmack – erfrischend, löscht den Durst, fördert die Wasserzirkulation	– geschwollene Extremitäten, Bindehautentzündung, Rötung und Halsschmerzen, Fieberzustand, kühlt hitziges Temperament, auch Yang, Angstzustände bei Kindern
Karotte	– frische Natur und Yin, süßer, leicht bitterer und scharfer Geschmack – regt den Appetit an, stärkt die Verdauungskapazität, stärkt die Nierenbatterie, beseitigt Stagnation	– körperliche und geistige Müdigkeit, Wachstumsstörungen, Knochendemineralisierung, Zahnkaries, Magengeschwür, Gallenblasenschwäche, Hepatitis, Darmparasiten, Dermatosen, chronischer Husten, Asthma, Angina, verminderte Nachtsicht, Harnverhaltung, Harnschwierigkeiten, Wasseransammlungen, Übergewicht
Kartoffel	– frische Natur, milder Geschmack – verbessert die Funktionen des Magens und der Bauchspeicheldrüse, schmiert die Eingeweide, fördert die Diurese, beruhigt Entzündungen	– Magen-/Duodenumschmerzen und -geschwür, Verstopfung, Regurgitation, Übelkeit, Hautläsion

Gemüse	Eigenschaft und Wirkungsweise	Indikationen
Kopfsalat	– frische und neutrale Natur, Geschmack bittersüß – belebt die Energie, mobilisiert die Stagnation von Blut und Tan	– Nervosität, Reizbarkeit mit Herzklopfen, Schlaflosigkeit, Hitzewallungen, Verstopfung, Hepatitis, Diabetes, Unterleibsmenstruationsschmerzen, Brustabszesse, Akne, Furunkel, Stiche, Verbrennungen, Bindehautentzündung, Galle- und Yang-Themen
Kresse	– frische Natur, bittersüßer Geschmack, Sommergemüse, sehr Yin – eliminiert Hitze, löscht den Durst, befeuchtet die Lunge, fördert das Wasserlassen	– trockener Husten, Mundtrockenheit, Mundgeschwür, Herpes, Müdigkeit, schlechter Appetit, Haarausfall, Dermatitis, Wassereinlagerungen, Reizbarkeit, Ärger bei Kindern, Yang-Temperament (Hyperaktivität)
Kürbis, Zucchini	– frische Natur und Yin, süßer Geschmack – eliminiert Wärme, leitet Feuchtigkeit ab – stärkt Bauchspeicheldrüse und Lunge – beruhigt Schmerzen, neutralisiert Giftstoffe – Samen und Kerne töten Parasiten und Würmer	– Darmschmerzen, Diabetes, Darmwürmer, Blasenentzündung, Asthma, Bronchitis, Schlaflosigkeit, zurückkehrende Wut, Aufregung, hyperaktiver Fötus
Lauch	– lauwarmer Charakter, würziger Geschmack – belebt die Niere, stärkt das Yang, lässt Energie zirkulieren, löst Blutstagnation auf, harntreibend, neutralisiert Giftstoffe im Darm, verursacht Schwitzen	– Erkältung, Schüttelfrost, Übelkeit, Aufstoßen, Ejakulation, überschüssiger Alkohol, Kreuzschmerzen, Gicht, Harnwegsinfektionen, Schmerzen im Herzbereich, Atherosklerose, Fettleibigkeit, Impotenz für Yin-Person
Löwenzahn	– frische Natur, bitterer Geschmack und mild süß – verbessert die Funktionen der Leber und der Gallenblase	– Probleme mit Leber/Gallenblase, Bindehautentzündung, Dermatose, Insektenstich, Warze, Fettleibigkeit, Zellulitis, Überernährung, Ausbruch von Grippe, Erkältung
Mangold	– frische Natur, süßer und geschmackloser Geschmack – vertreibt Hitze, setzt Giftstoffe aus der Haut frei, löst Blutergüsse auf, stoppt Blutungen, strafft das Herz, beruhigt den Geist	– Anämie, Herzschwäche, Müdigkeit, Überarbeitung, chronische Verstopfung, Trunkenheit, Blasenentzündung, Dermatose, Reizbarkeit, Masern, Herpes

Gemüse	Eigenschaft und Wirkungsweise	Indikationen
Rhabarber	– sehr kalte Natur und Yin, Geschmack bitter und süß – eliminiert Hitze und Giftstoffe, fördert die Zirkulation von Wasser und Nahrung im Verdauungstrakt, fördert den Menstruationsfluss	– trockene Verstopfung, Blähungen im Unterleib, Blutstagnation mit Schmerzen während der Menstruation, Hitzewallungen mit Fieber, Kopfschmerzen, rote Augen, Mundgeschwüre, hysterische oder wütende Ausbrüche
Rübe	– neutrale und frische Natur, Geschmack süß – nahrhaft, schnell wieder auffüllende Erhaltungsenergie, erfrischend, fördert die Menstruation	– Anämie, Neuritis, Krebs, Grippe, geeignet für Menschen, die Yang-Stress ausgesetzt sind
Sauerampfer	– kalte Natur und Yin, säuerlicher Geschmack, adstringierend – kühlt das Blut, vertreibt die Hitze, harntreibend, antiparasitär	– schleimige und schmerzhafte Diarrhö, Schwierigkeiten beim Wasserlassen, Leukorrhö, rote Augen, heißer Urin
Schwarzer und roter Rettich	– frische Natur und Yin, süßer, scharfer und stechender Geschmack – unterdrückt Verdauungsstagnation, verbessert die Atmungskapazität, löst Bronchialschleim auf, beruhigt Husten, wirkt harntreibend und antiallergisch	– langsame Verdauung, Appetitlosigkeit, Aerophagie, Gallensteine oder Trägheit der Bauchspeicheldrüse, Migräne, Husten, Asthma, Keuchhusten, Nasenbluten, Gicht, rheumatisches Fieber
Sellerie	– frische oder kalte Natur, süßer und leicht bitterer Geschmack – stärkt die Niere, stoppt Blutungen, stärkt den Magen, die Milz und die Gallenblase, lindert die Hitze, verbessert das Wasserlassen, senkt den Blutdruck	– Überarbeitung, Rekonvaleszenz, sexuelle Müdigkeit, Bluthochdruck mit Kopfschmerzen und Schwindel, Fettleibigkeit, Schlaflosigkeit, Wut bei Kindern, Reizbarkeit der Wechseljahre, Mundgeschwüre, Laryngitis
Spargel	– frische Natur, bitterer und süßer Geschmack – befeuchtet die Lunge, klärt den Schleim – erfrischend und blutverdünnend, blutdrucksenkend	– Bronchitis, trockener Husten, Bluthochdruck, Arteriosklerose – Darmparasiten, Obstipation – empfohlen bei innerem Feuer
Spinat	– frische Natur, bittersüßer Geschmack – stärkt alle Organe, schmiert den Darm, nährt das Blut, löscht den Durst	– Durst, Kurzatmigkeit, Rekonvaleszenz, Trunkenheit, Diabetes, Verstopfung, Hämorrhoiden, Harnprobleme, Bindehautentzündung, schlechte Nachtsicht, Anämie, Demineralisation, Stress, körperliche und geistige Überanstrengung, Überernährung, Fettleibigkeit

Gemüse	Eigenschaft und Wirkungsweise	Indikationen
Süßkartoffel	– neutrale Natur und Yin, süßer Geschmack – verbessert die Funktionen des Magens und der Bauchspeicheldrüse, stärkt die körperliche Konstitution, leitet Wärme ab, reinigt, fördert die Milchversorgung	– Reizdarm mit abwechselndem Durchfall und Verstopfung, Diabetes, Hepatitis, Cholezystitis, Hautläsionen, schlechte Nachtsicht, unzureichende Muttermilch
Tomate	– leicht frische Natur, süßsaurer Geschmack – produziert Körperflüssigkeiten, löscht den Durst, stärkt den Magen, erleichtert die Verdauung, beschleunigt den Transit, beruhigt die Energie der Leber, leitet Wärme ab, bekämpft Keime und Darmpilz	– Bluthochdruck, Rötung der Augen, Kopfschmerzen aufgrund von aufsteigendem Leber-Yang, Halsschmerzen, Durst, trockene Verstopfung, Mundgeruch, überschießende Narbenbildung, Lebensmittelvergiftung, Rückenschmerzen, Knieschmerzen, Gicht, Rekonvaleszenz, Müdigkeit
Weiße Rübe	– frische Natur und Yin, bitterer und süßer Geschmack – erfrischend, mobilisiert Nahrungsmittelstagnation, eliminiert Feuchtigkeit, leitet aus, beruhigt das emotionale Herz	– Stressmüdigkeit, Nervosität, Angstzustände, Ohrgeräusche, Bronchitis, Angina, Husten, Erkältung, Fettleibigkeit, Gicht, Nierensteine, Ekzeme, Akne, Hautverbrennungen, Erfrierungen, Abszesse, Alopezie des Kindes

Tabelle 20.3: Ein paar Beispiele für Gemüse und ihren Nutzen in der TCM

Regel 9: Den Körper hydrieren, ohne die Nieren zu ermüden

Welche Aufgabe haben Getränke?

Unser Organismus besteht zu 70 Prozent aus Wasser, das in bestimmten Flüssigkeitsspeichern verteilt ist. Die Herstellung dieser organischen Flüssigkeiten/Säfte ist das Ergebnis eines sehr komplexen Prozesses. Auf jeder Ebene des Körpers werden die aufgenommenen Flüssigkeiten in reine und unreine Flüssigkeiten umgewandelt. Die reinen Elemente steigen auf und die unreinen Elemente fallen. Diese Sortierung führt das Organ-Paket Milz/Bauchspeicheldrüse durch. In der TCM heißt es: »Die Energie der Milz beeinflusst die Qualität der Produktion von Körperflüssigkeiten.« Diese Flüssigkeiten schmieren und nähren alle Gewebe, Organe und Sehnen. Tränen, Speichel, intraokulare, intraaurikuläre, synoviale Flüssigkeiten, Blut, Lymphe, Zellen, alles wird in diesen Flüssigkeiten gebadet.

Ein vernünftiges Gleichgewicht zwischen Aufnahme und Ausscheidung

Wasser, außer wenn es sich in Fett, Lymph- oder andere Flüssigkeiten umwandelt, wird im Körper nicht gespeichert. Im täglichen Leben muss es ein Gleichgewicht zwischen Aufnahme und Ausscheidung geben (siehe Abbildung 20.3).

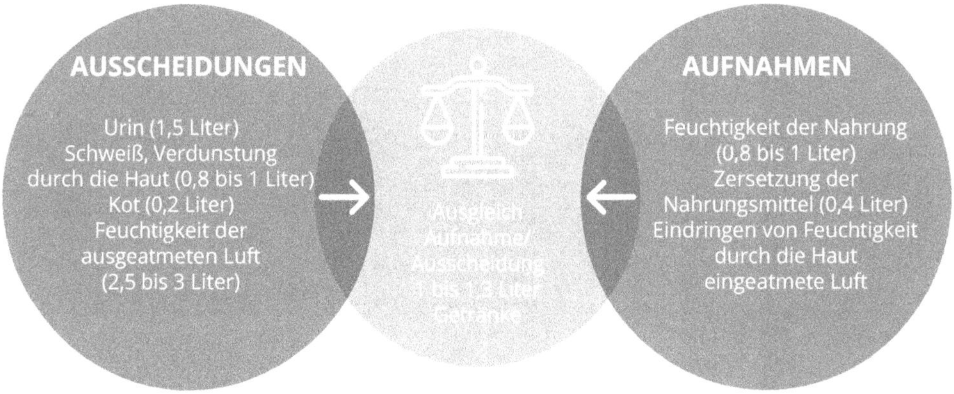

Abbildung 20.3: Das Flüssigkeitsgleichgewicht

Darüber hinaus werden alle Flüssigkeitsspeicher des Körpers permanent erneuert. Es ist daher notwendig, den Körper täglich auf intelligente Weise zu hydrieren.

Man muss vor allem verstehen, dass es ein Gleichgewicht zwischen Aufnahme und Ausscheidung geben muss. Und dieses Gleichgewicht muss so gefunden werden, dass sich die Organe nicht erschöpfen und nicht gerade durch einen Überschuss dieser Flüssigkeitsaufnahmen belastet werden.

Die große Regel

Wir müssen wissen, dass die Art des Trinkens eine der Grundlagen der Ernährungslehre ist, die allen Traditionen gemeinsam ist. Aufgrund mangelnder Kenntnisse und unbegründeter Betrachtungsweisen wissen wir oft nicht, wie man trinken soll, was schwerwiegende Folgen für unsere Gesundheit haben kann.

Die Regel lautet wie folgt: »Ein normal konstituierter Mensch sollte unter durchschnittlichen klimatischen Bedingungen nicht mehr als 1 bis 1,2 Liter Flüssigkeit täglich trinken, vorausgesetzt, er trinkt kleine Teilmengen, niemals zu viel auf einmal und vermeidet es, während einer Mahlzeit zu trinken, außer ein paar Schluck heißen Tee (oder für die Genießer ein gutes Glas Rotwein in kleinen Schlucken über die gesamte Mahlzeit verteilt).«

Diese Angabe versteht sich als TCM-orientierte Faustregel und ist individuell anzupassen.

Betrachten wir die Niere als Organ, das Ausscheidung und Flüssigkeitshaushalt reguliert, so wurde sie auf eine bestimmte Arbeitskapazität ausgelegt. Die chinesische Tradition spricht von einer täglichen Zufuhr von sechs Schüsseln mit Flüssigkeiten, also etwa zwei Liter. Diese Menge berücksichtigt nicht nur die Getränke, die wir zu uns nehmen, sondern auch die in der Nahrung enthaltenen Flüssigkeiten. Dies entspricht dem Trinken von durchschnittlich einem Liter Flüssigkeit.

Wenn wir die Flüssigkeitszufuhr erhöhen, werden wir diese Maschine unweigerlich überlasten. Jahrelang wird nichts passieren. Aber irgendwann funktioniert die Maschine einfach nicht mehr. Dann wird sie ihre Fähigkeit verlieren, alles zu beseitigen. Einige dieser Flüssigkeiten verbleiben im Körper und fördern die Gewichtszunahme durch Wassereinlagerung.

In einigen Fällen kann dieses Phänomen sehr plötzlich, innerhalb weniger Monate, auftreten. Zum Beispiel während eines großen Stresses (Scheidung, Änderung des Lebens, Tod eines geliebten Menschen). Es gibt Lebensphasen wie die Menopause oder die Prämenopause bei einer Frau, die eine natürliche Schwächung einer bestimmten Energiequalität der Niere begünstigen, die zu einem bereits bestehenden Ungleichgewicht hinzukommen kann. Wenn sie ihre Trinkgewohnheiten nicht ändert, kann sie dann sehr schnell an Gewicht zunehmen.

Es ist die gesamte Energie der Niere, die durch diesen Überschuss an Wasseraufnahme beeinträchtigt wird. Und die Folgen werden weitaus weitreichender und heimtückischer sein, als man glauben mag. Wir haben gesehen, dass die Energie der Niere in der TCM nicht nur für die Filtration von Flüssigkeiten zur Ausscheidung von Abfallprodukten verwendet wird, sondern auch für das Immunsystem, die Anpassungsfähigkeit, den möglichen Selbstheilungseffekt des Körpers, die Bindung von Kalzium in den Knochen, im Knochenmark, ebenso wie im Gehirn.

Darüber hinaus spielt die Energie der Niere eine sehr wichtige Rolle für das Gedächtnis, die Kontrolle von Angst, Beklemmung und Selbstvertrauen.

Wenn Menschen gezwungen werden, den ganzen Tag über zwei Liter Flüssigkeit pro Tag zu trinken, besteht die Gefahr, dass dies schwerwiegende Folgen für die körperliche, aber auch für die geistige Gesundheit der Person hat. Nach der Yin-und-Yang-Theorie nimmt bei einer Ermüdung der Niere das Yin ab, was eine Zunahme des Yang und damit einen Wärmeüberschuss begünstigt. Dieses Auftreten von Hitze wird nicht nur die lokale mikrobielle Vermehrung begünstigen, die Ursache von Zysten, Vaginitis, aber auch eine Verdampfung von Flüssigkeiten und damit deren Verdickung. Letztlich entstehen Nierensteine.

Auch wenn es also Ihre tiefsten Überzeugungen verletzt, erklärt die TCM, dass ein Übermaß an Wasseraufnahme viel mehr Nachteile als Vorteile hat, wenn es um die Erhaltung der Gesundheit geht. Natürlich sollte diese Regel – je nach den Umständen – abgewandelt werden. Es liegt auf der Hand, dass es ratsam ist, ab und zu viel mehr als einen Liter zu trinken, wenn Sie sich mitten in einer Harnwegsinfektion befinden oder wenn Sie gerade dabei sind, Steine auszuscheiden. Aber dies kann ein zweischneidiges Schwert sein. Wenn Sie nach dem Anfall weiterhin täglich zwei bis drei Liter Flüssigkeit zu sich nehmen, wobei die gleichen Ursachen die gleichen Wirkungen hervorrufen, schaffen Sie wieder einen Nährboden für das Auftreten solcher Ungleichgewichte. Alle traditionellen Völker kennen diese Regel der Hydratation. Wenn Sie nach Indien, Afrika und natürlich in alle asiatischen Länder reisen, trinken Sie nur in kleinen Gläsern, in kleinen Tassen. Man hat das Gefühl, den ganzen Tag lang zu trinken, aber immer nur in kleinen Mengen. Wir sind weit von unserem westlichen »Becher« entfernt.

Zu viel zu trinken, ist genauso schädlich wie das Kamel zu spielen, das heißt, mehrere Stunden nicht zu trinken. Vergessen Sie nicht, dass eine der ersten Regeln der Prävention die Regelmäßigkeit ist.

Das Maß ist sehr schnell voll

Fünf volle Senfgläser sind ein Liter! Betrachten wir ein einfaches Beispiel. Das Gesundheitsministerium gibt die Getränkemenge für einen Tag wie folgt vor: zum Frühstück eine große Tasse Kaffee, Kaffeeersatz oder Tee und ein großes Glas Orangensaft. Mittags ein Glas Wasser. Zum zweiten Frühstück zwei bis drei Gläser Wasser, eine Tasse Tee mit oder ohne Milch, Schokolade oder Kaffeeersatz. Zum Mittagessen ein Teller Suppe und zwei Gläser Wasser und abends einen Kräutertee. Das sind insgesamt zweieinhalb Liter täglich! Seien Sie vorsichtig! Zum Frühstück ist der halbe Liter sehr schnell erreicht. Im Restaurant eine Dose Cola und zwei oder drei Gläser Wasser dazu, dann haben Sie fast einen Liter!

Die verschiedenen Getränketypen

Suppen, alkoholische Getränke, Fruchtsäfte, Tees, Kräutertees und Wasser – lassen Sie uns einen kleinen Rundgang durch die verschiedenen Getränkeangebote machen.

Alkoholische Getränke

Bei den alkoholischen Getränken haben wir »starke« Spirituosen, Wein und Bier. Starker Schnaps ist für festliche Mahlzeiten reserviert, um den Geist zu erheitern, mit allen notwendigen Vorsichtsmaßnahmen. Ein Bier mit Freunden oder wenn es sehr heiß ist, ist kein Problem. Auf der anderen Seite ist auch dies ein Getränk, das sich gegen den Körper wendet, wenn es im Übermaß aufgenommen wird. Die Mischung aus Kälte und Gas wird den Magen sehr schnell aufblähen. Und da es kein Durstlöscher ist, werden Sie umso durstiger, je mehr Sie trinken. Was den Wein betrifft, so gibt es einerseits Rosé- und Weißweine und andererseits Rotweine. Zur Enttäuschung vieler von Ihnen enthalten Weiß- und vor allem Roséweine zu viele Schwefelderivate und sind übermäßig aggressiv gegenüber der Leber. Von einem Roséweinbraten bekommt man sehr starke Kopfschmerzen.

Natürlich dürfen alkoholische Getränke nicht zu unserem alltäglichen Getränk werden.

Obst- und Gemüsesäfte

Obst- und Gemüsesäfte haben den Nachteil, dass die langen Fasern nicht enthalten sind, die der Körper für eine gute Verdauung unbedingt braucht. Keine Ernährungstradition hat sie je empfohlen. Wenn wir zum Beispiel Orangensaft betrachten, bei dem mehrere Orangen benötigt werden, um ein Glas zu füllen, wird die Menge an Säure überschritten. Zu viel saurer Geschmack wendet sich jedoch gegen die Energie der Leber.

Wasser

Natürlich ist dies das erste Getränk, das uns in den Sinn kommt, wenn wir über die Hydrierung des Körpers sprechen. Nur, dass das kalte Wasser direkt in den Dünndarm gelangt und uns zwingt, zu viel zu urinieren. Wenn es die Flüssigkeitsspeicher füllen soll, muss es eine Temperatur von 38 Grad haben. Seien wir ehrlich – das schmeckt nicht besonders gut.

Die Limo-Epidemie

Übermäßiger Limokonsum führt zu einer stillschweigenden Krankheit, egal, ob gelb, orange oder Cola! Als »menschliche Fettleber« bezeichnet, ereilt diese Krankheit mehr als sechs Millionen Franzosen! Der wissenschaftliche Name ist hepatische Steatose. Zusammen mit sitzender Lebensweise und Junkfood ist sie Ursache für ungesundes Übergewicht. Eine Dose Limo, egal welcher Art, entspricht in etwa zehn bis zwölf Stück schnellen Zuckers!

In der TCM heißt es, dass dies das Organ-Paket Milz/Bauchspeicheldrüse, das die Verdauung der Nahrung leitet, aus dem Gleichgewicht bringt. Sie ist eine Hauptursache für Prädiabetes, Diabetes und Herz-Kreislauf-Erkrankungen, aber auch für psychische und emotionale Erkrankungen wie Depressionen. Es besteht jedoch eine sehr enge Verbindung zwischen ihr und der Leber. Dieser Zuckerüberschuss wird nicht nur Ihre Leber »verfetten« wie bei einer Gans, die gestopft wird. Da dieses Paket alle Abhängigkeitssyndrome des Organismus unter seiner Kontrolle hat, wird sich ein echter Abhängigkeitszustand einstellen, genau wie bei jeder anderen Droge. Am schlimmsten von allen ist ein bestimmtes schwarzes kohlensäurehaltiges Getränk. Die schwarze Farbe gehört in der TCM zur Nierenenergie. Wenn sie übermäßig groß wird, bringt sie die eigentliche Wurzel der Antriebsfunktion des Körpers aus dem Gleichgewicht. Dies gilt umso mehr, weil häufig mehr als ein Liter dieses Getränks täglich getrunken wird.

Aufgrund seines hohen Zucker- und Säuregehalts kann es kurzfristig eine stopfende Wirkung haben, ist jedoch als Alltagsgetränk ungeeignet. Täglich eingenommen, zerstört es Ihr Säure-Basen-Gleichgewicht vollständig. Überschüssige Säure, Sehnen und Leber sind keine gute Kombination. Rheumatische Schmerzen sind die Folge. Schließlich enthält es bestimmte Pflanzen, die – für sich genommen – bereits Medikamente sind. Kurz gesagt, bei diesem explosiven Cocktail ist es nicht überraschend, eine solche Epidemie zu beobachten! Und Sie haben recht: Die daraus resultierende Fettleibigkeit ist nur die Spitze des Eisbergs.

Trinken wir also besser Kräutertees. Beachten Sie jedoch unbedingt, dass jede Pflanze, sei es Thymian, Eisenkraut, Minze und so weiter, eine ganz spezifische medizinische Wirkung hat. Sobald sie über lange Zeit eingenommen wird, hat sie nicht nur nicht mehr die gewünschte Wirkung, sondern wendet sich auch gegen den Körper. Sie dürfen daher nicht unser tägliches Getränk werden.

Suppen

Suppen können in das tägliche Flüssigkeitskontingent aufgenommen werden. Traditionell werden klare Suppen den gemischten Suppen vorgezogen. Die Menge ist sehr wichtig. Nicht mehr als eine Reisschale. Alle wohltuenden Inhaltsstoffe sind vorhanden, ohne dass ein Überfluss von Flüssigkeit die Energie der Niere beeinträchtigt.

Was könnte also das ideale Getränk sein, um Ihren Körper mit Feuchtigkeit zu versorgen, ohne die Energie Ihrer Niere zu erschöpfen? Wir werden sehen, dass es ein universelles Getränk gibt, das seit Anbeginn der Zeit bekannt ist und von mehr als der Hälfte der Weltbevölkerung konsumiert wird: Tee, und insbesondere chinesische Tees, die an unsere gemäßigten Klimazonen angepasst sind. Dieses Getränk kann in der Tat ein ganzes Leben lang täglich eingenommen werden und den Körper gut hydrieren, ohne die Batterie der Niere zu ermüden.

IN DIESEM KAPITEL

Die Vorteile von Tee

Tee richtig zubereiten

Kapitel 21
Chinesischer Tee, das Getränk für ein langes Leben

Für die TCM ist dieses Getränk eine Art Allheilmittel, sowohl hinsichtlich der therapeutischen als auch der präventiven Vorteile. Es ist das tägliche Getränk von Millionen von Menschen auf diesem Planeten. Von Russen und Amerikanern wurden umfangreiche Studien über Tee durchgeführt. Einige gehen so weit zu sagen, dass Tee das Getränk des dritten Jahrtausends werden könnte, wenn es um die Vorbeugung von Krebs und vielen anderen Krankheiten geht.

Kategorien

Vor allem ist es wichtig zu wissen, dass chinesische Tees mit indischen, ceylonesischen, Himalaya- und anderen Teesorten sehr wenig gemeinsam haben. Tee stammt von der Kamelie – von der gleichen Familie wie derjenigen, die in Ihrem Garten wächst. Die Kamelien, die in China zur Teezubereitung verwendet werden, unterscheiden sich stark von denen, die in Indien und anderen Ländern wachsen. Sie heißen übrigens *Camelia sinensis.*

Grün, schwarz, Oolong

Es gibt drei Arten von chinesischem Tee: Grüntee, Oolong oder halbfermentierter Tee und Schwarztee, den die Chinesen wegen seiner Aufgussfarbe Rottee nennen. In Wirklichkeit handelt es sich um dasselbe Blatt, das unterschiedlichen Bearbeitungen unterzogen wurde.

Wenn man die jüngsten Teeblätter pflückt und einige Stunden in der Sonne oder vor einer Wärmequelle trocknen lässt, handelt es sich um grünen Tee. Der Dom Pérignon der Tees ist weißer Tee, der nur einmal im Jahr unter bestimmten klimatischen Bedingungen gepflückt wird. Angesichts seines hohen Preises ist es am besten, ihn während eines Festmahls zu trinken! Wenn dieselben Blätter einige Tage lang fermentiert und dann getrocknet werden, entsteht der halbfermentierte Tee, der Oolong genannt wird. Und wenn man sie stärker oxidiert und anschließend trocknet, werden sie als schwarzer Tee bezeichnet. Nach der Fermentierung können sie getrocknet und mit dem Geruch von bestimmten Rinden imprägniert werden. Dieser Tee wird als geräucherter Schwarztee bezeichnet.

Beachten Sie, dass alle Teekategorien eine sehr starke feuchtigkeitsspendende Kraft haben. Diese Kraft trägt effektiv zur Flüssigkeitsversorgung des Körpers bei.

Ein Tee für jeden Augenblick

Hauptsächlich wird grüner Tee getrunken. Aber erliegen Sie nicht der aktuellen Mode. Erstens könnte die mehrmalige Einnahme dieser Teekategorie am Tag gesundheitsschädlich sein. Tatsächlich ist grüner Tee von Natur aus frisch, und selbst wenn Sie ihn heiß trinken, wenn es draußen kalt ist, oder wenn Sie eine Yang-Schwäche haben, könnte eine unangemessene Menge zu einer Stagnation der Flüssigkeit im Magen führen und unverdaulich sein. Was chinesische Tees betrifft, ist es am besten, mit Oolong-Tees zu beginnen.

Sie sollten alle drei Teesorten zu Hause haben. Morgens wählen Sie den Tee des Tages nach folgenden Kriterien aus:

- ✔ Wenn es draußen heiß ist, wenn Sie sich gut fühlen, dann wählen Sie grünen Tee.
- ✔ Wenn Sie abnehmen müssen, wenn Ihre Leber leicht »verstopft« ist und Sie keine gute Verdauung haben, dann ist schwarzer Tee genau das Richtige für Sie.
- ✔ Wenn Sie zögern, dann nehmen Sie den Tee der goldenen Mitte, den Oolong-Tee. Dies ist normalerweise der Tee, der in asiatischen Restaurants serviert wird.

Für unsere Tees gilt dasselbe wie für unsere Weine. Es gibt Dutzende von Marken sowie Dutzende von Herstellerfamilien. Es liegt an Ihnen, Ihren Geschmack nach und nach zu verfeinern und zu lernen, ihn in vollen Zügen zu genießen.

Ihre Vorteile

Seit alters kennen die Chinesen die therapeutischen und vorbeugenden Vorteile des Tees. Shen Nong, der »göttliche Schnitter«, einer der drei mythischen Kaiser Chinas, war einer der Väter der Medizin. Er war einer der Ersten, der nachdrücklich dazu riet, Wasser vor Gebrauch abzukochen, um es zu reinigen. Der Legende nach fielen eines Tages, unter einem Baum ruhend, die Blätter in das kochende Wasser. Er testete diesen Aufguss und war erstaunt über seine belebende Wirkung. Das Getränk »Tee« wurde im Jahr 2737 v. Chr. geboren. Shen Nong sagte: »Tee weckt die Stimmung und Gedanken der Weisen. Es erfrischt den Körper und beruhigt den Geist. Wenn Sie niedergeschlagen sind, wird Tee Ihre Kraft wiederherstellen.« Wir werden einige Vorteile dieses »Getränks für das lange Leben« betrachten, die durch die Tradition, aber auch durch die moderne Forschung gegeben sind.

Tee »hebt den Geist«

In allen *Ben Cao*, den Kompendien des chinesischen Arzneibuches, heißt es, dass Tee »den Geist erhebt«, das Shen, den Geist weckt, Ideen klärt. In gewisser Weise macht er Sie klüger.

Denken wir an die Signaturtheorie und vergleichen Sie Kaffee und Tee. Kaffee stammt aus einem Samen. Ein Samenkorn hat eine sehr hohe konzentrierte Energie. Es kann einen Affenbrotbaum produzieren. Ursprünglich Yin, wurde dieser Samen durch die Röstung zu Yang. Er führt zu einem Spitzenwert der Energie der Leber und des Herzens, der Schlaflosigkeit und Nervosität erzeugt. Das Teeblatt dagegen hat in voller Blüte einen luftigen, leichten Charakter. Seine Wirkung ist viel langsamer. Daraus ergibt sich das Konzept, dass es den Geist hebt, ohne einen Yang-Spitzenwert im Körper zu erzeugen.

Tee eliminiert Abfall

Im Gegensatz zu Kaffee hilft Tee, zu zirkulieren, Nahrungsklumpen zu entfernen, Fett aufzulösen und zu beseitigen. Er hilft auch bei der Ausscheidung von Abfallstoffen und Giftstoffen aus dem Körper. Vor allem schwarze Tees haben diese »reinigende« Wirkung.

Ein intelligentes Mäuschen

Die Japaner haben ein wissenschaftliches Experiment erdacht, um die Behauptungen der Tradition zu beweisen. Die Elemente: ein Labyrinth, ein Stück Gruyère-Käse am Ausgang, und am Eingang eine Gruppe Mäuse, die nur mit Wasser getränkt wurden. Ziel war, dass diese entzückenden Tiere den Ausgang finden, um diesen Käse zu fressen! Im Durchschnitt brauchten sie nach vielen Durchläufen fünf Minuten, um den Weg nach draußen zu finden. Neues Experiment, gleiches Protokoll, neues Labyrinth, neue Mäuse, aber diesmal nur mit chinesischem Grüntee getränkt. Am Ende des Experiments brauchten sie nur zweieinhalb Minuten, um das Stück Schweizer Käse zu finden. Obwohl dies auf keinen Fall ausschließlich auf die Einnahme des Tees zurückzuführen ist, legt das Experiment doch nahe, dass der Tee die Aufmerksamkeit und Hirnleistung zumindest fördert.

Tee ist eine der wenigen Pflanzen, die die doppelte Wirkung hat, die Ausscheidung von Fäkalien zu fördern und gleichzeitig sehr leicht harntreibend zu sein. Durch die »Zirkulation« fördert er die Darmperistaltik, aber auch die Ausscheidung von Abfallstoffen über den Urin. Durch seine schmierende Wirkung ermöglicht er den Vorschub von Materialien. Er enthält Inhaltsstoffe, die den Körper bei seinen Reinigungsprozessen unterstützen können. Gleichzeitig hilft er gegen die Auswirkungen der Umweltverschmutzung, bestimmte Stoffe, die sich in Suspension in Wasser oder radioaktiven Substanzen in der Luft befinden. Durch diese Wirkung kann Tee zur allgemeinen Unterstützung der körpereigenen Schutzmechanismen beitragen.

Tee hilft unter anderem bei der Ausscheidung von Nikotin und ist daher für Raucher sehr zu empfehlen.

Tee hat die Eigenschaft, Alkoholgeruch zu zerstreuen. Seine »frische« Natur stellt sich der heißen Yang-Natur der alkoholischen Getränke entgegen. Grüner Tee kann Trunkenheit schnell vertreiben, aber er hilft auch, den Kater nach Feierlichkeiten loszuwerden.

Tee hydriert

Tee hat eine sehr starke feuchtigkeitsspendende Wirkung. Um sich davon zu überzeugen, braucht man sich nur die Haut der Asiaten oder der Afrikaner anzusehen, die in fortgeschrittenem Alter noch immer sehr glatt ist. Wenn Sie einen trockenen Mund haben, wenn Sie durstig sind, vor allem, wenn es heiß ist, oder nach einer längeren Anstrengung, die starkes Schwitzen ausgelöst hat, wenn das alarmierende Symptom des Durstes auftritt, und wenn Sie dann schnell kaltes Wasser trinken, das auch noch mit Kohlensäure versetzt ist, werden Sie sehr schnell schwitzen. Je mehr Sie trinken, desto mehr fühlen Sie sich durstig. Sie lösen den sogenannten »Brand« aus.

Tee hat die gegenteilige Wirkung. Er fördert die Produktion von Körperflüssigkeiten, stellt den Speichel wieder her und unterdrückt das Durstgefühl. Die Tuareg in der Wüste trinken nur heißen Tee und nicht mehr als 1 bis 1,5 Liter an einem Tag, trotz der 40 Grad im Schatten. Tee hilft auch bei der Befeuchtung der Lunge. In der TCM heißt es, dass die Haut die Lunge zu halten scheint. Es ist unter anderem ein hervorragendes Antifaltenmittel.

Tee, wenn er in kleinen Mengen über den Tag verteilt getrunken wird, trägt dazu bei, Übelkeit bei schwangeren Frauen zu verringern.

Die moderne Forschung hat gezeigt, dass chinesischer Tee ein Tannin namens Dan Ming enthält, eine Substanz, die in großen Mengen in den jungen Blättern von Teepflanzen vorkommt. Wenn diese Substanz mit Alkalien, Toxinen oder Schwermetallen in Kontakt kommt, erzeugt sie zu diesen eine unlösbare Verbindung, die dann leicht mit Stuhl und Urin ausgeschieden werden kann. Man sagt, Tee kann unterstützend auf Schleimhäute und Stoffwechsel wirken.

Das Tannin im Tee wirkt im Gegensatz zum Kaffee sehr langsam. Aus diesem Grund wirkt Tee in der Regel sanfter als Kaffee. Wenn die Wirkung nachlässt, fühlt man sich nicht müde.

Teezubereitung

Welches Wasser soll gewählt werden?

Machen Sie ein Experiment! Nehmen Sie zwei durchsichtige Gläser mit der gleichen Menge Tee. Gießen Sie kochendes Wasser darüber. In eines der Gläser gießen Sie Mineralwasser oder Wasser aus einem Kohlefilter oder besser noch aus einem Filter mit Umkehrosmose aus dem Wasserhahn Ihrer Küche. In das andere Glas gießen Sie Leitungswasser. Nach einigen Stunden Aufguss bleibt der Tee im ersten Glas durchscheinend. Beim zweiten Glas ist dies nicht der Fall. Der Tee ist trübe und auf der Oberfläche befindet sich eine ölige Ablagerung. Wenn Tee zu Ihrem täglichen Getränk wird, sollten Sie »sauberes« Wasser verwenden.

Welcher Behälter?

Teekannen aus Ton oder Bronze sollten nur für Schwarztees verwendet werden. Eine Teekanne darf niemals mit Spülmittel gewaschen werden. Die Tannine beschichten die Wände. In China zum Beispiel gibt es jahrhundertealte Teekannen. Porzellanteekannen sollten nur für grünen oder weißen Tee verwendet werden. Bevorzugen Sie aber für den täglichen Gebrauch durchsichtige Teekannen aus Glas. Sie werden die Farbe der verschiedenen Tees zu schätzen wissen, da alle Tees in ihnen gebrüht werden können.

Wie sollte Tee zubereitet werden?

Es gibt zwei Arten, ihn zuzubereiten: erstens die Teezeremonie mit einem sehr genauen Ritual, das – je nach Teekategorie – unterschiedlich ist. Jeder Tee hat seine eigene Temperatur und Ziehzeit. Dies ist nicht unser Zweck hier.

Teezubereitung für Eilige

Am einfachsten gehen Sie wie folgt vor: Geben Sie in eine durchsichtige Pyrex-Teekanne zwei Prisen Tee (zwischen Daumen, Zeige- und Mittelfinger, ohne dass die Blätter zwischen den drei Fingern herausragen – und nicht mehr!). Dies reicht für einen Dreiviertelliter kochendes Wasser. Beachten Sie, dass der tägliche Tee nicht stark im Geschmack sein sollte. Es ist normal, dass er klar und durchsichtig bleibt. Das unterscheidet ihn von indischen Teesorten. Dann kochen Sie Wasser. Sobald die ersten Bläschen erscheinen, schütten Sie es in die Teekanne. Handelt es sich um grünen Tee, müssen Sie ihn zunächst mit Wasser in Raumtemperatur »befeuchten«, um zu verhindern, dass er durch das heiße Wasser »verbrennt«. Sobald das Wasser darübergegossen wurde, steigen die Blätter nach oben, um dann nach einigen Minuten wieder auf den Boden zu sinken. Nach etwa zehn Minuten ist der Tee trinkbar.

Wir werden uns darauf konzentrieren, wie wir nach und nach, ohne Eile, Tee zu unserem täglichen Getränk machen können. Wir werden sehen, dass es in Wirklichkeit nur heißes Wasser mit ein paar Blättern darin ist.

Wie trinkt man ihn?

Wenn Sie zu Hause immer den gleichen Tee trinken, können Sie den Aufguss zwei- oder dreimal am Tag wiederholen. Es heißt: »Der Tee vom ersten Aufguss beginnt wie Tee zu schmecken. Der zweite Tee gibt ein sehr weiches und angenehmes Gefühl am Gaumen und in der Kehle. Der Tee des dritten Aufgusses ist schärfer. Es kündigt an, dass der Dan Ming, das Tannin, erscheint. Die wahren medizinischen Wirkungen des Tees wirken in diesem Moment.« Die andere Lösung ist die Zubereitung einer Thermoskanne mit Tee. Die ideale Lösung ist eine Thermoskanne mit einer Doppelwand aus behandeltem Aluminium, sodass kein Ionenaustausch mit dem Getränk stattfindet. Sie finden solche Kannen bei allen Teefachhändlern. Auf diese Weise können Sie den Tee den ganzen Tag lang warm halten. Nach einigen Stunden wird er sehr leicht dunkler, da der Teestaub noch enthalten ist. Aber diese Vorgehensweise hat den Vorteil, dass sie bequemer ist und Sie kontrollieren können, wie viel Flüssigkeit Sie während des Tages zu sich nehmen.

Ein paar weitere Ratschläge

- ✔ Kochender Tee sollte vermieden werden. Er könnte die Schleimhäute des Rachens und der Speiseröhre reizen und verbrennen.
- ✔ Umgekehrt wird Tee in der TCM traditionell warm bevorzugt, aber nicht kalt. Und trinken Sie auf keinen Fall fertige »Eistees«, die das Äquivalent von zwölf Stück Zucker enthalten und die offensichtlich nichts mit Tee zu tun haben, außer dem Namen!
- ✔ Vergessen Sie nicht die Regel: »Trinken Sie in kleinen Mengen, ohne Ihren Körper zu überfluten.«
- ✔ Sie dürfen dem Tee keine Zutaten hinzufügen. Schon gar keine Milch nach englischer Art oder Zitrone!
- ✔ Ihn zu süßen, ist nutzlos und nicht einmal empfehlenswert. Sie würden viele seiner Vorteile verlieren.
- ✔ Und geben Sie dem Aufguss keine Pflanzen hinzu! Diese würden die sehr subtile Wirkung des Tees überlagern. Betrachten wir als Beispiel Jasmin. Dies ist eine scharfe Pflanze, die auf die Oberfläche des Körpers wirkt. Im Übermaß kann sie leicht zu Nesselsucht führen.
- ✔ Verzichten Sie darauf, den Tee vom Vortag zu trinken, frisch zubereitet ist er bekömmlicher.
- ✔ Werfen Sie die Teeblätter nicht weg. Es ist ein hervorragendes Düngemittel für Ihre Pflanzen.
- ✔ Und ein letzter Ratschlag: Ändern Sie Ihre Gewohnheiten nicht zu abrupt. Beginnen Sie mit ein paar kleinen Gläschen, dann trinken Sie dieses Getränk nach und nach ein Dutzend Mal in kleinen arabischen oder chinesischen Gläsern über den Tag verteilt. Dies sollte zu einem Ritual der Achtsamkeit, einem Qigong-Ritual, werden. Wie das Atmen, das mehrmalige Anhalten des Denkens, das Anhalten des Zentralrechners, wird es uns ermöglichen, mehr und mehr in Achtsamkeit zu leben. Diese Achtsamkeit ist eine der wichtigsten Voraussetzungen, um zu lernen, mit unseren Emotionen umzugehen und Zen zu üben.

Teil VI
Der Top-Ten-Teil

Der Top-Ten-Teil

web Extras

Besuchen Sie uns auf www.fuer-dummies.de oder unseren Social-Media-Kanälen:

Facebook
www.facebook.com/fuerdummies

Instagram
www.instagram.com/furdummies

YouTube
www.youtube.com/@dummies-mann

IN DIESEM TEIL ...

- Wir können nur leben, wenn wir atmen, essen und denken. Dies sind die drei großen Säulen des Lebens. Wir werden daher diesen Teil in drei mal zehn Gebote, Ratschläge oder Regeln unterteilen, die es Ihnen ermöglichen, eine neue Ausgewogenheit und neuen Schwung in Ihren Lebensweg zu bringen.
- Wir beginnen mit einem Zehn-Punkte-Plan, der zeigt, wie wir mit unseren Emotionen umgehen können.
- Es folgt eine Beschreibung dessen, was von morgens bis abends zu tun ist, um die Batterie der Niere dauerhaft aufzuladen.
- Im Hinblick auf das Ernährungssystem werden wir einen wesentlichen Aspekt betrachten, nämlich die zehn Gründe, warum es ratsam ist, kauen zu lernen. Sie können das beste Ernährungssystem haben – wenn Sie Ihre Nahrung nicht kauen, verliert sie am Ende ihren ganzen Wert.

IN DIESEM KAPITEL

Zusammenhänge von Gefühlen und Erkrankungen

Die wichtigsten Schritte, um Abstand zu gewinnen

Gute Emotionen fördern

Kapitel 22
Zehn-Punkte-Plan zum Beherrschen der Emotionen

In der TCM geht man davon aus, dass schlecht beherrschte Emotionen als eine der wichtigsten Ursachen vieler innerer Krankheiten gelten. Jeder kennt den »zerstörerischen Wind der Emotionen«! Wir haben bei der Beschreibung der Theorie der fünf Elemente gesehen, dass die fünf Emotionsfamilien mit den fünf Organ-Paketen zusammenhängen. Zur Erinnerung: Es gibt die Paare Wut – Leber, Traurigkeit – Lunge, Angst – Niere, Erinnerung – Milz und Freude – Herz.

Eine Emotion ist reine Energie, ohne physische Konsistenz, ohne Geruch oder Farbe. Sie »nährt« das Organ, zu dem sie gehört. Wir wollen keineswegs Wesen schaffen, die »leer« von allen Emotionen sind, denn ohne sie wären wir keine Menschen. Wenn aber eine bestimmte Emotion immer wieder in den Vordergrund tritt oder zu stark wird, dann ist sie zerstörerisch für den Organismus und wendet sich gegen ihr Zielorgan. Lassen Sie uns einen Blick auf zehn grundlegende Punkte werfen, die Ihnen helfen werden, Ihr Gleichgewicht auf Ihrem Lebensweg zu halten und sich im »Hier und Jetzt« immer wohlzufühlen.

Relativieren

Konfrontiert mit Sorgen, Angst, einer »Sache«, die Ihre Lebensgewohnheiten stört, wird schließlich Ihr gesamter Geist von dieser negativen Energie eingenommen. Das Problem ist immer da, vor Ihren Augen! Sie fühlen sich unsicher! Es verdunkelt Ihr Sichtfeld Tag und Nacht! Es wird zu einer fixen Idee, mit der Sie sich im Kreis drehen, wie eine Fliege, die ständig gegen die Fensterscheibe prallt, ohne nach draußen zu gelangen. Aber was wäre, wenn Sie diese »Sache«, diese »fixe Idee«, ohne Konsistenz, ohne Materie, ohne Geruch, die Ihr Herz quält, aus Ihrem Blickfeld verschwinden lassen würden?

Wenn Sie eine scheinbar unüberwindbare Lebensaufgabe relativieren, sehen Sie plötzlich, was sonst noch alles im Leben passiert: Die Scheuklappen verschwinden allmählich. Dasselbe passiert, wenn Sie als ewiges Mantra wiederholen: »Es gibt kein als unüberwindbar geltendes Problem, das nicht in mehrere kleine Probleme unterteilt werden kann, die, jedes für sich genommen, überwindbar sein werden.« Oder was sich die Burkinabe und andere den ganzen Tag lang sagen: »Es gibt kein Problem!« Mit wie vielen Quälereien haben Sie sich in Ihrem Leben herumgeschlagen, die scheinbar eine Sackgasse darstellten, und die wenige Tage, Wochen oder Monate später vergessen waren. Die Dinge zu relativieren, ihre Bedeutung zu reduzieren, erlaubt es uns also, diese emotionalen Wellen an ihren Wurzeln aufzulösen, um zu vermeiden, dass sie zum Tsunami werden.

Die Bühne verlassen

Taoisten vergleichen das Leben oft mit einem Theaterstück. Jeder von uns spielt eine Rolle, und jede Rolle ist unverzichtbar, damit das Spiel des Lebens ausgeglichen ist. Von der Hauptrolle bis zum Roadie muss jeder sein Bestes geben. Wenn sich auch nur ein Sandkorn in den Weg stellt, leidet die ganze Show. Es gibt jedoch eine logische Konsequenz aus dieser Betrachtungsweise. Wie viele Theaterszenen werden mit der Familie oder zwischen »Freunden« gespielt, in denen die Schauspieler rebellieren, sich gegenseitig beleidigen, hassen, ihren Zorn hinunterschlucken müssen! Wie viele unzerschnittene Nabelschnüre! Das kann langfristig zu tiefen energetischen Blockaden führen, die in der TCM als sehr belastend gelten. Eine Lösung: Runter von der Bühne! Werden Sie zum Zuschauer! In Ermangelung einer Antwort werden die Angreifer am Ende jemanden anderen angreifen, da Sie als Ziel transparent geworden sind. Und plötzlich werden sich alle Knoten auflösen. Zuschauen ohne Emotion, Zuschauen ohne Urteil, Zuhören ohne zu reagieren. All dies kann nur durch die Ausstrahlung einer sehr mächtigen Energie geschehen, die die Grundlage der Beziehungen innerhalb der Menschheit ist: altruistische Liebe, Liebe ohne Verpflichtung.

Auf das Ende des Sturms warten

Wir haben im ersten Teil gesehen, dass das Leben aus der Yin-und-Yang-Dualität hervorgeht und dass nichts auf dieser Erde existieren kann, wenn es kein komplementäres Gegenstück gibt. Gewöhnen wir uns an diesen Gedanken! Glück kann es nicht ohne Unglücklichsein geben, Lachen nicht ohne Tränen, Freude nicht ohne Traurigkeit. Auf unserem Lebensweg entstehen Prüfungen scheinbar aus dem Nichts.

Es sind Prüfungen, die uns aus dem Gleichgewicht bringen und die Gefahr bergen, dass wir in den Abgrund stürzen. Niemand kann ihnen entkommen! Wenn sie auftreten, sollten wir akzeptieren zu weinen, schlaflose Nächte zu verbringen, ohne etwas einzunehmen, das uns betäubt. In der TCM kämpft Traurigkeit gegen Wut, entsprechend dem Zyklus der fünf Elemente. Es ist ein notwendiges Gefühl der Selbstbeherrschung. Hören Sie nicht darauf, wenn jemand sagt: »Du bist ein Mann, mein Sohn, du darfst nicht weinen.« Am Ende macht man aus Ihnen einen emotionalen Krüppel. Wenn wir unseren Seelen zuhören, werden wir eines

Tages erkennen, dass es keine grundlegend negativen Prüfungen gibt. All dies sind nur Prüfungen, die dafür sorgen, dass wir uns weiterentwickeln. Und nach dem Sturm scheint wieder die Sonne!

An der Vergebung arbeiten

Dies ist einer der zentralen Punkte der konfuzianischen Philosophie. Vergebung ist der Gegenpol zum Zorn. Diese beiden Gefühle können nicht nebeneinander existieren. Wir wissen, dass Wut, dieses Yang-Gefühl, in der TCM zur Leber gehört. Die Yin-Seite dieses Gefühls, die andere Seite derselben Medaille, die von allen Religionen, allen traditionellen Philosophien einschließlich des Taoismus vertreten wird, dieses uneingeschränkte Geschenk, das man dem anderen oder sich selbst macht (*per-donnare*), ist eine wahre Medizin. Sie ermöglicht es, nach und nach dieses »Gefühlsvirus« zu eliminieren, das ebenso verheerend ist wie die Energie der Wut, wenn es überhandnimmt.

Betrachten wir die Geschichte des Mannes, der auf der Straße geschubst wird. Es gibt mehrere mögliche Szenarien. Sein »Angreifer« ist viel schwächer als er und ist ungezogen. Er entschuldigt sich nicht einmal. Jetzt gewinnt die nach außen tretende Wut die Oberhand. Dies kann sich bis hin zu einer Schlägerei entwickeln. Je mehr das Yang der Leber ansteigt, desto mehr erschöpft sich das Yin. Wenn sich solche Situationen wiederholen, können sie zu einer der Hauptursachen für Bluthochdruck werden. Diese Energie der Wut ist da und lauert im Herzen der Person. Und während eines größeren emotionalen Sturms kann ein sehr starker innerer Wind aufkommen. Das kann das Risiko schwerer gesundheitlicher Krisen erhöhen.

Sein »Angreifer« ist viel stärker als er selbst. Ein Gefühl von Minderwertigkeit, Groll, verinnerlichter Wut tritt auf. Der Mann weiß, dass er, wenn er reagiert, zu Brei geschlagen wird. Wenn sich diese Situation wiederholt, wird diese Emotion wie ein schwelendes Feuer, ein Wurm, der am Apfel nagt, der Ursprung einer Vielzahl von Krankheiten mit Blockaden und Stagnation sein, insbesondere auf der Ebene der Energie der Leber. In der TCM gilt dies als ein begünstigender Faktor für das Auftreten von Brustkrebs bei Frauen, insbesondere wenn die Energie an der Seite des Organs auftritt, wo der Gallenblasenmeridian verläuft. Eine Lösung, um aus dieser oft hoffnungslos erscheinenden Situation herauszukommen und dieses Virus auszurotten: Vergebung.

Vier Gründe, um zu verzeihen:

- ✔ Er hat es nicht mit Absicht getan, also gab es keinen Grund, wütend zu werden.
- ✔ Er hat Sie absichtlich geschubst. Ihrer Lebensphilosophie nach, insbesondere im Hinblick auf das Kausalitätsgesetz, sagen Sie sich: »Wer einem anderen freiwillig Schaden zufügt, sendet negative Energie, die früher oder später auf ihn zurückfällt.« Sie wollen es nicht, aber es wird so sein. Es ist alles nur eine Frage der Zeit.
- ✔ Sie verzeihen auch, weil Sie jetzt wissen, welchen Schaden dieses emotionale Virus anrichtet. Es ist eine Art »rettender Egoismus«. Buddhisten nennen es »erdulden«. Es ist keine Feigheit. Ganz im Gegenteil. Es ist echte Stärke, die nicht jedem gegeben ist.

- ✔ Sie verzeihen, aber Sie suchen nach mildernden Umständen. Es liegt an seinem Lebenszustand, seiner schlechten Erziehung, seinem Karma und so weiter. Das ist Empathie. Sie können sogar versuchen, ihm zu helfen, sich zu ändern. Aber nicht jeder ist ein Heiliger. Wenn Sie an dieser Betrachtungsweise festhalten, werden Sie zu Beginn hundertmal am Tag vergeben müssen. Nach und nach wird sie zu »unbewusster Kompetenz«. Sie werden gewachsen daraus hervorgehen.

Die Angst vor dem Tod auflösen

Besteht der Sinn unseres Lebens vielleicht darin, unseren Tod zu verstehen, ihm einen Sinn zu geben? Wir haben das Glück, als menschliche Wesen die Fähigkeit zu besitzen, über diese unausweichliche Frist zu meditieren. Verschieben wir es also nicht auf morgen! Die Meditation, die es uns erlaubt, unserer Seele zuzuhören, kann uns ein besseres Verständnis geben. Die Lektüre antiker Texte und bestimmter Einführungen sowie die Begleitung von Meistern können uns eine große Hilfe sein. In der TCM ist die Angst vor dem Tod die emotionale Ursache für das Auftreten vieler innerer Krankheiten. Ob wir es nun Angst vor Krankheit, Angst vor Leiden oder Angst vor dem Altern nennen, es ist dasselbe.

Vergessen wir nicht, dass die Energie der Angst Nierenenergie schwächt, die Quelle unserer Lebenskraft. Wir haben im ersten Teil das metaphysische Konzept kennengelernt, das dem Verständnis der TCM zugrunde liegt, nämlich den Begriff der geistigen Seele und den Begriff der körperlichen Seele. Diese »Gäste« bitten sozusagen nur darum, in einem aufgeräumten und sauberen Haus zu wohnen, um sich dort wohlzufühlen. Vielleicht besteht eine der großen Aufgaben des Lebens darin, auf unsere Seele zu hören, die alles weiß, die uns durch unsere meditativen Praktiken, Entspannung, Qigong und die Wahrnehmung des gegenwärtigen Augenblicks die Intuition für unser Leben verschafft. Vielleicht besteht der Sinn des Lebens darin, unsere Seele mit diesem intuitiven Wunsch zu nähren, zu lernen, zu verstehen, zu lesen, zu schreiben – und das bis zu unserem letzten Tag. Wenn wir unserem Leben diesen Sinn geben, löst sich nach und nach das Konzept des Todes auf, um zur Vorstellung eines Übergangs zu werden – ein Übergang, bei dem der physische Körper, die Emotionen und unser Ego mehr oder weniger schnell verschwinden, aber bei dem die Seele ihrem Weg folgen wird. Dies sind die Hauptlehren des Taoismus, aber auch aller Philosophien und Religionen. Lassen Sie uns also danach streben, das Leben zu lieben, sodass wir, wenn unsere Zeit auf dieser Erde vorbei ist, den Tod lieben können.

Achtsamkeit erreichen

Vielleicht ist dies das große Geheimnis, um zu lernen, mit unseren Emotionen umzugehen? Achtsamkeit unterscheidet sich von dem Zustand der Leere, den die Buddhisten suchen. Es ist eine Geisteshaltung, die durch ganz bestimmte Praktiken erworben wird. Wir können es »das Hier und Jetzt« nennen. Wie gelangt man in diesen Zustand? In erster Linie durch Meditation. Aber wer in unserer modernen Welt ist schon in der Lage, dieser Art von Praxis mehrere Stunden am Tag zu widmen? Die einfachste Methode für Anfänger ist es, sich den ganzen Tag über immer wieder 20, 30 Sekunden lang auszuruhen, ohne über etwas nachzudenken, oder sich zumindest auf einen Punkt zu konzentrieren.

Im Kapitel über die Atmung (siehe Kapitel 17) wurde empfohlen, 10- bis 15-mal am Tag für etwa 30 Sekunden innezuhalten, um achtsam zu atmen. Im Kapitel über Tee, Kapitel 21, haben wir gelesen, dass wir unseren Tee aus kleinen Gläsern in unterteilten Mengen und achtsam trinken sollten. Ein- oder zweimal entspannen, zehn Minuten am Tag, täglich fünf Minuten auf einem Stuhl sitzend meditieren, 15 Minuten Qigong üben: All diese täglichen Handlungen erlauben es Ihnen, das Hier und Jetzt zu erfahren, um ein Über-Ich zu erschaffen, die »Grille Jiminy«, das Sie bei allen Ihren Handlungen beobachtet. Es ist ein immaterielles Wesen, ohne Konsistenz, ohne Geruch oder Ort, das Sie diesen Text lesen sieht. Nehmen Sie ihn zu Hilfe, um beim ersten Bild eines emotionalen Films anzuhalten, der sich in Ihnen bildet. Betrachten wir das Beispiel der Wut, die zur Leber gehört. Bevor ein vernichtendes Wort aus Ihrem Mund gelangt, bevor Sie jemanden schlagen oder beleidigen, können Sie bei dem Film, der gerade läuft, die Regie führen, eine Rolle spielen, ohne sich selbst oder andere zu verletzen. Sie werden in der Lage sein, beim ersten Bild anzuhalten und es sogar in die eine oder andere Richtung umzuwandeln.

Sich nicht im Labyrinth des negativen Urteils verlieren

Es ist keine leichte Sache, auf das Urteilen zu verzichten! Ich spreche hier nicht von der altruistischen, positiven Beurteilung, der Yang-Seite, der strahlenden Seite der Stärke, sondern von dieser ständigen negativen Beurteilung von allem und jedem. Stellen Sie sich eine Welt ohne Verleumdung, ohne Kritik, ohne Anschuldigungen, ohne Klatsch vor: Bei den Familienmahlzeiten gäbe es einander wenig zu sagen. Wir müssten dann wieder lernen, über das Wesentliche, die »Dinge des Lebens«, zu sprechen.

Vergessen Sie nicht, was uns die TCM lehrt: »Was Ihr Herz ausstrahlt, empfängt Ihr Herz.« Wenn wir negative Energien ausstrahlen, dürfen wir nicht überrascht sein, wenn wir in Situationen von Negativität, Unwohlsein oder Leid geraten. Wenn Ihnen etwas nicht gefällt, dann nörgeln Sie nicht darüber, sondern sehen Sie sich lieber etwas an, was Ihnen gefällt. Das ist besser für die Seele und Sie verletzen keine anderen Menschen. Wie ein Kaleidoskop hat jedes Ding zahlreiche Facetten, und es gibt ebenso viele zahlreiche Arten, sie zu verstehen. Verlassen Sie die dunkle Seite der »Macht« und treten Sie ins Licht der positiven Gedanken. Akzeptieren Sie den Widerspruch als ein wesentliches Element des Dialogs. Dazu gehört aber auch viel altruistische Liebe und das allmähliche Aufgeben des Panzers des eigenen Egos.

Die Nierenbatterie aufladen

Es gibt 1.001 Möglichkeit zu lernen, mit seinen Emotionen umzugehen. Fast alle beziehen sich auf die Außenwelt. Seit unserer frühesten Kindheit hat man uns glauben gemacht, dass wir auf externe Übel reagieren, nicht ihre Ursache sind: »Wenn ich unter dem Einfluss von wiederkehrender Wut, Traurigkeit, chronischen Ängsten stehe, dann liegt das an der anderen Person und ich habe nichts damit zu tun.« Und wenn wir durch die andere Seite der Linse schauen?

Sie kennen die Bedeutung der berühmten Nierenbatterie, dem Zentrum der Selbstheilung, Selbstregulierung und Anpassung des Organismus in der TCM. Wenn wir alle Praktiken anwenden, um diese Nierenbatterie täglich maximal aufzuladen, ist es der Organismus selbst, der sich auf der emotionalen Ebene verwaltet – entweder durch Selbstregulierung des Organ-Pakets, das der unausgeglichenen Emotion entspricht, oder durch die Stärkung einer Emotion, die in der Lage ist, eine andere zu kontrollieren.

Wenn Sie eines Morgens mit einem Gefühl der Traurigkeit aufwachen, ist das nur eine Selbstkontrolle, die der Organismus anwendet, um einen übermäßigen Wutzustand zu beruhigen. Ich verweise auf den Zyklus der fünf Elemente (siehe Kapitel 4), wo Sie sehen, dass Traurigkeit gegen Wut kämpft. Wenn Sie gerade ein schweres emotionales Trauma durchlebt haben, wird Ihr Körper dank der Nierenbatterie in der Lage sein, einen sogenannten »Zustand der Belastbarkeit«, einen Zustand der gezielten Amnesie, herbeizuführen. Aber noch mehr: Einige Zeit später wird Ihr Körper seine emotionalen Spannungen nach und nach abzubauen, die in Zeiten der Schwäche an die Oberfläche kommen können. Dies ist das Ziel der vorbeugenden Methoden von Yang Sheng Fa in der TCM. Man könnte so weit gehen zu sagen, dass ein echter TCM-Praktiker seinen Patienten nicht heilt. Er stellt die Selbstheilungskräfte des Körpers des Patienten wieder her, indem er Stagnation in Zirkulation bringt und ihm hilft, seine Batterien wieder aufzuladen.

Das innere Lächeln annehmen

Wir haben gesehen, dass das Herz, obwohl es der Meister der fünf Emotionen ist, die gleiche energetische Schwingung wie Freude hat. Nicht die falsche Freude, die die Sportarenen durchflutet, sondern die Freude, die durch ein ständiges Lächeln gekennzeichnet ist. Zunächst ist es von grundlegender Bedeutung, das Lächeln wieder zu lernen. Warum nicht einen Spiegel als Zeugen verwenden und täglich an dem »Lächeln des Buddhas« oder der Heiligen arbeiten? Nach und nach wird dieses Lächeln zu einem Teil Ihrer Persönlichkeit. Äußerlich wird sich dieses Lächeln verinnerlichen. Es wird dann »das innere Lächeln« genannt.

In der TCM wird dieser Zustand »das offene Herz« genannt. Es ist unsere Fähigkeit, ständig zu lächeln, die guten Seiten der Welt um uns herum zu bewundern, allem gegenüber eine positive Haltung einzunehmen, mit allem zufrieden zu sein, uns niemals zu beklagen. Eine Sache, die viele Hundertjährige gemeinsam haben, sind die »Lachfalten« im Gesicht. Eine solche Haltung trägt dazu bei, das Feuer der Emotionen zu beruhigen, das »Herz zu nähren«, den Blut- und Energiekreislauf freizugeben.

Eine neue Lebensphilosophie annehmen

Professor Leung Kok Yuen hat uns in seinem philosophischen Testament folgenden Text hinterlassen: »Ändern Sie Ihre Ernährung allmählich, indem Sie dem Rat folgen. Beginnen Sie nach und nach mit chinesischen Übungen, indem Sie diese an Ihre Bedürfnisse anpassen. Und vor allem sollten Sie sich eine Lebensphilosophie, eine Sichtweise der Dinge aneignen, die die folgenden Punkte hervorhebt:

- ✔ Übernehmen Sie Verantwortung für Ihre Handlungen und Entscheidungen.
- ✔ Gehen Sie aus sich heraus und lassen Sie sich auf altruistische Aktivitäten und Gedanken ein. Diese Gedanken sollten zu Taten führen, die größer sind als Sie selbst, die lohnend sind und Sie moralisch stärker machen.
- ✔ Konzentrieren Sie sich darauf, Konflikte so schnell wie möglich zu lösen, um keine emotionale Energie zu verschwenden. Fair oder unfair, gut oder schlecht, was auch immer Sie entscheiden, ob Sie gewinnen oder verlieren, versuchen Sie, so schnell wie möglich die aus Ihrer Sicht beste Lösung zu finden und weiterzumachen.
- ✔ Leben Sie den Rest Ihres Lebens in vollen Zügen. Wenn Sie einen Fehler gemacht haben, korrigieren Sie ihn und machen Sie weiter.
- ✔ Akzeptieren Sie sich selbst, lieben Sie sich selbst, respektieren Sie sich selbst. Lernen Sie, wie man »Ja« oder »Nein« sagt. Achten Sie auf Ihre inneren Gefühle und schätzen Sie sie. Fühlen Sie sich wohl bei sich selbst – auch wenn Sie allein sind.
- ✔ Die Liebe zu seinen Mitmenschen ist eine absolute Notwendigkeit, wenn man in einer Gesellschaft leben will, die zu einer guten Gesundheit beiträgt.«

IN DIESEM KAPITEL

Richtig atmen

Richtig schlafen

Methoden und Übungen für ein langes Leben

Kapitel 23

Zehn praktische Übungen der TCM für ein langes Leben

In diesem Kapitel erhalten Sie Zugang zu zehn täglichen Übungen zum Aufladen Ihrer Nierenbatterie, um einer Schwächung der Nierenenergie, insbesondere im Sinne einer Yin-Schwäche, also körperlichen, geistigen oder emotionalen Krankheiten, vorzubeugen. Diese Praktiken können den Heilungsprozess wirkungsvoll begleiten. Es geht nicht darum, Stunden um Stunden unser Ego, unseren Narzissmus, unsere Egozentrik zu kultivieren und vom Fitnessstudio abhängig zu werden. Vielmehr geht es nur darum, eine Reihe grundlegender Maßnahmen in unseren Tagesablauf zu integrieren, die zur Aufrechterhaltung eines ausgewogenen Lebens umgesetzt werden müssen.

Sie haben keine Zeit dafür? Zum Meditieren: Ein 24-Stunden-Tag kann in dreimal acht Stunden unterteilt werden. Wir haben also acht Stunden Zeit zum Schlafen, acht Stunden zum Arbeiten und acht Stunden, um für uns und andere zu sorgen. Wir werden sehen, dass wir uns auch in der U-Bahn oder im Auto um uns selbst kümmern können.

Erweitern wir unser Blickfeld. Bedenken wir, dass ein Tag wie ein ganzes Leben ist! Am Morgen, wenn sich das Yang erhebt, beginnt ein neues Leben. Sein Höhepunkt hat es mittags. Dann, am späten Nachmittag, beginnt das Yang abzunehmen und seinen Platz dem Yin zu überlassen. Am Abend schlafen wir ein. Die Chinesen nennen es einen kleinen Tod. Jetzt findet der Übergang statt, die andere, unbekannte Seite des Lebens, während wir schlafen. Und wieder am Morgen beginnt ein neues Leben, wieder mit positiven und negativen Prüfungen, Emotionen, Begegnungen, Lektionen und so weiter. In diesem Alltagsleben müssen wir ein Gleichgewicht zwischen Yin und Yang finden, zwischen rettendem Egoismus und Altruismus, Verinnerlichung und Veräußerlichung. Die nachfolgend angesprochenen Praktiken müssen sich harmonisch in den Rahmen dieses Lebenstages einfügen.

Bewusstes Atmen im Zentrum der Praktiken

Morgens beim Aufstehen, abends vor dem Schlafengehen, den ganzen Tag über sollte die Atmung zu einem echten Leitmotiv werden. Fragen Sie sich jeden Tag: »Wie oft habe ich seit heute Morgen bewusst geatmet?« Es gibt 1.001 Sache, die Sie für Ihre Gesundheit praktizieren können. Die Atmung spielt eine so zentrale Rolle, dass sie viele andere Maßnahmen maßgeblich beeinflusst.

Schlaf, die andere Seite der Vitalität

Sich um seinen Schlaf zu kümmern, ist ein wesentlicher Aspekt in den Präventionsmethoden der TCM. Es ist der natürlichste Weg, den uns Mutter Natur gegeben hat, um unsere Batterie wieder aufzuladen. Wenn man ein Drittel seiner Lebenszeit schläft, kommt dem Schlaf eine besondere Bedeutung zu (siehe Kapitel 19).

Entspannung als Rettung

Sobald Sie spüren, dass das Warnsignal Müdigkeit von Ihrem Körper kommt, entspannen Sie sich für ein paar Minuten, alles wie gewohnt. Denken Sie daran: Kurze, gut durchgeführte Entspannungsphasen können eine erstaunlich regenerative Wirkung entfalten. Die beiden besten Zeiten zum Entspannen sind nach dem Mittagessen und um 17 bis 18 Uhr. Wenn Sie die Regeln des Schlafes befolgen, werden Sie besser leben (siehe Kapitel 19).

Bewegung ist Leben

Üben Sie täglich 10 bis 15 Minuten lang eine Reihe von Übungen, die alle Ihre Gelenke mobilisieren, auf alle Meridiane einwirken, in Beziehung zu den inneren Organen stehen. Und warum nicht selbst eine Folge von Qigong-Übungen lernen? Dies ist ein sehr großes Vermächtnis der TCM, das uns hilft, ein langes Leben bei guter Gesundheit zu erreichen (siehe Kapitel 18).

Sich immer wieder selbst massieren

Nehmen Sie sich tagsüber einen Moment Zeit, um Ihren unteren Rücken, die Halswirbel und alle anderen verspannten und schmerzenden Bereiche zu massieren. Beispielsweise morgens in Ihrem Badezimmer. Massieren Sie abends, bevor Sie zu Bett gehen, Ihre Füße etwa zehn Minuten lang. Und wenn Sie einige grundlegende Punkte auf dieser Ebene kennen, wie zum Beispiel Ni 1, Le 3, Bl 60, Ni 3, dann führen Sie eine Selbstmassage mit

Akupressur dort durch (siehe Kapitel 14). Es ist eine ausgezeichnete Möglichkeit, einen allgemeinen Zustand der Entspannung zu erreichen und Schlaflosigkeit zu bekämpfen. Das Letzte, was Sie am Abend brauchen, ist eine Massage. Nach TCM-Verständnis setzt Massage frei und fördert die Zirkulation der Energie entlang der Meridiane, wirkt indirekt auf die Stagnation der inneren Organe ein.

Meditation, um auf die Seele zu hören

Es besteht keine Notwendigkeit, die Messlatte gleich zu Beginn zu hoch anzusetzen. Wenn Sie auf einem Stuhl sitzen, können fünf bis zehn Minuten Meditation Ihr Leben verändern. Diese Art der Meditation ermöglicht uns, uns vom Panzer unseres Egos zu befreien, der von unseren fünf Sinnen in einem kontinuierlichen Fluss durch zu viele Informationen erzeugt wird. Nach und nach bildet sich ein »Trichter« zwischen diesem Panzer, unserem Überbewusstsein und unserem tiefsten Unterbewusstsein. Denken Sie daran, dass eine der wichtigsten Aufgaben im Leben darin besteht, auf unsere Seele zu hören (siehe Kapitel 18).

Regelmäßigkeit, der Schlüssel für Langlebigkeit

Wie die Regelmäßigkeit des Zyklus der Jahreszeiten, des Tag-Nacht-Zyklus, besteht unser Körper aus Zyklen (Blut- und Energiekreislauf, Verdauung – Assimilation – Ausscheidung und so weiter). Wir brauchen regelmäßige Referenzpunkte, anhand derer wir unser tägliches Leben ausrichten können. Zögern wir nicht, unseren Tag morgens beim Aufstehen zu planen, mit festen und regelmäßigen Zeiten für Aufstehen und Schlafengehen, Essenszeiten, Zeiten für bestimmte Praktiken wie Qigong, Entspannung oder Meditation. Werden Sie jedoch nicht zum Sklaven dieser »Pläne«! Zu viel Regelmäßigkeit tötet die Regelmäßigkeit. Ich verweise auf den Begriff des »Genusses«, der im Abschnitt über Lebensmittel genannt wurde.

Ein guter Muskeltonus im Alltag

Sie brauchen sich dafür nicht in Hallen einzusperren oder bis zur Erschöpfung zu trainieren. Regelmäßiger Sport ist für die Erhaltung der Gesundheit notwendig, aber Sie sollten Ihre Muskeln täglich trainieren. Steigen Sie langsam Treppen hoch, um Ihre Beinmuskulatur aufzubauen. Üben Sie die Position des »Eisernen Reiters« (siehe Kapitel 18 beim Zähneputzen oder Haartrocknen. Dies ist eine ausgezeichnete Möglichkeit, die vier für die Energie der Niere wichtigsten Muskeln zu tonisieren: den Quadrizeps, das Gesäß, die Unterleibsmuskeln und den Damm. Ein paar »Bauchmuskeln« hier und da, ein paar langsame Bewegungen unter extremer Muskelspannung, ein Dutzend Liegestütze auf Höhe einer Badewanne sind sehr wirksam für die Aufrechterhaltung eines guten Muskeltonus und unterstützen einen guten Blut- und Energiekreislauf im Körper. Aber all dies setzt natürlich voraus, dass Sie Willensstärke, Entschlossenheit, Selbstvertrauen und die Fähigkeit zum Handeln besitzen. Aber das ist eine ganz andere Geschichte …

Der Weg zu einem langen Leben

Das Gehen gilt in der TCM als eine der einfachsten stimmungsaufhellenden Praktiken. Es befreit die Gedanken, unterstützt die Zirkulation, vermeidet Stagnation, belebt die Energie der Milz, die die Verdauung der Nahrung leitet. Wann immer Sie sich von einem Punkt zu einem anderen bewegen müssen, entscheiden Sie sich für den meditativen Spaziergang, den »Achtsamkeitsspaziergang« (siehe Kapitel 17).

Die Rückkehr des Frühlings

Es gibt eine Übung, die allen Qigong-Praktizierenden bekannt ist: die »Rückkehr des Frühlings«. Stehen Sie aufrecht, beide Füße sind auf Schulterbreite parallel auf den Boden aufgesetzt. Die Arme hängen locker an den Körperseiten herab. Machen Sie einen tiefen Atemzug und sinken Sie bei der Ausatmung locker in den Knien herab, der Oberkörper wird dabei aufrecht gehalten. Entspannen Sie während dieser Ausatmung noch einmal bewusst alle Muskeln und beginnen Sie dann aus den Kniekehlen heraus mit einer wippenden Auf-und-ab-Bewegung des ganzen Körpers. Die Fußsohlen bleiben dabei fest auf dem Boden aufgesetzt und fangen federnd die Bewegungen des Körpers auf. Das wellenförmige Wippen geht ausschließlich von den Kniegelenken aus, die Schultern dürfen dabei nicht angespannt oder hochgezogen werden. Bewegen Sie auch die Arme nicht mit Absicht. Sobald die Bewegung stimuliert wurde und der Körper ausreichend entspannt ist, wie eine Feder, erfordert diese Bewegung keine Muskelanstrengung mehr. Sie werden spüren, wie sich Ihre Augen in den Augenhöhlen bewegen, Ihre Lunge im Brustkorb. Ihre Atmung sollte nicht gerichtet sein. Das Atmen muss einfach getan werden. Es passt sich Ihrem Rhythmus an. Die Auswirkungen werden nach zwei oder drei Wochen der Übung sichtbar. Die sichtbarsten Effekte sind im Stoffwechsel der Hautzellen erkennbar. Das Gesicht nimmt einen rosigen Teint an, da die Blutzirkulation reguliert wird, daher der Name »Rückkehr des Frühlings«. Diese Wippbewegungen mobilisieren all Ihre Faszien, fördern nach TCM-Verständnis die Lösung von Stagnationen und entlasten regulierende Prozesse.

Diese Übung wird traditionell mit einer Stärkung der Vitalität und der Lebensfunktionen in Verbindung gebracht. Kurz gesagt, eine echte Übung für ein langes Leben, und außerdem ist sie kostenlos. Es besteht keine Notwendigkeit, große Summen in Geräte zu investieren, die die gleichen Ergebnisse erzielen. Es gibt nur wenige Kontraindikationen: Schwangerschaft, während der Menstruation, wenn die Periode stark ist, oder nach der Entbindung, bei Knie- oder Lendenschmerzen. Sie haben keine Zeit dafür? Diese Übung sollte nur zweimal am Tag und nur zwei Minuten lang durchgeführt werden! Und wenn Sie es nicht schaffen, benutzen Sie ein Springseil oder Trampolin!

IN DIESEM KAPITEL

Richtiges Kauen

Wie Ihr Kiefer Ihre Gesundheit fördert

Kapitel 24
Zehn Gründe für besseres Kauen

Wir können die bestmögliche Ernährung haben, Bio und so weiter, aber wenn wir nicht wieder lernen, wie man kaut, werden die täglichen Mahlzeiten keine Energie schaffen, sondern, ganz im Gegenteil, die Batterie der Niere wird allmählich erschöpft. Die Energie Ihrer Milz, die für die Verdauung der Nahrung zuständig ist, wird eine zusätzliche Anstrengung aufwenden müssen und sich vorzeitig »abnutzen«, wenn die Nahrung nicht im Mund vorverdaut wird. Beobachten Sie sich. Sie kauen vier- oder fünfmal, Sie schlucken, ohne zu wissen, was Sie gerade geschluckt haben, und Sie schlucken wieder. Dabei sollten wir nach allen Traditionen unsere Nahrung 20- bis 30-mal kauen. In der TCM gehen wir so weit zu sagen, dass wir die Suppe kauen sollten! Eines der Anzeichen, die wir bei vielen Hundertjährigen finden, sind die Kaumuskeln in Höhe der Wangenknochen, die hoch entwickelt sind.

Direkte Wirkung auf die Energie des Körpers

Um dies zu erreichen, kann eine Verdauung einen erheblichen Teil der Nierenenergie mobilisieren (siehe Kapitel 2). Durch Kauen – nicht wie eine Schildkröte oder wie das Kind, das nicht aufhört, Essen zu kauen, das es nicht schlucken kann, sondern schnell, 20- bis 30-mal pro Bissen – vermeiden Sie unnötige Energieverschwendung. Sie erleichtern die Arbeit des Magens erheblich. Die Zeit der Verdauung wird verkürzt. So vermeiden Sie Müdigkeit und Schläfrigkeit nach dem Essen.

Analyse der Nahrung

Speichel ist »schlau«. Er ist in der Lage, jede Komponente des Bissens zu erkennen. Aber auch die sehr subtile Energie, die in der Farbe, dem Geruch, der Natur und dem Geschmack der Lebensmittel steckt. Von dort aus erhält das Verdauungssystem Befehle für eine bessere Verdauung der Nahrung. Dank dieses Kauens benötigen Sie keinen Geschmacksverstärker mehr. So können Sie beispielsweise den Geschmack verschiedener Reissorten erkennen, ähnlich wie ein Weinverkoster Weine erkennt. Dies ist einer der Gründe, warum die TCM eine getrennte Ernährung innerhalb derselben Mahlzeit empfiehlt. Dadurch kann der Speichel die Bestandteile des Bissens noch besser unterscheiden.

Speichel verwandelt Getreide in langsamen Zucker

Wir wissen, dass der Zweck einer täglichen Mahlzeit – im Gegensatz zu festlichen Mahlzeiten – darin besteht, den Körper mit Energie zu versorgen und so die Batterie der Niere wieder aufzuladen. Speichel wandelt die in Getreide, Knollen und Hülsenfrüchten enthaltene Stärke unter anderem dank bestimmter Enzyme in Maltose um, also langsamen Zucker. Wenn wir Brot oder Reis lange Zeit kauen, spüren wir allmählich diesen süßen Geschmack im Mund. Das ist es, was wir in der TCM »süßen Geschmack« nennen. Ich beziehe mich auf die Grundregel, »einfaches« Getreide und Knollen im Mund zu kauen, ohne andere Zutaten hinzuzufügen, damit diese Umwandlung optimal ist.

Speichel, der große Reiniger der Nahrung

Mit einem leicht sauren pH-Wert enthält Speichel bestimmte Substanzen, die in der Lage sind, unerwünschte Gifte und Angreifer zu neutralisieren. Zum Beispiel ist es gut, rohes Biogemüse oder Gemüse aus dem Garten zu essen! Dies kann jedoch nur geschehen, wenn Sie dieses Gemüse im Mund durch einen langen Kauvorgang »kochen«, um es zu erwärmen – die kalte Natur dieser Lebensmittel macht sie zu kalt. Der Speichel trägt zu einer ersten Abwehr und Reinigung im Mundraum bei. Es ist dem Speichel zu verdanken, dass Mundgeschwüre sehr schnell heilen. Darüber hinaus kann Speichel als natürliches Antiseptikum für kleine Wunden oder Hautbisse wirken.

Kauen hilft bei der Erneuerung von Körperflüssigkeiten

Wenn wir unsere Nahrung genug kauen, landet ein halber Liter Speichel im Magen. Dies ist einer der Gründe, warum es sinnlos ist, während einer Mahlzeit zu viel zu trinken. Dies würde die Verdauungssäfte und die Effizienz der Verdauung verringern und die Verdauungszeit verlängern. Dieser Speichel besteht zu 95 Prozent aus Wasser, das aus Körperflüssigkeiten gewonnen wird. Gutes Kauen erzwingt die Regeneration dieser Flüssigkeiten. Dies ist eine großartige Möglichkeit, der Stagnation von Blut und Energie im Körper entgegenzuwirken.

Speichel, ein starkes Schmiermittel

Speichel hat eine große Feuchthaltekraft, schmiert aber auch den Verdauungstrakt, die Speiseröhre und den Darm. Er erleichtert das Schlucken, insbesondere bei dem, was die TCM das »Pflaumenkern-Syndrom« nennt, dessen Ursprung in der Blockierung der Leberenergie unter der Wirkung verinnerlichter Emotionen liegt. Häufig bei Frauen anzutreffen, begünstigt die Tatsache, dass lange gekaut wird, den Abstieg der Nahrung und vermeidet so das Gefühl eines Kloßes im Hals.

Kampf gegen die Depression

Dafür gibt es zwei Gründe. Das Merkmal einer depressiven Person ist, sich in sich zurückzuziehen. Wenn Sie sie überreden können, ihre Nahrung lange zu kauen, können Sie die Knoten ihrer emotionalen Zwangsjacke teilweise lösen. Außerdem haben wir gesehen, dass es zwei Arten von Speichel gibt, von denen die eine zur Energie der Niere und die andere zur Energie der Milz gehört. Beim Kauen unserer Nahrung wird dieser Speichel von den Ohrspeicheldrüsen abgesondert. Wenn wir den Körper zwingen, diesen Speichel abzusondern, regulieren wir indirekt die Milz. In der TCM heißt es, dass die Milz das Denken bestimmt, die Tendenz, in der Vergangenheit zu verweilen, die Emotionen, die, wenn sie im Übermaß vorliegen, zum Ausbruch einer Depression beitragen. Kauen wird in alten Texten mit einer stimmungsaufhellenden Wirkung in Verbindung gebracht.

Abnehmen

Längeres Kauen braucht mehr Zeit. Man isst weniger Nahrung, aber man wird schneller satt. Darüber hinaus haben wir gesehen, dass die Milz für unsere Verdauung verantwortlich ist. Wenn sie durch die aufwendige Verdauung schlecht gekauter Nahrung zu viel Arbeit leisten muss, wird sie geschwächt. Das Ergebnis ist ein internes Ungleichgewicht, das zu einer abnormalen Gewichtszunahme führt. Auf der anderen Seite werden wir durch das Schlucken im Mund »vorverdauter« Nahrung in kleineren Mengen die Wirkung dieses Organ-Pakets harmonisieren. Dies kann langfristig eine harmonischere Gewichtsentwicklung unterstützen.

Vom Zahnarzt wegkauen

Das Kauen hilft, Druck auf den Knochen auszuüben. Kauen ist eine der wenigen Möglichkeiten, die Bildung von Proteinfasern zu fördern, an denen Mineralien befestigt sind, die den Knochen ihre Festigkeit verleihen. In der TCM werden Zähne als die Enden der Knochen betrachtet. Wenn sie nicht von starken Knochen zusammengehalten werden, lockern sie sich und fallen leicht aus. Es gibt eine taoistische Übung, die darin besteht, morgens 100 Mal mit den Zähnen zu klappern, um dieses Lockerungsproblem zu bekämpfen. Aber langes Kauen kann zu dem gleichen Ergebnis führen.

Ein Akt der Achtsamkeit

Bevor das Kauen zu einer unbewussten Kompetenz wird, wird viel Wasser den Fluss heruntergeflossen sein. Wir sollten das Kauen als einen Akt der Achtsamkeit betrachten. Wir sollten während der täglichen Mahlzeiten nicht sprechen, damit wir uns auf unsere Mahlzeit und das Kauen konzentrieren können. Aber lassen Sie uns realistisch sein. Wie die bewusste Atmung ist das Kauen sehr einfach zu erlernen. Die regelmäßige Praxis ist ein ganz anderes Thema. Man übt es und dann vergisst man es. Dann fängt man wieder an ... Dies veranschaulicht sehr präzise »die Unbeständigkeit der Dinge«. Aber wenn wir die Übung immer wieder aufnehmen, wird uns das helfen, diesen in der TCM so wichtigen Zustand der »Achtsamkeit«, das »Hier und Jetzt«, zu erlangen.

Anhang A
Die Akupunkturtechnik von Professor Leung Kok Yuen

Kapitel 13 enthält eine Einführung in alte Techniken zur Handhabung von Nadeln. Im Folgenden werden Sie Zugang zu der wahren Technik unseres Meisters erhalten. Dieser Teil richtet sich daher speziell an Fachleute. Die persönliche Technik, die er uns vermittelt, unterscheidet sich vielleicht ein wenig von den alten Techniken, aber sie hat den Vorzug, dass sie sehr einfach zu verstehen ist. Außerdem hilft sie uns, sehr überzeugende Ergebnisse zu erzielen – als Ergebnis einer langen therapeutischen Tradition und umfangreicher Erfahrung.

Einstichtiefe

Bei der Wahl der Nadellänge muss der Behandler zunächst wissen, welche Tiefe er erreichen will, und dafür die am besten geeignete Nadel auswählen. Wenn er weiß, dass der beabsichtigte Stich nur 0,5 Cun tief gehen soll, muss er keine Nadel mit 1,5 Cun wählen. Im Allgemeinen ist die Anwendung von Nadeln mit 1,5 Cun schwieriger als von Nadeln mit 1 Cun. (Cun ist eine traditionelle, proportionale Längeneinheit, die sich an den Körpermaßen des Patienten orientiert.)

Für Stiche an Punkten wie Ma 36 oder Gb 34 muss eine größere Tiefe gewählt werden. Aus diesen Gründen sollten Nadeln mit 2,3 Cun verwendet werden. Für Stiche bei großem Übergewicht werden längere Nadeln benötigt. Für Di 4 heißt es im Text, dass für diesen Stich eine durchschnittliche Tiefe von 0,5 Cun anzuwenden ist. Aber das ist theoretisch. Die richtige Tiefe ist immer eine Frage des Moments. Man entscheidet dann über die Tiefe, wenn man sticht. Die Einstichtiefe hängt insbesondere von den Reaktionen des Patienten ab, aber auch und vor allem von dem Moment, in dem die Energie aufgenommen wird.

Die Arbeit mit der Nadel

Nadeln werden in der Regel nicht am Nadelkörper gegriffen. Der beste Griff liegt zwischen dem Griff und der Spitze. In den meisten Fällen muss unbedingt senkrecht zur Hautoberfläche gestochen werden. Bei Stichen, die schräg erfolgen, sollte die Hand in Richtung der Nadel zeigen. Nicht die Nadel verändert ihre Position in der Hand, sondern die Hand positioniert sich im Verhältnis zum Stich. Es sollte die Kraft des Handgelenks genutzt werden, nicht die Kraft der Finger. Wenn Sie mit der Kraft des Handgelenks stechen, bewegt sich die Nadel nicht, während wenn Sie mit den Fingern stechen, sich die Nadel bewegt und Sie riskieren, sie zu verdrehen.

Nach dem Stich muss man darauf achten, wann das Qi kommt. Spürt man das Qi, stoppt man das Eindringen der Nadel, man hat die richtige Tiefe erreicht. Das Qi wird oft mit Ebbe und Flut verglichen: Es gibt Zeiten, in denen es hoch ist, und Zeiten, in denen es niedrig ist. Aus diesen Gründen gibt es Momente, in denen man oberflächlich sticht, und andere, in denen man tiefer sticht.

Das Qi wird durch mehrere Faktoren beeinflusst, wie emotionale Zustände, Nahrung, Arbeit und das Xie Qi, die störende Energie. Wenn das Qi hoch ist, ist die Tiefe gering, aber wenn das Qi niedrig ist, ist die Tiefe groß. Die richtige Tiefe ist erreicht, wenn das Qi aufgenommen wurde. Wenn das Qi aufgenommen wurde, wird die Nadel nicht weiter eingeführt.

Wenn der Praktiker kurze Nadeln hat und die richtige Tiefe nicht erreichen kann, hier ein paar Tipps:

- ✔ Bei der Wahl der Punkte ist es in diesem Fall besser, an Stellen neben den Knochen zu stechen. Für Di 4 beispielsweise setzen wir die Nadel im Allgemeinen in die Mitte, wo sich Gewebe befindet. Weiß man jedoch, dass die Nadel nicht lang genug ist, wird sie seitlich an den Knochen angesetzt. Das bedeutet nicht, dass man in den Knochen sticht, sondern man sticht direkt neben dem Knochen.
- ✔ Um den Punkt Gb 30 zu stechen, muss man oft Nadeln mit 5 Cun verwenden, um in das Gesäß zu stechen. Diese sind jedoch nicht oft zu finden. Man kann nur Nadeln mit 3 Cun oder 2,5 Cun verwenden. In diesem Fall muss die folgende Technik angewendet werden: Der Patient wird gebeten, sich auf die Seite zu legen, den Unterschenkel gerade, den Oberschenkel gebeugt. Die Nadel wird dann an der Vertiefung eingeführt. Dies ist die richtige Position. Wenn Sie also zu kurze Nadeln haben, müssen Sie dort stechen, wo sich der Knochen im Gelenk zwischen den beiden Knochen befindet.
- ✔ Es gibt noch eine andere Methode. Wenn Sie eine Nadel mit 1,5 Cun brauchen, aber und nur eine Nadel mit 1 Cun haben, ziehen Sie die Nadel ein wenig heraus, lassen sie eine Weile stehen und drehen oder bewegen die Nadel dann entweder nach oben oder nach unten. Ideal ist natürlich, die richtige Nadel zu haben.

Im Allgemeinen sollte zwischen dem Nadelkörper und dem Griff in Bezug auf die Haut ein Zwischenraum vorhanden sein. Die Nadel sollte nicht bis zur Höhe des Griffs eingeführt werden. Dadurch könnte das einströmende Qi absorbiert werden. Der Patient würde Schmerzen empfinden. Aus diesen Gründen sollte immer ein kleiner Abstand zwischen Nadel und Griff eingehalten werden.

Wenn das Qi nicht spürbar ist, muss man die Nadel eine Zeit lang ein wenig hin- und herdrehen. Wenn man spürt, dass das Qi kommt, wird die Nadel ein wenig angezogen. Dies ist die richtige Position für die Nadel.

Viele Akupunkteure erkennen nicht, wann das Qi kommt. Häufig lassen diese Menschen die Nadeln im Körper des Patienten, ohne sie zu manipulieren, weil durch das Zurücklassen der Nadeln das Qi später kommen kann. Dies ist jedoch keine gute Methode. Oft kann in diesem Fall das Qi zehn, 15 oder 20 Minuten später eintreffen.

Ein guter Akupunkteur muss Erfahrung mit der Aufnahme des Qi haben. Es ist sehr wichtig, den Moment zu spüren, in dem das Qi kommt. Wenn man das Qi von sich aus kommen lässt oder wenn man die Nadel einfach setzt, ohne zu wissen, wann das Qi kommt, verliert man die Gelegenheit, zu stärken oder zu zerstreuen. In dem Moment, in dem das Qi kommt, können wir Bu oder Xie durchführen, Zerstreuungs- oder Stärkungstechniken.

Dauer der Akupunktur

Nach der von Meister Leung Kok Yuen überlieferten Methode wird häufig mit kurzen Verweilzeiten zwischen einem und sieben Atemzügen gearbeitet, unabhängig davon, ob man stärkt oder lindert. Es ist nicht so wichtig, wie lange die Nadeln stehen bleiben. Wichtig ist, wie die Nadeln zwischen einem und sieben Atemzügen stehen bleiben.

Man kann nicht sagen, ob es besser wirkt, wenn die Nadeln länger stecken bleiben oder schneller entfernt werden. Wichtig sind die Handhabung und das Gefühl für die Nadel. Wenn man die Nadeln etwas länger stehen lässt, erhält man nur eine mäßige Wirkung bei Stärkung oder Zerstreuung. Wenn wir also von einer ausgewogenen Stärkung/Zerstreuung sprechen, bezieht sich dies auf die Dauer der Akupunktur.

Reihenfolge der Akupunktur

Im Allgemeinen wählen wir zur Stärkung Punkte in der Nähe des Krankheitsherdes. Um zu zerstreuen, wählt man entfernte Punkte aus. (Wir werden noch darauf zurückkommen.) Um gute Ergebnisse zu erzielen, muss man jedoch wissen, wie man die Reihenfolge der Punkte manipulieren und ändern kann. Es gibt drei Dinge, die zu beachten sind:

Der Arzt muss sich in Bezug auf den Patienten positionieren. Betrachten wir ein Beispiel. Angenommen, Sie müssen Punkte wie Ma 36 (auf dem Knie), DM 14 (auf dem oberen Rücken), Pe 6 (auf dem Unterarm) behandeln. Wenn es sich um eine Krankheit der Fülle, des Shi-Typs, handelt, beginnen wir mit den entfernten Punkten, später behandeln wir die nahen Punkte. Der Patient wird gebeten, sich auf den Rücken zu legen, um Ma 36 und Pe 6 zu erreichen. Für DM 14 muss er auf der Seite liegen. Wenn es sich um eine Erkrankung des Xu-Typs handelt, behandeln wir zuerst die nahen Punkte und dann die fernen.

Auch der zweite Hinweis ist wichtig. Wenn die Punkte auf dem Rücken verwendet werden, sollte vermieden werden, den Patienten zu bitten, sich auf die Brust zu legen. Die seitliche Position ist am besten. Es wird ein Kissen zwischen die Beine gelegt, um den Patienten zu stützen. Damit soll der Oberschenkel ein wenig angehoben werden. Die Muskeln sind dann vollkommen entspannt. Auf der Brust liegend sind die Rückenmuskeln stärker kontrahiert. Es ist dann schwierig, die Nadeln einzustechen, und die Spitze ist schwieriger zu finden. Wenn sich der Patient in einer seitlichen Position befindet, wird zur Aufnahme des Punktes zuerst die Wirbelsäule abgetastet. Tatsächlich ist bei einigen Menschen die Wirbelsäule nach rechts oder links verbogen. Diese Position erleichtert es auch, die Muskeln neben der Wirbelsäule zu finden. Häufig findet sich in dieser Position neben der Wirbelsäule ein Hohlraum, in den die Nadeln leichter eingeführt werden können. In dieser Position können Sie also die Punkte des Rückens vertikal stechen, weil Sie die Muskeln sehen. Diese sind nicht kontrahiert, und Sie können den Hohlraum zwischen den beiden Muskeln leicht finden. Aber die Position auf der Seite ist nicht zwingend erforderlich.

Was die Probleme der entfernten oder nahen Punkte betrifft, so ist es notwendig, je nach Zustand des Patienten zu entscheiden. Wenn der Patient wirklich Angst davor hat, gestochen zu werden, sollten die Punkte an den Gliedmaßen, das heißt Hand oder Fuß, gestochen werden. Bei einem Patienten, der sehr angespannt ist, sollten Sie im Allgemeinen Punkte wie Gb 20 (im Nacken) oder DM 14 (im oberen Rücken) vermeiden, da diese Punkte bei sehr angespannten Patienten sensibler reagieren können.

Und wenn er trotz allem Kopfschmerzen hat, versuchen wir zu vermeiden, an diesen Stellen zu stechen, denn das macht dem Patienten Angst, und er würde sich fürchten. Wenn der Patient angespannt ist, sollte man nicht in Punkte stechen, die für seine Krankheit bestimmt sind. Stattdessen sind der Punkt Shen Men He 7 (Handgelenk) oder der Punkt Yang Ling Quan Gb 34 (Knie) sehr gut für nervöse Menschen geeignet.

Die Zauberformel des Akupunkteurs

Ich habe die folgende Methode – wie alle treuen Schüler meines Meisters – mehr als 30 Jahre lang mit diesem sehr tiefen Gefühl der energetischen Hinwendung praktiziert.

Wenn Sie stechen, müssen Sie mit dem Finger, der drückt, vorsichtig sein. Wenn er gut auf der Haut liegt und man gut konzentriert ist, fängt man an zu stechen. Im Prinzip durchstechen Sie die Haut schnell. Nachdem die Nadel durch die Haut gestochen ist, drücken Sie sie sehr vorsichtig tief in die Haut, bis Sie spüren, dass sie sich leicht gespannt oder angezogen anfühlt. Jetzt hören Sie auf. Egal, ob zur Stärkung oder zur Zerstreuung – wir hören auf, die Nadel einzuführen, wenn wir das Gefühl haben, dass das Qi angekommen ist.

Für die Stärkung, Bu, halten Sie die Nadel weiterhin, wenn das Qi gekommen ist, bis Sie das Gefühl haben, dass das Qi ausreichend angekommen ist. In diesem Moment lassen Sie die Nadel los. Nach dem Loslassen bleibt die Nadel in der Regel zwischen einem und sieben Atemzügen im Patienten. Wenn Moxa angewendet werden soll, kann die Nadel etwas länger stehen bleiben. Wenn Sie durch Moxa mehr stärken wollen, lassen Sie die Nadel etwa zehn Minuten lang an ihrer Stelle. Andernfalls beginnen Sie mit dem Entfernen der Nadel, wobei Sie der Atmung des Patienten folgen, jedoch sehr langsam. Im Prinzip kommt das Qi sehr langsam und dann massiv an. Wenn das Qi massiv angekommen ist, kann die Nadel bereits entfernt werden. Die Nadel muss nicht stehen bleiben. Ob Sie die Nadel stehen lassen oder nicht, hängt hauptsächlich davon ab, wo Sie stechen.

Um Xie zu lindern, lässt man das Qi langsam und dann massiv einströmen. Wenn Sie das Gefühl haben, dass das Qi vollständig angekommen ist, schieben Sie die Nadel etwas tiefer ein und rütteln damit, bis Sie spüren, dass die Nadel vollständig gespannt ist. Dann lassen Sie los.

Für die Stärkung lässt man die Nadel los, sobald das Qi angekommen ist. Um zu zerstreuen, lässt man los, wenn das Qi vollständig angekommen ist. Anschließend lassen wir die Nadel zwischen drei und sieben Atemzügen stehen. Wenn Sie der Meinung sind, dass die Nadel drei Atemzüge lang stehen bleiben sollte, müssen Sie zunächst sicherstellen, dass die Nadel vom ersten Atemzug an vollständig eingeführt wurde. Beim zweiten Atemzug drehen oder rütteln Sie die Nadel und bewegen sie vertikal hin und her. Dies hängt ganz von unserem Bedarf ab. Nach dem zweiten Atemzug lassen Sie los und dreht dann die Nadel ein letztes Mal, bis zum dritten Atemzug. Am Ende des dritten Atemzuges beginnen Sie, langsam die Nadel zu entfernen.

Es gibt jedoch zwei Arten der Zerstreuung: Bei starker Zerstreuung wird etwas mehr Kraft angewendet, das heißt, die Nadeln werden etwas mehr gerüttelt oder gedreht. Bei kleiner Zerstreuung werden die Nadeln weniger bewegt. Um eine ausgewogene Stärkung/Zerstreuung durchzuführen, Bing Bu, Bing Xie, drückt man auf die Nadel und wartet auf das Qi. Wenn das Qi ankommt, dreht man die Nadeln weiter, bis das Qi massiv ankommt. Jetzt lässt man los. Anschließend lässt man die Nadel zwischen drei und sieben Atemzügen stehen und nimmt sie dann mit sanfter Drehung heraus.

Bei jeder dieser drei Techniken wird die Nadel sanft eingeführt und zurückgezogen. Anschließend müssen Sie eine Massage durchführen. All dies basiert auf den persönlichen Erfahrungen von Professor Leung Kok Yuen, die er uns für unsere Praxis empfohlen hat. Ansonsten können wir immer noch die alten Techniken verwenden.

Anhang B

Die Methode zur Auswahl der Punkte nach Professor Leung Kok Yuen

Hier finden Sie die Kriterien, nach denen der Praktiker die richtige Formel zur Behandlung seines Patienten findet, wie wir in dem Kapitel über Akupunktur (siehe Kapitel 13) bereits angesprochen haben. Zwei Gruppen von Punkten bilden die Grundlage dieser Methode.

Gebrauchsanweisung

Es gibt sogenannte »Hauptpunkte«, die in drei Kategorien unterteilt sind:

- ✔ die nahen Punkte
- ✔ die mittleren Punkte
- ✔ die entfernten Punkte

Außerdem gibt es ergänzende Punkte, die oft für einen spezifischen Gebrauch bestimmt sind.

Es gilt die Regel, dass die Hauptpunkte obligatorisch verwendet werden. Zusätzliche Punkte sind nicht unbedingt erforderlich. Sie können die Wirkung der Formel verstärken, doch muss die Konstitution des Patienten zum Zeitpunkt der Akupunktur berücksichtigt werden.

Ich erinnere daran, dass Professor Leung Kok Yuen darauf bestand, dass für jede Behandlung nur einige wenige Punkte verwendet werden sollten. Im Durchschnitt zwischen fünf und sieben. Sie werden sehen, dass bei dieser Methode bei einer gutartigen Krankheit ein Punkt ausreichend ist. Anschließend fügen wir – je nach Schwere – weitere Punkte hinzu.

Für die wichtigsten Punkte haben wir gesehen:

- ✔ Die nahen Punkte lagen in der Nähe des Krankheitsherdes.
- ✔ Die entfernten Punkte waren weit entfernt, meist an den Füßen und Händen.
- ✔ Die mittleren Punkte waren meist vertebral oder auf dem Du Mai.

Was die Reihenfolge der Akupunktur betrifft, werden die Hauptpunkte immer zuerst gestochen. Und dann, je nach Fall, die ergänzenden Punkte.

Für die Hauptpunkte gilt:

- ✔ Bei einem Xu-Syndrom der Schwäche sollten zuerst die nahen Punkte gestochen werden, dann die mittleren Punkte, dann die entfernten Punkte.
- ✔ Bei einem Shi-Syndrom der Völle sticht man zuerst in die entfernten Punkte, dann in die mittleren Punkte und schließlich in die nahen Punkte.
- ✔ Wenn wir uns für eine Moxibustion mit Akupunktur entschieden haben, beginnen wir mit Akupunktur und dann mit den Moxas.

Die 57 Punkte von Professor Leung Kok Yuen

Professor Leung Kok Yuen gab uns eine Liste mit 57 Punkten, die wir lernen müssen, perfekt zu behandeln. Die meisten dieser Punkte finden sich in den verschiedenen zuvor genannten Punktreihen.

Körperbereiche	Punkte für die Methode	Besonderheiten
Hand	Lu 11, Shao Shang Lu 9, Tai Yuan Dü 1, Shao Ze	Punkte für eine besondere Verwendung
Handgelenk	He 5, Tong Li Pe 6, Nei Guan Lu 7, Lie Que Di 4, He Gu Dü 6, Yang Lao Dü 7, Zhi Zheng	entfernte Punkte
Ellbogen	Pe 3, Qu Ze Lu 5, Chi Ze He 3, Shao Hai Di 11, Qu Chi	entfernte Punkte
Schulter	Di 15, Jian Yu	mittlerer Punkt
Fuß	Le 1, Da Dun Ni 1, Yong Quan	besondere Verwendung
Fuß, Spann	Ni 6, Zao Hai Le 3, Tai Chong Ma 44, Nei Ting	entfernte Punkte
Wade	Gb 39, Xuan Zhong Mi 6, San Yin Jiao Bl 57, Cheng Shan	entfernte Punkte

Körperbereiche	Punkte für die Methode	Besonderheiten
Knie	Ma 36, Zu San Li	entfernte Punkte
	Gb 34, Yang Lin Quan	
	Bl 40, Wei Zhong	
	Mi 9, Yin Ling Quan	
Hüfte	Gb 30, Huan Tiao	entfernter Punkt
Kopf	DM 26, Shui Gou	Die beiden ersten dienen der besonderen Verwendung, die anderen sind mittlere Punkte.
	DM 24, Shen Ting	
	DM 20, Bai Hui	
	Gb 20, Feng Chi	
	DM 14, Da Zhui	
Rücken	Bl 13, Fei Shu	nahe Punkte
	Bl 14, Jue Yin Shu	
	Bl 15, Xin Shu	
	Bl 18, Gan Shu	
	Bl 19, Dan Shu	
	Bl 20, Pi Shu	
	Bl 21, Wei Shu	
Lenden	Bl 22, San Jiao Shu	nahe Punkte, DM 4 mittlerer Punkt
	Bl 23, Shen Shu	
	Bl 25, Da Chang Shu	
	Bl 27, Xiao Chang Shu	
	Bl 28, Pang Guang Shu	
	DM 4, Ming Men	
Thorax, Abdomen	Lu 1, Zhong Fu	nahe Punkte
	Ma 25, Tian Shu	
	RM 12, Zhong Wan	
	Le 13, Zhang Men	
	RM 14, Ju Que	
	RM 4, Guan Yuan	
	RM 3, Zhong Ji	
	Gb 25, Jing Men	
	RM 17, Tan Zhong	
	RM 5, Shi Men	
	Gb 24, Ri Yue	
	Le 14, Qi Men	

Tabelle B.1: Die 57 Punkte von Professor Leung Kok Yuen

Fortsetzung der Methode

Zunächst ist es notwendig, zwischen einer Krankheit des Typs Xu, Schwäche, oder des Typs Shi, Fülle, zu unterscheiden. So könnte man zum Beispiel auf den ersten Blick eine akute fieberhafte Erkrankung für eine Shi-Krankheit halten. Aber wenn sie chronisch wird, ist es eine Xu-Krankheit.

Anschließend müssen wir über die Behandlungsstrategie entscheiden. Werden wir Ben, die Wurzel der Krankheit, behandeln oder nur die Symptome der Krankheit lindern? Wenn wir zum Beispiel mit einem akuten Symptom oder einer akuten Krankheit konfrontiert sind, sind wir versucht, logischerweise zuerst das Biao, das Symptom, zu behandeln und später dann wieder zur Wurzel zurückzukehren.

Es gibt drei mögliche Szenarien:

- ✔ Wenn Sie eine Krankheit mit einer klaren Ursache und einem normalen symptomatischen Verlauf haben, beschäftigen Sie sich nicht mit den Symptomen, um sie zu behandeln. Wir konzentrieren uns auf das Ben, die Wurzel, um wirksamere und lang anhaltende Ergebnisse zu erzielen. Größtenteils gibt es dafür schon bewährte Behandlungen.
- ✔ Wenn die Krankheitsursache und die pathologischen Veränderungen unklar sind und keine wirksamen, bereits bewährten Behandlungen zur Verfügung stehen, kann nur eine symptomatische palliative Behandlung eingesetzt werden, insbesondere, wenn die Symptome plötzlich und gefährlich sind.
- ✔ Schließlich kann man manchmal sowohl eine heilende Behandlung durchführen, indem man die Wurzel (das Ben) der Erkrankung betrachtet, als auch eine palliative, indem man das Biao behandelt. Um eine unerwünschte Wechselwirkung zwischen den zu stechenden Punkten zu vermeiden, muss man zunächst vermeiden, zu viele zu verwenden, und sie der Reihe nach stechen.

Anhand dieser drei Kriterien werden wir unsere Behandlung auswählen.

Zusammenfassung

Vorgehen für dominantes Xu

Handelt es sich überwiegend um ein Xu-Bild, nehmen wir als Kriterien für die Auswahl der Punkte

- ✔ die nahen Punkte für eine gutartige Erkrankung.
- ✔ Für eine ernsthaftere Krankheit fügen wir einen mittleren Punkt hinzu.
- ✔ Für Krankheiten mit sehr starken Symptomen fügen wir einen mittleren Punkt und entfernte Punkte hinzu.
- ✔ In jedem Fall wird es mehr nahe als ferne Punkte geben.

Was das Behandlungsverfahren betrifft, behandeln wir zuerst die nahen Punkte und dann die entfernten Punkte. Darüber hinaus werden die Oberkörperpunkte vor den Unterkörperpunkten behandelt.

Was das Verfahren betrifft, so wird die Stimulation an den nahen Punkten leicht sein. Sie wird an den entfernten Punkten mittel oder leicht sein. Größtenteils wird zusätzlich mit Moxibustion (Erwärmen der Nadel/Akupunkturpunkt mit Beifuß) behandelt.

Vorgehen für dominantes Shi

Handelt es sich überwiegend um ein Shi-Bild, nehmen wir als Kriterien für die Auswahl der Punkte

- ✔ den entfernten Punkt bei einer gutartigen Erkrankung.
- ✔ Für eine ernsthaftere Krankheit fügen wir einen mittleren Punkt hinzu.
- ✔ Für Krankheiten mit sehr starken Symptomen fügen wir einen mittleren Punkt und nahe Punkte hinzu.
- ✔ In jedem Fall werden die entfernten Punkte zahlreicher sein als die nahen Punkte.
- ✔ Um eine starke Zerstreuung zu erzielen, verwenden wir entweder die zugehörigen entfernten Punkte auf demselben Meridian oder eine Kombination aus oben/unten, Händen und Füßen.

Was das Behandlungsverfahren betrifft, so wird zuerst der distale Punkt genommen, dann gegebenenfalls der nahe Punkt. Zuerst der Unterkörper, dann der Oberkörper.

Was das Verfahren betrifft, werden die entfernten Punkte stark stimuliert und die mittleren und nahen Punkte mittelstark stimuliert.

Wir werden ein konkretes Beispiel aus dieser allgemeinen Regel betrachten.

Angenommen, wir haben es mit Gastritis zu tun, einem entzündlichen Schmerz im Magen. Sie kann chronisch oder akut sein.

Liegt ein chronischer Fall vor, kann er als Xu betrachtet werden:

- ✔ In einem schwachen Fall werden wir RM 12 verwenden, den nahen Punkt.
- ✔ Wir können den Mu-Punkt hinzufügen, Bl 17, der zur Stärkung von Yin und Yang verwendet wird.
- ✔ Wenn die Krankheit etwas schwerwiegender ist, können wir Bl 21 als mittleren Punkt hinzufügen.
- ✔ In schwerwiegenderen Fällen kann Ma 44 als entfernter Punkt oder Ma 36 hinzugefügt werden.

Bei einem Fall von akuter Gastritis, also Shi:

- ✔ In einem gutartigen Fall können wir Ma 44 verwenden, den entfernten Punkt.
- ✔ Für einen etwas akuteren Fall sollte Bl 17, der Mu-Punkt, hinzugefügt werden, oder der als mittlerer Punkt betrachtete Bl 20.
- ✔ Wenn der Fall sehr viel akuter ist, fügen wir als nahen Punkt Bl 21 hinzu, und Ma 36, der demselben Meridian zugeordnet ist, mit Ma 44 oder Pe 6, wenn wir die Theorie der Oben/Unten-Assoziation in Betracht ziehen.

Die bei verschiedenen Krankheiten angewandte Methode

Die Krankheiten können unterteilt werden in:

- ✔ Krankheiten des Rumpfs
- ✔ Krankheiten der Hände und Füße
- ✔ Krankheiten der Organe, Zang Fu
- ✔ Krankheiten des ganzen Körpers

Beispiele für Krankheitstypen

Jetzt betrachten wir mehrere Beispiele. Für jede Krankheit werden drei oder vier Schweregrade berücksichtigt.

Krankheiten der Atemorgane (Nase, Rachen, Kehlkopf, Lunge, Luftröhre)

- ✔ Entfernte Punkte: Lu 7, Lu 5 und DM 14
- ✔ Mittlere Punkte: Gb 20, Lu 1, Bl 13 und DM 23
- ✔ Nahe Punkte: Di 20, RM 22

Krankheiten des Kreislaufsystems

- ✔ Entfernte Punkte: Pe 6, Di 11, Bl 40, früher Bl 54
- ✔ Mittlere Punkte: DM 14 und Gb 20
- ✔ Nahe Punkte: Bl 15, Bl 43 (früher Bl 38), RM 14 und Bl 17

Chronisches Xu	Nahe und mittlere Punkte als Hauptpunkte. Als ergänzenden Punkt, und falls notwendig, werden wir, je nach Fall, von den fünf entfernten Punkten ausgehen: – für den Bauchbereich Ma 36; – für den Lenden- und Rückenbereich Bl 40; – für den Kopf- und Halsbereich Lu 7; – für den Mund- und Gesichtsbereich Di 4 – und schließlich für den Brust- und Flankenbereich Pe 6. Je nach Schweregrad der Erkrankung werden mehr nahe und mittlere Punkte verwendet. Und je nach betroffenem Gebiet werden wir eine Entwässerung mit allgemeinen Aktionspunkten anwenden.	Bei Bauchmuskelatonie oder, genauer gesagt, im Falle eines Leistenbruchs, verwenden wir als Punkte: – Ma 25, naher Punkt; – RM 4, naher Punkt; – DM 4, mittlerer Punkt; – Ma 36, ergänzender Punkt. Bei einer lumbalen Muskelatrophie: – Bl 23, naher Punkt; – DM 4, mittlerer Punkt; – Bl 40, ergänzender Punkt. Bei Schwindelanfällen: – DM 23, naher Punkt; – Gb 20, mittlerer Punkt; – Lu 7, ergänzender Punkt. Bei einer Lähmung oder Gesichtslähmung: – Ma 6, naher Punkt; – Gb 20, mittlerer Punkt; – Ma 4, naher Punkt; – Di 4, ergänzender Punkt. Bei chronischen Brust- und Flankenschmerzen: – Lu 1, naher Punkt; – DM 14, mittlerer Punkt; – Pe 6, ergänzender Punkt.
Akutes Shi	Allgemeine Aktionspunkte gelten als entfernte Punkte: – für den Bauchbereich Ma 36; – für den Lenden- und Rückenbereich Bl 40, früher Bl 54; – für den Kopf- und Halsbereich Lu 7; – für den Mund- und Gesichtsbereich Di 4; – schließlich für den Brust- und Flankenbereich Pe 6. Dann werden in der Regel die mittleren Punkte und nahen Punkte als ergänzende Punkte betrachtet. Je nach Schweregrad werden ein oder mehrere ergänzende Punkte verwendet.	Bei Muskelkrämpfen im Bauchraum, zum Beispiel bei einer akuten Hernie, verwenden wir: – Ma 36 als entfernten Punkt; – DM 4 als mittleren Punkt; – RM 6 als nahen Punkt. Bei einem Hexenschuss, Bl 40 als entfernten Punkt. Bei Zahnschmerzen: Di 4 als entfernten Punkt, zu dem wir Ma 7 oder Ma 6 hinzufügen können. Bei anteriorer interkostaler Neuralgie wie zum Beispiel Gürtelrose: – Pe 6 als entfernten Punkt; – DM 14 als mittleren Punkt.

Tabelle B.2: Krankheiten des Rumpfs

Chronisches Xu	Wir verwenden einen Punkt oberhalb des betroffenen Bereichs auf demselben Meridian. Als ergänzende Punkte: – Gb 30 für den Fuß; – Di 15 für die Hand; – DM 14 oder DM 4 für die mittleren Punkte.	Wenn zum Beispiel der kleine Finger blockiert ist, verwenden wir He 5 und He 3. Bei einer Blockade im Ellbogen werden Di 15 und 3E 10 verwendet.
Akutes Shi	Wir verwenden einen Punkt unterhalb des betroffenen Bereichs auf demselben Meridian. Dann wählen wir zwischen: – Gb 30 für den Fuß; – Di 15 für die Hand; – DM 14 oder DM 4 für die mittleren Punkte.	Liegt beispielsweise eine Entzündung des Ellbogengelenks vor, werden Di 15 und Lu 5 verwendet. Bei Ischiasbeschwerden wird Gb 40 als entfernter, Gb 30 als mittlerer und Bl 36 als naher Punkt verwendet.

Tabelle B.3: Krankheiten an Händen und Füßen

Chronisches Xu	Verwenden Sie zunächst als nahe Punkte die Shu-Punkte auf dem Rücken, die Mu-Punkte oder die Punkte im betroffenen Bereich. Zweitens wählen Sie aus den folgenden vier mittleren Punkten: – DM 20, Ba Hui; – Gb 20, Feng Chi; – DM 14, Da Zhui; – DM 4, Ming Men. Drittens wählen Sie entfernte Punkte aus: entweder in Bezug auf die Meridiane (zum Beispiel im Falle einer Lungenkrankheit Punkte auf dem Lungenmeridian); oder aus den Punkten, die erfahrungsgemäß am häufigsten verwendet werden (zum Beispiel die Mi 6 für die Genitalien). Viertens: – Bei Krankheiten oberhalb des Zwerchfells, der Atmungsorgane, des Herzens, des Gehirns, der Hals- und Dorsalsäule wird ein entfernter Punkt an der Hand mit Zerstreuungswirkung verwendet. – Bei Krankheiten unterhalb des Nabels, der Harn- oder Geschlechtsorgane wird ein entfernter Punkt am Fuß verwendet. – Bei einer Erkrankung in der Mitte, zwischen Zwerchfell und Nabel, wird ein entfernter Punkt an der Hand oder am Fuß verwendet.
Akutes Shi	Die ersten vier Punkte sind identisch. Es gibt nur einen Unterschied bei Krankheiten der Mitte, bei denen ein entfernter Punkt der Hand und des Fußes gleichzeitig verwendet wird, während er sich im Falle von Xu entweder an der Hand oder am Fuß befindet.

Tabelle B.4: Krankheiten der Zang (Vollorgane) und Fu (Hohlorgane)

Chronisches Xu	Bei chronischem Asthma: – Bl 13 (oder Bl 12); – DM 14 + Bl 13; – Bl 13 + DM 14 + Lu 7; – Bl 13 + Lu 1 + DM 14 + Lu 7. Bei pulmonaler Tuberkulose: – Bl 17 + Bl 43; – Bl 17 + DM 14;	– Bl 13 + DM 14 + Lu 7; – Bl 13 + Lu 1 + DM 14 + Lu 7 oder – Bl 13 + Lu 1 + DM 14 + Lu 5. Bei chronischer Rhinitis: – DM 23 oder – Di 20 + Gb 20 oder – Di 20 + Gb 20 + Lu 7 oder – Di 20 + Gb 20 + Lu 7 + DM 23.
Akutes Shi	Bei einer akuten Angina tonsillaris, Halsschmerzen – Lu 7 oder Di 4; – Lu 7 + Gb 20; – Lu 7 + Gb 20 + RM 22; – Lu 7 + Lu 5 + Gb 20 + RM 22. Im Falle einer akuten Bronchitis: – Lu 7 oder – Lu 7 + DM 14 oder	– Lu 7 + DM 14 + Bl 12; – Lu 7 + Lu 5 + DM 14 + Lu 1. Bei einer akuten Rhinitis: – Di 4 oder Lu 7 oder – Di 4 + Gb 20; – Lu 7 + Gb 20 + Di 20 oder – Lu 7 + Gb 20 + Di 20 + Lu 5.

Tabelle B.5: Krankheiten der Atemorgane

Chronisches Xu	Herzrhythmusstörungen, gemäß Schweregrad: – 17 (oder RM 14); – Bl 17 + Gb 20; – Bl 17 + Gb 20 + Pe 6; – Bl 17 + RM 14 + Gb 20 + Pe 6.	Im Falle einer Hypotonie: – Bl 43 (oder Bl 15); – Bl 15 + Gb 20; – Bl 15 + Gb 20 + Pe 6; – Bl 15 + Bl 43 + Gb 20 + Pe 6.
Akutes Shi	Bei Bluthochdruck: – Di 11 (oder Bl 40); – Di 11 + Gb 20 (oder DM 14); – Di 11 + DM 14 + Bl 15; – Di 11 + DM 14 (oder Gb 20) + Pe 6 + Bl 43.	Im Falle von Angina pectoris: – Pe 6; – Pe 6 + Gb 20; – Pe 6 + Gb 20 + Bl 15; – Pe 6 + Gb 20 + Bl 15 + Di 11.

Tabelle B.6: Krankheiten des Kreislaufsystems

Krankheiten des Nervensystems, des Gehirns und des Rückenmarks

- ✔ Entfernte Punkte: He 5 und He 3
- ✔ Mittlere Punkte: DM 20, DM 14 und Gb 20
- ✔ Nahe Punkte: Bl 43 (früher Bl 38), Bl 15, RM 17, RM 8, DM 26, DM 24 und Le 13

Chronisches Xu	Bei Kopfschmerz durch hochschlagendes Yang: – DM 24; – DM 24 + DM 20 (oder Gb 20); – DM 24 + DM 14 + He 5; – DM 20 + DM 26 + DM 14 + He 3.	Bei chronischer Hysterie: – Le 13; – Le 13 + Gb 20 oder DM 14; – Le 13 + DM 14 + He 5; – Le 13 + DM 14 + He 3 + Bl 43.
Akutes Shi	Bei Manie: – He 5; – He 5 + DM 14; – He 5 + DM 14 + DM 26; – He 5 + DM 14 + DM 26 + He 3.	Bei Epilepsie: – He 5; – He 5 + Gb 20 (für den Wind); – He 5 + Gb 20 + RM 12; – He 5 + Gb 20 + Bl 15 + He 3.

Tabelle B.7: Krankheiten des Nervensystems, des Gehirns und des Rückenmarks

Krankheiten des Verdauungssystems (Magen-Darm-Krankheit)

- ✔ Entfernte Punkte: Ma 44, Ma 36, Pe 6
- ✔ Mittlerer Punkt: Gb 20
- ✔ Nahe Punkte: RM 12, RM 8, Bl 17, Bl 18, Bl 20, Bl 21

Chronisches Xu	Bei Verdauungsstörungen aufgrund von Müdigkeit: – RM 12; – RM 12 + Gb 20; – RM 12 + Gb 20 + Ma 36; – RM 12 + Gb 20 + Ma 36 + Bl 17.	Bei Magenschwäche: – RM 12 oder RM 8 Moxa; – RM 12 + Gb 20; – RM 8 + Gb 20 + Ma 44; – RM 12 + Gb 20 + Ma 36 + Bl 21.
Akutes Shi	Bei akuter Gastritis, Magenkrämpfen, nervösen Magenschmerzen: – Ma 36 oder Pe 6; – Ma 36 + Gb 20; – Ma 36 + Gb 20 + RM 12; – Ma 36 + Ma 44 oder Pe 6 + Gb 20 + Bl 21.	Bei nervösem Erbrechen: – Pe 6 oder Ma 44; – Pe 6 + Gb 20; – Pe 6 + Gb 20 + RM 12; – Pe 6 + Ma 36 + Gb 20 + RM 17 oder RM 22.

Tabelle B.8: Krankheiten des Verdauungssystems (Magen-Darm-Krankheit)

Krankheiten des Verdauungssystems (Leber, Galle, Blase)

- ✔ Entfernte Punkte: Le 3, Gb 34, 3E 6
- ✔ Mittlere Punkte: DM 4 und Gb 20
- ✔ Nahe Punkte: Le 14, Le 13, Bl 18, Bl 19, Gb 24 und DM 9

Chronisches Xu	Bei Gelbsucht: – DM 9; – DM 9 + Gb 20.	– DM 9 + Gb 20 + Le 3; – DM 9 + Gb 20 + Le 3 + Le 14.
Akutes Shi	Bei einer Entzündung der Gallenblase: – Le 3 oder 3E 6; – Le 3 oder 3E 6 + Gb 20; – Le 3 oder 3E 6 + Gb 20 + Bl 19.	Bei Schmerzen entlang der Rippenbogen: – Le 3; – Gb 34 oder 3E 6 + DM 4; – Le 3 + 3E 6 + DM 4+ Le 14.

Tabelle B.9: Krankheiten des Verdauungssystems (Leber, Galle, Blase)

Krankheiten des Verdauungssystems (Dickdarm, Dünndarm)

- ✔ Entfernte Punkte: Bl 57, Ma 36
- ✔ Mittlerer Punkt: DM 4
- ✔ Nahe Punkte: RM 10, RM 8, Ma 25, RM 6, RM 4, Bl 25, Bl 27

Chronisches Xu	Bei chronischer Enteritis: – Ma 25; – Ma 25 + DM 4;	– RM 8 (Salz-Moxa) + DM 4 + Bl 57; – Ma 25 + RM 8 (Moxa) + DM 4 + Ma 36.
Akutes Shi	Bei akuter epidemischer Enteritis: – Bl 57; – Bl 57 oder Ma 36 + DM 4; – Bl 57 + DM 4 + Ma 25; – Bl 57 + DM 4 + Ma 25 + Ma 36.	Bei Dysenterie mit Bauchschmerzen (um den Nabel): – Ma 36; – Ma 36 + DM 4; – Ma 36 + DM 4 + Ma 25; – Ma 36 + Bl 57 + DM 4 + Ma 25.

Tabelle B.10: Krankheiten des Verdauungssystems (Dickdarm, Dünndarm)

Krankheiten des Harnsystems (Niere, Blase)

- ✔ Entfernte Punkte: Ni 6, Mi 9
- ✔ Mittlerer Punkt: DM 4
- ✔ Nahe Punkte: Bl 23 + Bl 28 + RM 4 + RM 3 + RM 3 + Ma 28 + Gb 25

Chronisches Xu	Bei Blasenschwäche: – RM 3; – RM 3 + DM 4; – RM 3 + DM 4 + Mi 9; – RM 3 + DM 4 + Ni 6 + Bl 28.	Bei Enuresis: – RM 3; – RM 3 + DM 4; – RM 3 + DM 4 + Ni 6; – RM 3 + Bl 28 + DM 4 + Ni 6.
Akutes Shi	Bei einer akuten Nephritis: – Ni 6; – Ni 6 (oder Mi 9) + DM 4; – Ni 6 + DM 4 + Bl 23; – Ni 6 + Mi 9 + DM 4 + Bl 23.	Bei Zystitis, Blasenspasmus: – Ni 6 (oder Mi 9); – Ni 6 (oder Mi 9) + DM 4; – Ni 6 + DM 4 + RM 3; – Ni 6 + Mi 9 + DM 4 + RM 3.

Tabelle B.11: Krankheiten des Harnsystems (Niere, Blase)

Krankheiten des Fortpflanzungssystems

- ✔ Entfernte Punkte: Mi 6, Mi 9
- ✔ Mittlere Punkte: DM 4, Bl 23
- ✔ Nahe Punkte: RM 6, RM 4, RM 3, Ma 29, Gb 25, Bl 32 plus Zusatzpunkte: Bai-Lao oder Si Liao und Wei Bao in der Leistenfalte

Chronisches Xu	Bei Spermatorrhö: – Bl 23; – RM 4 + DM 4; – RM 4 + DM 4 + Mi 6; – WD 4 + DM 4 + Mi 6 + Bl 23. Bei Leukorrhö: – Ma 29; – Ma 29 + DM 4;	– RM 3 + DM 4 + Mi 6; – RM 3 + Bl 32 + DM 4 + Mi 6. Bei einer verzögerten Menstruation: – Ma 29; – RM 4 + DM 4; – RM 4 + DM 4 + Mi 6; – Bl 23 + DM 4 + RM 4 + Mi 6.
Akutes Shi	Bei Orchitis: – Mi 6; – Mi 6 + DM 4; – Mi 6 + DM 4 + Ma 29; – Mi 6 + DM 4 + Ma 29 + Mi 9.	Bei Schmerzen in der Gebärmutter und Dysmenorrhö: – Mi 6; – Mi 6 + RM 4; – Mi 6 + DM 4 + RM 4; – Mi 6 + Mi 9 + DM 4 + RM 4.

Tabelle B.12: Krankheiten des Fortpflanzungssystems

Krankheiten, die den ganzen Körper betreffen

Bei Xu, Schwäche

- ✔ Nahe Punkte: DM 16, DM 12, DM 13, DM 9
- ✔ Mittlere Punkte: DM 20, Gb 20, DM 14, DM 4
- ✔ Entfernte Punkte: Mi 10, Di 11, Di 4, Ma 36

Führen Sie mit den entfernten Punkten und den mittleren Punkten eine Zerstreuungsaktion oben und unten durch, das heißt, bei Auswirkungen unten verwenden Sie die Punkte oben, bei Auswirkungen oben verwenden Sie die unteren Punkte. Verwenden Sie bei gefährlichen Krankheiten die Punkte für den besonderen Gebrauch. Beispiele:

- ✔ Im Falle eines Zusammenbruchs verwenden Sie DM 16 als nahen Punkt plus DM 20 als mittleren Punkt und Di 15 als Punkt für besondere Zwecke.
- ✔ Bei Schwindelanfällen mit Ohnmacht: Gb 20 und DM 4 im mittleren Bereich und Di 4 entfernt

Bei Shi, Völle

Die Methode ist die gleiche wie bei Xu-Fällen, mit der Ausnahme, dass bei gefährlichen Krankheiten die besonderen Punkte zum Bluten gebracht werden können. Beispiele:

- ✔ Bei einem Sonnenstich: die zwölf Tsing-Punkte und Di 11 bei Blutungen plus DM 14
- ✔ Bei Hyperthermie: Ni 1, Di 11, DM 14, DM 12
- ✔ Bei einer allgemeinen Dermatose: Mi 10, Di 11, DM 14, DM 12. Wenn die Symptome schwerwiegend sind, fügen Sie einen Punkt in den betroffenen Bereich ein.
- ✔ Bei einer Erkältung mit sehr hohem Fieber: Di 1, Di 4, DM 14, Gb 20

Alle Beispiele, die wir gerade gesehen haben, werden Ihnen helfen, sich die Methode zu eigen zu machen. Dann werden Sie sehr schnell lernen, selbst – abhängig von den jeweiligen Krankheiten – Ihre eigenen Formeln zu erstellen. Diese Technik der Punktauswahl bei der Akupunktur/Moxibustion ist natürlich auch für Akupressurtechniken anwendbar.

Anhang C
Glossar

Ba Gang: Die acht Regeln: Yin-Yang, innerlich (Li) – äußerlich (Biao), kalt (Han) – heiß (Re), Schwäche (Xu) – Völle (Shi). *Dao De Jing*: 600 v. Chr. geschrieben und Lao Tzu zugeschrieben.

Dao Yin: Anwendung bestimmter Techniken, um das Blut und die Energie zu lenken und zu leiten.

Fu: Die sechs Hohlorgane (Dü, Di, Ma, Gb, Bl, drei Erwärmer).

Huang Di Nei Jing: Das 2.500 Jahre alte grundlegende Buch der TCM.

Hun: Die spirituelle Seele, der Leber zugeordnet, das ursprüngliche Yang.

Jin Kui Yao Lüe: »Wesentliche Rezepte aus der Goldenen Schatulle« von Zhang Zhong Jing, Anfang des 2. Jahrhunderts.

Jin Ye: Nährende Flüssigkeiten, Säfte.

Jing Luo: Die Meridiane, die die 12 Jing-Mai-Meridiane und die 15 Luo-Gefäße umfassen, die mit den wichtigsten Jing verbunden sind.

Jing Qi: Die Batterie des Organismus, die die fünf Organ-Pakete steuert.

Ke-Zyklus: Regelkreislauf.

Ku Qi: Die von der Milz aus der Nahrung extrahierte Energie.

Laotse: Begründer des Taoismus.

Ling Qi: Sehr subtile Energie aus dem Himmel.

Ming Men: Kleine Flamme der Öllampe, Starter aller Stoffwechselvorgänge des Körpers, Lebenspforte.

Nan Jing: Klassiker der Schwierigkeiten (220–280), Kommentar des *Nei Jing*.

Po: Die körperliche Seele, der Lunge zugeordnet, das ursprüngliche Yin.

Qi: Die Energie, die der Materie vorgelagert ist (immaterielle Energie, die durch den Körper fließt und sich als Zug-, Druck- oder Fließgefühl äußert).

Qigong: Die Beherrschung des Qi, der Lebensenergie.

Qi Zi: Blockade oder Stagnation der Energie im Körper.

Qian Jin Fang: Rezepte im Wert von tausend Goldmünzen von Sun Si Miao (Ende des 7. Jahrhunderts).

San Bao: Die drei Schätze, nämlich Jing (Essenz), Qi (Energie) und Shen (Geist).

San Jiao: Die drei Erwärmer.

Shang Han Za Bing: Behandlung der fieberhaften Erkrankungen von Zhang Zhong Jing (Jahr 160).

Shen: Der Geist, der Verstand, Konzentration, dem Herzen zugeordnet.

Shen Ming: Vitalität.

Shen-Zyklus: Erzeugungszyklus.

Tai Ji: Symbol der Einheit, alles ist im Entstehen begriffen, umfasst alle Möglichkeiten.

Tan: Oberbegriff für Abfallstoffe, das heißt, Substanzen, die der Körper nicht ausscheiden konnte, »dicker Schleim«.

Wen Zhen: Die Befragung.

Wu Ji: Das metaphysische Nichts.

Wu Xing: Die fünf Elemente (Holz, Feuer, Erde, Metall, Wasser).

Xie Qi: Störende Energie.

Xue Wei: Akupunkturpunkt.

Yang Qi: Die wärmende, aktivierende Form des Qi im Körper.

Yi: Denk- und Lernbewusstsein, der Milz zugeordnet.

Yi Jing: Dieses Buch, das mehr als 5.000 Jahre alt ist, enthält die Grundlagen der gesamten chinesischen Kultur.

Yin und Yang: Der Zahl 2 zugeordnet. Prinzip der dem Leben innewohnenden Dualität.

Yu Xue: Blutstagnation, Blutstase.

Yuan Qi: Grundlegendes Qi des Lebensanfangs, gespeichert in der Niere, Öllampe.

Zang: Die fünf Vollorgane (Le, Lu, He, Mi, Ni).

Zhen Qi: Das ursprüngliche Qi, das die Lebenskraft erhält und aus der von unseren Vorfahren vererbten Energie und aus der Energie von Himmel und Erde stammt.

Zheng Qi: Das gesamte physiologische Qi, das es dem Körper ermöglicht, richtig zu funktionieren.

Zhong Qi: Qi des Zentrums, Energie des mittleren Hauses.

Abbildungsverzeichnis

Stichwortverzeichnis

L

M

N